Bernau
Orthopädische Röntgendiagnostik
Einstelltechnik

Andreas Bernau

Orthopädische Röntgendiagnostik
Einstelltechnik

3., neubearbeitete Auflage mit 577 Abbildungen

Urban & Schwarzenberg · München–Wien–Baltimore

Anschrift des Verfassers:
Dr. med. Andreas Bernau
Facharzt für Orthopädie
Ulrichstraße 1
72072 Tübingen

Fotos:
Annerose Schatter
Stuttgart

Planung und Lektorat: Dr. med. Burkhard Scheele, München
Redaktion: Pola Nawrocki, München
Herstellung: Christine Zschorn, Landshut
Einbandgestaltung: Dieter Vollendorf, München

Die Deutsche Bibliothek – CIP-Einheitsaufnahme

> **Bernau, Andreas:**
> Orthopädische Röntgendiagnostik : Einstelltechnik /
> Andreas Bernau. – 3., neubearb. Aufl. – München ;
> Wien ; Baltimore : Urban und Schwarzenberg, 1995
>   ISBN 3-541-10213-6
> NE: HST

1. Auflage 1982: ISBN 3-541-1021-X, 2. Auflage 1990: ISBN 3-541-10212-8

Englischsprachige Ausgabe 1983: Bernau/Berquist,
Orthopaedic Positioning in Diagnostic Radiology
ISBN 3-541-70281-8

Alle Rechte, auch die des Nachdruckes, der Wiedergabe in jeder Form und der Übersetzung in andere Sprachen, behalten sich Urheber und Verleger vor. Es ist ohne schriftliche Genehmigung des Verlages nicht erlaubt, das Buch oder Teile daraus auf photomechanischem Wege (Photokopie, Mikrokopie) zu vervielfältigen oder unter Verwendung elektronischer bzw. mechanischer Systeme zu speichern, systematisch auszuwerten oder zu verbreiten (mit Ausnahme der in §§ 53, 54 URG ausdrücklich genannten Sonderfälle).

Satz und Druck: Kastner & Callwey, Forstinning

© Urban & Schwarzenberg 1995

ISBN 3-541-10213-6

Vorwort zur 3. Auflage

Die 2. Auflage erlebte einen Nachdruck, und dennoch wurde nach nur vier Jahren eine Neuauflage notwendig. In den Besprechungen wurde stets bestätigt, daß neue Einstellungen nach der vorliegenden Anleitung erlernt werden können. Damit hat sich das Grundkonzept dieses Buches bewährt. Die Kritiken lassen auch erkennen, daß diese Einstelltechnik von Orthopäden, Radiologen und Unfallchirurgen angenommen wurde, daß jedoch manchem noch irgend etwas fehlte. So vermißten Orthopäden die Ganzaufnahmen von Wirbelsäule und Bein sowie spezielle Schultereinstellungen. Radiologen wünschten sich häufig detailliertere Hinweise zur Indikation. Handchirurgen votierten für andere Standardaufnahmen des Handgelenkes zur frühzeitigen Identifizierung carpaler Instabilitäten, und Kollegen mit unfallchirurgischem Schwerpunkt verlangten weitere Ebenen zur Erkennung von Becken- und Schulterverletzungen. Diesen Wünschen wurde durch Einfügung von 20 neuen Einstellungen Rechnung getragen, die sich zwischenzeitlich in der eigenen Erfahrung bewährt haben. Denn unverändert werden nur solche Einstellungen mitgeteilt, die mit der eigenen einfachen Standardanlage – ohne Bildverstärker – gelingen und die zu akzeptablen Resultaten führen. Folgerichtig sind auch die etwa 40 neu eingefügten Röntgenaufnahmen in der eigenen Praxis entstanden, wie alle vorhergehenden.

Seit der 2. Auflage wird der rasche Zugriff durch Beilage einer Wandtafel verbessert, die neben Seitenverweis und Belichtungswerten noch andere Kerndaten zu jeder Einstellung enthält.

Allen, die durch kritische Anregungen bei dieser Neubearbeitung mitgewirkt haben, danke ich sehr herzlich! Stellvertretend für viele nenne ich hier besonders Frau Becht, leitende Röntgenassistentin in der Orthopädischen Klinik im Olgaspital/Stuttgart, die Herren Prof. Engelhardt/St. Gallen und Prof. Ochsner/Liestal und Frau Dr. Steiger, Handchirurgin in Liestal.

Wieder konnte ich mich auf die wertvolle Mitwirkung meiner Mitarbeiterinnen Frau Regina König und Frau Heidi Schneck stützen sowie auf die ausgezeichnete Arbeit der Fotografin Frau Schatter, die nahtlose Einfügung der neuen Einstellungen in das Buch ermöglichte. Schließlich sei ganz besonders dem Verlag gedankt für die vorzügliche Umsetzung dieser Neubearbeitung in wieder hervorragender Qualität.

Tübingen, im August 1994 *Andreas Bernau*

Vorwort zur 1. Auflage

Diese Einstelltechnik ist aus dem Bemühen entstanden, eine der funktionellen Betrachtungsweise in der Orthopädie angepaßte Normierung der Skelettaufnahmen zu schaffen.

Es wird auf Standardpositionen ebenso eingegangen wie auf speziell orthopädische und traumatologische Fragestellungen. Dennoch war eine willkürliche Beschränkung notwendig, da es unmöglich ist, alle bekannten Einstellungen zu beschreiben. Durch eine gewisse Systematik sollen die Übersicht und der Umgang mit der vorgestellten Thematik erleichtert werden. Die Darstellung ist bewußt einfach und detailliert gefaßt. Sie soll verständlich sein nicht nur für den Arzt, sondern gleichermaßen für seine Mitarbeiter, die sich mit unterschiedlicher Vorbildung in die schwierige Materie hineinfinden müssen.

An erster Stelle danke ich meiner Mitarbeiterin Fräulein Ute Leitz, die bei der Mitbearbeitung außergewöhnliches Geschick bewies. Die ausschließlich in der eigenen Praxis entstandenen Röntgenaufnahmen dokumentieren das Resultat der gemeinsamen Bemühungen, nicht zuletzt unterstützt durch freundliche Beratung der Film- und Röntgenindustrie. Besonderen Dank schulde ich den geduldigen Modellen, der hervorragenden Arbeit der Fotografin Frau Schatter und schließlich dem Verlag für die vorzügliche Ausstattung des Buches.

Tübingen, im Mai 1982 *Andreas Bernau*

Inhaltsverzeichnis

	Seite
Einleitung	1
Zur anatomischen Orientierung	3
Strahlenschutz	6
Film-Folien-Kombinationen, Kassetten und Belichtungsdaten	11
Lagerungshilfen und Hilfsmittel zur Verbesserung der Bildqualität	16
Beschriftung des Röntgenbildes	19
Funktionsaufnahmen von Wirbelsäule, Becken und Bein	21

Einstellungen

Schädel
- 1 Schädel pa in Bauchlage … 26
- 2 Schädel seitlich liegend … 28

Wirbelsäule
- 3 Halswirbelsäule ap sitzend … 30
- 4 Halswirbelsäule seitlich sitzend … 32
- 5 Halswirbelsäule schräg sitzend … 34
- 6 Halswirbelsäule Funktionsaufnahmen seitlich sitzend … 36
- 7 Atlasaufnahme … 38
- 8 Cervico-dorsaler Übergang schräg oder seitlich stehend … 40
- 9 Brustwirbelsäule ap stehend … 42
- 10 Brustwirbelsäule seitlich stehend … 44
- 11 Brustwirbelsäule seitlich liegend … 46
- 12 Brustwirbelsäule schräg liegend 45° … 48
- 13 Brustwirbelsäule schräg liegend 75° … 50
- 14a Thorakolumbaler Übergang ap stehend … 52
- 14b Thorakolumbaler Übergang seitlich stehend … 52
- 15 Lendenwirbelsäule ap stehend … 54
- 16 Lendenwirbelsäule ap liegend … 56
- 17 Lendenwirbelsäule in Steinschnittlage (Teschendorf) … 58
- 18a Lendenwirbelsäule seitlich stehend … 60
- 18b Lendenwirbelsäule seitlich liegend … 60
- 19 Lendenwirbelsäule schräg liegend … 62
- 20 Lendenwirbelsäule Funktionsaufnahmen seitlich stehend … 64
- 21a Wirbelsäulenganzaufnahme ap stehend … 66
- 21b Wirbelsäulenganzaufnahme seitlich stehend … 68
- 22 Bending-Aufnahmen der Wirbelsäule ap … 70
- 23a Lumbosacraler Übergang ap stehend … 72
- 23b Lumbosacraler Übergang seitlich stehend … 72
- 24a Kreuzbein ap liegend … 74
- 24b Steißbein ap liegend … 74
- 25 Kreuz- und Steißbein seitlich liegend … 76

Brustkorb und Schultergürtel
- 26 Knöcherner Thorax stehend … 78
- 27 Hemithorax stehend … 80
- 28 Hemithorax schräg stehend … 82
- 29 Brustbein (Sternum) pa schräg liegend … 84
- 30 Brustbein (Sternum) seitlich … 86
- 31 Sternoclaviculargelenke pa (Doppelaufnahme nach Zimmer) … 88
- 32 Sternoclaviculargelenke schräg ap oder pa … 90
- 33 Schlüsselbein (Clavicula) pa … 92
- 34 Schlüsselbein (Clavicula) schräg … 94
- 35 Acromioclaviculargelenke … 96
- 36 Acromioclaviculargelenke nach Alexander … 98
- 37 Schulterblatt (Scapula) ap … 100
- 38 Schulterblatt (Scapula) im Profil … 102

Obere Extremitäten
- 39a Schultergelenk ap in Mittelstellung … 104
- 39b Schultergelenk ap in „Innenrotation" … 104
- 39c Schultergelenk ap in „Außenrotation" … 104
- 40 Schultergelenk ap in Abduktion und Außenrotation … 106
- 41 Schultergelenk axial sitzend … 108
- 42a Schultergelenk transscapulär lateral („Y") … 110
- 42b Schultergelenk Outlet-View … 110
- 43 Schultergelenk 30°-Einblickaufnahme … 112
- 44a Schultergelenk axillär lateral Velpeau … 114
- 44b Schultergelenk axillär lateral Merrill … 114
- 45 Schultergelenk transthoracal seitlich stehend … 116
- 46 Schultergelenk tangential – Sulcus intertubercularis … 118
- 47 Schultergelenk schräg Garth … 120
- 48 Schultergelenk axillär Stryker … 122
- 49a Oberarm ap … 124
- 49b Oberarm seitlich … 124
- 50a Ellenbogengelenk ap … 126
- 50b Ellenbogengelenk seitlich … 126
- 51a Ellenbogengelenk – Processus coronoideus … 128
- 51b Ellenbogengelenk – Radiusköpfchen … 128
- 52 Ellenbogengelenk – Sulcus nervi ulnaris … 130
- 53a Unterarm ap … 132
- 53b Unterarm seitlich … 132
- 54a Hand dorso-volar … 134
- 54b Hand schräg … 134
- 55a Handgelenk dorso-volar … 136
- 55b Handgelenk dorso-volar in Ab-/Adduktion … 136
- 56 Handgelenk seitlich … 138
- 57 Handgelenk schräg … 140
- 58a Handwurzel dorso-volar (Kahnbeinquartett 1) … 142
- 58b Handwurzel seitlich (Kahnbeinquartett 2) … 142

Inhaltsverzeichnis

		Seite
59 a	Handwurzel schräg radial (Kahnbeinquartett 3)	144
59 b	Handwurzel schräg ulnar (Kahnbeinquartett 4)	144
60	Handwurzel schräg – Erbsenbein (Os pisiforme)	146
61	Carpaltunnelaufnahme	148
62 a	Mittelhand dorso-volar	150
62 b	Mittelhand schräg	150
63	Mittelhand seitlich	152
64	Mittelhandknochen (Metacarpale) 5 schräg	154
65 a	Daumen volo-dorsal	156
65 b	Daumen seitlich	156
66 a	Daumengrundgelenk Streßaufnahme volo-dorsal	158
66 b	Daumensattelgelenk Streßaufnahme dorso-volar	160
67 a	Finger 2 bis 5 dorso-volar	162
67 b	Finger 2 oder 3 scitlich	162
67 c	Finger 4 oder 5 seitlich	162

Beckengürtel

68	Beckenübersicht stehend	164
69	Beckenübersicht liegend	166
70 a	Beckeneingang (Inlet View)	168
70 b	Beckenausgang (Outlet View)	168
71 a	Beckenübersicht beim Säugling gehalten	170
71 b	Beckenübersicht beim Säugling gehalten in Innenrotation und Abduktion (v. Rosen)	170
71 c	Beckenübersicht beim Säugling gehalten in 90° Beugung und Abduktion (Lorenz)	171
72	Hüftgelenk ap liegend	172
73	Hüftgelenk seitlich im vertikalen Strahlengang (Lauenstein)	174
74	Hüftgelenk seitlich gehalten in 90° Beugung und 45° Abduktion	176
75	Hüftgelenk „axial" liegend mit horizontalem Strahlengang (Sven Johansson)	178
76	Hüftgelenk Antetorsionsaufnahme (Rippstein)	180
77	Hüftgelenk Funktionsaufnahmen in Ab- und Adduktion	182
78	Hüftgelenk: Vordere Konturaufnahmen des Femurkopfes	184
79	Hüftgelenk: Hintere Konturaufnahme des Femurkopfes	186
80	Hüftgelenk schräg: Foramen-obturatum-Aufnahme	188
81	Hüftgelenk schräg: Ala-Aufnahme	190
82	Hüftgelenk schräg: „Faux profil" nach Lequesne	192
83	Darmbeinkammapophysen ap (Risser)	194
84 a	Symphyse pa stehend	196
84 b	Symphyse cranio-caudal sitzend	196
84 c	Symphyse pa im Einbeinstand	198

Untere Extremitäten

85 a	Oberschenkel mit Hüftgelenk ap	200
85 b	Oberschenkel mit Kniegelenk ap	200
86 a	Oberschenkel mit Hüftgelenk seitlich ohne Raster	202

		Seite
86 b	Oberschenkel mit Kniegelenk seitlich im Raster	202
86 c	Oberschenkel mit Hüftgelenk seitlich im Raster	204
87 a	Kniegelenk ap stehend	206
87 b	Kniegelenk ap im Einbeinstand	208
88	Beinganzaufnahme	210
89 a	Kniegelenk ap liegend	212
89 b	Kniegelenk seitlich liegend	212
90	Kniegelenk pa liegend	214
91 a	Kniegelenk schräg liegend: Innenrotation	216
91 b	Kniegelenk schräg liegend: Außenrotation	216
92	Patella tangential beidseits (nach Merchant)	218
93	Kniegelenk Tunnelaufnahme	220
94	Kniegelenk Streßaufnahme ap liegend	222
95	Kniegelenk Streßaufnahme seitlich liegend	224
96 a	Unterschenkel mit Kniegelenk ap	226
96 b	Unterschenkel mit Sprunggelenk ap	226
97 a	Unterschenkel mit Kniegelenk seitlich	228
97 b	Unterschenkel mit Sprunggelenk seitlich	228
98	Sprunggelenk ap liegend	230
99	Sprunggelenk seitlich liegend	232
100 a	Oberes Sprunggelenk schräg liegend: Innenrotation	234
100 b	Oberes Sprunggelenk schräg liegend: Außenrotation	234
101	Sprunggelenk Streßaufnahme (manuell) ap	236
102	Sprunggelenk Streßaufnahme (apparativ) ap	238
103	Sprunggelenk Streßaufnahme (manuell) seitlich	240
104	Sprunggelenk Streßaufnahme (apparativ) seitlich	242
105	Fuß dorso-plantar sitzend	244
106	Vorfuß dorso-plantar sitzend	246
107	Fuß Ganzaufnahme dorso-plantar stehend	248
108	Fuß seitlich stehend	250
109 a	Fuß dorso-plantar schräg	252
109 b	Vorfuß dorso-plantar schräg	252
110	Fersenbein dorso-plantar (= „axial")	254
111 a	Ferse seitlich liegend	256
111 b	Rückfuß Weichteilaufnahme (Achillessehne) seitlich liegend	256
112	Rückfuß dorso-plantar schräg	258
113 a	Unteres Sprunggelenk schräg liegend: Innenrotation	260
113 b	Unteres Sprunggelenk schräg liegend: Außenrotation	260
114	Vorfuß tangential	262
115 a	Großzehe dorso-plantar sitzend	264
115 b	Großzehe seitlich liegend	264
116	Zehen dorso-plantar sitzend	266
117	Zehen seitlich liegend	268
118 a	Fußaufnahme beim Säugling dorso-plantar gehalten	270
118 b	Fußaufnahme beim Säugling seitlich gehalten	272
119	Orthograde Beinlängenmeßaufnahme	274

Anhang

Literaturhinweise	276
Erläuterungen anatomischer und röntgenologischer Begriffe	277
Lieferantennachweis	278
Belichtungstabelle (Übersicht)	Anlage

Einleitung

Notwendige Voraussetzung für eine effektive Skelettröntgenuntersuchung ist eine klare Verabredung zwischen Arzt und Röntgenassistentin über die gewünschte Röntgeneinstellung. Einerseits kann eine Röntgenaufnahme nur in der geforderten Weise hergestellt werden, wenn der Auftrag eindeutig formuliert ist. Andererseits ist es für die Beurteilung des Röntgenbildes unerläßlich, daß der Arzt die Bedingungen kennt, unter denen das ihm vorliegende Bild entstanden ist. Im besonderen sind Kenntnis von Patientenlagerung, Kassettenposition und Strahlengang wichtig. Schließlich ist es für die laufende Eigenkontrolle, aber auch für die Arbeitsmotivation notwendig, daß die Röntgenassistentin auf dem entstandenen Bild ablesen kann, ob der dargestellte Skelettabschnitt auftragsgemäß zur Darstellung gekommen ist. Aus diesen Gründen ist eine eindeutige Auftragsübermittlung für die gewünschte Röntgenaufnahme notwendig, und sie soll wenigstens die folgenden Festlegungen durch den Arzt beinhalten:

1. Welcher Skelettabschnitt soll geröntgt werden?
2. In welcher Aufnahmerichtung soll geröntgt werden, z. B. ap, pa, seitlich, schräg, tangential etc.?
3. In welcher Körperstellung soll geröntgt werden, z. B. liegend oder stehend?
4. Welche zusätzlichen Markierungen sollen angebracht werden, z. B. ein Bleikreuzchen über einem Hauptdruckschmerzpunkt?

Die funktionelle Denkweise in der Orthopädie hat Eingang gefunden in die Praxis der Röntgeneinstelltechnik. Diese Entwicklung wird gefordert und gefördert durch die Notwendigkeit, klinische Befunde und subjektive Beschwerdebilder mit einem eindeutigen Bildinhalt in Einklang zu bringen. Es sollten darum z. B. stets, sofern nicht strukturelle Veränderungen im Vordergrund des Interesses stehen, Aufnahmen der Wirbelsäule und der unteren Extremitäten unter funktioneller Beanspruchung, d. h. nicht mehr im Liegen, sondern im Stehen durchgeführt werden.

In der Orthopädie ist die Längsschnittbeobachtung von ausschlaggebender Bedeutung für die Beurteilung, z. B. bei der Entwicklung von Haltungsfehlern. Darum gilt es, im Interesse der Reproduzierbarkeit der Röntgenaufnahmen eine hohe Standardisierung der Lagerungs- und Einstelltechniken zu erreichen (Frisch). Hier ist die Fixierung mit Kompressorium, Pelotten oder Lagerungskeilen hilfreich.

Ein anderes Problem in diesem Zusammenhang ist die Standardisierung der sogenannten Funktionsaufnahmen in bestmöglicher Endstellung von Wirbelsäule und Gelenken. Dabei ist der Arzt unverändert auf die Mitarbeit des Patienten angewiesen. Denn nur durch vorherige subtile klinische Untersuchung kann er abschätzen, wie weit der Patient bei den Funktionsaufnahmen belastet werden darf, und ob er den optimalen Einsatz geleistet hat. Gleichermaßen gilt dies für die gehaltenen „Streßaufnahmen" nach fraglichen Bandverletzungen.

Im Hinblick auf eine denkbare diagnostische Anregung bzw. Bereicherung wird bei einigen Einstellungen eine Meinung zur Indikation mitgeteilt. Dies ist jeweils informativ, oft nur anregend und bewußt knapp gehalten, keineswegs aber einschränkend gemeint und ohne Anspruch auf Vollständigkeit.

Im Zusammenhang mit der hervorragenden Bedeutung eines optimalen Strahlenschutzes sind die Vermeidung von Fehl- und unnötigen Wiederholungsaufnahmen an anderer Stelle von ebenso maßgebender Bedeutung wie die Benutzung eines korrekten Gonadenschutzes. Darum finden sich hierzu bei jeder Einstellung nähere Angaben. Darüber hinaus stehen die einleitenden Kapitel in direktem oder unmittelbar indirektem Zusammenhang mit dem Strahlenschutzproblem. Es wird nicht nur die Praxis des Gonadenschutzes besprochen, sondern ebenso auf Folien, streustrahlenreduzierende Maßnahmen und eindeutige Filmbeschriftung eingegangen. Denn die Entwicklung geht dahin, daß in zunehmendem Maße Fremdaufnahmen zu beurteilen sind. Darin ist nicht nur ein strahlenbelastungsmindernder und kostensparender, sondern möglicherweise auch ein qualitätsfördernder Effekt zu sehen.

Als Orientierungsdaten werden Belichtungswerte angegeben, die besonders bei Neueinrichtung einer Röntgeneinheit hilfreich sein können. Denn für den niedergelassenen Teilradiologen ergibt sich die Notwendigkeit, daß er Mitarbeiter mit unterschiedlicher Vorbildung in die Materie der Röntgentechnik einlernen muß, also nicht immer auf die Unterstützung in der Skelettradiologie erfahrener Röntgenassistentinnen rechnen kann.

Unter dem Titel „Kriterium" wird Bezug genommen auf das Röntgenbeispiel bei jeder Einstellung. Hierbei werden bewußt auch pathologische Bilder aus dem orthopädischen Alltag gezeigt, z. T. mit erklärendem Kurzhinweis.

Einleitung

Literaturhinweise beziehen sich in der Regel auf Erstbeschreiber der zugehörigen Einstellungen, gelegentlich auch auf weiterführende Übersichtsarbeiten.

Bei jeder Einstellung werden als Symbole angegeben:

- **V** = Vorbereitung des Patienten
- **L** = Lagerung des Patienten
- **G** = Gonadenschutz
- **B** = Belichtungsdaten

Die Textbeschreibungen der Einstellungen sind in sich geschlossen abgefaßt. Dies hat Wiederholungen zur Folge, erspart aber Querverweise.

Rasche optische Informationsvermittlung wird erreicht durch fotografische Darstellung der jeweiligen Einstellung, auf welcher Lagerung, Zentrierung und Einblendung erkennbar sind. Das zugehörige, d.h. bei dieser Einstellung entstehende Röntgenbild ist jeweils darunter abgebildet. Bei der Reproduktion von Röntgenbildern entsteht ein unvermeidlicher Informationsverlust gegenüber dem Original. Dieser wurde teilweise durch elektronischen Kontrastausgleich (Logetronisieren) ausgeglichen.

Analog zur Winkelanzeige am Steuergriff des Stativs (Abb. 1) wird bei den Einstellungen der vertikale Strahlengang mit 0° beschrieben, davon abweichende Winkelgrade werden – außer bei horizontalem Strahlengang (90°) – stets mit der zusätzlichen Angabe der Strahlenrichtung (cranio-caudal oder caudo-cranial) eindeutig bezeichnet. Die im Bereich des Schultergelenkes hiervon abweichende Nomenklatur ist dort besonders hervorgehoben.

Dem eiligen Benutzer des Bandes soll allein durch die Betrachtung der Fotos eine eindeutige und ausreichende Kurzinformation vermittelt werden.

Die Lesbarkeit der Bilder wird dadurch erleichtert, daß sie überwiegend nur von zwei Kamerastandpunkten aus aufgenommen sind. Die rechtsseitige Montage der Kamera am Lichtvisier bedingt zwangsläufig eine leichte Verzeichnung in der Aufsichtsperspektive. Dieses Foto entspricht also der Perspektive der Röntgenaufnahme und ist, soweit möglich, über oder neben dem zugehörigen Röntgenbeispiel abgebildet. Die Röntgenassistentin hat also die Möglichkeit, die Einstellung für die Aufnahmen zu erkennen und nachfolgend durch Vergleich mit dem zugehörigen, daneben abgebildeten Röntgenbild zu kontrollieren, ob das Gewünschte auch in der richtigen Weise aufgenommen wurde. Der Arzt seinerseits kann bei Betrachtung der fotografischen Einstellung eine gute Vorstellung erhalten, wie der jeweilige Skelettabschnitt aufgenommen wurde.

Abschließend sei hervorgehoben, daß hier eine bewußte thematische Beschränkung auf die Untersuchungen eingehalten wurde, die mit einer Standardeinrichtung durchführbar sind und über die persönliche Erfahrung vorliegt. Durch gezielten Einsatz dieser Mittel kann in bestem ökonomischem Sinn, auch im Hinblick auf die Strahlenbelastung, gespart werden.

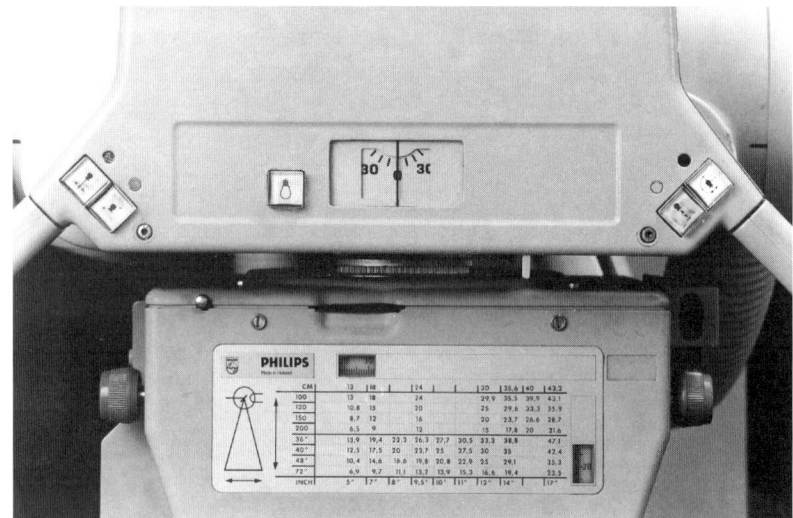

Abb. 1. Bei vertikaler Einstellung ist die Winkelanzeige am Steuergriff des Stativs auf 0° justiert

Zur anatomischen Orientierung

Eine grundlegende Voraussetzung für die Herstellung brauchbarer Röntgenbilder ist die richtige Zentrierung auf den Skelettabschnitt, der abgebildet werden soll. Hierzu sind anatomische Kenntnisse am Lebenden notwendig, welche die Röntgenassistentin am einfachsten durch ständige Zusammenarbeit mit dem verantwortlichen Arzt erlernen kann. Nützliche Hilfsmittel sind ein Skelett und Anatomielehrbücher. Wegen unterschiedlicher Dicke des Unterhautfettgewebes sind Weichteilbezugspunkte, z.B. Nabel oder Brustwarze, für die Röntgeneinstellungen in der Skelettradiologie weniger gut geeignet als Knochenbezugspunkte. Besonders wichtige Knochenvorsprünge, welche die Röntgenassistentin immer wieder und sicher ertasten können soll, sind in Abb. 2 und 3 dargestellt und in der zugehörigen Beschriftung genannt. Auf Einzelheiten, wie Knochenvorsprünge und Gelenksspalte ertastet werden, wird hier im Interesse einer praxisnahen Darstellung nicht eingegangen. Es ist Aufgabe der beteiligten Ärzte, diese Kenntnisse in der täglichen Praxis weiterzuvermitteln. Die in der Röntgenpraxis verwendeten anatomischen Richtungs- und Lagebezeichnungen werden am einfachsten im täglichen Arbeitsalltag begriffen und erlernt. Die wichtigsten Bezeichnungen sind unten zusammengefaßt:

Allgemeine Richtungs- und Lagebezeichnungen*

anterior	=	vorn
posterior	=	hinten
anterior-posterior (ap)	=	von vorn nach hinten
posterior-anterior (pa)	=	von hinten nach vorn
superior	=	oben
inferior	=	unten
Medianebene (median)	=	teilt den Körper in zwei spiegelbildlich gleiche Teile
medial	=	gegen die Mitte (des Körpers) zu gelegen
lateral	=	gegen die Seite zu gelegen
Sagittalebenen (sagittal)	=	liegen parallel rechts und links von der Medianebene
cranial	=	kopfwärts
caudal	=	fußwärts
cranio-caudal	=	von kopf- nach fußwärts
caudo-cranial	=	von fuß- nach kopfwärts
ventral	=	bauchwärts
dorsal	=	rückenwärts

Richtungs- und Lagebezeichnungen an den Extremitäten*

proximal	=	gegen die Extremitätenwurzel zu gelegen (z.B. Schulter)
distal	=	gegen das Extremitätenende zu gelegen (z.B. Hand)
radial	=	auf der Radial(= Speichen)seite des Armes
ulnar	=	auf der Ulnar(= Ellen)seite des Armes
volar (palmar)	=	hohlhandwärts gelegen
dorsal	=	hand(oder fuß)rückenwärts gelegen
dorso-volar (dv)	=	von dorsal nach volar
volo-dorsal (vd)	=	von volar nach dorsal
tibial	=	gegen die Tibia(= Schienbein)seite des Beines gelegen
fibular	=	gegen die Fibula(= Wadenbein)seite des Beines gelegen
plantar	=	fußsohlenwärts gelegen
dorsal	=	fuß(oder hand)rückenwärts gelegen
dorso-plantar (dp)	=	von dorsal nach plantar
planto-dorsal (pd)	=	von plantar nach dorsal

* siehe auch „Erläuterung anatomischer und röntgenologischer Begriffe" (S. 277).

Zur anatomischen Orientierung

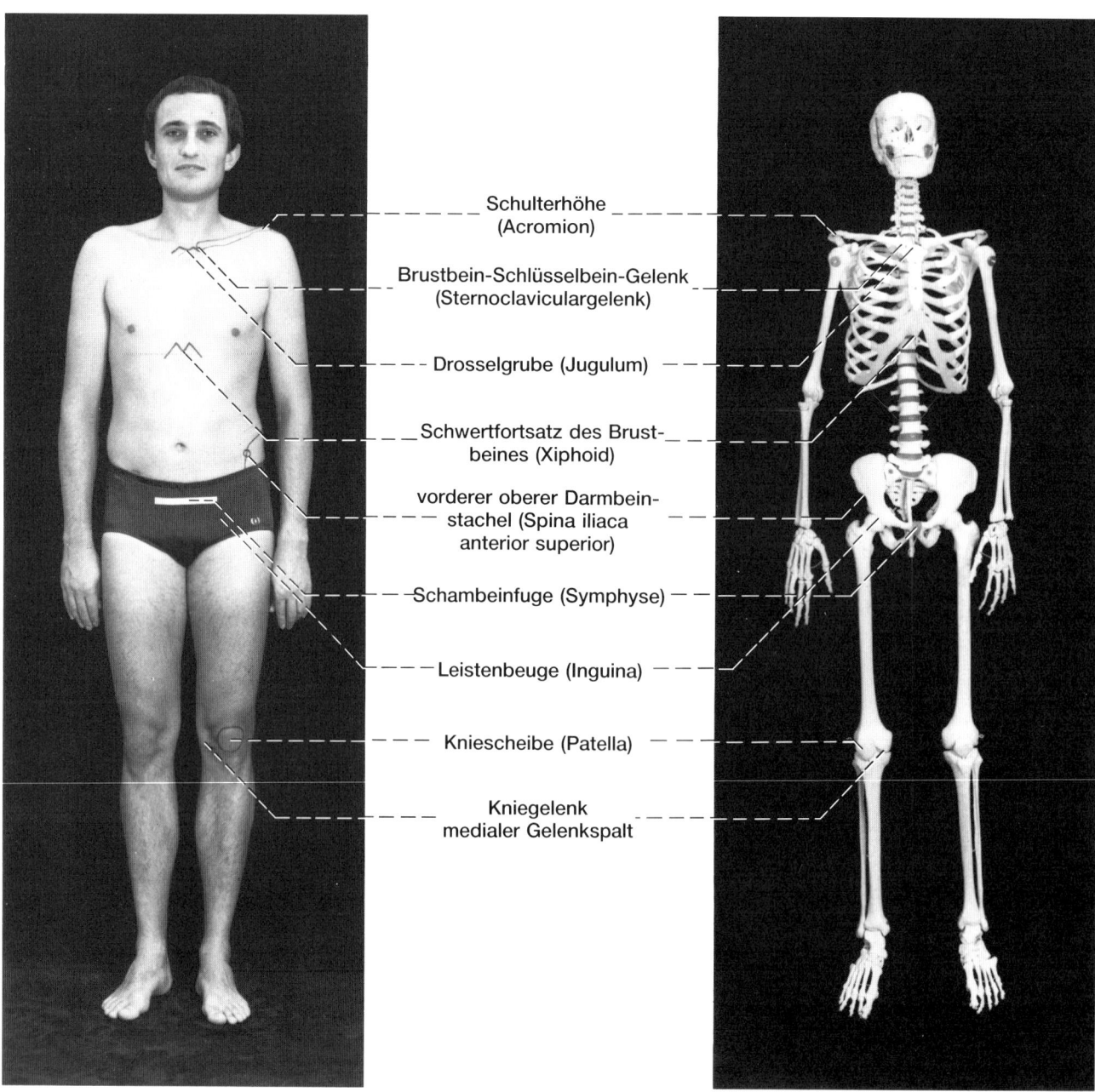

Abb. 2. Tastpunkte des Skeletts ventral

Zur anatomischen Orientierung

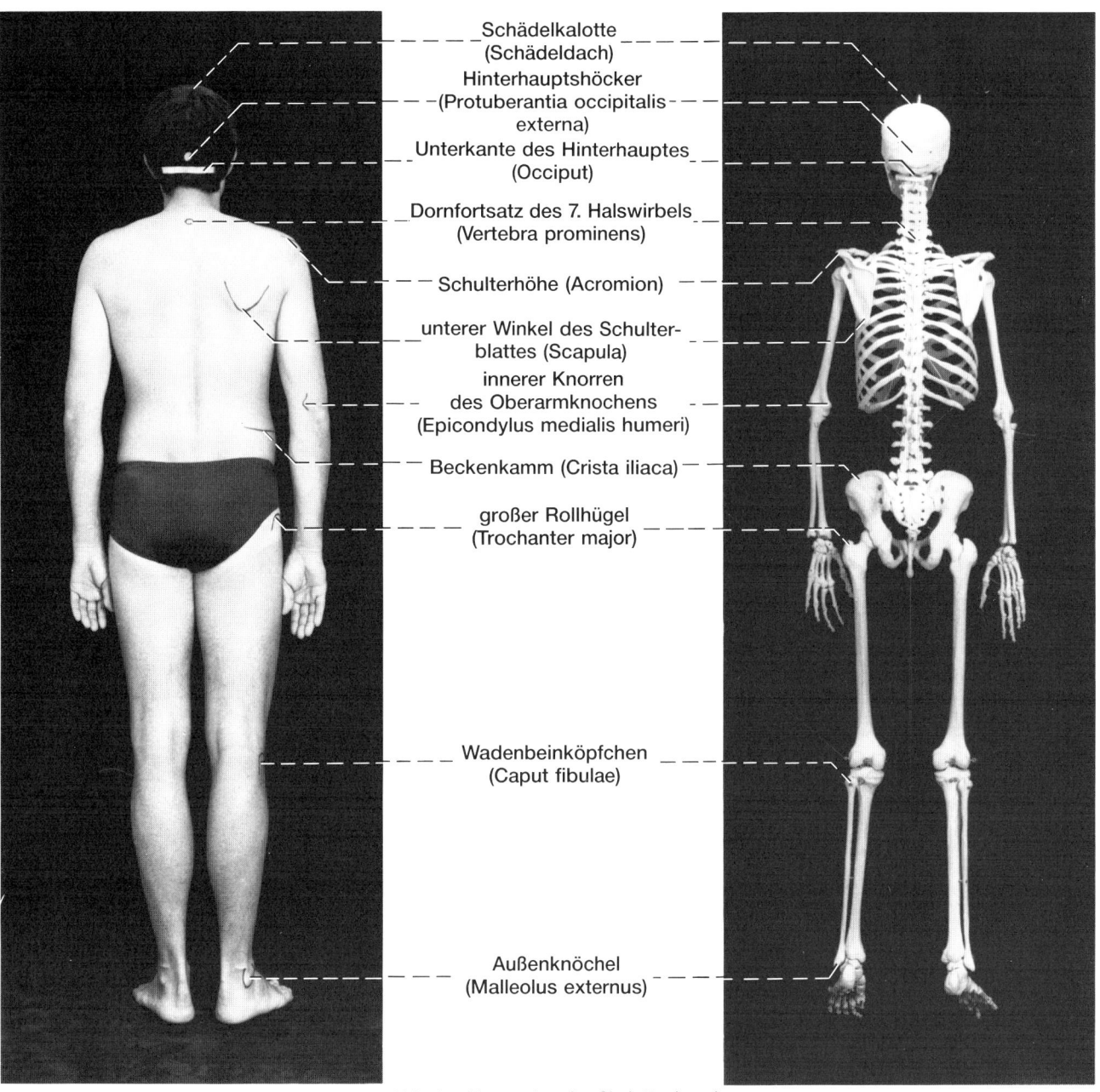

Abb. 3. Tastpunkte des Skeletts dorsal

Strahlenschutz

Im Vordergrund des Interesses steht die unerwünschte Strahlenbelastung der Keimdrüsen. Denn die Strahlenbelastung der Bevölkerung aus künstlichen Strahlenquellen kommt zum größten Teil über die Röntgendiagnostik zustande. Darum ist dem Strahlenschutz um so größeres Gewicht beizumessen, je jünger der Patient ist. Dagegen darf der Gonadenschutz jenseits der Geschlechtsreife vernachlässigt werden. Von der hier angesprochenen Gonadenbasis ist die gleichfalls zur Strahlenbelastung zählende Hautdosis zu unterscheiden.

Die für die Bundesrepublik Deutschland geltenden gesetzlichen Grundlagen sind in der Röntgenverordnung niedergelegt, Ausführungshinweise in der DIN 6813 festgehalten.

Schutz des Personals

Schwerpunktmäßig sind die Maßnahmen zum Schutz des *Personals* andere als die zum Schutz der Patienten:

1. Alle Personen, die beruflich – zumindest theoretisch – strahlenexponiert sind, sollen *Filmdosimeter* tragen. Diese werden von zentralen Überwachungsstellen kontrolliert und ausgewertet.
2. Im Bereich der Skelettradiologie werden die Aufnahmen *außerhalb des Aufnahmeraumes* vom Schalttisch aus bei geschlossener Tür ausgelöst. Sprech- und Sichtverbindung zum Patienen besteht durch ein „versetztes" Fenster mit Bleiglas, welches die Beobachtung des Patienten während Auslösung der Aufnahme vom Schalttisch aus ermöglicht.
3. *Das Halten on Schwerkranken und Kindern* ist Begleitpersonen zu übertragen, also Personen, die nicht ständig im Röntgenbereich tätig sind. Alle haltenden Personen sind durch Überziehen von Bleischürze und -handschuhen (Bleiwert 0,5 mm) zu schützen. Bei Kindern wird man dabei bevorzugt die Eltern beteiligen. Dies ist möglich und sinnvoll, z.B. bei Standardaufnahmen des Beckens. Hingegen ist das Halten bei allen Funktions- oder Streßaufnahmen ärztliche Aufgabe. Dies gilt ganz besonders dann, wenn die Aufnahme als Entscheidungsgrundlage für eine Operationsindikation verwendet wird. Im Hinblick auf Bandverletzungen an den Sprunggelenken, eingeschränkt wohl auch an Kniegelenken, gibt es inzwischen technische Entwicklungen, die den Arzt von der unmittelbaren körperlichen Beteiligung entlasten können. Auf dem Röntgenfilm sollte jedenfalls vermerkt werden, wer verantwortlich bei solchen Aufnahmen mitgewirkt hat.

Schutz der Patienten

Die wichtigsten Schutzmaßnahmen im Hinblick auf den *Patienten* stellen allgemeine Regeln und spezielle Maßnahmen dar:

1. *Vermeidung on Fehlaufnahmen* durch optimale Einstelltechnik und richtige Wahl der Belichtungsdaten.
2. *Dokumentierte optimale Einblendung,* d.h., die Ränder der Tiefenblende sollen auf dem Film sichtbar sein.
3. *Schutz der Keimdrüsen* durch geeignete Abschirmung, sofern nicht die Gefahr der Überdeckung diagnostisch wichtiger Bildinhalte besteht.

Sofern unter der vorgenannten Bedingung möglich, verwendet man Bleischürzen für die Patienten. Bei Aufnahmen im Beckenbereich haben sich spezielle Formen der objektnahen Bleiabdeckung bewährt (Abb. 4, 5).

Die Bleidreiecke zum Schutz der weiblichen Keimdrüsen werden so plaziert, daß die Spitze des Dreiecks im Symphysenbereich liegt. Bei schlanken Patientinnen können sie auch im Stehen durch Pflasterfixierung Anwendung finden. Andere Formen der Bleiabdeckung sind angegeben (Lorenz), dabei ist jedoch stets die ausgeprägte Variabilität der Lage der Ovarien zu beachten.

Bei männlichen Patienten kommen die Gonaden-Bleikapseln (Bleiwert mindestens 0,8 mm) in verschiedener Größe zur Anwendung (Abb. 4). Sie sind nicht im ursprünglichen Sinne praktikabel, d.h. mit Schließung beider Halbschalen um den Hoden. Im Sinne der gültigen DIN 6813 ausreichend schützend, also zulässig, ist jedoch die hier gezeigte Anwendung mit Lagerung einer Halbschale über dem Hoden (z.B. Abb. 72.1, 76.3) beim liegenden Patienten. Auch bei Stehaufnahmen ist die Anwendung der Bleikapsel praktisch möglich, sofern hygienische Gesichtspunkte berücksichtigt und die Patienten zum richtigen Gebrauch angeleitet werden. In die Innenseite der Hodenkapsel wird ein weiches Papiertuch gelegt (Abb. 5). Der Patient muß sich die Kapsel dann selbst so in seine Unterhose stecken, daß der

Strahlenschutz

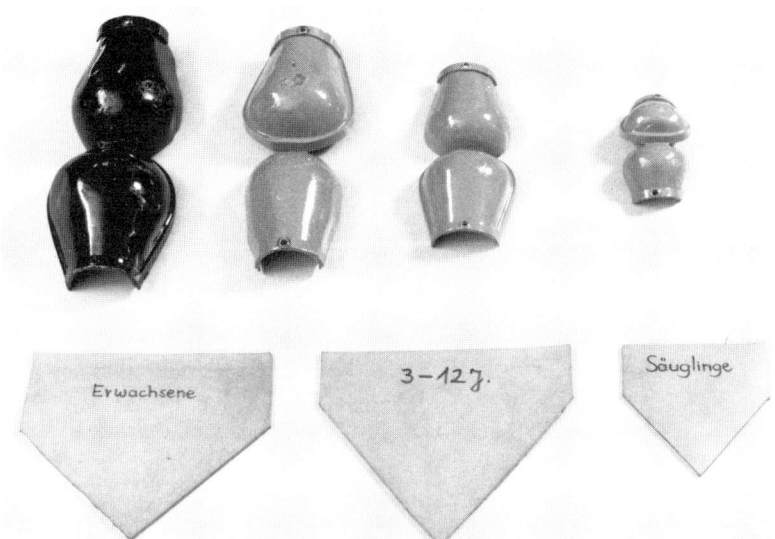

Abb. 4. Gonadenkapseln und Bleidreiecke zur objektnahen Abdeckung

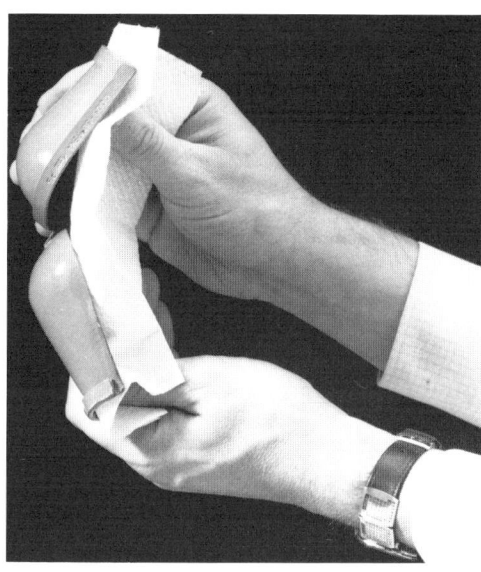

Abb. 5. Gonadenkapseln mit Weichpapiereinlage

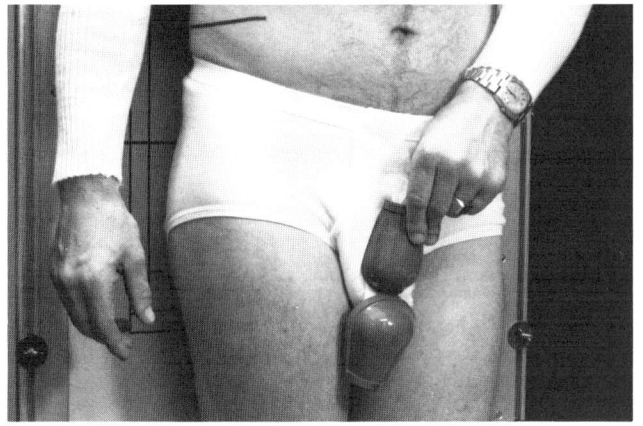
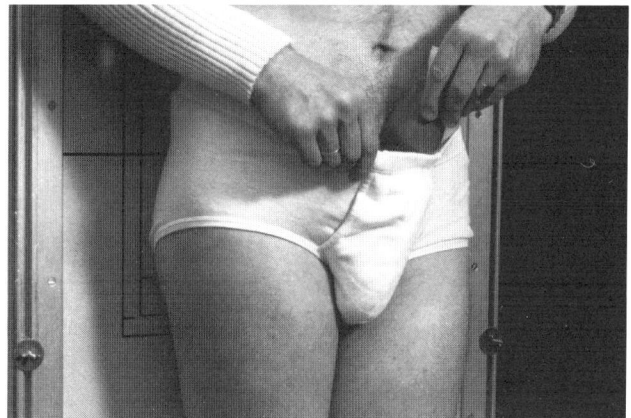

Abb. 6, 7. Korrekte Positionierung der Gonadenkapseln

Hoden vor dem Nutzstrahlenbündel geschützt ist (Abb. 6, 7; s. a. Abb. 68.2). Eine diskrete Kontrolle der richtigen Position der Kapsel durch die Röntgenassistentin ist möglich und nötig, damit nicht durch quere Lage der halboffenen Bleikapsel ungewollt Hüftgelenke und Schambeinäste verdeckt werden. Nach jedem Gebrauch wird die Hodenkapsel gereinigt und in eine desinfizierende Lösung gelegt (Abb. 8). Die auch als Oberflächenberührungsschutz dienende Lackfarbe der Bleikapsel darf nicht beschädigt sein.

Alternativ und praktisch in der Wirkung gleichwertig zum vorbeschriebenen objektnahen kann nach überarbeiteter DIN-Vorschrift (1980) auch ein fokusnaher, objektferner, sogenannter indirekter Gonadenschutz zur Anwendung kommen. Solche Entwicklungen wurden in unterschiedlicher Ausführung im Hinblick auf erwünschte Dosisreduktion bei Beckenübersichtsaufnahmen von Säuglingen publiziert (Krepler et al., Kalender

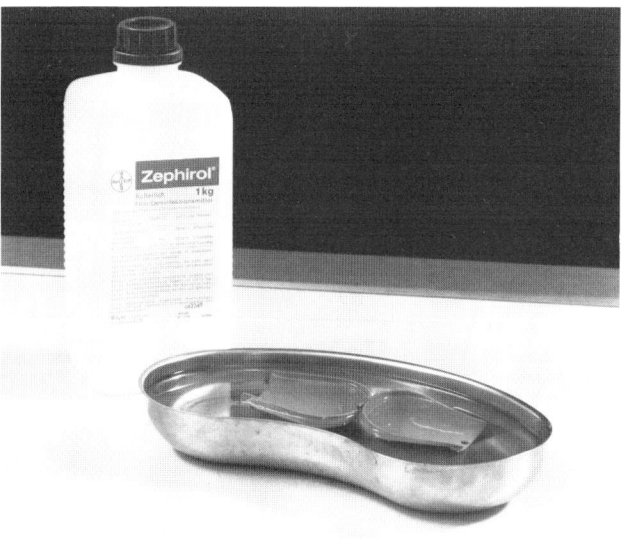

Abb. 8. Desinfektion der Gonadenkapsel nach Gebrauch

Strahlenschutz

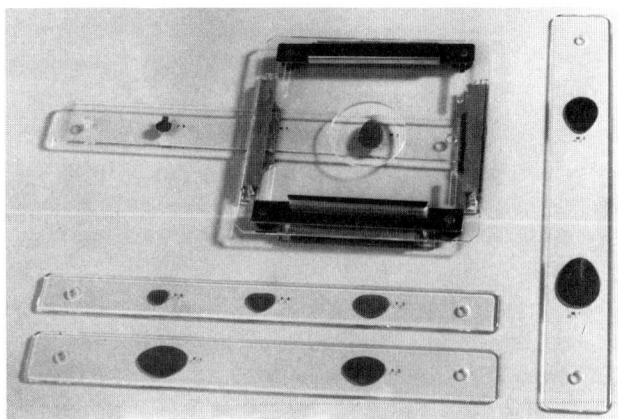

Abb. 9. Indirekter Gonadenschutz

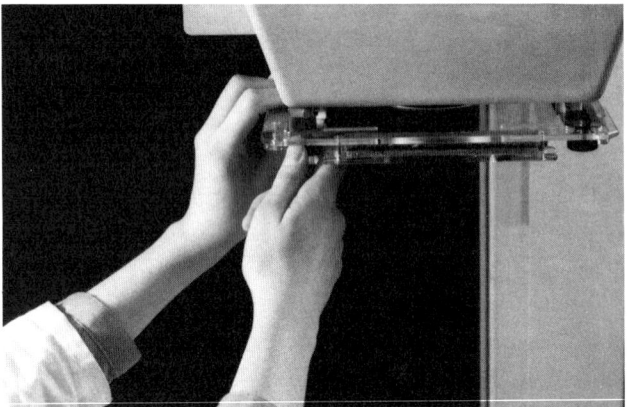

Abb. 10. Fokusnah befestigter indirekter Gonadenschutz

Ergänzende Aspekte zum Strahlenschutz bei Kindern

Gonadenschutz beim Säugling: Über die Lage der Ovarien beim weiblichen Säugling berichten aufgrund eigener Untersuchungen größerer Serien kindlicher Leichen u. a. Hofer, Giertler und Bremer. Als gemeinsames Resultat dieser Arbeiten ist die Erkenntnis wichtig, daß die Lage der Ovarien besonders beim Säugling sehr verschieden sein kann und auch wesentlich mit dem Füllungszustand der umgebenden Organe, vor allem Blase und Enddarm, variiert. Abb. 11 zeigt die Lage der Ovarien bei Mädchen bis zum Alter von vier Jahren. Ein objektnaher Strahlenschutz, der die Ovarien sicher vor Primärstrahlung bewahren soll, muß also in den ersten drei Lebensjahren das große und das kleine Becken bis zur Symphyse abdecken. Zur Vermeidung von Streustrahlung, die von den Kanten der Bleiabdeckung ausgeht (Abb. 12a), ist es notwendig, daß der Gonadenschutz nach oben deutlich über den Beckenkamm hinausreicht und seitlich etwa zu einem Drittel den Rumpf umgreift (Abb. 12b).

Diese Forderungen erfüllt der von Hofer vorgestellte Gonadenschutz (Abb. 13 und 14), der sich auch in eigenem Gebrauch bewährt und die in Abb. 4 vorgestellte Abdeckung für Säuglinge bei Beckenaufnahmen abgelöst hat. Der einfach anzulegende, mit einer Stahlfeder überzogene und dadurch selbsthaltende Gonadenschutz wird

et al.), eine vielseitiger verwendbare Ausführung hat Gäde angegeben (Abb. 9, 10; s. a. Abb. 68.1).

Als Faktor von zunehmendem Gewicht sei im Zusammenhang mit der Wahl des Gonadenschutzes die kritische Frage vieler Patienten nach der Gefährlichkeit der Röntgenuntersuchung zitiert. Ihr läßt sich bei Anwendung des direkten Gonadenschutzes mit Bleidreieck bzw. -kapsel etwas leichter begegnen als bei Verwendung des indirekten Gonadenschutzes, von dessen Wirksamkeit viele Patienten erst überzeugt werden wollen. Diesbezüglich gibt es in Abhängigkeit vom Einzugsbereich ganz wesentliche Unterschiede im Patientenkreis, die entscheidungsfördernd sind bei der Wahl der eigenen Maßnahmen zum Gonadenschutz. Daten zur Strahlenbelastung bei Beckenübersichtsaufnahmen des Säuglings finden sich bei Einstellung 71 a.

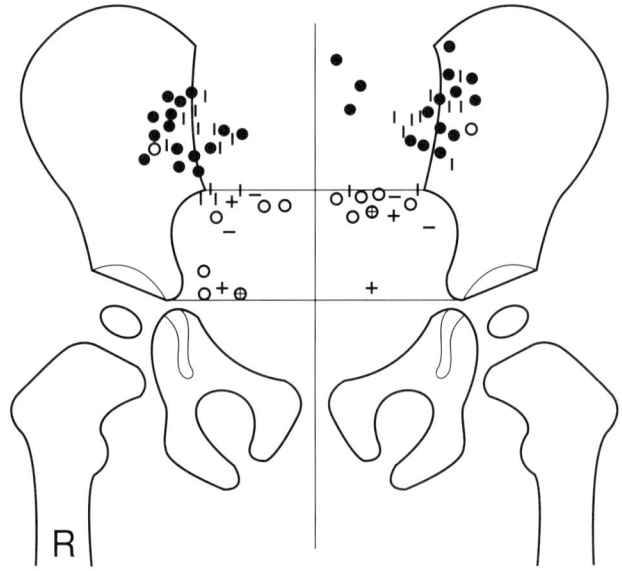

Abb. 11. Lage der Ovarien bei weiblichen Säuglingen und Kleinkindern bis zum 4. Lebensjahr (nach Giertler)
● = Frühgeburten
I = Neugeborene
o = 1. Lebensjahr
+ = 2. Lebensjahr
− = 3. Lebensjahr
⊕ = 4. Lebensjahr

Strahlenschutz

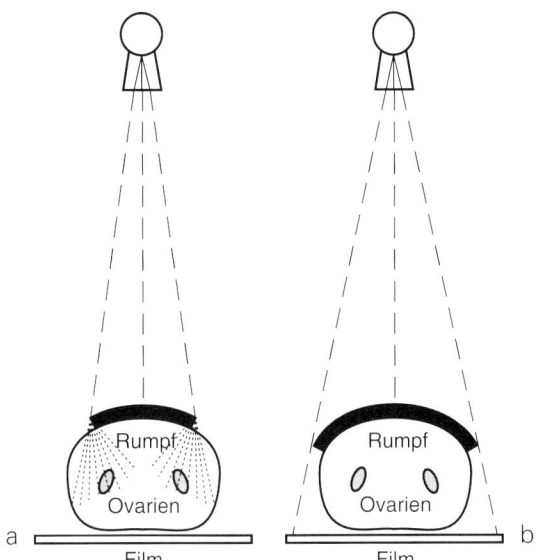

Abb. 12. Entstehung von Streustrahlung an den Kanten eines zu kleinen Gonadenschutzes (a), ausreichend die Ovarien schützende Bleiabdeckung (b)

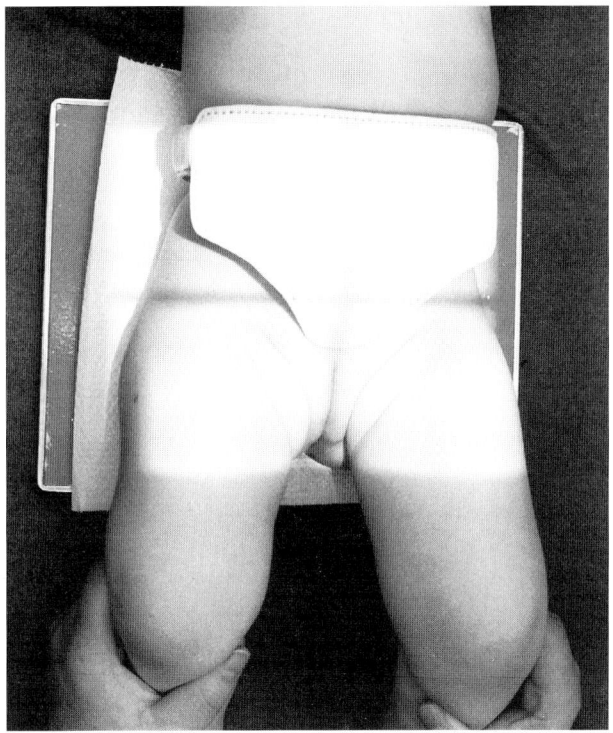

Abb. 13. Objektnaher Gonadenschutz nach Hofer mit Abdeckung des großen und des kleinen Beckens bis zur Symphyse (s. auch Abb. 14)

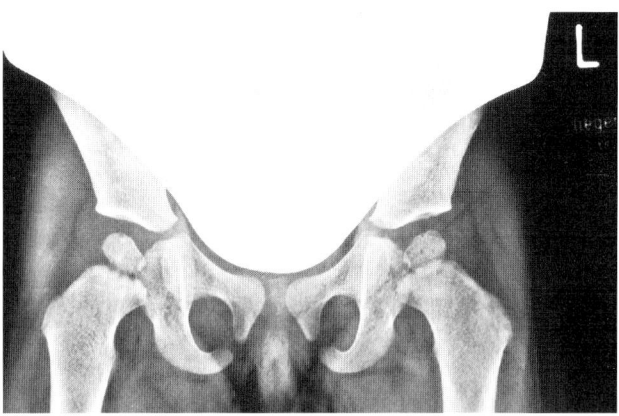

Abb. 14. Korrekt angelegter Gonadenschutz nach Hofer im Röntgenbild (s. auch Abb. 13)

in zwei Größen für Säuglinge und für Kinder bis etwa zum 8. Lebensjahr hergestellt (siehe Lieferantennachweis).

Strahlenexposition durch Streustrahlenraster: In Zusammenarbeit mit einem Strahlenphysiker durchgeführte Untersuchungen (Bernau et. al. 1994) haben ergeben, daß die Verwendung eines Streustrahlenrasters eine um den Faktor 5 bis 7 höhere Strahlenexposition zur Folge hat gegenüber der Aufnahme ohne Raster. Daraus wird im Hinblick auf Röntgenverlaufsuntersuchungen der Wirbelsäule bei Kindern und Jugendlichen die Forderung abgeleitet, nur die erste Aufnahme im Raster anzufertigen, die Kontrollaufnahmen im Regelfall aber ohne Raster. Die Qualität von außerhalb eines Rasters angefertigten Wirbelsäulenaufnahmen ist zur Beurteilung statischer Veränderungen gegenüber der Ursprungsaufnahme bei schlanken Patienten völlig ausreichend (s. Abb. 21.2 und 21.4).

Strahlenschutz

Zur Aufzeichnungspflicht bei Röntgenaufnahmen

Die gesetzlichen Vorschriften über die Aufzeichnungspflicht (§ 29 der Röntgenverordnung) haben im wesentlichen den Sinn, die individuelle Strahlenbelastung zu erfassen und durch vorherige Patientenbefragung Aufnahmen bei Schwangeren und unnötige Wiederholungsaufnahmen zu vermeiden. Der Patient ist gehalten, die von ihm protokollierten Angaben zu unterschreiben. Im Zusammenhang mit der vorgeschriebenen Aufbewahrungspflicht der Röntgenbilder werden bei Verleihung Empfänger, Aus- und Rückgabedatum aufgeschrieben. Der in Abb. 15 wiedergegebene Aufdruck auf der Röntgentasche stellt eine einfache Form der vorgeschriebenen Aufzeichnung dar. Alternativ wird sie überwiegend noch in Tagebüchern durchgeführt, wobei der Zugriff zu den Tagebüchern nur über eine separat geführte alphabeti-

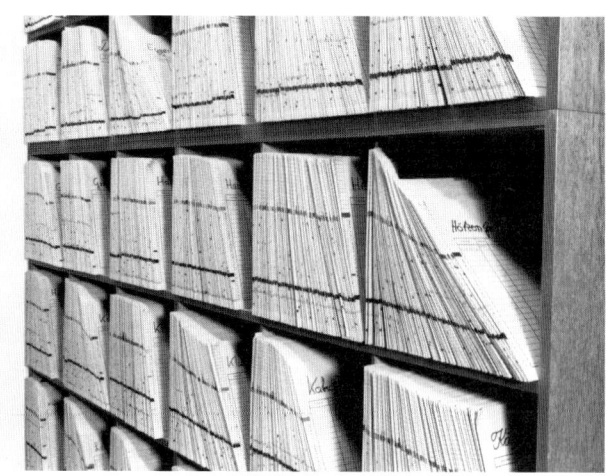

Abb. 16. Kontrolle der abgelegten Röntgentaschen durch farbmarkierte Alphabetleiste

sche Kartei hergestellt werden kann. Im Gegensatz zum eigenen Vorgehen muß dann nach wiederholten Aufnahmen desselben Patienten an verschiedenen Stellen nach den Einzeldaten gesucht werden.

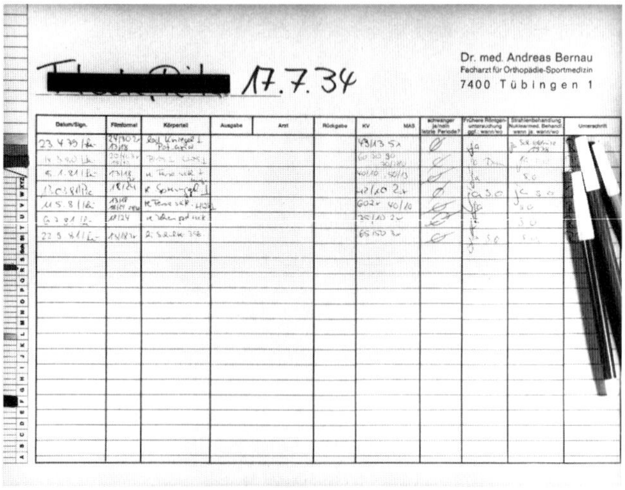

Die links auf der Röntgentasche aufgedruckte Alphabetleiste erleichtert durch farbige Markierung die Kontrolle der richtigen Ablage nach dem Alphabetprinzip (Abb. 16). Der Zugriff zur Röntgentasche ist bei diesem System unabhängig von anderen Datenträgern und damit die Zugriffszeit bei Angabe des Patientennamens kurz. Nach Nummernsystem falsch abgelegte Röntgentaschen sind ohne ganz erheblichen Aufwand nicht wieder auffindbar, eine Ablagekontrolle ist unmöglich.

Die links oberhalb der Alphabetleiste aufgedruckten Felder werden in jedem Jahr mit einer anderen Farbe markiert. Damit ist bei später notwendig werdender Altablage die Aussortierung von länger nicht gebrauchten Patiententaschen nach Farbmarkierung wenig aufwendig durchführbar.

Abb. 15. Röntgentasche mit Aufdruck nach der Röntgenverordnung

---

DIN 6809, 6811–13, 6815–16. Beuth, Berlin 30, 1980.

Bernau, A., J. Bauer, A. Graule, W. Seeger, S. Sell: Zur Frage der Strahlenexposition bei Ganzaufnahmen der Wirbelsäule (im Druck).

bga-Schriften: Schutz des Patienten in der Röntgendiagnostik. ICRP Veröffentlichung 34. MMV Medizin, München 1988.

Bremer, H.: Untersuchungen zur Topographie der kindlichen Ovarien zum Zwecke eines möglichst umfassenden Röntgenschutzes. Inauguraldissertation, Universität Köln 1971.

Fendel, H., F. E. Stieve: Strahlenschutz in der Kinderradiologie. NCRP-Bericht Nr. 68, Deutsche Übersetzung, H. Hoffmann, Berlin, 1983

Gäde, E. A.: Indirekter Gonadenschutz fokusnah-objektfern. Orthop. Praxis 14 (1978) 937–940.

Giertler, U.: Die Lage der Ovarien bei Neugeborenen und Kleinkindern und ihr Schutz vor Röntgenstrahlen. Inauguraldissertation, Universität Dresden 1966.

Hofer, H.: Strahlenschutz bei Hüftgelenksröntgenaufnahmen an Kleinkindern in der täglichen Praxis. Beitr. Orthop. 13 (1966) 688–689.

Kalender, W., M. Reither, W. Schuster: Eine weitere Möglichkeit der Dosisreduktion bei Beckenübersichtsaufnahmen von Säuglingen. Fortschr. Röntgenstr. 130 (1979) 355–358.

Krepler, P., Ch. Hayranek, N. Nava: Ein spezieller Gonadenschutz für Hüftvergleichsaufnahmen bei Säuglingen mit dosimetrischen Studien. Röntgenpraxis 29 (1976) 271–281.

Lorenz, W.: Strahlenschutz in Klinik und ärztlicher Praxis. Thieme, Stuttgart 1961.

Röntgenverordnung: Verordnung über den Schutz vor Schäden durch Röntgenstrahlen vom 8. Januar 1987 in der ab 1. November 1989 geltenden Fassung, 2. Aufl., Bundesanzeiger, Köln 1989.

Film-Folien-Kombinationen, Kassetten und Belichtungsdaten

Blau- oder Grünfolien?

Das Produkt aus Lichtausbeute und absorbierter Röntgenenergie entspricht dem für eine bestimmte Filmschwärzung notwendigen Dosisbedarf. Das 1887 von Arnold entdeckte Kalzium-Wolframat weist im relevanten Strahlenbereich zwar eine akzeptable Röntgenstrahlabsorption auf, die Lichtausbeute ist jedoch sehr gering. Darum werden mit diesen Folien hohe Dosen benötigt. Bei dem als Leuchtsubstanz für Filmfolien 1971 patentierten Gadolinium ($Gd_2O_2S:Tb$) ist die Röntgenstrahlenabsorption sehr hoch und die Lichtausbeute sehr ungünstig. Es resultieren also bei diesem grünempfindlichen System bei geringstem Dosisaufwand rauscharme Bilder. Diese überlegene Bildqualität ist der Grund dafür, daß dieser Leuchtstoff in den Grünfolien aller Hersteller Verwendung findet. Bei Verwendung von Grünfolien lassen sich Aufnahmedosis und damit auch Strahlenbelastung für die Patienten etwa um die Hälfte gegenüber herkömmlichen blauen Folien reduzieren (s. Tab. 1). Diese höhere Verstärkungseigenschaft der Grünfolien ermöglicht es, in der Skelettradiologie – fehlerarm und materialsparend – mit einem Zweifoliensystem zu arbeiten. Hervorgehoben sei in diesem Zusammenhang, daß es sich bei der Folienwirkung reell nicht um eine „Verstärkung" der Röntgenstrahlen handelt, sondern die Folie bildet mit dem Film zusammen ein System zur Umwandlung bzw. Übertragung des in der Folie absorbierten Röntgenstrahlenreliefs in das Röntgenbild mittels des emittierten Fluoreszenz-Folienlichtes.

Nun kann eine Folie mit verschiedenen Filmen deutlich unterschiedliche Verstärkungseigenschaften entwickeln. Die Charakteristik der Eigenschaften wird also von den verwendeten Filmen mitgeprägt, darum spricht man heute richtiger von Film-Folien-Systemen. In Tab. 2 findet sich eine – unvollständige – Übersicht nach Empfindlichkeitsklassen geordneter Grünfolien. Von der Industrie werden deshalb unverändert mindestens drei Standardfolien angeboten, wobei hier der Klasse 100 die beste Detailerkennbarkeit und der geringste Verstärkungsgrad zukommt.

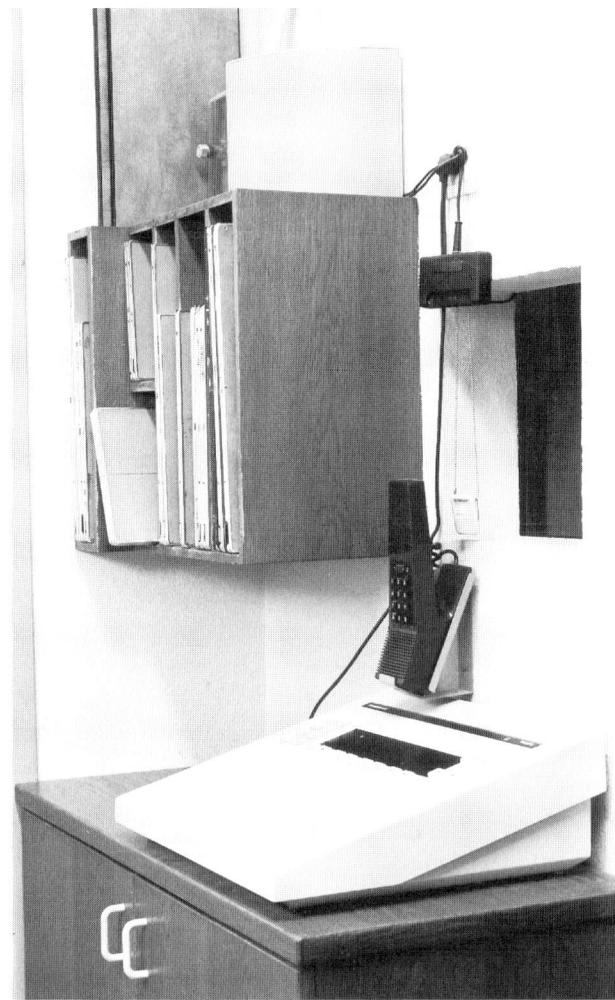

Abb. 17. Kassettenregal

Tab. 1. Gegenüberstellung der Empfindlichkeit von Blau[2]-Systemen gegen Grün[1]-Film-Folien-Systeme aus H.-St. Stender
Auszug aus Entwurf DIN 6868, Teil 50
Dosisbedarf K_a und Grenzwerte des visuellen Auflösungsvermögens bei Direktaufnahmen mit Film-Folien-Systemen

Dosisbedarf K_a (µGy)	Empfindlichkeit S^1	Bisher gebräuchliche Bezeichnung für Film-Folien-Systeme[2]	Grenzwerte R_{gr} des visuellen Auflösungsvermögens R_{Gr} (mm^{-1})
40,00	25	sehr feinzeichnend	4,8
20,00	50	feinzeichnend	4,0
10,00	100	normalverstärkend	3,4
5,00	200	hochverstärkend	2,8
2,50	400	–	2,4
1,25	800	–	2,0

[1] Für Zwischenwerte sind die entsprechenden Werte aus $K_a = \frac{1000}{S}$ zu ermitteln und R_{Gr} entsprechend anzupassen.
[2] Die Bezeichnungen zur Kennzeichnung der bildregistrierenden Systeme sind nicht eindeutig festgelegt.

Film-Folien-Kombinationen, Kassetten und Belichtungsdaten

Tab. 2. Grünfolien-Nomenklatur

Hersteller	Empfindlichkeitsklasse		
	400	200	100
Agfa	A. Curix Ortho Regula	A.C.O. Medium	A.C.O. Fine
3 M	Trimax T 8	Trimax T 4	Trimax T 2
Du Pont	Ortho Regula	O. Medium	O. Fine
Fuji	G 8	G 4	G 3
Dr. Goos	LGG-HS	LGG-Medium	LGG-Detail
Kodak	Kodak Lanex Regula	K.L. Medium	K.L. Fine
Konika	KF	KM	KG
Philips	GR 4	GR 2	
Siemens	Orthex HS 440	O. D 220	O. D 110

Eigene Folienauswahl

1. Eigene Versuche ergaben, daß fachkundigen Betrachtern häufig eine richtige Zuordnung von Vergleichsaufnahmen unter Verwendung von Grünfolien der Klassen 100 und 200 nicht gelang. Einschränkend sei hier festgehalten, daß diese Versuche nur mit Foliensystemen von zwei Herstellern und vor allem nur mit einem Film durchgeführt wurden.
2. Ein rascher und vor allem fehlerarmer Arbeitslauf in einer Röntgenabteilung wird nicht gefördert durch eine große Vielfalt von Folien-Film-Systemen.
3. Schließlich ist bei Festlegung auf die höchstauflösende Folie zu prüfen, ob ein eventuell vorhandener älterer Generator auch die sehr kurzen Zeiten bei Organen mit niedrigem Dosisbedarf (z. B. Finger) noch schalten kann.

Diese drei vorgenannten Aspekte führten zu der Entscheidung, selbst zukünftig mit einem Zweifoliensystem (100 und 400) zu arbeiten. Diese pragmatische und verallgemeinerungsfähige Entscheidung berücksichtigt weitgehend die einander beeinflussenden Aspekte des Strahlenschutzes, der Arbeitsökonomie bzw. Praktikabilität und der Betriebskosten. Die in den Leitlinien der Bundesärztekammer zur Qualitätssicherung in der Röntgendiagnostik (1989) enthaltenen Empfehlungen decken sich weitgehend mit der hier dargestellten Praxis. Dennoch werden sich alle technischen Vorgaben selbst in Röntgenabteilungen größerer Krankenhäuser nicht lückenlos umsetzen lassen, z. B. Vorhalten von Folien aller Verstärkungsfaktoren zwischen 50 und 800 (letztere werden derzeit von nur sehr wenigen Herstellern angeboten) sowie wahlweise von zwei Streustrahlenrastern (8/40 und 12/40). Unter sinnvoller Mitverwendung grüner Verlaufs- und Relieffolien finden in der eigenen Festlegung (Tab. 3) Folien der Empfindlichkeitsklasse 100 an den Extremitäten, Folien der Empfindlichkeitsklasse 400 hingegen am Rumpf Anwendung. Bei *Kindern* sollen im Interesse einer möglichst geringen Strahlenbelastung auch an den Extremitäten überwiegend Folien der Empfindlichkeitsklasse 400, 600 (oder sogar 800) verwendet werden. Die Frage der Umsetzbarkeit entscheidet sich auch hier wieder an der Generatortechnik.

Zur *Formatwahl* heißt es in der aktuellen Vorgabe der Bundesärztekammer „Abbildung in typischen Projektionen und ausreichenden Formaten, in der Regel mit einem angrenzenden Gelenk". Darüber hinaus sind in den Röntgenrichtlinien einzelner Kassenärztlicher Vereinigungen objektbezogen Filmformate vorgeschrieben. Diese Festlegungen wurden natürlich in der eigenen Auswahl (Tab. 3) berücksichtigt.

Kennzeichnung von Folien und Kassetten

Inwieweit die Alltagsroutinearbeit im Röntgen fehlerarm bewältigt wird, ist bei nur einer hauptverantwortlichen Mitarbeiterin in erster Linie von deren Qualifikation, speziell ihrer Konzentrationsfähigkeit, abhängig. Sobald mehrere Personen beteiligt sind, gewinnt in zunehmendem Maße die Qualität der gut durchdachten Grundorganisation an Bedeutung. Das beginnt mit der äußeren Kennzeichnung der Kassetten, am einfachsten in Form von konstanten Farbmarkierungen für die verwendeten Folien. Die Folien sollen eindeutig und so deutlich seitens der Hersteller gekennzeichnet sein, daß auf jedem Röntgenfilm mühelos ablesbar ist, mit welcher Folie er aufgenommen wurde. Eine fortlaufende Durchnumerierung aller Kassetten und Folien neben der fabrikmäßig angebrachten Folientypbezeichnung erscheint zur leichteren Identifizierung schadhafter Folien oder Kassetten besonders dann sinnvoll, wenn Mehrfachsätze formatgleicher Kassetten mit identischen Folien vorhanden sind. Beide am Folienrand notierten Daten, Folientyp und -nummer, sind natürlich nur auf nicht eingeblendeten Röntgenfilmen erkennbar. Die eigene Kassettenserie wurde zusätzlich in Höhe des Filmskribors durch der Rückfolie aufgebrachte Zahlen gekennzeichnet. Angegeben wurden Folienempfindlichkeit und fortlaufende Kassettennummer, z. B. „440/15".

Zur griffbereiten Aufbewahrung der Kassetten hat sich ein maßgefertigtes Regal bewährt, das, der Größe der verschiedenen Kassetten angepaßt, unterschiedlich tiefe und breite Fächer enthält. Die Umstellung vom blauen Dreifolien- auf das grüne Zweifoliensystem

Film-Folien-Kombinationen, Kassetten und Belichtungsdaten

Tab. 3. Eigene objektbezogene Format- und Folienwahl

Format	13/18	18/24	18/24	24/30	24/30	24/30	20/40
Folie (Empfindlichkeitsklasse)	~100	~100	~100	~100 Rückfolie	~100	~400	~400
Anzahl	2	2	1 gebogene K.	1	2	2	1
Aufnahmeobjekt	Navicularequartett Daumen Finger Großzehe Zehen Säuglingsfüße	Atlasaufnahme Acromioclaviculargelenke Schulter tangential Ellenbogen Processus coronoideus Ellenbogen Radiusköpfchen Ellenbogen Sulcus nervi ulnaris Handgelenk schräg Handwurzel schräg Carpaltunnel Metacarpale V Sprunggelenk schräg Ferse Ferse Weichteilaufnahme Vorfuß tangent.	Sternoclaviculargelenke Schulter Ellenbogen Handgelenk Mittelhand Sprunggelenk Vorfuß Knie pa Knie schräg Knie-Tunnelaufnahme Knie-Streßaufnahmen HWS ap und schräg Schlüsselbein	Kniegelenk: Frikaufnahme Schulter: axial	Hände (Füße)	HWS seitlich HWS Funktionsaufnahmen cervicodorsaler Übergang oberer oder unterer Hemithorax Brustbein Schulterblatt Füße Kniegelenk	Schulter transthorakal LWS schräg Kreuz- und Steißbein thoracolumbaler Übergang lumbosacraler Übergang Beckenübersicht Kinder + Säuglinge Hüftgelenk Symphyse	Kinder WS ap LWS ap Kniegelenk ap Einbeinstand Risser

Format	20/40	20/40	15/40	15/40	15/30	30/40	30/40
Folie (Empfindlichkeitsklasse)	Plus-Minus-Plus	Relief	~100	Minus-Plus	~100	~100	~400
Anzahl	1	1	1	1	1	1	1
Aufnahmeobjekt	BWS seitlich BWS schräg Hüftgelenk in 90° Beugung und 45° Abduktion Hüftgelenk Antetorsionsaufnahme	LWS seitlich LWS seitlich Funktionsaufnahmen Kinder Wirbelsäule seitlich	Unterarm Unterschenkel mit Knie- oder Sprunggelenk	BWS ap cervicodorsaler Übergang Oberarm Oberschenkel mit Knie- oder Hüftgelenk	Kniescheiben tangential	Schädel Thorax Kniegelenke ap stehend	Bending-Aufnahmen WS Beckenübersicht Erwachsene

Abkürzungen: WS Wirbelsäule, HWS Halswirbelsäule, LWS Lendenwirbelsäule

hatte eine Reduktion der Kassettenzahl um etwa ein Drittel zur Folge. Hervorgehoben sei in diesem Zusammenhang noch die Einführung einer Kassette mit nur einer Rückfolie für Hand- und Vorfußaufnahmen. Mit der Weichstrahl-Aufnahmetechnik für Hände nach Fischer ergibt sich ein deutlicher Informationsgewinn gerade bei rheumatologischen Fragestellungen (Dihlmann).

Film-Folien-Kombinationen, Kassetten und Belichtungsdaten

Vorgegebene Belichtungsdaten

Die eigenen Belichtungswerte (kV/mAs) werden als Anhaltspunkte bei jeder Einstellung mitgeteilt. Die Konditionen der eigenen Anlage sind in Tab. 4 zusammengefaßt. Doch darüber hinaus gibt es noch weitere für die Bildentstehung wesentliche Faktoren, weshalb eine Übertragung der Belichtungswerte nur eingeschränkt möglich ist. Die Abweichungen vom eigenen „Normalpatienten" werden „schlank" und „kräftig" genannt (Abb. 18). Kinder ab zwölf Jahren werden wie schlanke Erwachsene berücksichtigt.

Die Verwendung der automatischen Belichtung ist als Standard vorgeschrieben (Stender). Dabei können die hier mitgeteilten kV-Werte verwendet werden. Bei richtiger Lagerungstechnik und korrekter Meßkammerwahl erfolgt dann im Regelfall auch eine gute Belichtung. Gelegentlich muß aber von den Standardbedingungen abgewichen werden, die für Verwendung der Automatikbelichtung vorgegeben sind. Auch bei Defekten ist es notwendig, auf freie Belichtung auszuweichen.

Freie Einstellung vom kV und mAs

Für die Festlegung der voraussichtlich optimalen Abweichung von den mittleren Belichtungswerten hat sich eine Orientierung am Belichtungspunktesystem auf der Basis der kV-Reihe bewährt (Tab. 5). In der Regel werden kräftige Patienten 2 (1–3) Punkte höher, schlanke Patienten 2 (1–3) Punkte niedriger als der angegebene Mittelwert belichtet. Die Belichtung der Halswirbelsäule seitlich (70 kV/40 mAs) wird z. B. bei einem kräftigen Patienten auf 73/40 (+ 1 BP) oder 73/50 (+ 2 BP) erhöht.

Der kV-Reihe ist zu entnehmen, um wieviel die kV-Spannung erhöht werden muß, um die gleiche Schwärzungszunahme zu erreichen, wie mit Verdopplung des entsprechenden mAs-Produktes. Eine Halbierung der mAs-Dosis entspricht der halben Belichtungszeit im Normalstrahlbereich. Für die genaue Ermittlung der

Tab. 4. Daten der eigenen Anlage

Generator	Philips Standard 50
Röhre	Ro 30/50 Re, Brennfleck 1,2/1,8 mm
Streustrahlenraster	12/40
Folien	s. Tab. 3 und Angabe bei jeder Einstellung
FFA	110 cm (Abweichungen s. Text)
Filmentwicklung	Konica QX-150 U 90-s-Betrieb, 31 °C Chemie: Adefo

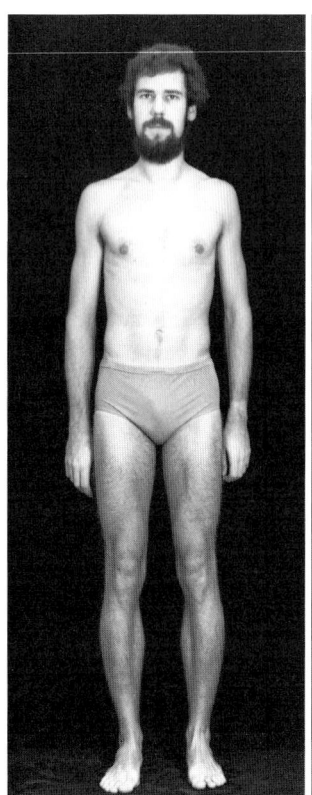 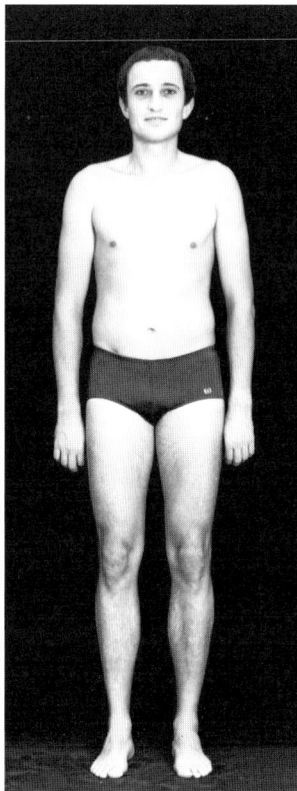 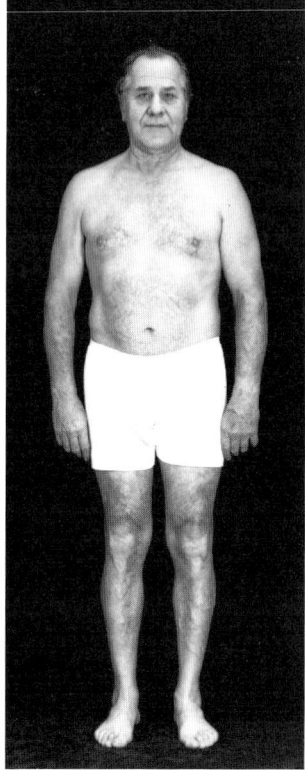

schlank normal kräftig

Abb. 18. Beispiel für Patientenbeurteilung

Film-Folien-Kombinationen, Kassetten und Belichtungsdaten

Tab. 5. Umrechnungstabellen von Belichtungspunkten (BP) in mAs- bzw. kV-Werte

BP	0	1	2	3	4	5	6	7	8	9	10	11	12	13	14	15	16	17	18	19	20	21	22	23	24	25	26
kV	40	41	42	44	46	48	50	52	55	57	60	63	66	70	73	77	81	85	90	96	102	109	117	125	133	141	150
mAs	1	1,25	1,6	2	2,5	3,5	4	5	6,3	8	10	12,5	16	20	25	32	40	50	63	80	100	125	160	200	250	320	400

Tab. 6. Korrekturwerte in Belichtungspunkten (BP) für Abweichungen von den Ausgangsbedingungen

FFA	Punkte	Objekt	Punkte	Raster	Punkte	EK	BP
95 cm	−1	dünn	−1 ... −3	PB 12/40	0	25	+6
105 cm	0	dick	+1 ... +3	PB 10/40	−1	50	+3
115 cm	+1			PB 8/40	−2	100	0
130 cm	+2	Gips trocken	+5	ohne	−6	200	−3
160 cm	+4	Gips naß	+7			400	−6
235 cm	+7					800	−9
290 cm	+9						

EK Empfindlichkeitsklasse

gewünschten Belichtungswerte wird auf die Belichtungspunktetabelle (Tab. 5) verwiesen. Grundsätzlich ist zu berücksichtigen, daß die Härte der Strahlung (kV) vorwiegend Kontrast, weniger die Schwärzung (optische Dichte), die Stromstärke (mA) bzw. das mAs-Produkt überwiegend nur die Schwärzung bestimmt. Steigerung des kV-Wertes hat einen flachen (= niedrigen) Kontrast bei mehr Schwärzung, Senkung einen steilen (= hohen) Kontrast bei weniger Schwärzung zur Folge. Soll eine Aufnahme also kontrastreicher (= steiler) werden, müssen kV gesenkt und mAs angehoben werden. Bei gleicher mittlerer Schwärze wird dann ein Bild mit steilerem Kontrast um den Preis einer Verlängerung der Belichtungszeit, d. h. einer höheren Strahlenbelastung, entstehen. Es richtet sich der Mindestausgangswert (kV) nach der Mindestdurchdringungsfähigkeit des Objektes, das abgebildet werden soll. Der zugehörige richtige mAs-Wert ergibt die optimale Schwärzung. Bei ausreichender Objektdurchdringung, also bei richtigem kV-Wert, sollte die Korrektur im Regelfall über das mAs-Produkt erfolgen. Aus Gründen des Strahlenschutzes ist der jeweils möglichst niedrige mAs-Wert zu wählen. Die eigenen Belichtungsempfehlungen wurden mehrheitlich anhand von Belichtungspunkte-identischen Vergleichsaufnahmen mit jeweils gegensinniger Verschiebung von kV und mAs ermittelt.

Bei Abweichung von den Standardbedingungen sind Korrekturwerte zu berücksichtigen, die vielfach in Tabellenform von der Röntgenindustrie angeboten werden (Tab. 6). Bei Wechsel auf eine andere Folien-Film-Empfindlichkeitsklasse, z. B. von 100 nach 200, sollte die Korrektur unter Konstanthaltung des kV-Wertes über das mAs-Produkt erfolgen, in diesem Beispiel also der mAs-Wert halbiert werden. Besonders bei Rasteraufnahmen ist zu berücksichtigen, daß scharfe Abbildung nur innerhalb vorgegebener Fokus-Abstände erfolgt, z. B. bei einem auf 100 cm FFA fokussierten Raster zwischen 78 und 128 cm.

Bernau, A.: Röntgenverstärkungsfolien in der Skelettradiologie. Orthopäd. Praxis 25 (1989) 413–417.

Dihlmann, W.: Röntgenatlas rheumatischer Krankheiten. Thieme, Stuttgart–New York 1985.

Fischer, E.: Weichteilveränderungen der Finger bei chronischer Polyarthritis. Folia rheumatologica, CIBA-GEIGY, Basel 1983.

Stender, H.-St.: Tab. 1 aus: Leitlinien der Bundesärztekammer zur Qualitätssicherung in der Röntgendiagnostik. Dt. Ärzteblatt 86 (1989) 2021–2028.

Lagerungshilfen und Hilfsmittel zur Verbesserung der Bildqualität

Hier soll zusammenfassend auf Lagerungshilfen, kontrastverstärkende bzw. streustrahlungsreduzierende Hilfsmittel eingegangen werden. Denn Streustrahlen wirken kontrastmindernd. Darum trägt der gezielte Einsatz einzelner Maßnahmen entscheidend zu einem gleichmäßig hohen Standard der Aufnahmetechnik und zu einer optimal reduzierten Strahlenbelastung bei.

Kompressorium: Das Kompressorium am Rasterwandstativ stellt im Zusammenhang mit Aufnahmen des Beckens und der Lendenwirbelsäule bei adipösen Patienten das wohl wichtigste Hilfsmittel zur Reduzierung der Streustrahlung - und als Nebeneffekt auch der Bewegungsschärfe - dar. Es hat sich aus zwei Gründen noch nicht in der Skelettradiologie durchgesetzt. Die meisten Modelle sind im Gebrauch relativ umständlich, vor allem fehlt wohl die Überzeugung vom Wert dieser Maßnahme. Die Wirkung des Kompressoriums wird in Abb. 19 dokumentiert und zugleich ein leicht zu behebender Nachteil der bisher auf dem deutschen Markt angebotenen Konstruktionen. Die Höhe des komprimierenden Gurtes ist bei stark adipösen Patienten zu gering, so daß nur in einem Teil des interessierenden Skelettabschnittes (LWS) eine streustrahlenreduzierende Wirkung erreicht wird. Im übrigen erfüllt das in den Einstellungsabbildungen 15.2 und 23.1 in Funktion angelegte Kompressorium-Modell folgende wichtigen Kriterien:

1. Es besitzt eine beidseitig wirkende Spannvorrichtung bei einseitiger Kurbelbetätigung.
2. Der Gebrauch dieses Modells ist unkompliziert, obwohl Detailverbesserungen vorstellbar wären.
3. Es kann am Rasterwandstativ belassen werden (Einstellungsabbildung 8.2). Ein entsprechender Gewichtsausgleich am Stativ, der zugleich aber den Höhenhub der Rasterlade etwas einschränkt, ist unerläßliche Voraussetzung für die Daueranbringung des Kompressoriums.

In täglichem Gebrauch befindet sich ein leichtes Kompressorium, das in Abb. 20 zwischen Auftritt und Holzhocker in Bildmitte liegt. Es wird bedarfsweise - im Wechsel mit Fixierungspelotten - in die Führungsschienen an der Rasterlade eingeschoben.

Bleivorderblende: Mit der stetigen Fortentwicklung der röhrennahen Einblendung (Tiefenblende) hat die objektnahe Bleivorderblende im Normalabstand (FFA = 110 cm) keine wesentliche streustrahlenreduzierende Wirkung mehr. Sie ist darum in diesem Anwendungsbereich entbehrlich. Nach wie vor sehr nützlich ist die von der Rasterlade herunterklappbare Halterung, die zur Vermeidung von Bewegungsunschärfe und bei erwünschter Vorhalteposition der Arme als Haltegriff und Stütze dient (s. Abb. 10.1).

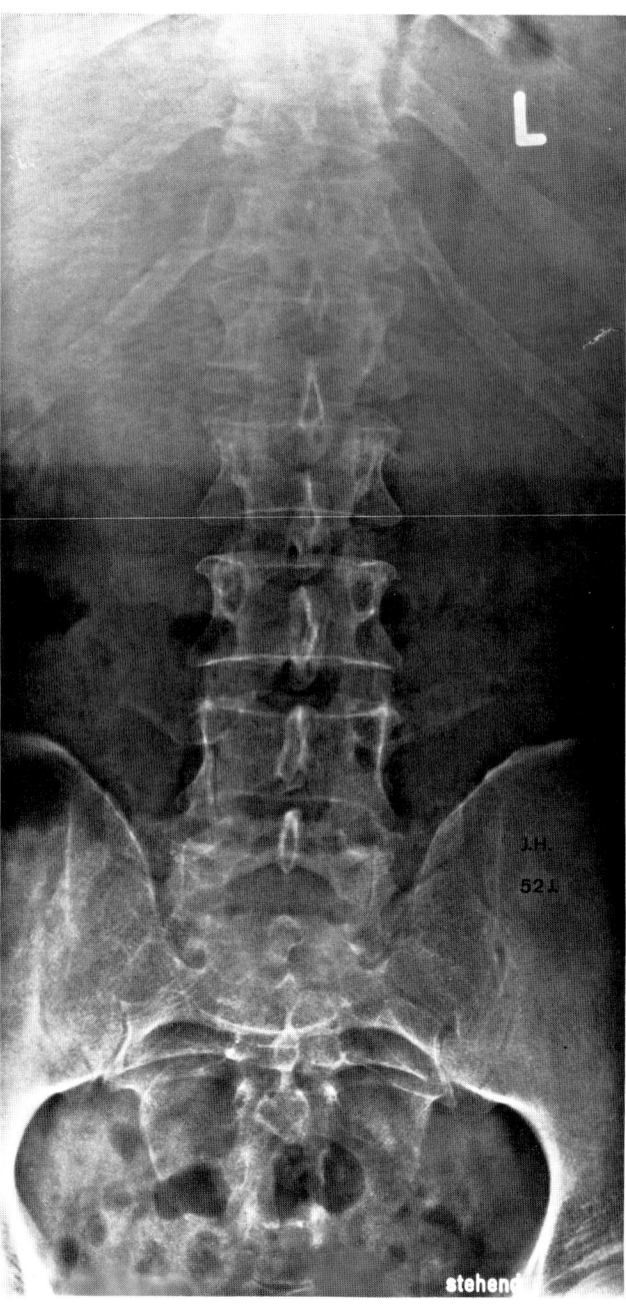

Abb. 19. Beispiel für streustrahlenreduzierende Wirkung eines Bandkompressoriums

Lagerungshilfen und Hilfsmittel zur Verbesserung der Bildqualität

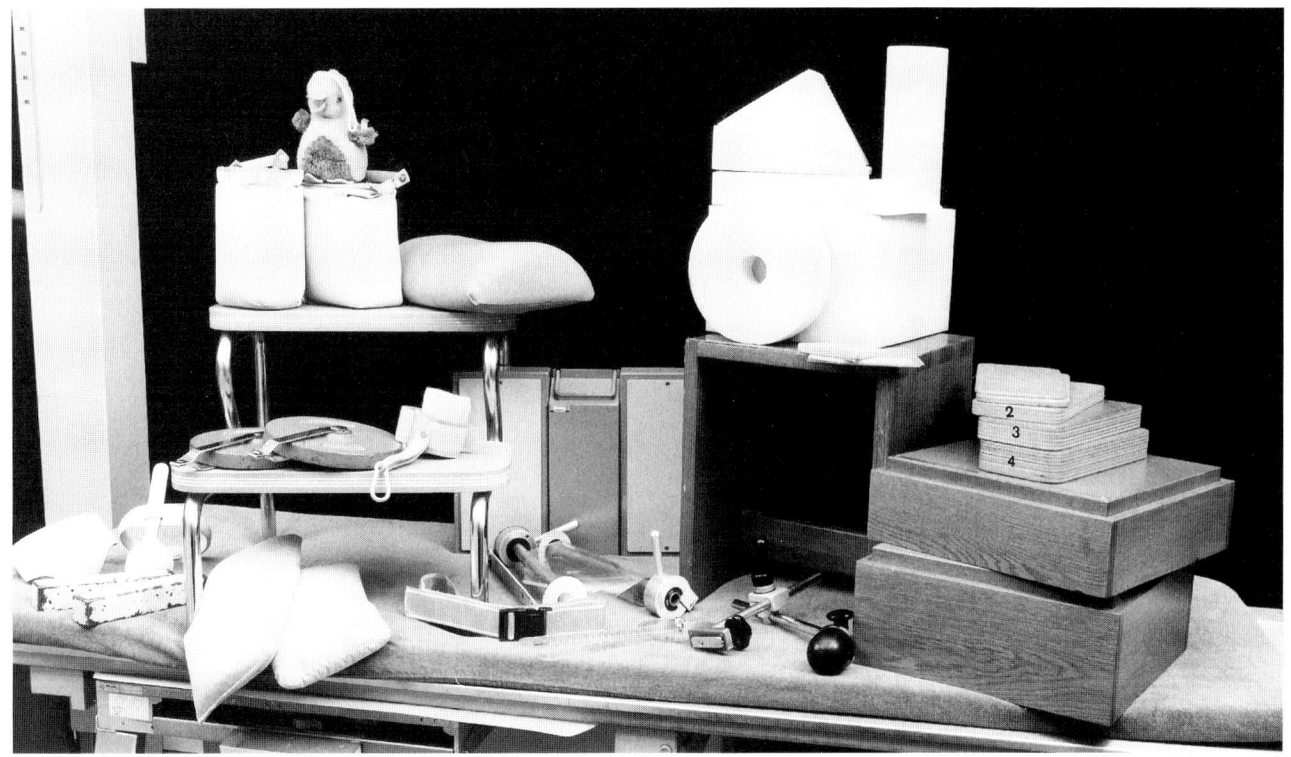

Abb. 20. Verwendetes Zubehör bei den Röntgenaufnahmen

Fixierungspelotten sind zur Reduzierung von Fehlaufnahmen unverzichtbar, bevorzugt bei Funktionsaufnahmen (z. B. HWS, s. Einstellung 6), bei Aufnahmen, die besonders exakte Zentrierung erfordern (z. B. Sternum seitlich, s. Einstellung 30), und bei Stehaufnahmen älterer Patienten mit langer Belichtungszeit. Diese Pelotten finden im Röntgenalltag nur dann regelmäßig Anwendung, wenn sie praktikabel die erwartete Funktion erfüllen. Die Pelotten sollen rasch, mit wenig Kraftaufwand und genügend stabil in der gewünschten Position fixiert werden können. Diese Bedingungen erfüllt weitgehend das hier verwendete Modell mit Knebelschrauben.

Weitere, für entspannte und möglichst bewegungsarme Lagerung im Stehen oder Liegen nützliche Hilfsmittel sind in Abb. 20 zusammengestellt. Sie sind eingeführt und bedürfen keiner näheren Erläuterung. Andere Lagerungshilfen, z. B. das Lagerungsgerät nach Rippstein oder das Tübinger Lagerungsgerät, finden Erwähnung bei den entsprechenden Spezialaufnahmen. Alle genannten Maßnahmen haben sich im eigenen Gebrauch über Jahre bewährt, sie sind im Detail in Funktion dargestellt, und die gezeigten Röntgenbilder sind unter diesen Bedingungen entstanden. Neu sind die in Abb. 21 und 35.1 gezeigten, mit Klettverschluß über eine Umlenkung fixierten Handgurte für Gewichte, die zur radiologischen Diagnostik verletzter Schultereckgelenke passives belastetes Aushängen der Arme ermöglichen sollen. Von Rockwood u. a. wird nachvollziehbar vorgetragen, daß durch die reflektorische Muskelanspannung beim Halten von Gewichten an Griffen Bandverletzungen u. U. verschleiert werden können.

Das Problem von Weichteildichteunterschieden in Körperrandregionen, z. B. Schulter oder Fuß, kann befriedigend durch zusätzliche fokusnahe gegensinnige Strahlenabsorption gelöst werden. Bewährt hat sich dafür ein keilförmiger Aluminiumfilter (Abb. 22a), der mittels Klettverschluß auf einer vor die Röhrenblende eingeschobenen Plexiglasplatte problemlos fixiert werden kann (Abb. 22b). Dabei wird durch „Aufhärtung" der Nutzstrahlung gleichzeitig eine erwünschte Kontrastverstärkung erreicht (z. B. Einstellungen 39, 106, 109).

Eine detaillierte Gebrauchsanleitung einzelner hier erwähnter Hilfsmittel findet sich im Wort und Bild beschrieben in einem anderen Beitrag (Bernau, 1986).

Lagerungshilfen und Hilfsmittel zur Verbesserung der Bildqualität

Anmerkung: Im Zusammenhang mit dem Kapitel Hilfsmittel im Röntgen ist es eine häufige praktische Erfahrung, daß über die Einführung mancher bildverbessernder und strahlenbelastungsreduzierender Maßnahmen weniger der Arzt als die Röntgenassistentin entscheidet, die damit arbeitet. Dieser Umstand sollte „Erfinder" und Industrie dazu anregen, keinen Aufwand zu scheuen, eine als sinnvoll erkannte Neuerung so praxisgerecht wie nur irgend möglich anzubieten. Andererseits bedarf es gelegentlich, wenn infolge fehlender Routine ein neu einzuführendes Hilfsmittel anfangs etwas mehr Mühe für die Röntgenassistentin verursacht, einer gewissen Überzeugungsarbeit des verantwortlichen Arztes, um der Neuerung zum Durchbruch zu verhelfen.

Bernau, A.: Gute Röntgentechnik durch richtiges Zubehör. Z. Orthop. 124 (1986) 553–560.
Rockwood, C. A. jr., F. A. Matzen III (eds.): The Shoulder. Saunders, Philadelphia 1990.

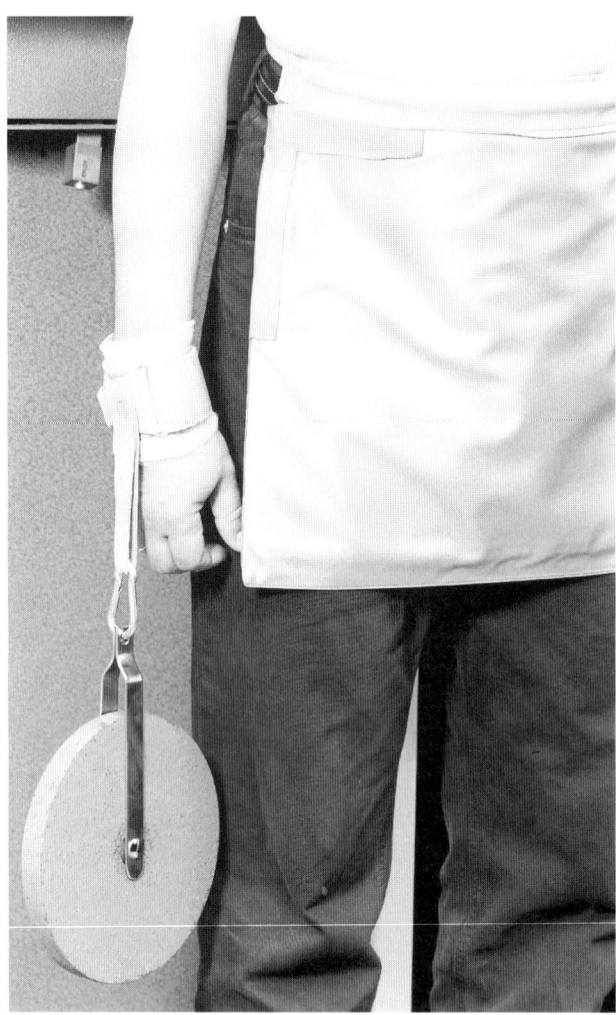

◄
Abb. 21. Zur passiven Fixierung geeignete Handschlaufen, an denen zur Prüfung der Stabilität z. B. der Schultergelenke reversibel Gewichte befestigt werden können

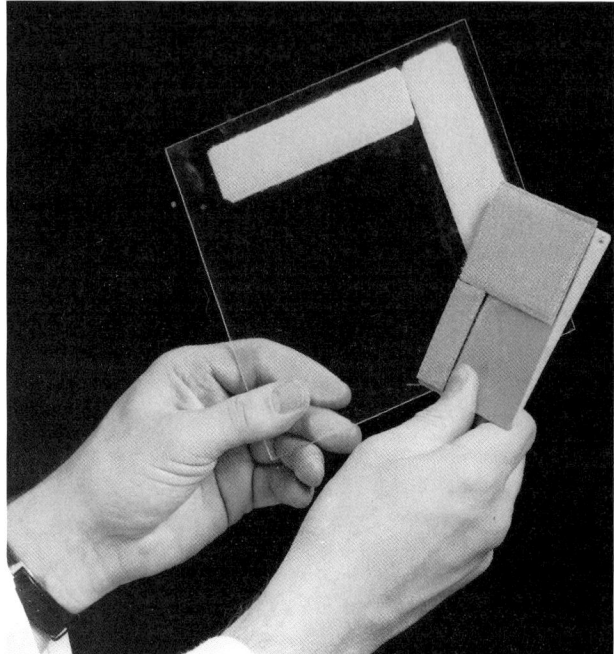

Abb. 22a. Aluminiumkeilfilter

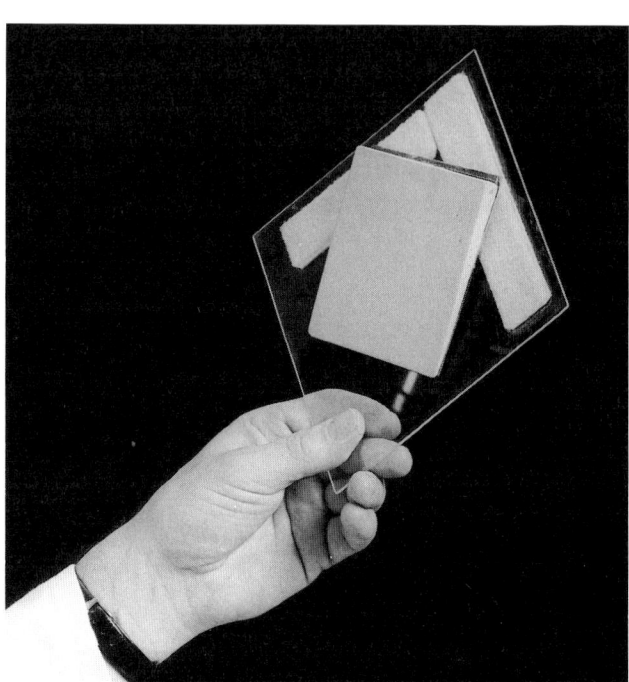

Abb. 22b. Fixierung mit Klettverschluß

Die Beschriftung des Röntgenbildes

Jedem Röntgenbild sollen Name, Vorname und Geburtsdatum des zugehörigen Patienten, Aufnahmedatum sowie auch Name und Anschrift des betreffenden Arztes bzw. Institutes in Form der sogenannten Scriborbeschriftung aufbelichtet werden. Hierüber gibt es gesetzliche Vorschriften (RöV).

Darüber hinaus hat sich die weiterreichende Bildbeschriftung gerade auch in der Skelettradiologie als zweckmäßig erwiesen. Denn die Verpflichtung zur Vermeidung unnötiger Aufnahmen besonders aus Gründen der Strahlenbelastung führt in zunehmendem Maß zu der Notwendigkeit, vorhandene Fremdaufnahmen zu deuten. Dies ist in vielen Fällen nur möglich, wenn die Bedingungen bekannt sind, unter denen eine Röntgenaufnahme entstanden ist.

Die Seitenbeschriftung **R** für rechts und **L** für links findet bei der Projektion anterior-posterior einheitlich Anwendung in der Skelettradiologie. Noch nicht so regelmäßig wird diese Beschriftung bei Seit- und Schrägaufnahmen zur Kennzeichnung der *filmnahen* Körperseite verwendet. Diese Empfehlung wurde inzwischen als verbindliche Vorschrift auch für die Leitlinien der Bundesärztekammer (Stender, 1989) übernommen. In diesem Buch wird die filmnahe Seite einheitlich durch eine entsprechende Schablone **R** oder **L** gekennzeichnet, wobei auf Schrägaufnahmen der Wirbelsäule, den anatomischen Gegebenheiten entsprechend unterschiedlich filmnah bzw. filmfern gelegene – z. B. Zwischenwirbelgelenke – zur Darstellung kommen. Hierauf wird im einzelnen hingewiesen bei den verschiedenen Einstellungen.

Für die Beurteilung der Statik gerade bei Wirbelsäulen-, Becken- und Beinaufnahmen von ausschlaggebender Bedeutung ist die Kenntnis, ob eine Aufnahme im Liegen oder im Stehen, d. h. unter funktioneller Belastung, angefertigt wurde. Zwar kann der einzelne Arzt für sich eine Variante als Standard festlegen und nur die Abweichung von diesem Vorgehen entsprechend kennzeichnen. Aber für den Untersucher, der eine solche Aufnahme als Fremdaufnahme beurteilen muß, sind die Aufnahmebedingungen unbekannt. Darum empfiehlt sich grundsätzliche Kennzeichnung der Wirbelsäulen- und Beckenaufnahmen mit einer entsprechenden Aufbelichtungsschablone „stehend" oder „liegend".

Zur Vermeidung von Fehldeutungen sollten alle Schrägaufnahmen mit „schräg" beschriftet sein, auch zur Unterscheidung von nichtgewollten Schräglagerungen. Sofern dabei auch die Projektionsrichtung posterior-anterior Mitverwendung findet, ist neben der Beschriftung „schräg" auch die Bezeichnung des Strahlenganges unerläßlich. In diesem Buch wird nur bei ventraler Verletzung oder Erkrankung des Thorax eine Aufnahme posterior-anterior durchgeführt, sonst, und speziell auch bei den Schräglagerungen der Wirbelsäule, wird ausschließlich die Strahlengangsrichtung anterior-posterior verwendet.

Die Begriffe „Inklination" und „Reklination" werden bei aktiv erreichten Bewegungsendstellungen an der Wirbelsäule verwendet. „Gehalten" wird jede Aufnahme bezeichnet, bei der eine definierte Lagerung mit Fremdhilfe erreicht wird, z. B. bei Beckenaufnahmen. Bei einer „Streßaufnahme" wird die Kapselbandführung, d. h. die Stabilität eines Gelenkes unter Einwirkung von Fremdkraft, nach dem Drei-Punkte-Prinzip geprüft, in der Regel seitenvergleichend.

Bei Einzelaufnahmen von Langfingern ist eine Identifizierung, um welchen Finger es sich handelt, oft nur möglich, wenn die entsprechende Fingerzahl mit aufbelichtet ist.

Bei der Frage der örtlichen Beziehung klinischer und röntgenologischer Befunde ist es häufig nützlich, den Hauptdruckschmerzpunkt röntgenologisch zu dokumentieren. Bleikugeln, z. B. aus dem Anglersortiment, werden von Nachuntersuchern nicht selten als Fremdkörper, z. B. Schrotkugeln, fehlgedeutet. Zweckmäßig ist darum die Verwendung eines eindeutigen Zeichens, z. B. eines kleinen Metallkreuzes, das über dem auf der Haut vom Untersucher markierten Schmerzpunkt von der Röntgenassistentin mit Pflaster fixiert wird.

Weitere routinemäßig, d. h. auch in diesem Buch verwendete Aufbelichtungsschablonen sind auf der im Handel erhältlichen Tafel (Abb. 23) dargestellt. Die Fixierung erfolgt durch rechtsseitige Magnethaftung an der Blechlippe, die in der Rasterlade die Kassette hält (Abb. 24), oder an einem, dem Kassettenrand aufgeklebten, kleinen Blechstreifen. Davon soll besonders dann Gebrauch gemacht werden, wenn die Gefahr besteht, daß die Schablonenschrift wichtige Bildinhalte, also besonders Knochen, überlagert. Negativbeispiele hierfür finden sich auch vereinzelt in diesem Buch.

Als zweckmäßig für die raschere Orientierung der ja im Regelfall ungeordnet in den Röntgentüten liegenden Bilder hat sich die fortlaufende Numerierung aller an jeweils einem Datum aufgenommenen Bilder erwiesen.

Die Beschriftung des Röntgenbildes

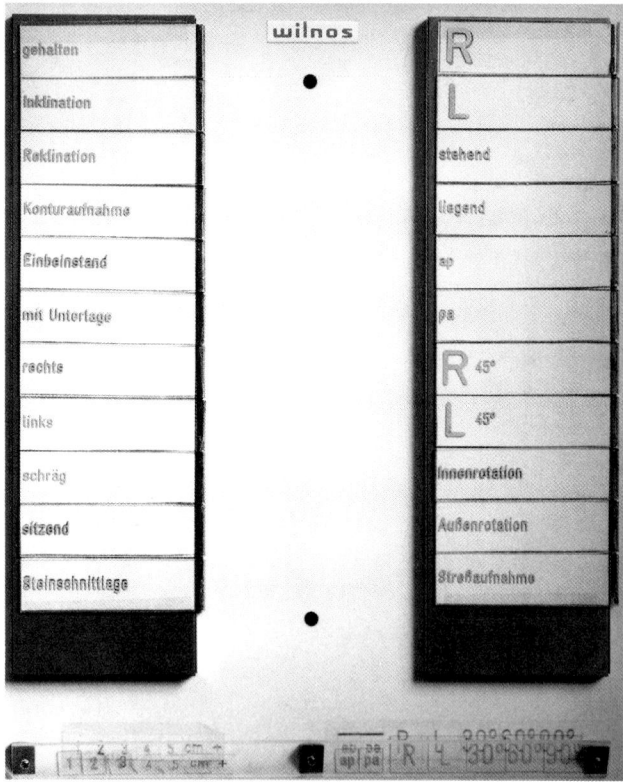

Abb. 23. Aufbelichtungsschablonen zur Beschriftung des Röntgenbildes

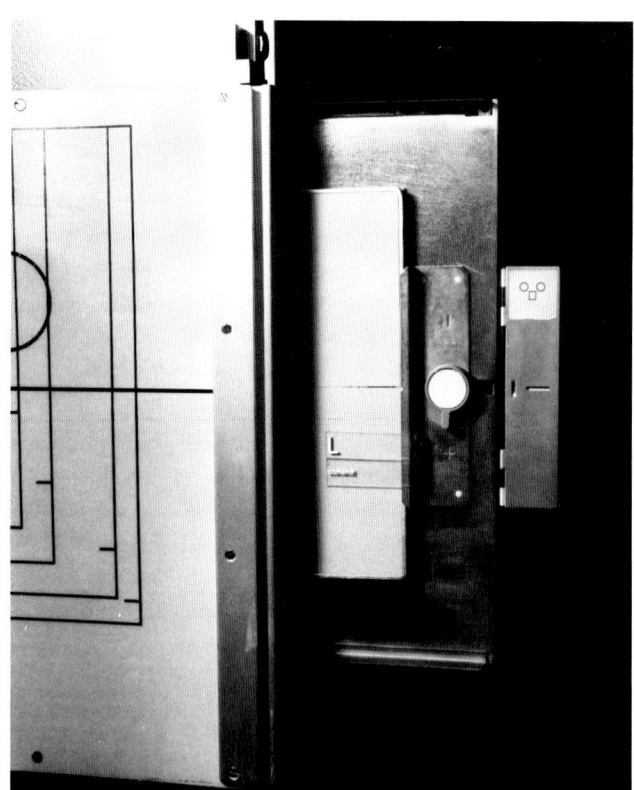

Abb. 24. Magnetbefestigung der Aufbelichtungsschablone

Sind z. B. im Zusammenhang mit einem mehrjährigen Hüftleiden an sechs verschiedenen Daten Röntgenaufnahmen des Beckens oder einer Hüfte angefertigt worden, so werden ihnen in zeitlicher Reihenfolge die Zahlen 1 bis 6 aufgeschrieben. Auch im Hinblick auf die Qualität der Röntgenaufnahmen ist es vorteilhaft, wenn die dafür verantwortliche Röntgenassistentin ihr Namenskurzzeichen auf jedem Röntgenbild vermerkt. Routinemäßige Numerierung und Namenskennzeichnung der Röntgenbilder erfolgt am einfachsten, indem beides anschließend an die Patientendaten auf dem Skribor vermerkt wird, z. B. „6/kö".

Bernau, A.: Aufbelichtungsschablonen bei orthopädischen Röntgenaufnahmen. Orthop. Praxis 20 (1984) 257–259.

Röntgenverordnung: Verordnung über den Schutz von Schäden durch Röntgenstrahlen vom 8. Januar 1987 in der ab 1. November 1989 geltenden Fassung, 2. Aufl., Bundesanzeiger, Köln 1989.

Stender, H.-St.: Leitlinien der Bundesärztekammer zur Qualitätssicherung in der Röntgendiagnostik. Dt. Ärztebl. 86 (1989) 2021–2028.

Funktionsaufnahmen von Wirbelsäule, Becken und Bein

In ihre spezifische Funktion treten Achsenskelett und Beine in erster Linie ein beim Gehen und Stehen. Darum nennt man in der Stehposition angefertigte Röntgenaufnahmen auch Aufnahmen in Funktion oder Funktionsaufnahmen. Sie lassen z.B. an der Wirbelsäule erkennen, wie sich das Achsenorgan und seine Bewegungssegmente unter dem Einfluß der Schwerkraft verhalten, an den großen Gelenken, wieviel Knorpel unter Körperlast wirklich noch vorhanden ist und wie Statik bzw. Beinachsen an Kniegelenken und Fuß zu beurteilen sind. Es handelt sich bei diesen Fragen um elementare Probleme der Funktion des Bewegungsapparates, die keineswegs allein durch klinische Untersuchung geklärt werden können. Nachfolgend werden einige Fragestellungen aus dem Zusammenhang mit Stehaufnahmen kurz erörtert und damit zugleich für Leser, die nicht Orthopäden sind, eine Einführung in die praktizierte *orthopädische* Röntgendiagnostik bzw. Denkweise gegeben.

Der neutrale Stand

Die Frage des ausbalancierten, sogenannten neutralen Standes ist alt. Es geht dabei im besonderen um die Frage, wie eine „neutrale" Haltung kontrolliert während einer Röntgenaufnahme beibehalten werden kann. Nicht nur Kindern fällt es schwer, diese Position einzuhalten. Erleichtert wird das durch Verwendung einer Waage (s. Abb. 20 und 21.5), die seitenvergleichend die Beinbelastung optisch und akustisch anzeigt, also gleichzeitig für Patient und Röntgenassistentin. Auf einer Leuchtdiodenzelle signalisiert mittig plaziertes grünes Licht symmetrische Belastung, seitliche gelbe oder rote Leuchtzeichen zeigen unsymmetrischen Stand an (Bernau, 1984). Natürlich können auch Beinlängendifferenzen auf dieser Waage ausgeglichen werden. Bei unkritischer Anwendung kann die Waage auch Fehlergebnisse zeigen, im besonderen dann, wenn Patienten die gewünschte gleichgewichtige Position (grün) nicht ohne willkürliche Verlagerung des Körperschwerpunktes zur Seite einhalten können. Dann liegt eben gerade keine „neutrale", sondern eine durch die Waage künstlich induzierte und im Resultat irreführende Fehlhaltung vor. Es wurde darum die Möglichkeit einer definierten Nullpunktverstellung geschaffen. Die Frage, ob auf der Waage tatsächlich eine identische Position eingenommen bzw. eingehalten wird, konnte einfach durch Montage von 20/40-Wirbelsäulenteilaufnahmen gezeigt werden. Dabei ließen sich bei einer größeren Beobachtungsserie die in drei bis vier Wirbelsegmenten überlappenden Wirbelsäulenabschnitte von Aufnahmen der Brust- und Lendenwirbelsäule identisch zur Deckung bringen. Diese Feststellung wurde nach einer kontroversen Diskussion über die Vergleichbarkeit von Wirbelsäulenganzaufnahmen (ein „Schuß") mit solchermaßen durch Montage von zwei Teilaufnahmen (zwei „Schuß") entstandenen Ganzaufnahmen einvernehmlich getroffen. Auch Biber und Neugebauer (1987) kamen nach einer Screening-Untersuchung an 3000 Schülern zu dem Schluß, daß die Zahl der Fehlaufnahmen bei Verwendung der Waage geringer, die Reproduzierbarkeit größer ist.

Beurteilung von Beinlängendifferenzen

Eine Beinlängendifferenz hat nur dann klinische Relevanz, wenn eine Auswirkung auf die Wirbelsäulenstatik, allenfalls noch auf die Hüftkopfüberdachung nachweisbar ist. Allein die Feststellung eines Beckenschiefstandes rechtfertigt keinesfalls Verordnung eines Verkürzungsausgleiches. Entscheidend ist allein der lotrechte Aufbau des Achsenorganes, also in erster Linie der Lendenwirbelsäule. Jeder Arzt, der nach klinischer Untersuchung Röntgenaufnahmen der Wirbelsäule im Stehen anfertigt, weiß aus täglicher Beobachtung, daß sich horizontal eingestellter 5. Lendenwirbel und lotrechte Wirbelsäule auch bei Beckenschiefstand infolge Beinlängendifferenz oder nach asymmetrischer Entwicklung des Beckens finden können. In diesen Fällen ist Verordnung eines Verkürzungsausgleiches nicht angezeigt. Denn dieser kann dazu führen, daß sich aus einem primär lotrechten ein skoliotischer Wirbelsäulenaufbau entwickelt. Andererseits ist nicht selten zu beobachten, daß eine scheinbar statisch bedingte Skoliose durch entsprechenden Verkürzungsausgleich nicht gebessert oder sogar verschlechtert wird. Diese Aussagen sind natürlich nur möglich, wenn eine Aufnahme der Lendenwirbelsäule jeweils ohne und mit entsprechendem Verkürzungsausgleich vorliegt. Es reicht also für die Frage des Ausgleiches einer Beinlängendifferenz nicht etwa nur eine *Beckenaufnahme* im Stehen aus, ebensowenig *eine* Aufnahme der Lendenwirbelsäule. Vielmehr sind im Zusammenhang mit der Frage einer auszugleichenden Beinlängendifferenz zwei Aufnahmen notwendig, um eine Aussage

Funktionsaufnahmen von Wirbelsäule, Becken und Bein

über den Wert dieser Maßnahme zu erreichen. Liegt z. B. eine linkskonvexe Lumbalskoliose vor bei gleichzeitigem Schiefstand des Kreuzbeines und des 5. Lendenwirbels nach links unten, so wird eine zweite Aufnahme angefertigt mit Unterlage des vermutlich richtigen Verkürzungsausgleiches unter dem linken Fuß. Ist dann eine wesentliche Verbesserung der Statik nachweisbar, wird die Indikation zur Verordnung eines solchen probatorischen Verkürzungsausgleiches gestellt. Dieses Vorgehen hat den entscheidenden Vorteil gegenüber allen anderen Mutmaßungen, daß sich Patient und Arzt sehr konkret, durch Augenschein, von der Wirkung bzw. vom Nutzen der Therapie überzeugen können. Natürlich ist für die Frage der Realisierung eines Beinlängenausgleiches noch eine Reihe klinischer Aspekte zu berücksichtigen, wie Beschwerdeentwicklung, Alter des Patienten und anderes mehr.

Knieaufnahmen im Stehen

Ganz überwiegend werden die Kniegelenke im Strahlengang anterior-posterior noch im Liegen angefertigt. Der wesentliche Grund für die Liegeaufnahme ist wohl der, daß sie seit jeher so eingeführt war, im besonderen in der radiologischen Literatur zur Einstelltechnik auch nicht anders beschrieben wird. Dieser Gesichtspunkt gilt natürlich gleichermaßen auch für die anderen hier diskutierten Einstellungen. Eingeführt sind Stehaufnahmen der Kniegelenke in orthopädischen Kliniken im Zusammenhang mit der operativen *Beinachsenkorrektur* und für die Längsschnittbeobachtung von – auch jugendlichen – *Beinachsenfehlern*. Während sich die Achsenfehler bei Kindern mehrheitlich spontan zurückbilden, nehmen sie bei Erwachsenen im Laufe der Jahre überwiegend zu. Weil wir primär nicht wissen, welche Kniegelenke gerade bleiben und welche Achsenfehler entwickeln, ist es wertvoll, wenn die ap-Aufnahmen grundsätzlich im Stehen angefertigt werden. Es liegen dann Aufnahmen vor, die eine vergleichbare Längsschnittbeobachtung erlauben. Denn die Fehlstatik instabiler Kniegelenke ist nur auf Stehaufnahmen dokumentierbar, auf im Liegen angefertigten Aufnahmen kommt sie nicht zur Darstellung. Für die Standardbeobachtung sind die hier beschriebenen Stehaufnahmen im Zweibeinstand ausreichend, also mit gerade eben erfolgender Berührung der Haut der Knieinnenseite oder der Knöchel – bei frontalisierten Kniescheiben. Bei Bandführungsschwäche und besonders vor achsenkorrigierenden Eingriffen sind Aufnahmen im Einbeinstand zu fordern, im Regelfall als Beinganzaufnahmen (s. Einstellung 88).

Knochentumoren sind bekanntlich gehäuft in Knienähe nachweisbar. Darum ist eine optimale Knochenzeichnung dringend erwünscht, gleichfalls im Hinblick auf die beim älteren Menschen gelegentlich nachweisbaren Osteonekrosen oder Zerrüttungsfrakturen. Im Vergleich zur bisher überwiegend praktizierten Übertischaufnahme ist darum die Rasteraufnahmetechnik zu bevorzugen, sie ist darum auch folgerichtig in den neuen Leitlinien der Bundesärztekammer vorgeschrieben (Stender, 1989). Aufgrund vieljähriger Praxis mit Standardaufnahmen der Kniegelenke im Stehen kann festgestellt werden, daß sich die Aussagekraft der Röntgenaufnahme in erster Linie im Hinblick auf die Längsschnittbeobachtung vermehrt hat, entstehende Beinachsenfehler können jetzt zuverlässig im Verlauf objektiviert werden; aber auch die überlegene Knochenzeichnung ermöglicht in Grenzfällen zuverlässigere Aussagen. Von einer relevanten Strahlenmehrbelastung durch die Rasteraufnahmen kann bei Verwendung moderner Folientechnik nicht gesprochen werden. Ein zeitlicher Mehraufwand ist ebenfalls nicht festzustellen. Es gilt also, wie für den Fuß, daß alle Kniegelenke bei stehfähigen Patienten auch im Stehen geröntgt werden sollen.

Fußaufnahmen im Stehen

Der Fuß ist beim Menschen Steh- und Gehorgan. Diese scheinbar banale Aussage wird inhaltlich bei der Röntgenuntersuchung häufig vergessen. Fußaufnahmen werden in undefinierter Position mehrheitlich noch im Liegen angefertigt. Die – unzweideutig definierte – Seitaufnahme des Fußes im Stehen vermittelt dagegen einen guten Eindruck von seiner Leistungsfähigkeit. Sie erlaubt standardisierte Winkelmessung, besonders des beim kindlichen Plattfuß wichtigen Talusboden-Winkels. Dieselbe Aufnahme im Schuh mit Einlage oder im orthopädischen Schuh ermöglicht eine röntgenologische Beurteilung dieser Hilfsmittel in Funktion, eine bei häufiger Anwendungspraxis wertvolle Betrachtungsweise. Für das Gelingen der Aufnahme ist es wesentlich, daß der Patient einen guten Halt auf einem Hocker vor dem Rasterwandstativ hat. Denn wegen der Gegengewichte lassen sich die Raster in der Regel nicht bis zum Boden verfahren. Auch sollten die Weichteile der Fußsohle mit abgebildet werden. Dies kann nur erreicht werden, wenn der Fuß z. B. auf einem Holzbrettchen mindestens 2 cm höher steht als der Unterrand der zwischen Fuß und Rasterlade senkrecht aufgestellten Kassette. Die seitliche *Röntgenaufnahme des Fußes* kann und soll bei allen stehfähigen Patienten im Stehen angefertigt werden.

Das Femoropatellargelenk

Die Literatur über dieses Gelenk ist beinahe unüberschaubar, in den letzten Jahren wurden drei Habilitationsschriften zu diesem Thema allein im deutschsprachigen Raum vorgelegt. Dessen ungeachtet wird auch von Orthopäden noch die Aufnahmetechnik nach Settegast praktiziert, eine Aufnahme in Bauchlage, bei welcher der Patient seine Kniegelenke maximal anbeugen muß. In Übertischtechnik wird dabei ein Gelenkraum dargestellt, der infolge unterschiedlicher Kniebeugefähigkeit undefiniert ist, der einen Einblick in das eigentliche Gelenk im Regelfall nicht erlaubt und der – wie veröffentlicht – sogar Patellaluxationen verschleiert (Bernau, 1981). Die Settegast-Technik ist nach übereinstimmender Ansicht aller heute mit dieser Thematik befaßten Autoren untauglich, um das Femoropatellargelenk zu beurteilen. Zu fordern ist eine Aufnahmetechnik, die eine definierte, reproduzierbare Darstellung dieses Gelenkes exakt tangential und im *cranio-caudalen Strahlengang* erlaubt. Die auch vielfach noch praktizierte Aufnahme im umgekehrten Strahlengang, also caudo-cranial, belastet nicht nur die Gonaden, sondern auch die auf Röntgenstrahlen hochsensiblen Augen. Es sollte also eine Technik gewählt werden, die bildtechnisch einwandfrei, funktionell optimal, in verschiedenen Beugestellungen des Kniegelenkes und wenig strahlenbelastend rasches Arbeiten erlaubt (Bernau, 1986).

Funktionelle Aufnahmen in Orthesen

Postoperative Röntgendokumentation nach einer Knochenoperation ist selbstverständlich. Es wäre auch zum Vorteil für Patient und Arzt, wenn vermehrt nach Orthesenversorgung, sofern sinnvoll, der Therapieerfolg, also die Wirkung der Orthese, röntgenologisch dokumentiert und beurteilt würde.

Eingeführt ist die Wirbelsäulenaufnahme im Korsett, um die korrigierende Wirkung der Orthese zu objektivieren. Mehr Einblick in die Wirkung verordneter Orthesen gewinnt der Orthopäde, der dieses Beobachtungsprinzip vielfältig anwendet, wie seinerzeit auch Salter bei der Beobachtung verschiedener Hüftorthesen für die Behandlung des M. Perthes. Besonders wertvoll ist die röntgenologische Dokumentation der Beinachsenkorrektur bei einer entlastenden Dreipunktorthese, z. B. nach Herbig am Kniegelenk, die bei nicht operationsfähigen Patienten sehr segensreich wirken kann (Rebstock und Bernau, 1983).

Bernau, A.: Tübinger Lagerungsgerät für Defilé-Aufnahmen der Patella. Z. Orthop. 119 (1981) 78–79.
Bernau, A.: Zur Frage der Reproduzierbarkeit von Röntgenaufnahmen der Wirbelsäule im Stehen. Z. Orthop. 122 (1984) 150–151.
Bernau, A.: Gute Röntgentechnik durch richtiges Zubehör. Z. Orthop. 124 (1986) 553–560.
Bernau, A.: Radiologische Diagnostik bei Skoliosen-Aufnahmetechnik. Orthop. Prax. 29 (1993) 716–722.

Biber, F., H. Neugebauer: Wert oder Unwert der sogenannten Balancewaage nach Landwehr. Z. Orthop. 125 (1987) 129–131.
Rebstock, W., A. Bernau: Knieorthese bei einseitiger Gonarthrose. Med.-orthop. Technik 103 (1983) 42–44.
Stender, H.-St.: Leitlinien der Bundesärztekammer zur Qualitätssicherung in der Röntgendiagnostik. Dt. Ärzteblatt 86 (1989) 2021–2028.

Einstellungen

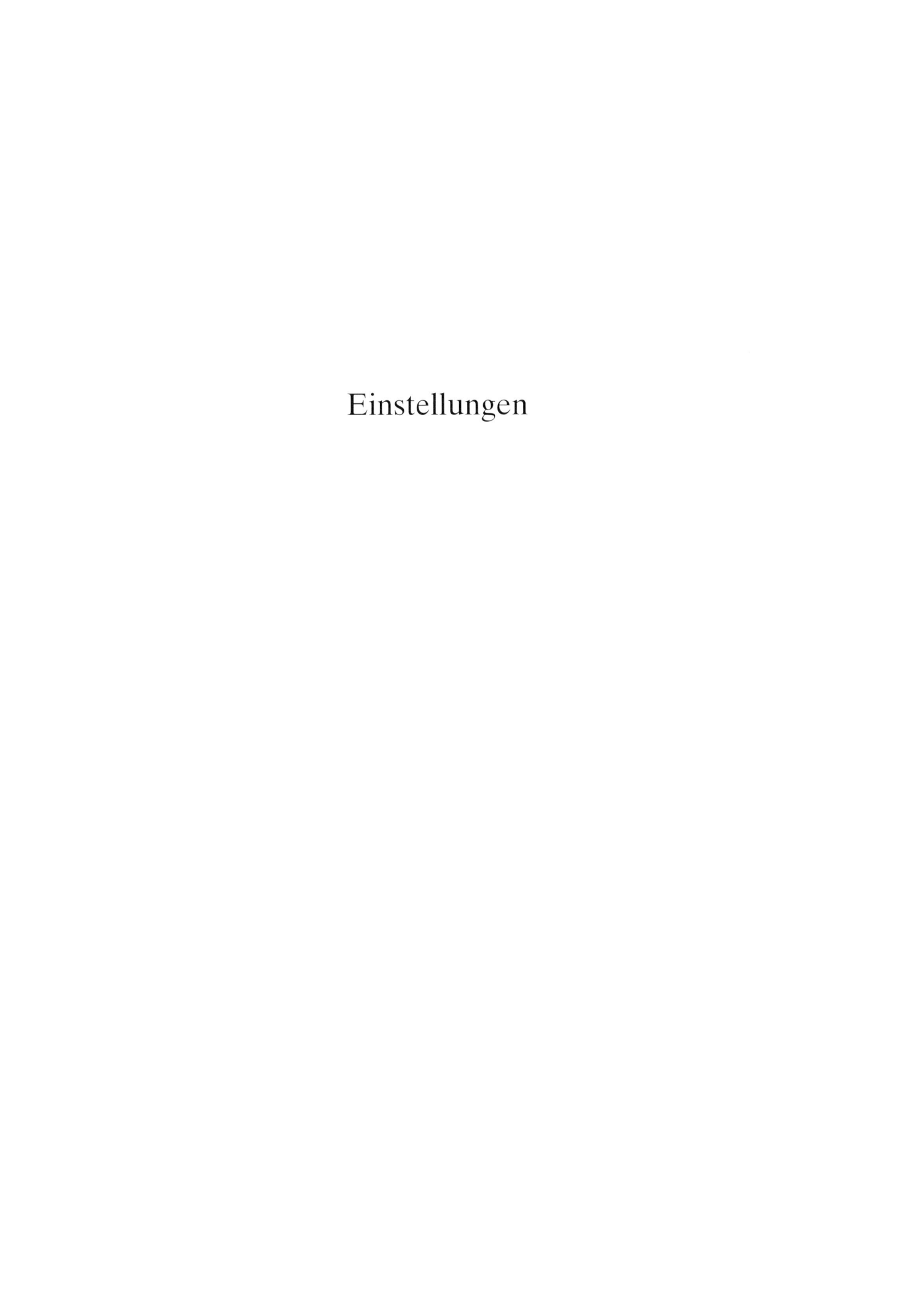

1 Schädel posterior-anterior in Bauchlage

Format 30/40, hoch

Folie 100

Schriftmarkierung R
pa/ap
liegend

Lagerung
- **V** Ggf. Zahnprothese, Haarklemmen, Ohrringe, Halskette etc. entfernen!
- **L** Stirn und Nase liegen bei angezogenem Kinn dem Tisch auf, Augen-Ohr-Linie (Oberrand des äußeren Gehörganges) senkrecht zum Film (Abb. 1.2). Streng symmetrische Lagerung, so daß Ohr-Film-Abstand seitengleich ist. Strahlenkranz zur Reduzierung der Streustrahlung (zur Verdeutlichung nur in Abb. 1.1 angelegt).
Alternativ: Sofern Gesichtslage unmöglich, ap-Aufnahme gleichsinnig sitzend oder liegend (Abb. 1.3, 1.4). Kleine Kinder werden für diese Aufnahme ap zweckmäßig fixiert durch Einwickeln von Armen und Rumpf in eine Bleidecke (z. B. 120 × 80 cm) und zusätzliche Klettgurte über Rumpf und Beine. Die Eltern halten dabei den Kopf.

  Bei Schädelaufnahmen kann man die Energiedosis der Augen um 95% verringern, wenn man die pa-Projektion wählt. Darum sollte die pa-Projektion bevorzugt werden, sobald der Patient alt genug ist und hinreichend kooperativ, um in Bauchlage geröntgt zu werden (Strahlenschutzprogramm der EG-Kommission, Entwurf 1992).

- **G** Bleischürze dorsal

Aufnahme Rö-Kassette *im Raster.*
Oberer Kassettenrand 3 cm oberhalb der Schädelkalotte.
Zentralstrahl senkrecht auf äußeren Gehörgang und Kassettenmitte.

B

	kV/mAs	Punkte	eigene Belichtung
Säugling 1 Jahr	66/16	−5	
Kinder 10 Jahre	73/20	−2	
normale Erwachsene	77/25	0	

Kriterium Symmetrische Abbildung beider Schädelhälften, Nasenscheidewand streng in der Mitte. Felsenbeinoberkanten projizieren sich in die Mitte der Orbita. Darstellung der Lamina externa (Abb. 1.5).

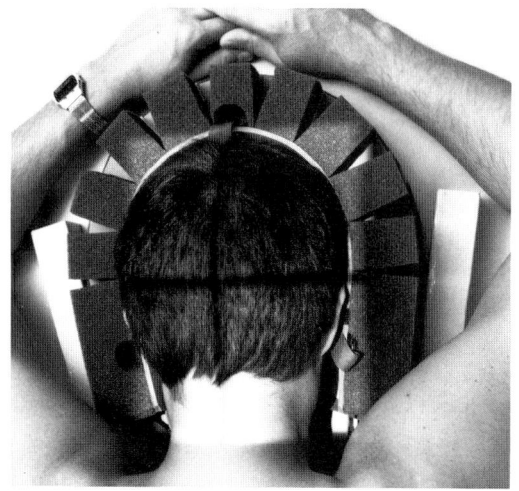

Abb. 1.**1**

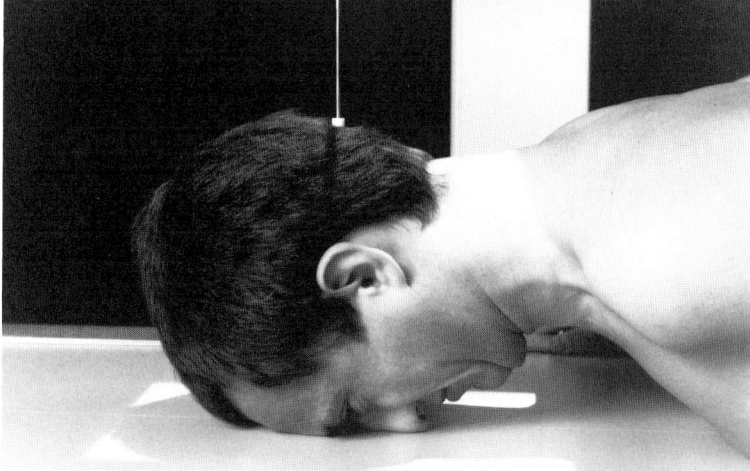

Abb. 1.**2**

Schädel anterior-posterior in Bauchlage 1

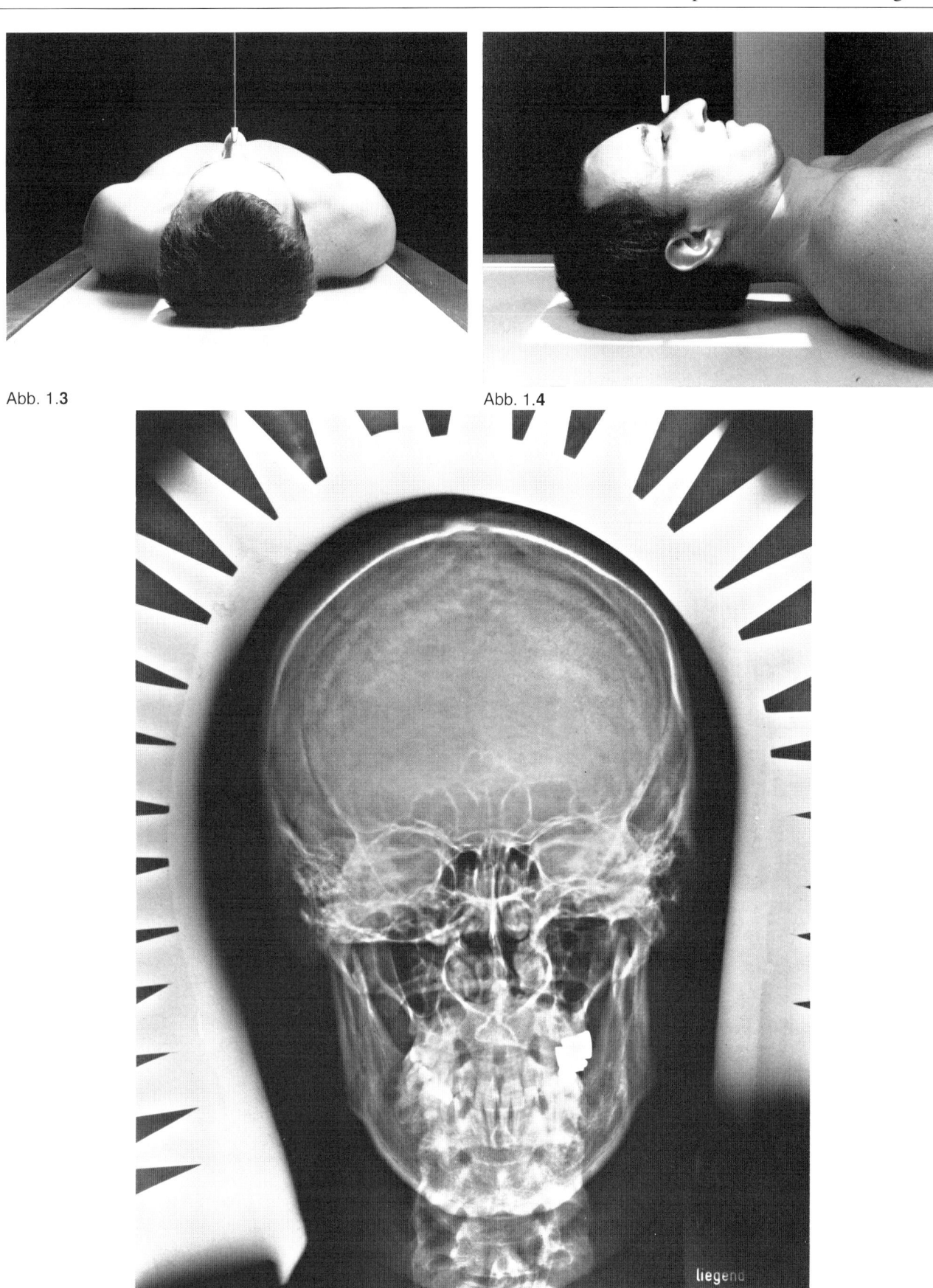

Abb. 1.3

Abb. 1.4

Abb. 1.5

2 Schädel seitlich liegend

Zur Indikation	Häufigste Fragestellungen sind Frakturen besonders der Schädelkalotte, Beurteilung von Stirnhöhlen, Siebbeinzellen und Felsenbeinen.
Format	30/40, quer
Folie	100
Schriftmarkierung	R/L liegend

Lagerung

- **V** Ggf. Zahnprothese, Haarklemmen, Ohrringe, Halskette etc. entfernen!
- **L** Bauchlage, erkrankte Kopfseite (Standard = R) filmnahe. Medianebene streng filmparallel, mit gesichtsseitiger Hand abstützen (Abb. 2.2, 2.3). Strahlenkranz zur Reduzierung der Streustrahlung (zur Verdeutlichung nur in Abb. 2.1 angelegt).
  Alternativ: Sofern Seitenlage unmöglich, Profilaufnahme in Rückenlage mit der kranken Kopfseite angestellter Kassette (Abb. 2.4).
- **G** Bleischürze dorsal

Aufnahme

Rö-Kassette *im Raster.*
Oberer Kassettenrand 3 cm oberhalb der Schädelkalotte.
Zentralstrahl senkrecht auf oberen Ohrrand und Kassettenmitte.

B

	kV/mAs	Punkte	eigene Belichtung
Säugling 1 Jahr	66/16	−5	
Kinder 10 Jahre	66/20	−2	
normale Erwachsene	70/25	0	

Kriterium Kontrastreiche, rein seitliche und vollständige Abbildung des knöchernen Schädels einschließlich Kalotte und Unterkiefer mit strichförmiger Abbildung der Sella turcica. Visuell scharfe Darstellung der Gefäßkanäle und der Spongiosastruktur des anliegenden Knochens (Abb. 2.5).

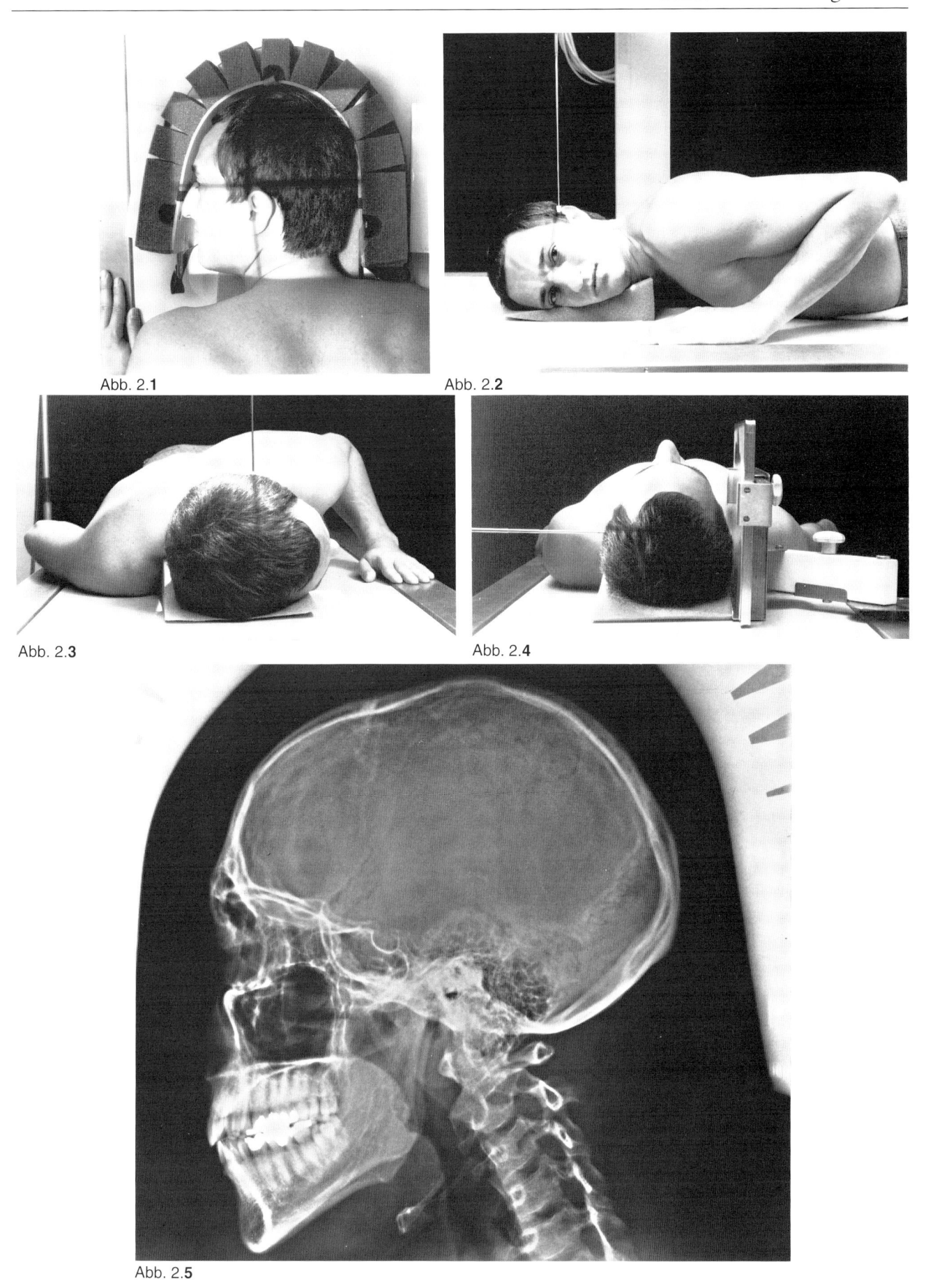

Schädel seitlich liegend 2

Abb. 2.**1**

Abb. 2.**2**

Abb. 2.**3**

Abb. 2.**4**

Abb. 2.**5**

3 Halswirbelsäule anterior-posterior sitzend

Format   18/24, hoch

Folie   100

Schriftmarkierung R/L
                      sitzend

Lagerung   V Ggf. Zahnprothese, Haarklemmen, Ohrringe, Halskette etc. entfernen, Oberkörper bis auf BH/Unterhemd freimachen!

               L Patient sitzt aufrecht mit Rücken zum Stativ, Kopfneigung nach vorn so weit, daß Verbindungslinie Hinterhauptunterkante–Oberkieferbißebene (Abb. 3.1) senkrecht zur Filmebene steht. Diese Einstellung ist entscheidend wichtig, damit der 1. Halswirbel möglichst überlagerungsfrei zur Darstellung kommt. Der Patient soll auf Kommando der Röntgenassistentin „Mund auf – zu, auf – zu …" den Mund öffnen und schließen, dies aber nur durch Bewegung des Unterkiefers, Kopf dabei absolut ruhig halten (Abb. 3.2). Nötigenfalls Pelottenfixierung. Bei eher lang gewählter Belichtungszeit kommt es durch Verwischung der Unterkieferkonturen zu einer beurteilungsfähigen Darstellung aller Halswirbel.
                  Alternativ: Sofern Sitzen unmöglich, Aufnahme in Rückenlage mit geschlossenem Mund und zusätzlich Atlasaufnahme durch den geöffneten Mund oder, bei kleinen Kindern, Aufnahme nach Fuchs (s. Einstellung 7). Solche Kinder fixieren durch Einwickeln in eine Bleidecke (z. B. 120 × 80 cm) und Klettgurte um Rumpf und Beine. Junge Kinder haben einen großen Kopf im Verhältnis zum übrigen Körper. Darum ist zur Vermeidung zusätzlicher Verletzungen bei Unfalltransport und Röntgenaufnahmen in Rückenlage der Schultergürtel höher zu lagern (Herzenberg).

               G Bleischürze

Aufnahme   Rö-Kassette *im Raster*.
                  Oberer Kassettenrand = 1 cm unterhalb Augenwinkel (Augen sind strahlensensibel!).
                  Zentralstrahl senkrecht auf Kinnspitze (bei geschlossenem Mund) und Kassettenmitte.
                  Kein Atemstillstand.

               B

	kV/mAs	Punkte	eigene Belichtung
Kinder 10 Jahre	50/160	−2	
normale Erwachsene	52/200	0	
kräftige Erwachsene	55/250	+2	

Kriterium   Symmetrische, kontrastreiche Abbildung aller sieben Halswirbel einschließlich cervicothoracalem Übergang bei guter Verwischung des Unterkiefers (Abb. 3.3).

Herzenberg, J. E., et al.: Emergency transport and positioning of young children who have an injury of the cervical spine. J. Bone Jt. Surg. 71 A (1989) 15–22.

Ottonello, P.: New method for roentgenography of the entire cervical spine in ventrodorsal projection. Riv. di Radiol. e. Fis. Med. 2 (1930) 291–294.

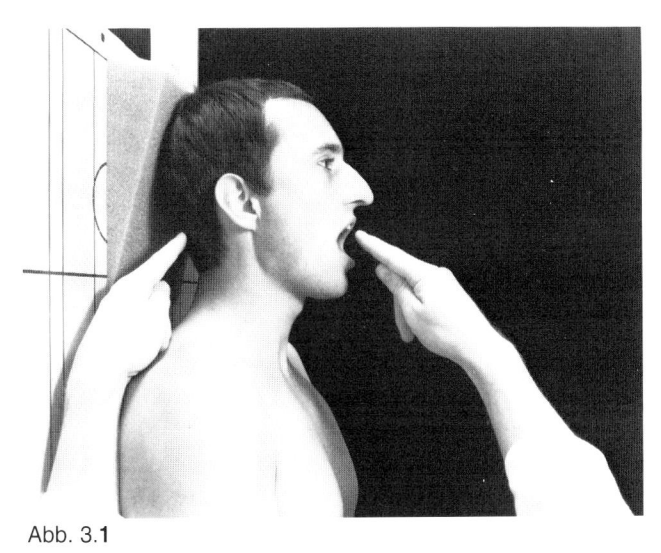

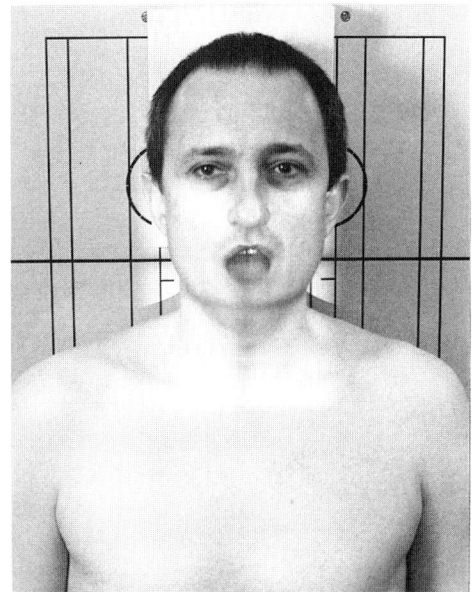

Halswirbelsäule anterior-posterior sitzend **3**

Abb. 3.**1**

Abb. 3.**2**

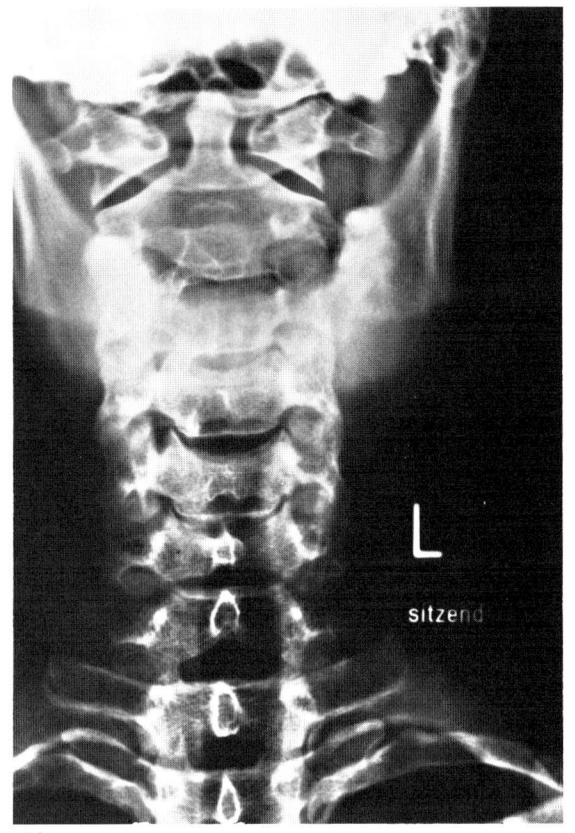

Abb. 3.**3**

4 Halswirbelsäule seitlich sitzend

Format	18/24 (24/30), hoch
Folie	100
Schriftmarkierung	R sitzend

Lagerung

V Ggf. Zahnprothese, Haarklemmen, Ohrringe, Halskette etc. entfernen, Oberkörper bis auf BH/Unterhemd freimachen!

L Patient sitzt aufrecht („Schwanenhals") mit rechter Schulter zum Stativ. Medianebene (Nase!) genau filmparallel. Nötigenfalls Pelottenfixierung. Der Patient wird aufgefordert, einen Punkt in Augenhöhe zu fixieren (z. B. eine in gewünschter Höhe an der Wand befestigte Postkarte). Dadurch ist am sichersten eine neutrale und reproduzierbare Kopfhaltung gewährleistet (Gutmann). Sandsäcke in beide Hände, damit Schultern maximal nach unten gezogen werden (Darstellung 7. Hals-/ 1. Brustwirbel, Abb. 4.1, 4.2).
Alternativ: Sofern Sitzen unmöglich, Aufnahme in Rückenlage mit Lagerung sinngemäß wie Schädel seitlich (s. Abb. 2.4). Fixierung kleiner Kinder, wie bei Einstellung 1 und 3 beschrieben, mit einer Bleidecke, wobei die Arme aber frei bleiben. Während der Aufnahme ziehen die Eltern die Arme nach unten.

G Bleischürze seitlich

Aufnahme

Rö-Kassette *im Raster.*
Oberer Kassettenrand = 3 cm oberhalb Augenwinkel.
Zentralstrahl senkrecht auf Halsmitte (= 4. Halswirbel) und Kassettenmitte.
FFA = 130 cm zum Ausgleich der wegen des relativ großen Objekt-Film-Abstandes vergrößernden Projektion bei *Atemstillstand.*

B

	kV/mAs	Punkte	eigene Belichtung
Kinder 10 Jahre	66/32	−2	
normale Erwachsene	70/40	0	
kräftige Erwachsene	73/50	+2	

Kriterium Rein seitliche, kontrastreiche Darstellung aller sieben Halswirbel, ihrer Dornfortsätze und Zwischenwirbelräume einschließlich cervico-thoracalem Übergang. Der harte Gaumen muß als Bezugspunkt für Hilfslinien (basiläre Impression?) mit abgebildet sein, darum bei sehr großen Patienten Format 24/30 vorteilhaft (Abb. 4.3).

Gutmann, G.: Die Halswirbelsäule, Fischer, Stuttgart 1981.

Halswirbelsäule seitlich sitzend 4

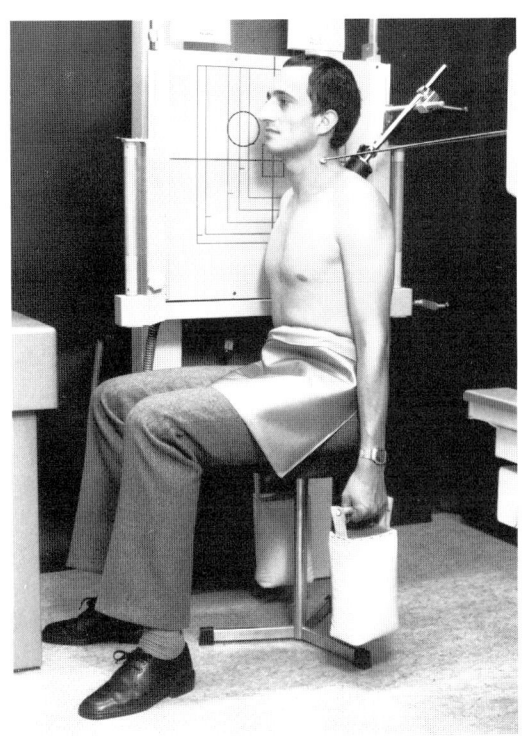

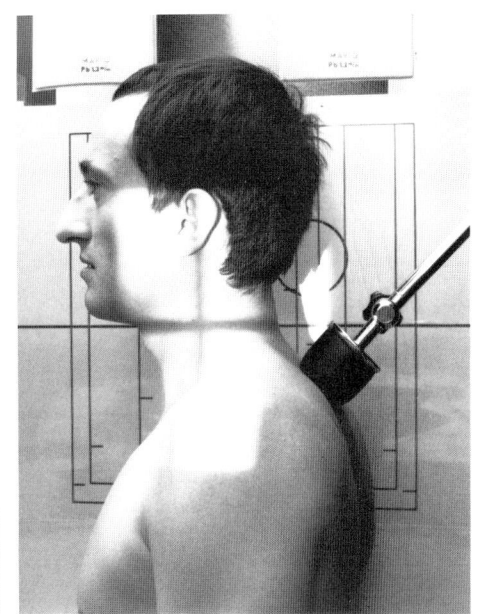

Abb. 4.1

Abb. 4.2

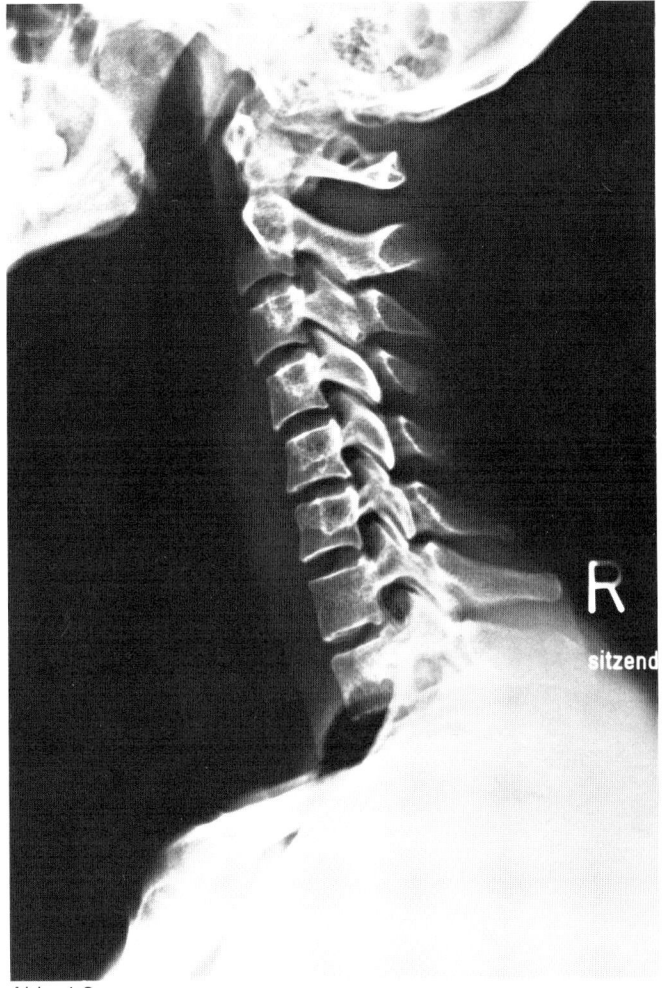

Abb. 4.3

5 Halswirbelsäule schräg sitzend

Format	18/24, hoch
Folie	100
Schriftmarkierung	R/L 45° – (R/L zur Kennzeichnung der jeweils filmnahen Körperseite) schräg sitzend

Lagerung

V Ggf. Zahnprothese, Haarklemmen, Ohrringe, Halskette etc. entfernen, Oberkörper bis auf BH/Unterhemd freimachen!

L Patient sitzt aufrecht auf Drehhocker vor dem Stativ. Kinn anheben, damit Unterkiefer die Foramina nicht überlagert. Im übrigen soll der Patient mit Kopf, Hals und Rumpf „stocksteife" Haltung beibehalten, wenn man ihn auf dem Hocker dreht: so weit, daß Rücken mit dem Stativ einen Winkel von 45° bildet (Abb. 5.2). Im besonderen ist darauf zu achten, daß der Kopf stets seine neutrale Mittelstellung (Abb. 5.2) beibehält, also senkrecht zum Oberkörper gehalten wird.
Sandsäcke in beide Hände, nötigenfalls Pelottenfixierung (Abb. 5.1, 5.3).
Alternativ:
1. Gleichzeitige Reklination von Kopf und Halswirbelsäule. Durch stärkere Belastung der Gleitschienen der Wirbelgelenke können bei dieser Bewegung pathologische Einengungsmechanismen zur Darstellung kommen, die in Neutralhaltung nicht erkennbar sind (Gutmann).
2. Darstellung der gleichseitigen filmnahen kleinen Wirbelgelenke an der HWS erfolgt durch Drehung des Patienten aus der Seitposition (s. Einstellung 4) 20° mit dem Gesicht zum Film hin (= pa!) (Buetti-Bäuml).

G Bleischürze

Aufnahme

Rö-Kassette *im Raster.*
Oberer Kassettenrand = oberer Ohrrand.
Zentralstrahl 10° caudo-cranial ansteigend (Abb. 5.1) auf Halsmitte (= 4. Halswirbel) und Kassettenmitte.

B

	kV/mAs	Punkte	eigene Belichtung
Kinder 10 Jahre	66/25	–2	
normale Erwachsene	70/32	0	
kräftige Erwachsene	73/40	+2	

Kriterium

Die sechs (C_2–D_1) Zwischenwirbellöcher (= Foramina intervertebralia) sollen frei durchsichtig sein (Abb. 5.4).

Anmerkung

Mit R oder L wird die jeweils filmnahe gelegene Körperseite bezeichnet (Stender). Bei der – im Strahlengang anterior-posterior – rechtsschrägen Aufnahme liegt die *rechte* Halsseite dem Stativ an, es kommen dabei die *gegenseitigen = linken* Zwischenwirbellöcher zur Darstellung im Gegensatz zu den Verhältnissen an der LWS schräg (s. Einstellung 19).

Buetti-Bäuml, C.: Funktionelle Röntgendiagnostik der Halswirbelsäule. Thieme, Stuttgart 1954.
Gutmann, G.: Die Halswirbelsäule. Fischer, Stuttgart 1981.
Stender, H.-St.: Leitlinien der Bundesärztekammer zur Qualitätssicherung in der Röntgendiagnostik. Dt. Ärzteblatt 86 (1989) 2021–2028.

Halswirbelsäule schräg sitzend 5

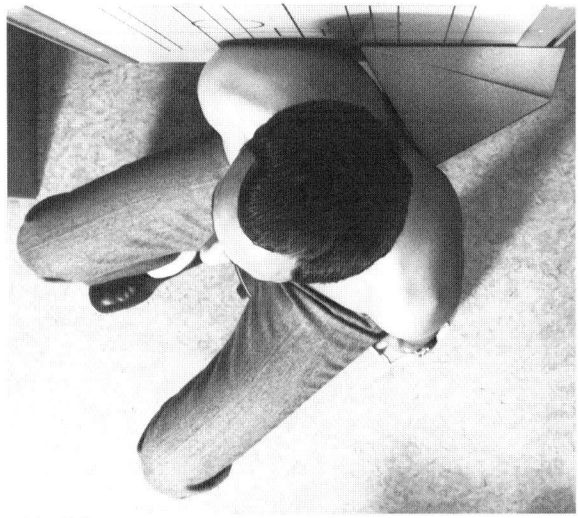

Abb. 5.1

Abb. 5.2

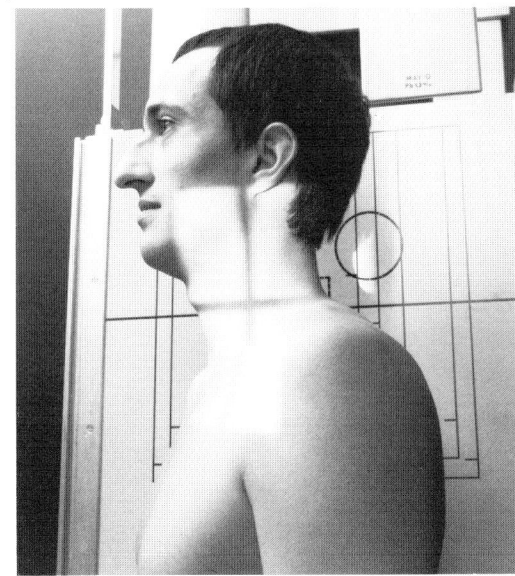

Abb. 5.3

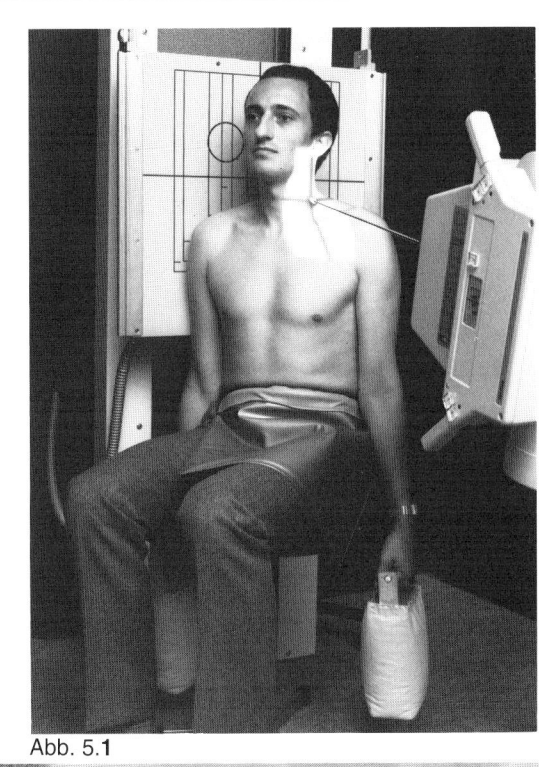

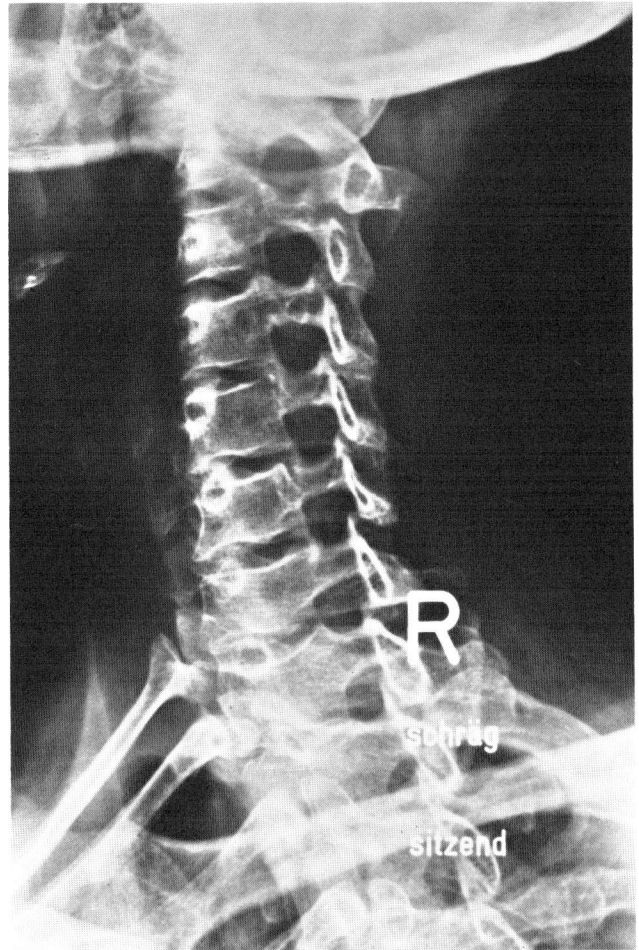

Abb. 5.4

6 Halswirbelsäule Funktionsaufnahmen seitlich sitzend

Zur Indikation		Funktionsaufnahmen können diagnostisch wegweisend sein bei Erkrankungen des Bewegungssegmentes. Sie können nur im Gefolge einer eingehenden klinischen Funktionsdiagnostik, meist auch einer Standardröntgenuntersuchung, indiziert werden, wenn Funktionsstörungen klinisch festgestellt und auch röntgenologisch nachweisbar zu erwarten sind (Bechtholdt).
Format		24/30, je nach Beweglichkeit der HWS: hoch oder quer
Folie		100
Schriftmarkierung		R Inklination/Reklination sitzend
Lagerung	V	Ggf. Zahnprothese, Haarklemmen, Ohrringe, Halskette etc. entfernen, Oberkörper bis auf BH/Unterhemd freimachen!
	L	Patient sitzt aufrecht mit rechter Schulter zum Stativ. Medianebene (Nase!) genau filmparallel. Sandsäcke in beide Hände, nötigenfalls Pelottenfixierung, Markierung der Halsmitte. Je eine Seitaufnahme in maximaler Vor- und Rückneigehaltung des Kopfes (Abb. 6.1, 6.3). Bei Drehbarkeit von Rasterlade und Röhre durch stärkere Einblendung verbesserte Abbildungsqualität. Bei ausgedehntem Bewegungsspiel ist die vollständige Abbildung der Halswirbelsäule etwas einfacher. In der Regel gelingen Funktionsaufnahmen der Halswirbelsäule aber auch gut bei nicht drehbarem Raster, ggf. muß bei starker Inklinationsfähigkeit die Kassette quer in das Rasterstativ eingeschoben werden. Bei gedrehter Rasterlade ist aus technischen Gründen die Aufnahme derzeit nur mit stehendem Raster möglich.
	G	Bleischürze seitlich
Aufnahme		Rö-Kassette *im Raster*. *Zentralstrahl* senkrecht auf Halsmitte (= 4. Halswirbel) und Kassettenmitte. Einblendung parallel zur Haupttangente der Halswirbelsäule. *FFA* = 130 cm zum Ausgleich der wegen des relativ großen Objekt-Film-Abstandes vergrößernden Projektion bei *Atemstillstand*.

	B		kV/mAs	Punkte	eigene Belichtung
		Kinder 10 Jahre	66/32	–2	
		normale Erwachsene	70/40	0	
		kräftige Erwachsene	73/50	+2	

Kriterium		Rein seitliche, kontrastreiche Darstellung aller sieben Halswirbel, ihrer Dornfortsätze und Zwischenwirbelräume einschließlich der Übergänge (Abb. 6.2, 6.4). Ergeben sich Hinweise auf Blockierung oder Hypermobilität in einem oder in mehreren Segmenten?

Bechtholdt, W.: Was leisten Funktionsaufnahmen bei der Diagnose von Wirbelsäulenerkrankungen? Die Wirbelsäule in Forschung und Praxis 28 (1964) 28–32.

Halswirbelsäule Funktionsaufnahmen seitlich sitzend 6

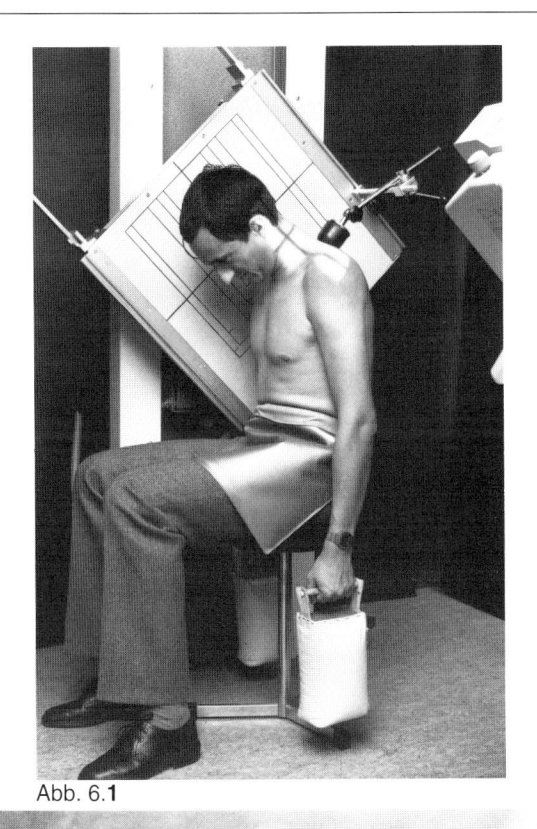

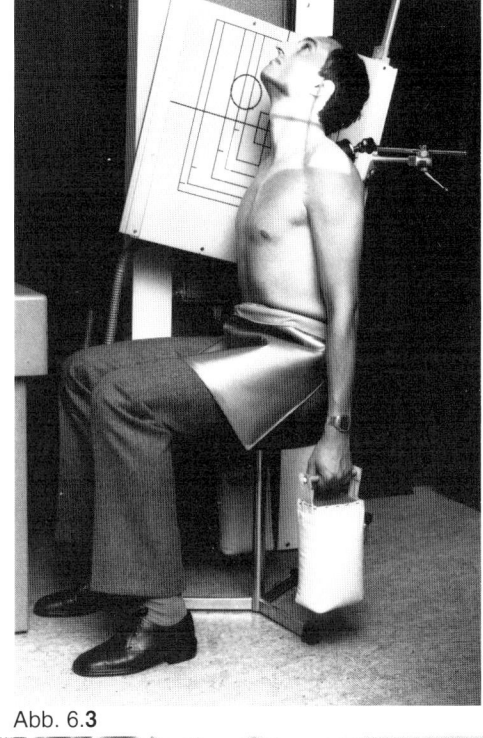

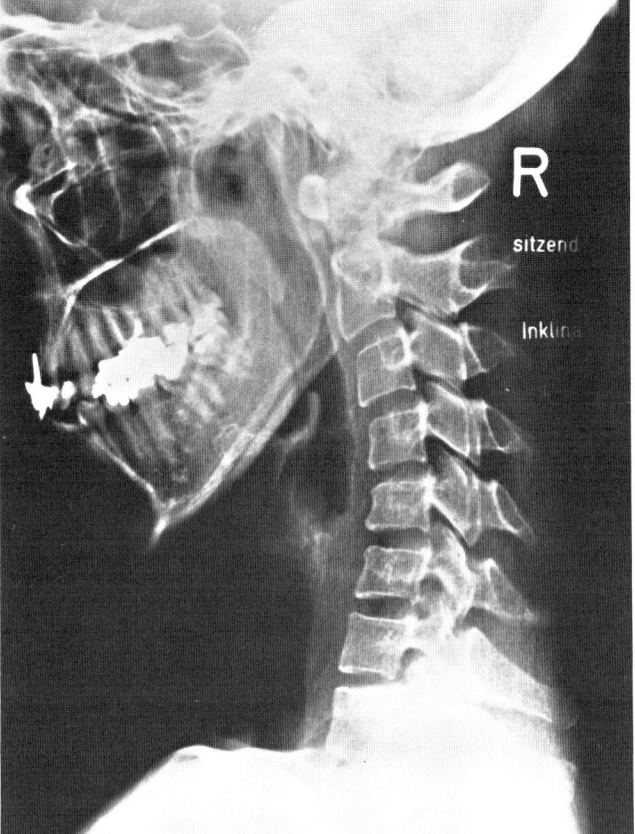

Abb. 6.1

Abb. 6.3

Abb. 6.2

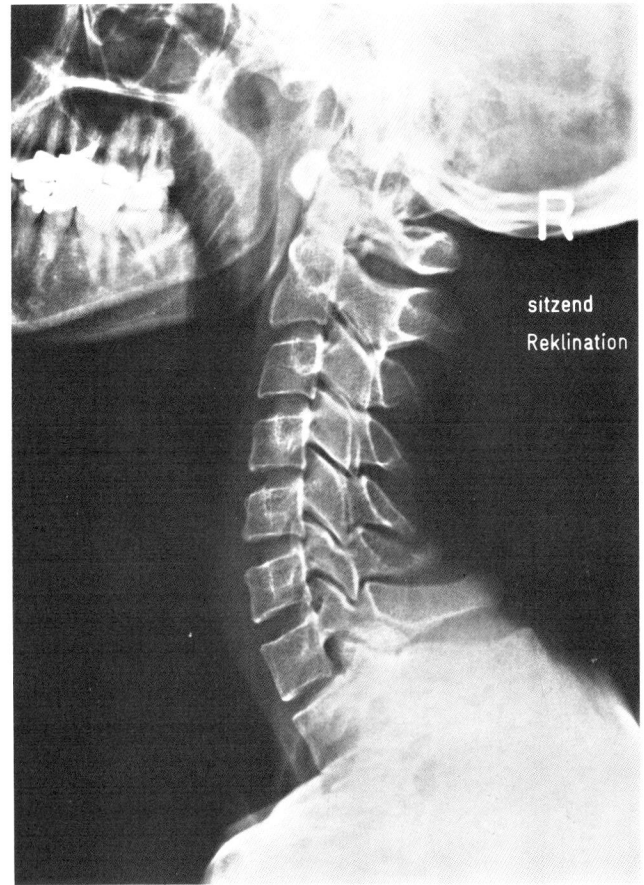

Abb. 6.4

7 Atlasaufnahme

Format		13/18, quer
Folie		100
Schriftmarkierung		R/L sitzend
Lagerung	V	Ggf. Zahnprothese, Haarklemmen, Ohrringe, Halskette etc. entfernen, Oberkörper bis auf BH/Unterhemd freimachen!
	L	1. Atlasaufnahme durch den geöffneten Mund (transbukkal) Patient sitzt aufrecht mit Rücken zum Stativ. Mund möglichst weit geöffnet, Korken zwischen die Zähne (Abb. 7.2). Wie bei der HWS-ap-Aufnahme müssen Verbindungslinie Hinterhauptsunterkante–Oberkieferbißebene und Medianebene (Nase!) des Kopfes jeweils streng senkrecht zur Filmebene eingestellt sein (Abb. 7.1). Denn bei zu starker Rückneigung projizieren sich die Hinterhauptsschuppe, bei zu starker Vorneigung der Oberkiefer in die obersten Halswirbel. Nötigenfalls Pelottenfixierung. *Alternativ:* Sofern Einstellung im Sitzen unmöglich, Aufnahme entsprechend in Rückenlage. 2. Atlasaufnahme nach Fuchs Fuchs empfiehlt diese Einstellung, wenn die Aufnahme mit offenem Mund schwierig einzustellen ist oder – bei basilärer Impression – der Dens im oberen Teil nicht beurteilbar ist: Rückenlage, Kopf überstreckt, Zentralstrahl dicht unterhalb Kinnspitze, senkrecht auf Kassettenmitte (Abb. 7.6, 7.7). Diese Einstellung ist bei Frakturverdacht kontraindiziert!
	G	Bleischürze
Aufnahme		Rö-Kassette *im Raster.* *Zentralstrahl* 1 cm unterhalb der Oberkieferschneidezähne senkrecht auf Kassettenmitte. Bei *Atemstillstand.*

	transbukkale Aufnahme		Aufnahme nach Fuchs		
	kV/mAs	eigene Belichtung	kV/mAs	eigene Belichtung	Punkte
Kinder 10 Jahre	63/40				−2
schlanke Erwachsene	63/50				−1
normale Erwachsene	66/50		77/80		0
kräftige Erwachsene	70/63				+2

Kriterium	Atlas und Axis sollen überlagerungsfrei dargestellt sein, möglichst auch das Atlantooccipital-Gelenk (Abb. 7.4).
Funktionsaufnahmen	des Atlas ap durch den geöffneten Mund werden bei maximaler Seitneigung nach rechts und links durchgeführt zur Dokumentation des Bewegungsspieles zwischen Atlas und Dens (axis) (Abb. 7.3, 7.5). Bei normaler Seitenmarkierung (R/L) ist die jeweilige Neigungsrichtung eindeutig identifizierbar.

Fuchs, A.W.: Cervical vertebrae (Part I) Radiogr. Clin. Photogr. 16 (1940) 2.
Lewit, K.: Funktionelle Röntgendiagnostik der Wirbelsäule – eine Frage der Interpretation. Wirbelsäule in Forschung und Praxis 28 (1964) 23–27.
Torklus, D. v., W. Gehle: Die obere Halswirbelsäule, 3. Aufl. Thieme, Stuttgart 1987.

Atlasaufnahme **7**

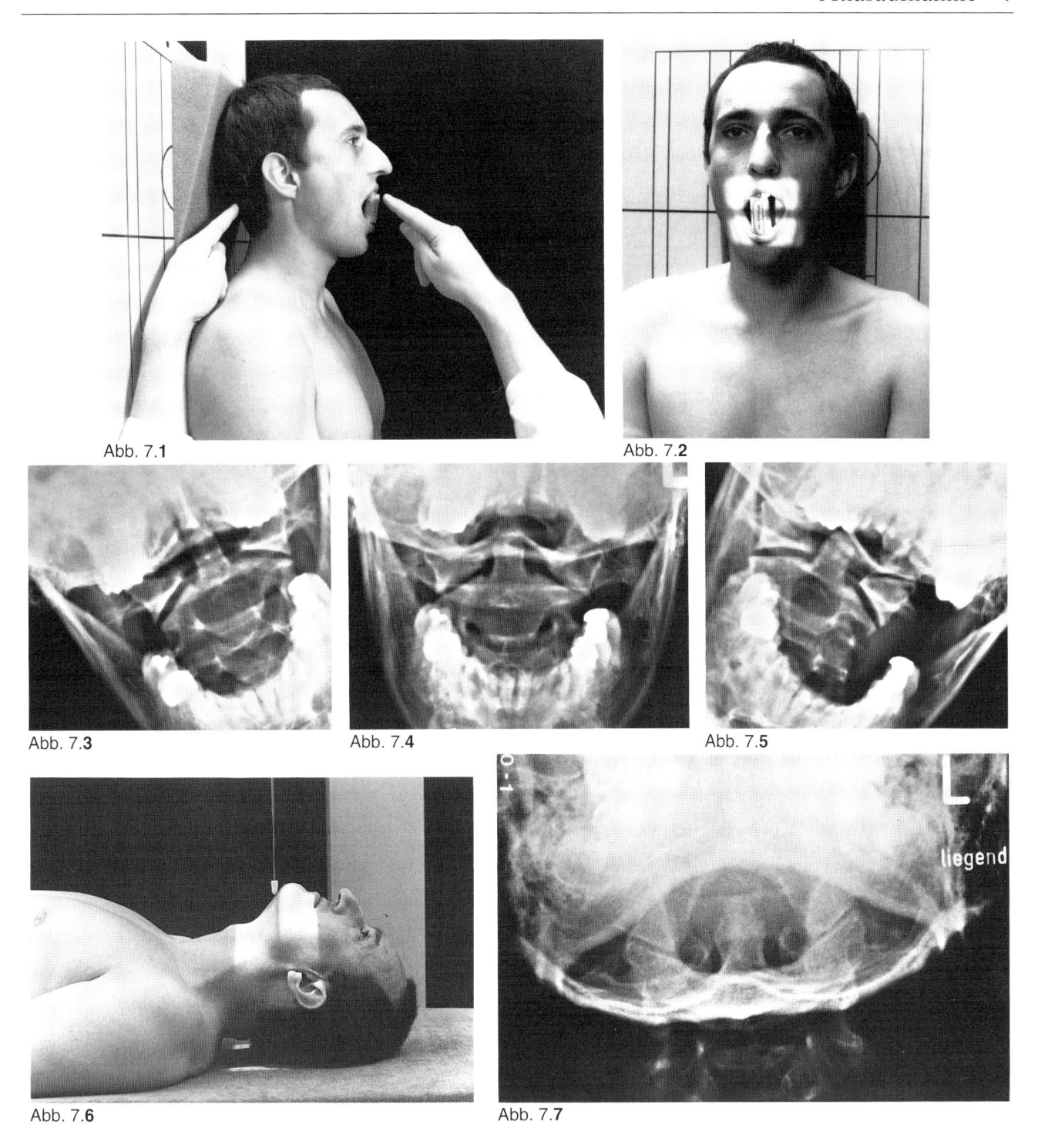

Abb. 7.**1**

Abb. 7.**2**

Abb. 7.**3**

Abb. 7.**4**

Abb. 7.**5**

Abb. 7.**6**

Abb. 7.**7**

8 Cervico-dorsaler Übergang schräg oder seitlich stehend

Format	20/40, hoch, oder 24/30, hoch
Folie	Ausgleichsfolie Minus-Plus (−+), Kinder 400
Schriftmarkierung	R stehend
Lagerung	**V** Oberkörper freimachen, ggf. Halskette ablegen!
	L Patient steht mit dem Rücken im Winkel von 70° zum Stativ, rechte Schulter filmnahe. Der rechte Arm wird vor-, der linke zurückgehoben (Fechterstellung, Abb. 8.1, 8.2). Ggf. Pelottenfixierung, Bleivorderblende. *Alternativ:* **1.** Seitliche Darstellung bei schlanken Patienten in Wasserskifahrerhaltung (Abb. 8.4). **2.** Bei kräftigen Patienten gelingt die Darstellung der beiden oberen Brustwirbel einwandfrei nur durch Tomographie.
	G Bleischürze seitlich
Aufnahme	Rö-Kassette *im Raster.* *Oberer Kassettenrand* (−) in Höhe unterer Ohrrand. *Zentralstrahl* senkrecht auf 7. Halswirbel und Kassettenmitte. *Atemstillstand* nach Exspiration.

B

	schräg kV/mAs	seitlich kV/mAs	Punkte	eigene Belichtung
Kinder 10 Jahre	60/25	66/25	−5	
schlanke Erwachsene	66/32	73/32	−2	
normale Erwachsene	70/40	77/40	0	
kräftige Erwachsene	73/50	81/50	+2	

Kriterium	Gut beurteilungsfähige Abbildung des cervico-dorsalen Überganges, vor allem des 1. und 2. Brustwirbels (Abb. 8.3, 8.5).

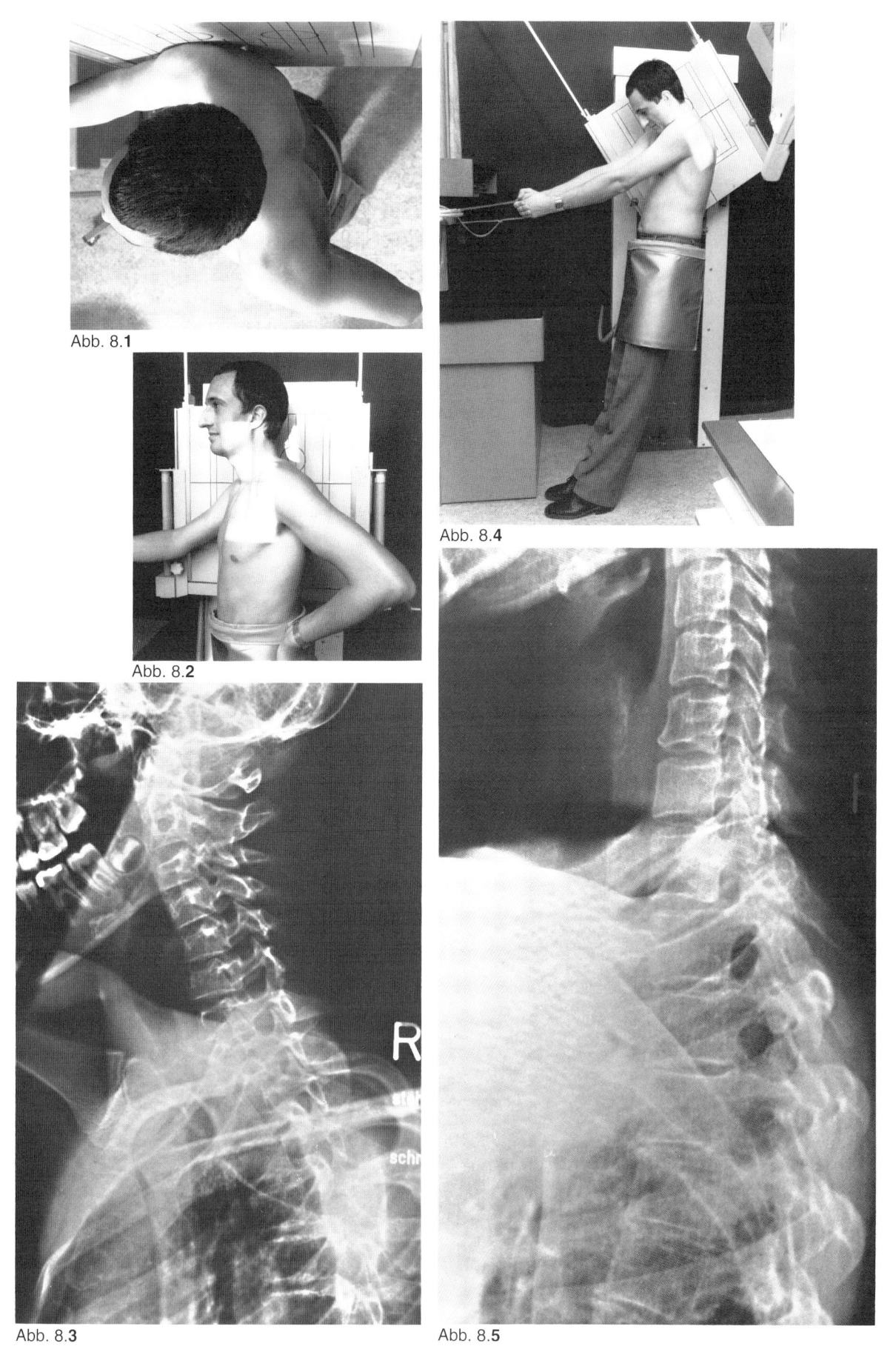

8 Cervico-dorsaler Übergang schräg oder seitlich stehend

Abb. 8.1

Abb. 8.2

Abb. 8.3

Abb. 8.4

Abb. 8.5

41

9 Brustwirbelsäule anterior-posterior stehend

Format	15/40, hoch
Folie	Ausgleichsfolie Minus-Plus (– +)
Schriftmarkierung	R/L stehend
Lagerung	**V** Oberkörper freimachen, ggf. Halskette ablegen und Schuhe ausziehen! **L** Patient steht mit Rücken zum Stativ, Arme hängend, Beine gestreckt (Abb. 9.1). *Alternativ:* Bei nicht stehfähigen Patienten Aufnahme entsprechend in Rückenlage (Abb. 9.2). **G** Bleischürze
Aufnahme	Rö-Kassette *im Raster.* *Oberer Kassettenrand* (–) in Höhe 6. Halswirbel (Vertebra prominens tasten). *Zentralstrahl* senkrecht auf Kassettenmitte. *Atemstillstand* nach Exspiration.

B

	kV/mAs	Punkte	eigene Belichtung
Kinder 10 Jahre	60/32	–5	
schlanke Erwachsene	66/40	–2	
normale Erwachsene	70/50	0	
kräftige Erwachsene	73/63	+2	

Kriterium	Gut beurteilungsfähige, orthograde Abbildung aller Wirbelkörper der Brustwirbelsäule, der Zwischenwirbelräume und der Übergänge zur Hals- und Lendenwirbelsäule (Abb. 9.3, 9.4).
Anmerkung	Bei Kindern bis Körpergröße etwa 130 cm gelingt Aufnahme der Brust- und Lendenwirbelsäule auf einem 20/40-Film.

Anmerkung zu Skolioseaufnahmen

Die anterior-posterioren Aufnahmen werden auch bei Skoliosen standardmäßig im Stehen angefertigt, weil damit die bei Belastung vorliegende Kurve erfaßt wird. Diese setzt sich zusammen aus der fixierten und der nur im Stehen erkennbaren haltungsbedingten Seitverbiegung. Das Ausmaß der fixierten Skoliose kann näherungsweise mit der Aufnahme im Liegen (s. o.), noch exakter aber durch *Bending-Aufnahmen* (s. Einstellung 22) erfaßt werden. Bei Kypho-Skoliosen kommt das Kurvenmaximum häufig nicht in der Frontalebene zur Darstellung. Um eine möglichst überlagerungsarme Darstellung der Wirbelkörper und der Zwischenwirbelräume zu erreichen und den Grad der Skoliose richtig zu erfassen, muß der Patient in die Wahlebene *("plan d'élection")* vor dem Rasterwandstativ gedreht werden. Die Wahlebene ist erreicht, wenn die – ertastbaren – Dornfortsätze filmparallel in einer Ebene liegen bzw. die konkavseitig abgeflachte dorsale Thoraxfläche dem Stativ parallel anliegt. Das präoperativ interessierende Ausmaß der maximalen Aufdehnbarkeit von Primär- und Sekundärkrümmung einer Skoliose kann durch Aufnahmen in *maximaler Extension* liegend (Cotrel-Extension) oder hängend (Halo-Extension oder Glisson-Schlinge) ermittelt werden. In vertikaler Position sollen hierbei die Füße den Boden also eben nicht mehr berühren.

Du Peloux, J., und Mitarb.: Radiologie der Verkrümmungen der Wirbelsäule: Die Wahlfläche. Wirbelsäule in Forschung und Praxis 28 (1964) 47–51.

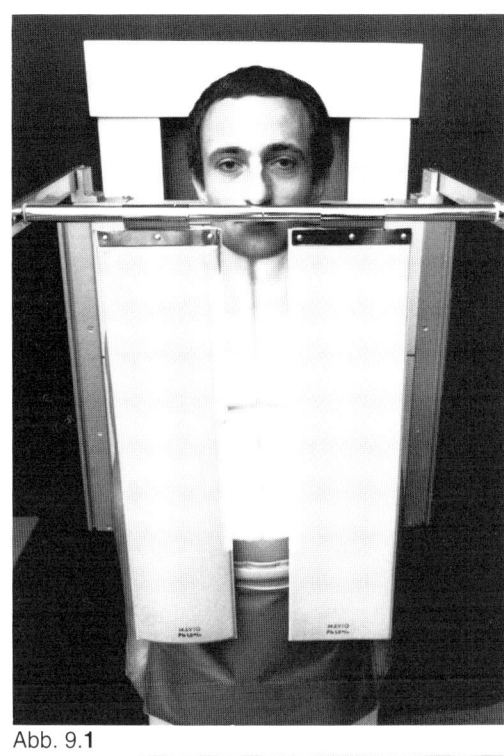

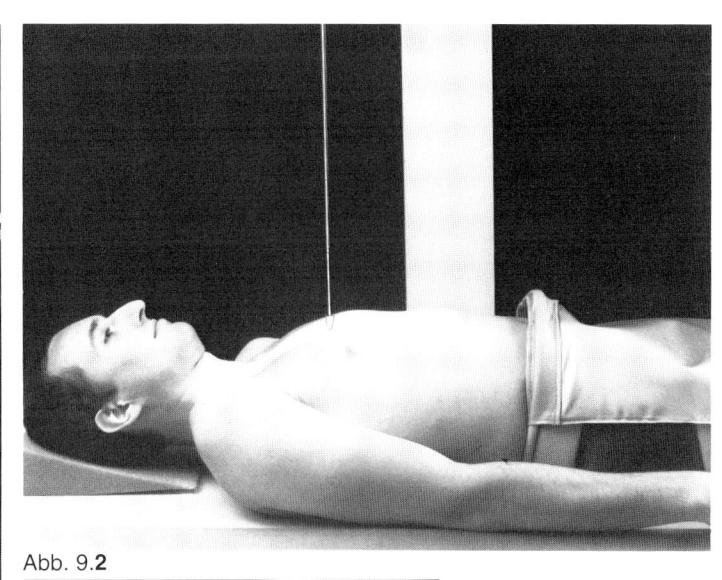

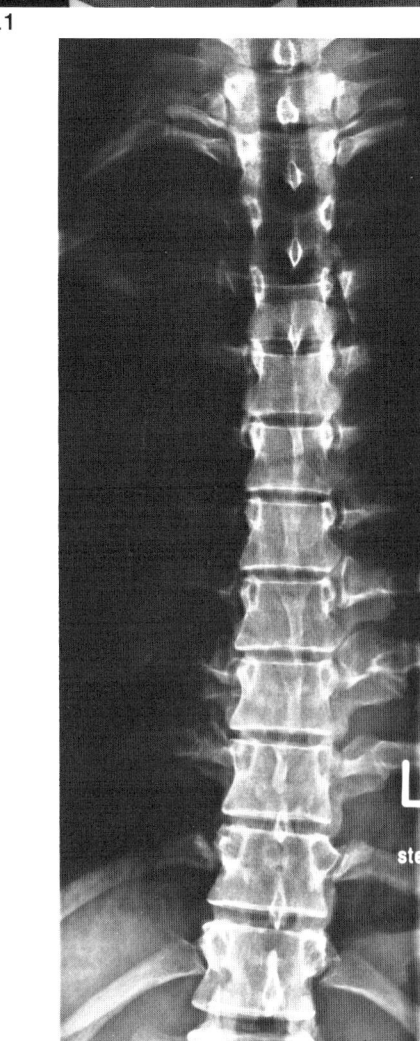

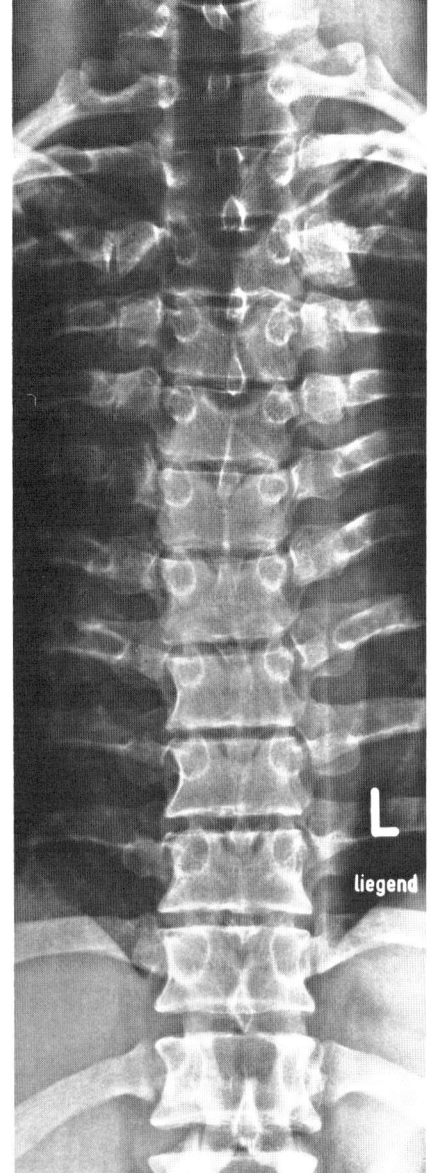

Brustwirbelsäule anterior-posterior stehend 9

Abb. 9.1

Abb. 9.2

Abb. 9.3

Abb. 9.4

43

10 Brustwirbelsäule seitlich stehend

Format	20/40, hoch
Folie	Ausgleichsfolie Plus-Minus-Plus (+ – +)
Schriftmarkierung	R stehend
Lagerung V	Oberkörper freimachen, ggf. Halskette ablegen und Schuhe ausziehen!
L	Stehend mit rechter Schulter zum Stativ. Damit die Schultern möglichst nach vorne gebracht werden, können die Hände auf den Kopf gelegt (Abb. 10.1) oder auf der Pelottenhalterung abgestützt werden (Abb. 10.2). Dadurch wird Überlagerung der oberen Wirbelsäule durch Schulterblätter und -weichteile reduziert. Zur Vermeidung einer Bewegungsunschärfe (s. Atemtechnik) Pelottenfixierung günstig. *Alternativ:* Bei nicht stehfähigen Patienten Aufnahme im Liegen (s. Einstellung 11).
G	Bleischürze seitlich
Aufnahme	Rö-Kassette *im Raster.* *Oberer Kassettenrand* in Höhe 6. Halswirbel (Vertebra prominens tasten). *Zentralstrahl* senkrecht auf Kassettenmitte. Während Belichtung *flach atmen* lassen, „hecheln". Bei längerer Belichtungszeit wird damit die Überlagerung der Brustwirbel durch Verwischung der Rippenschatten reduziert.

B

	kV/mAs	Punkte	eigene Belichtung
Kinder 10 Jahre	66/40	–5	
schlanke Erwachsene	73/50	–2	
normale Erwachsene	77/63	0	
kräftige Erwachsene	85/80	+3	

Kriterium	Streng seitliche Darstellung der Brustwirbelsäule und der Übergänge zur Hals- und Lendenwirbelsäule mit strichförmiger Abbildung der Wirbelkörperabschlußplatten bei Verwischung der Rippenschatten (Abb. 10.3).
Anmerkung	Bei Kindern bis Körpergröße etwa 130 cm gelingt Aufnahme der Brust- und Lendenwirbelsäule auf einem 20/40-Film.

Brustwirbelsäule seitlich stehend 10

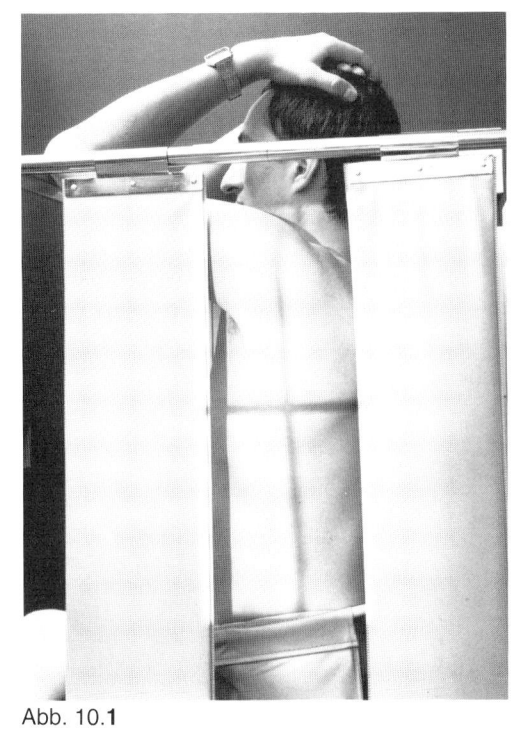

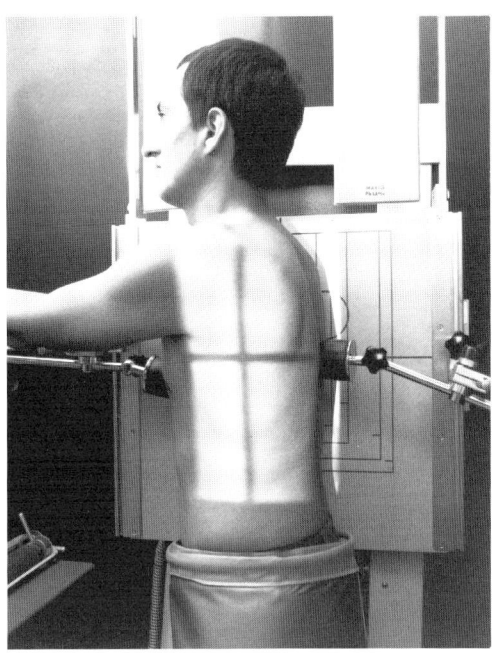

Abb. 10.1

Abb. 10.2

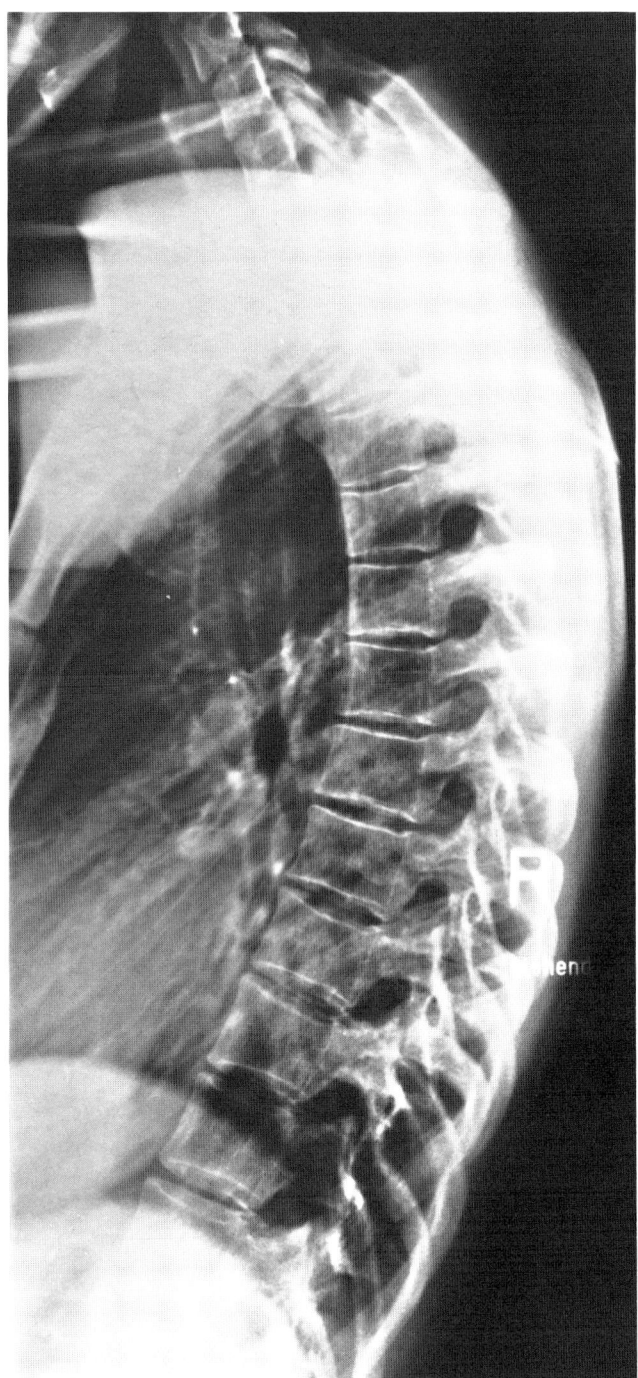

Abb. 10.3

45

11 Brustwirbelsäule seitlich liegend

Format	20/40, hoch
Folie	Ausgleichsfolie Plus-Minus-Plus (+ – +)
Schriftmarkierung	R liegend

Lagerung

V Auskleiden bis auf Unterhose, ggf. Halskette ablegen!

L Strenge Rechtsseitenlagerung stabilisiert durch Anbeugen der Beine in Hüft- und Kniegelenken, nötigenfalls noch unterstützt durch Bocollo, Sandsäcke oder Peloten. Wie bei der Stehaufnahme sollen die Schultern möglichst weit nach vorne gebracht werden (Abb. 11.1, 11.2). In der Medianebene soll die Wirbelsäule gerade liegen, sie darf nicht „durchhängen", darum ggf. Unterlagerung mit Bocollo (Abb. 11.1).

G Bleischürze seitlich

Aufnahme

Rö-Kassette *im Raster*.
Oberer Kassettenrand in Höhe 6. Halswirbel (Vertebra prominens tasten).
Zentralstrahl senkrecht auf Kassettenmitte. Während Belichtung *flach atmen* lassen, „hecheln". Bei längerer Belichtungszeit wird damit die Überlagerung der Brustwirbel durch Verwischung der Rippenschatten reduziert.

B

	kV/mAs	Punkte	eigene Belichtung
Kinder 10 Jahre	66/40	–5	
schlanke Erwachsene	73/50	–2	
normale Erwachsene	77/63	0	
kräftige Erwachsene	85/80	+3	

Kriterium Streng seitliche Darstellung der Brustwirbelsäule und der Übergänge zur Hals- und Lendenwirbelsäule mit strichförmiger Abbildung der Wirbelkörperabschlußplatten bei Verwischung der Rippenschatten (Abb. 11.3: Kompressionsfrakturen bei Osteoporose).

Brustwirbelsäule seitlich liegend 11

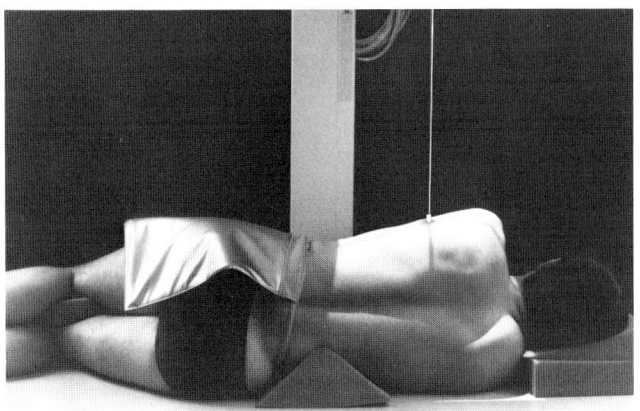

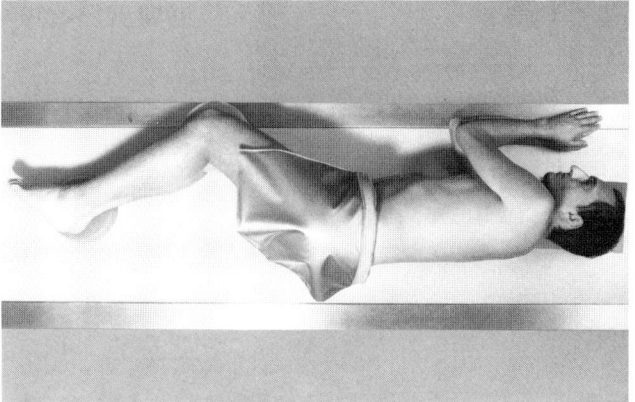

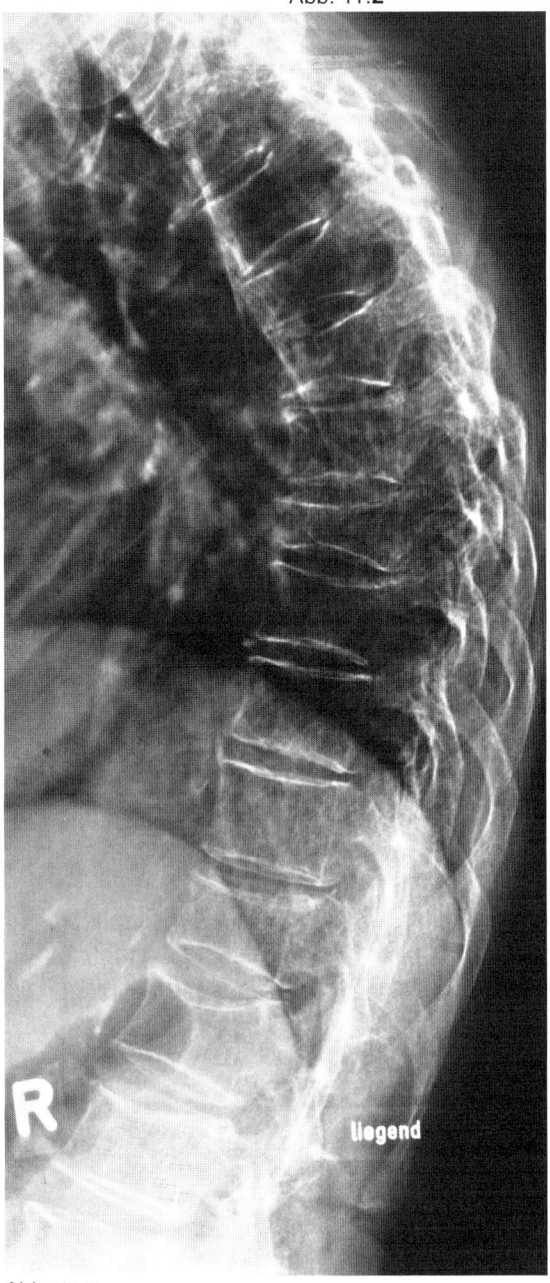

Abb. 11.1

Abb. 11.2

Abb. 11.3

47

12 Brustwirbelsäule schräg liegend 45°

Zur Indikation		Darstellung der Costotransversalgelenke in der 2. Ebene („axial" nach Hohmann).
Format		20/40, hoch
Folie		Ausgleichsfolie Minus-Plus (−+)
Schriftmarkierung		R/L 45° (R/L zur Kennzeichnung der jeweils tischaufliegenden Seite) schräg liegend
Lagerung	V	Auskleiden bis auf Unterhose, ggf. Halskette ablegen!
	L	Schräglage auf dem Tisch mit Rücken im Winkel von 45° gegen die Tischplatte. Der Patient wird an Schulterblatt und Kreuzbein mit Keilbocollo abgestützt, die Wirbelsäule soll gestreckt, entlordosiert und über Tischmitte gelagert sein. Arme gestreckt am Körper entlang, Beine deutlich angebeugt, bequeme Beinlagerung mit Bocollo (Abb. 12.1, 12.2, 12.3).
	G	Bleischürze seitlich
Aufnahme		Rö-Kassette *im Raster*. *Oberer Kassettenrand* in Höhe 6. Halswirbel (Vertebra prominens tasten). *Zentralstrahl* senkrecht auf Kassettenmitte. *Atemstillstand* nach Exspiration.

	kV/mAs	Punkte	eigene Belichtung
schlanke Erwachsene	73/25	−2	
normale Erwachsene	77/32	0	
kräftige Erwachsene	85/40	+3	

Kriterium	Die Costotransversalgelenke der jeweils tischaufliegenden (= filmnahen) Seite sollen frei einsehbar abgebildet sein, d. h., sie projizieren sich etwa in die Mitte der Wirbelkörper (Abb. 12.4).
Anmerkung	Für die Darstellung der Costotransversalgelenke in der ap-Projektion der Wirbelsäule hat Hohmann einen dem Kyphosegrad angepaßten Einfallswinkel von 30–40° caudo-cranial auf die Kassette angegeben.

Hohmann, D.: Die degenerativen Veränderungen der Costotransversalgelenke. Enke, Stuttgart 1968.

Brustwirbelsäule schräg liegend 45° **12**

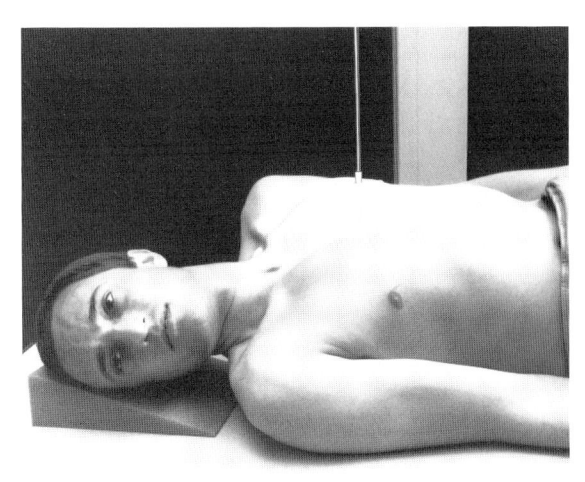

Abb. 12.**1**

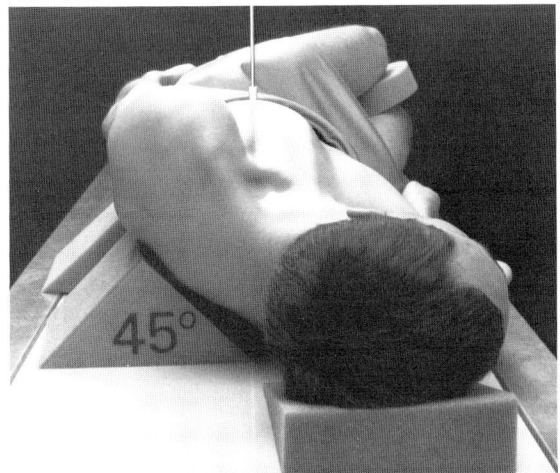

Abb. 12.**2**

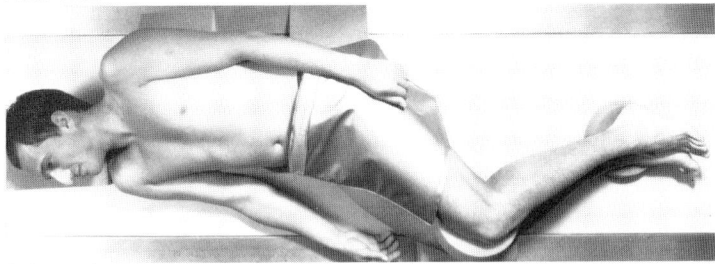

Abb. 12.**3**

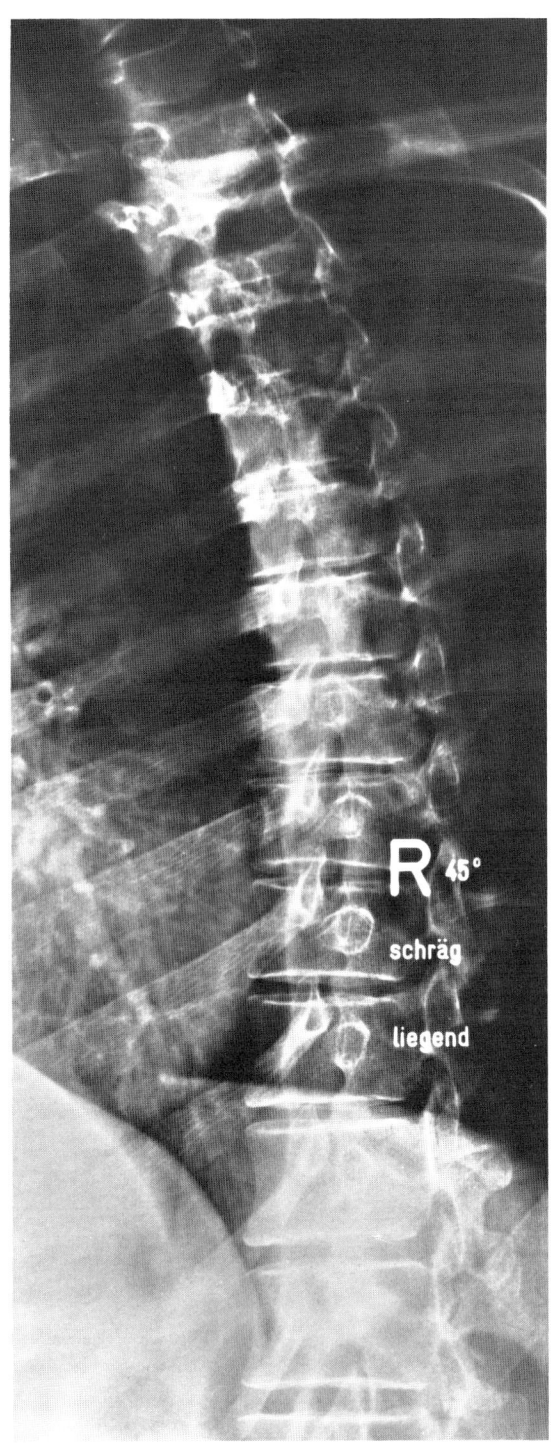

Abb. 12.**4**

13   Brustwirbelsäule schräg liegend 75°

Zur Indikation		Darstellung der Zwischenwirbelgelenke der Brustwirbelsäule.
Format		20/40, hoch
Folie		Ausgleichsfolie Plus-Minus-Plus (+ − +)
Schriftmarkierung		R/L 75° (R/L zur Kennzeichnung der jeweils tischaufliegenden Seite) schräg liegend
Lagerung	V	Auskleiden bis auf Unterhose, ggf. Halskette ablegen!
	L	Schräglage auf dem Tisch, mit Rücken im Winkel von 75° gegen die Tischplatte. Die Wirbelsäule soll gestreckt, entlordosiert und über Tischmitte gelagert sein. Arme zur Vermeidung einer Überlagerung über den Kopf nehmen. Anbeugen der Beine in Hüft- und Kniegelenken, bequeme Beinlagerung mit Bocollo (Abb. 13.1, 13.2, 13.3).
	G	Bleischürze seitlich
Aufnahme		Rö-Kassette *im Raster.* *Oberer Kassettenrand* in Höhe 6. Halswirbel (Vertebra prominens tasten). *Zentralstrahl* senkrecht auf Kassettenmitte. Seitliche Zentrierung orientiert an der mittleren Axillarlinie (Abb. 13.2). Während Belichtung *flach atmen* lassen, „hecheln". Bei längerer Belichtungszeit wird damit die Überlagerung der Brustwirbel durch Verwischung der Rippenschatten reduziert.

		kV/mAs	Punkte	eigene Belichtung
B	schlanke Erwachsene	73/50	−2	
	normale Erwachsene	77/63	0	
	kräftige Erwachsene	85/80	+3	

Kriterium	Die Zwischenwirbelgelenke der jeweils tisch(=film)fernen Seite sollen frei einsehbar abgebildet sein (Abb. 13.4).

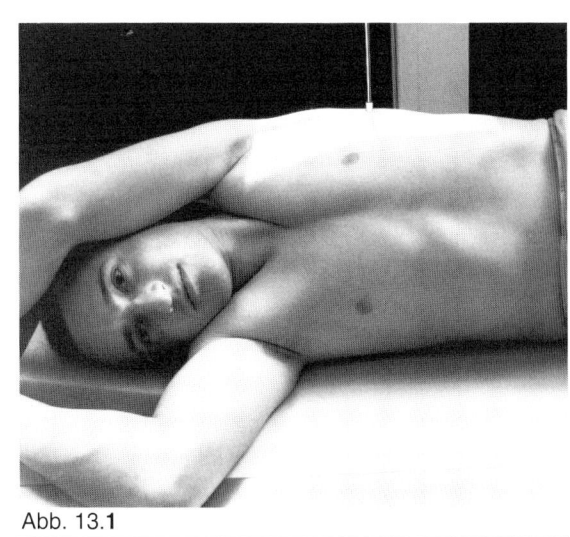

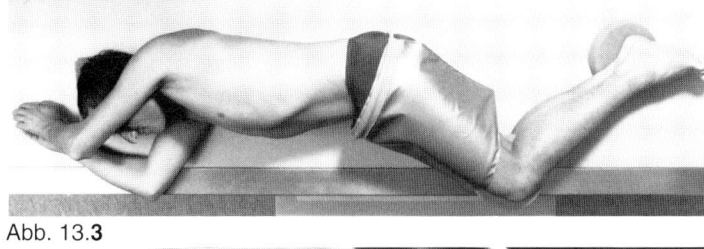

Brustwirbelsäule schräg liegend 75° **13**

Abb. 13.**1**

Abb. 13.**2**

Abb. 13.**3**

Abb. 13.**4**

14a Thorakolumbaler Übergang anterior-posterior stehend

Format	24/30, hoch (Zielaufnahme), oder 20/40, hoch (Statik)
Folie	400
Schriftmarkierung	R/L stehend
Lagerung	**V** Auskleiden bis auf Unterhose!
	L Patient steht mit Rücken zum Stativ, Arme hängend, Beine gestreckt. Kompressorium ist zur Reduzierung von Streustrahlung stets angezeigt, außer bei Kindern und schlanken Patienten (Abb. 14.1).
	G Bleischürze
Aufnahme	Rö-Kassette *im Raster*. *Zentralstrahl* senkrecht auf 12. Brustwirbel (Mitte zwischen Brustbeinspitze und Nabel) und Kassettenmitte. *Atemstillstand* nach Exspiration oder Inspiration je nach Fragestellung (s. u.).

B

	kV/mAs	Punkte	eigene Belichtung
schlanke Erwachsene	73/20	−2	
normale Erwachsene	77/25	0	
kräftige Erwachsene	81/32	+2	

Kriterium Streng orthograde Darstellung des thorakolumbalen Überganges mit strichförmiger Abbildung der Wirbelabschlußplatten. Bei dieser auch im Zusammenhang mit der Fragestellung Tumor/Entzündung gelegentlich indizierten Aufnahme (Zielaufnahme) ist besonderer Wert auf möglichst gut beurteilbare Darstellung der Knochenstruktur zu legen; darum sind Kompressorium und Pelottenfixierung, zumal bei kräftigen Patienten, unverzichtbar. Bei statischer Fragestellung ist das Filmformat 20/40 vorteilhaft (Abb. 14.2: M. Bechterew, Abb. 14.4: Kyphose). Bei der Zielaufnahme (24/30) kann es sinnvoll sein, eine Aufnahme in Inspirations- und eine weitere in Exspirationsstellung des Zwerchfells anzufertigen (Abb. 14.5).

14b Thorakolumbaler Übergang seitlich stehend

wie thorakolumbaler Übergang ap stehend, *außer*

Lagerung **L** Patient steht mit rechter Schulter zum Stativ, Arme nach vorne, Pelottenfixierung, Bleivorderblende (Abb. 14.3).

B

	kV/mAs	Punkte	eigene Belichtung
schlanke Erwachsene	73/ 80	−2	
normale Erwachsene	77/100	0	
kräftige Erwachsene	81/125	+2	

Thorakolumbaler Übergang anterior-posterior stehend 14a   seitlich stehend 14b

Abb. 14.1

Abb. 14.3

Abb. 14.2

Abb. 14.4

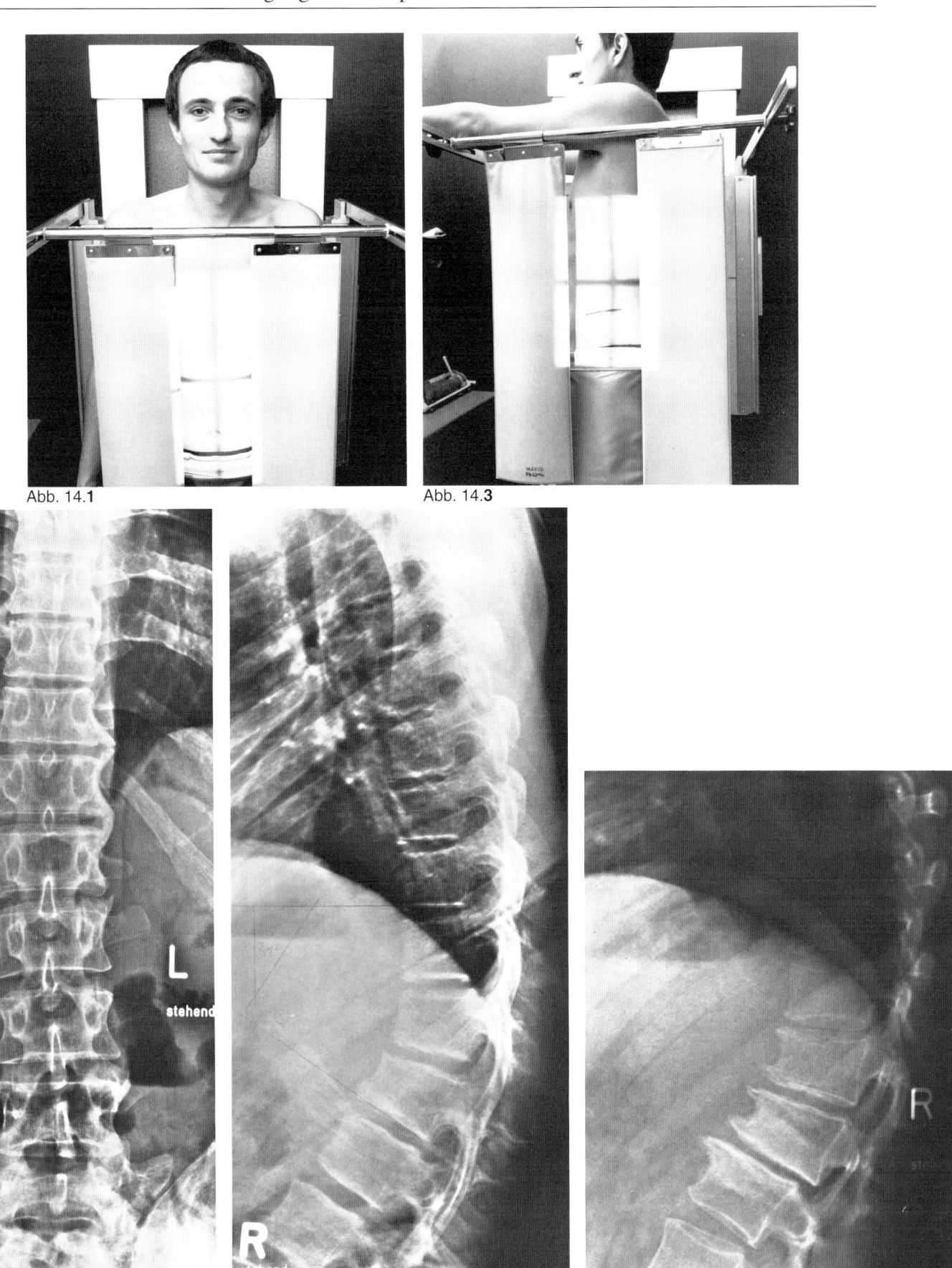

Abb. 14.5

15 Lendenwirbelsäule anterior-posterior stehend

Format	20/40, hoch
Folie	400
Schriftmarkierung	R/L stehend

Lagerung

V Auskleiden bis auf Unterhose!

L Patient steht mit dem Rücken zum Stativ, Arme hängend, Beine gestreckt (Abb. 15.1). Wenn wegen starker Beinlängendifferenz nicht gleichzeitig beide Beine gestreckt und die Füße plantigrad aufgestellt werden können, soll die Verkürzung durch Brettchenunterlage unter das kürzere Bein ausgeglichen (s. Abb. 68.2) und die vorgenommene Unterlage dem Film aufbelichtet oder aufgeschrieben werden. Kompressorium ist zur Vermeidung der Streustrahlung stets angezeigt (Abb. 15.2), außer bei Kindern und schlanken Patienten.
Alternativ: Da die Stehaufnahme eine Funktionsaufnahme bei Belastung darstellt, ist die Aufnahme im Liegen (s. Einstellung 16) im Regelfall nur bei nicht stehfähigen Patienten angezeigt. Denn bei Verwendung der Hilfsmittel Gurtkompressorium und Bleivorderblende kann von der Liegeaufnahme keine bessere Abbildungsqualität erwartet werden, als sie die Stehaufnahme bietet. Die Aufnahme in *Steinschnittlage* (s. Einstellung 17) mit ihrer vollständigen Aufhebung der Lendenlordose erlaubt einen optimalen Einblick in die untersten Lumbalsegmente und in die Kreuzdarmbeingelenke.

G Gonadenschutz ist wegen notwendiger Abbildung der Kreuzdarmbeingelenke in Form der Bleikapsel oder tiefsitzender kleiner Schürze nur für männliche Patienten anwendbar.

Aufnahme

Rö-Kassette *im Raster.*
Zentralstrahl 2 cm oberhalb Beckenkamm (L_4) und senkrecht auf Kassettenmitte.
Atemstillstand nach Exspiration.

B

	kV/mAs	Punkte	eigene Belichtung
Kinder 10 Jahre	60/32	−5	
schlanke Erwachsene	66/40	−2	
normale Erwachsene	70/50	0	
kräftige Erwachsene	73/63	+2	

Kriterium

Scharfe und orthograde Abbildung aller Lendenwirbel mit ihren Querfortsätzen, des Kreuzbeins, der Kreuzdarmbeingelenke und des thorakolumbalen Überganges (Abb. 15.3).

Lendenwirbelsäule anterior-posterior stehend 15

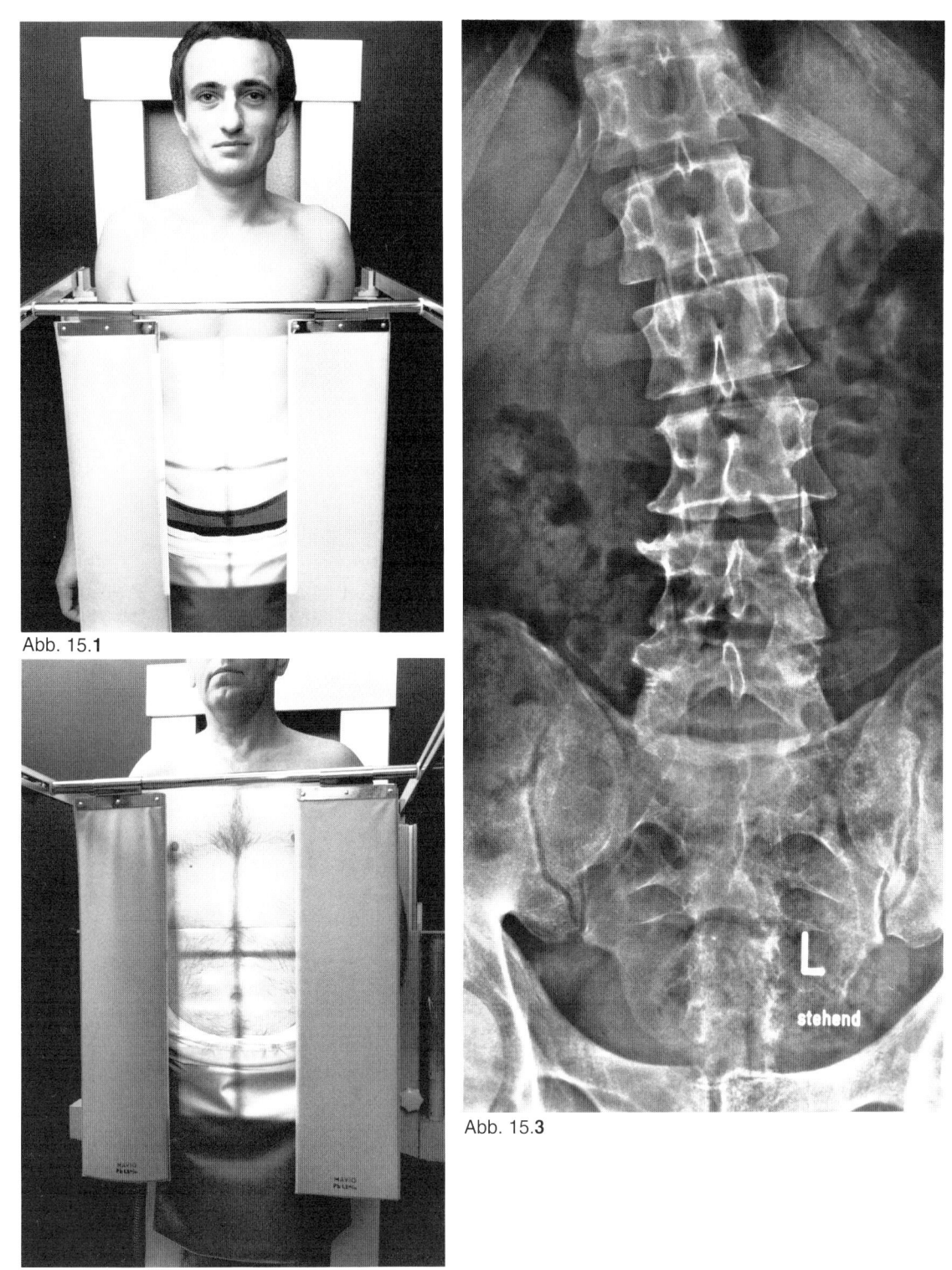

Abb. 15.1

Abb. 15.2

Abb. 15.3

16 Lendenwirbelsäule anterior-posterior liegend

Zur Indikation	Angezeigt ist die Liegeaufnahme bei nicht stehfähigen Patienten (s. Anmerkung „Alternativ" bei Einstellung 15).
Format	20/40, hoch
Folie	400
Schriftmarkierung	L liegend

Lagerung

V Auskleiden bis auf Unterhose!

L Rückenlage, Arme am Körper entlang, Hüft- und Kniegelenke gebeugt zum Ausgleich der Lendenlordose (Abb. 16.1).
Alternativ: Durch vollständige Aufhebung der Lendenlordose erlaubt die Aufnahme in *Steinschnittlage* (s. Einstellung 17) einen optimalen Einblick in die untersten Lumbalsegmente und in die Kreuzdarmbeingelenke.

G Gonadenschutz ist wegen notwendiger Abbildung der Kreuzdarmbeingelenke nur in Form der Bleikapsel für männliche Patienten anwendbar.

Aufnahme

Rö-Kassette *im Raster*.
Zentralstrahl 2 cm oberhalb Beckenkamm (L_4), senkrecht auf Kassettenmitte.
Atemstillstand nach Exspiration.

B

	kV/mAs	Punkte	eigene Belichtung
Kinder 10 Jahre	60/32	−5	
schlanke Erwachsene	66/40	−2	
normale Erwachsene	70/50	0	
kräftige Erwachsene	73/63	+2	

Kriterium Scharfe und orthograde Abbildung aller Lendenwirbel mit ihren Querfortsätzen, der Kreuzdarmbeingelenke und des thorakolumbalen Überganges (Abb. 16.2).

Lendenwirbelsäule anterior-posterior liegend 16

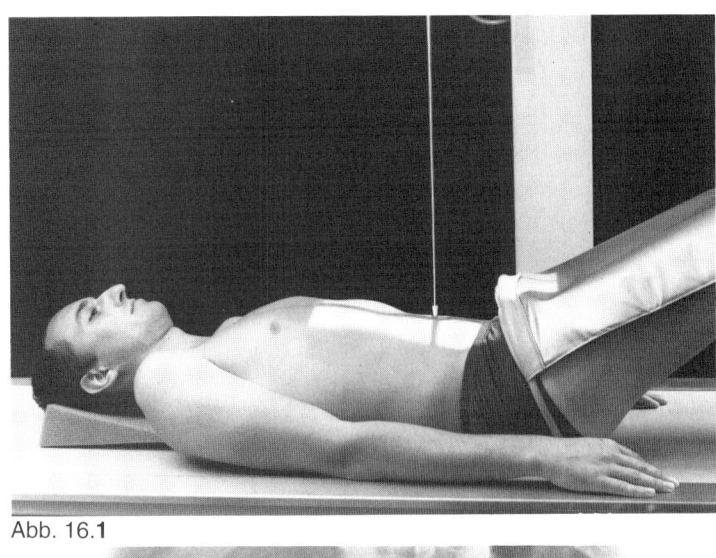

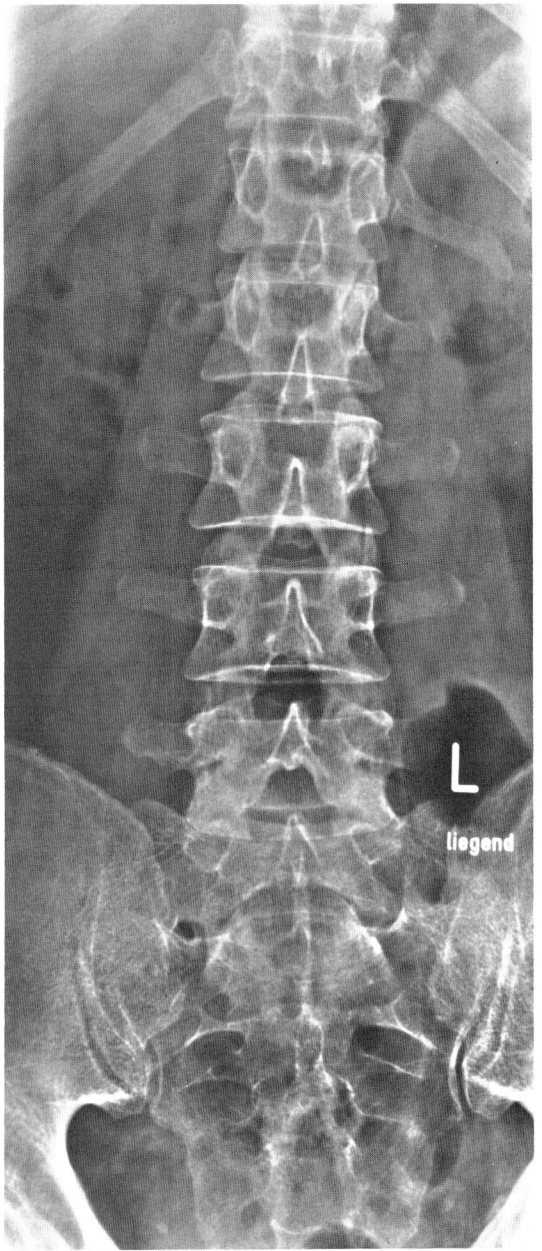

Abb. 16.1

Abb. 16.2

17 Lendenwirbelsäule in Steinschnittlage (Teschendorf)

wie Lendenwirbelsäule ap liegend, *außer*

Schriftmarkierung		L
		Steinschnittlage
Lagerung	V	Auskleiden bis auf Unterhose!
	L	Rückenlage, Patient soll Oberschenkel über 90° anbeugen, abspreizen und mit den Händen festhalten. Dadurch ist die Lendenlordose aufgehoben und es wird Weichteilüberlagerung durch Oberschenkelmuskulatur vermieden. Keilbocollo unterstützt angehobenes Becken von unten (Abb. 17.1, 17.2).
	G	Gonadenschutz ist wegen notwendiger Abbildung der Kreuzbein-Darmbein-Gelenke nur in Form der Bleikapsel für männliche Patienten anwendbar.
Aufnahme		Rö-Kassette *im Raster*.
		Zentralstrahl 4 cm oberhalb Beckenkamm (L_4), senkrecht auf Kassettenmitte.
		Atemstillstand nach Exspiration.

B

	kV/mAs	Punkte	eigene Belichtung
Kinder 10 Jahre	60/32	−5	
schlanke Erwachsene	66/40	−2	
normale Erwachsene	70/50	0	
kräftige Erwachsene	73/63	+2	

Kriterium Scharfe und orthograde Abbildung aller Lendenwirbel mit ihren Querfortsätzen, der Kreuzbein-Darmbein-Gelenke und des thorakolumbalen Überganges. Orthograde Darstellung des 5. Lendenwirbelkörpers. Einblick auch in das Lumbosakralsegment (Abb. 17.3).

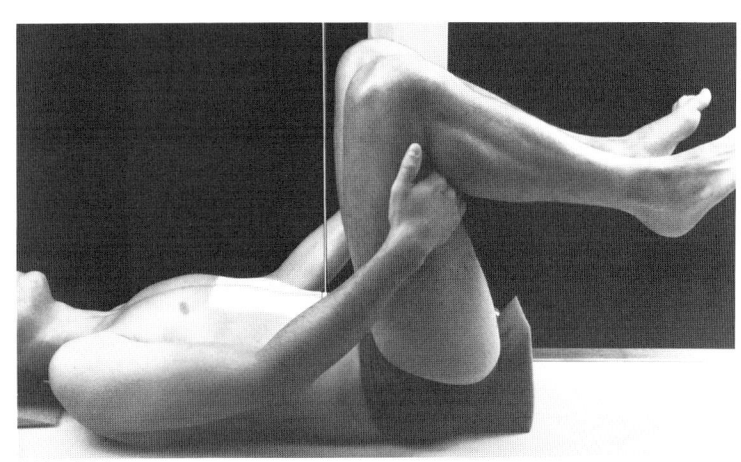

Lendenwirbelsäule in Steinschnittlage (Teschendorf) 17

Abb. 17.1

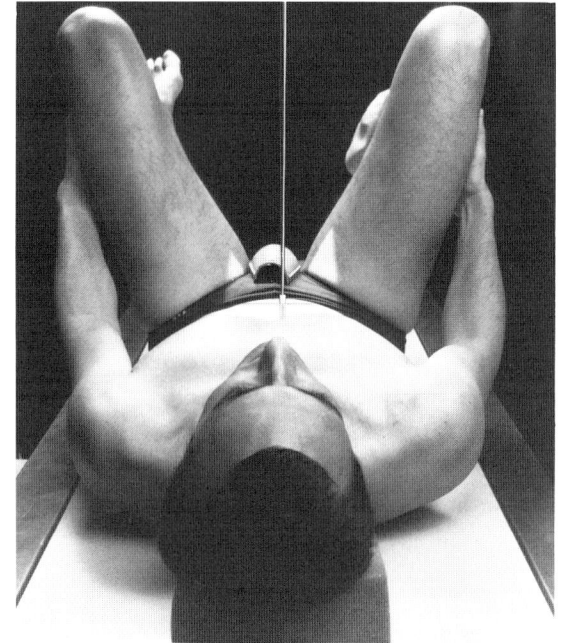

Abb. 17.2

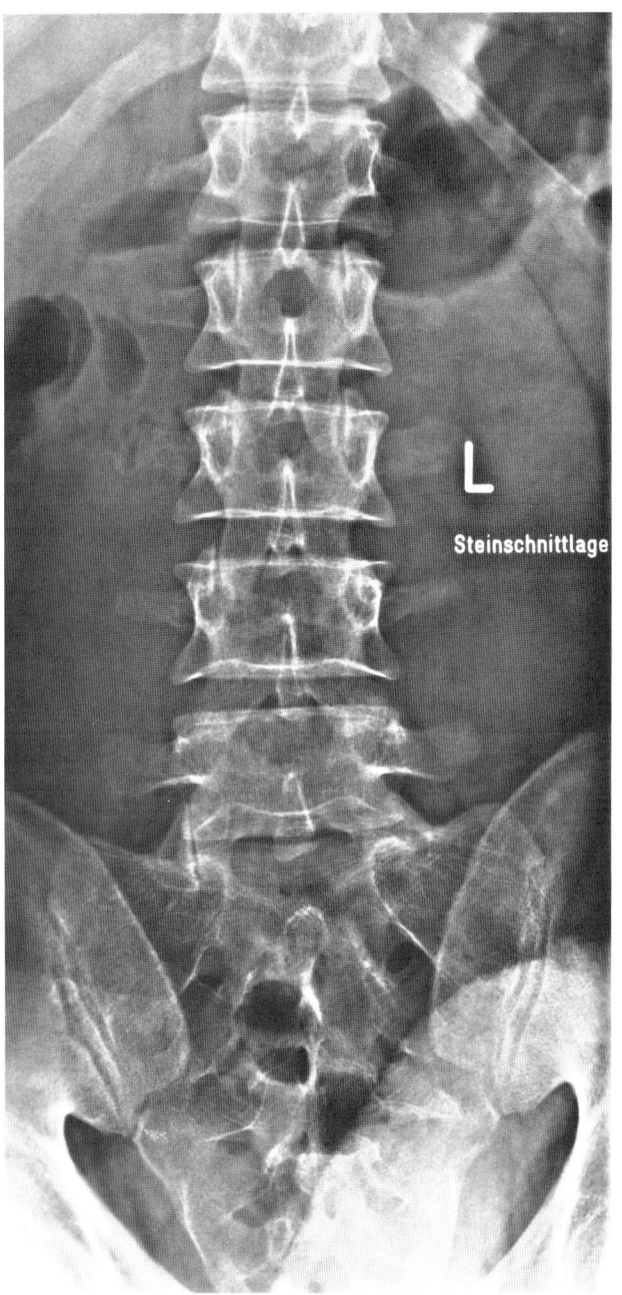

Abb. 17.3

18a Lendenwirbelsäule seitlich stehend

Format		20/40, hoch
Folie		Relief
Schriftmarkierung		R stehend
Lagerung	V	Auskleiden bis auf Unterhose!
	L	Stehend mit rechter Schulter zum Stativ, Arme nach vorn (Abb. 18.1). Dorsal Pelotte. *Alternativ:* Bei nicht stehfähigen Patienten Aufnahme im Liegen (s. Einstellung 18). Standardmäßig ist auch hier die Stehaufnahme zu bevorzugen, weil sie Auskunft gibt über die Funktion unter Belastung.
Anmerkung		Von der standardmäßigen Rechtsseitenlagerung wird bei ausgeprägter linkskonvexer Skoliose abgewichen, weil wegen des divergierenden Strahlenbündels die Konvexität filmnah sein soll. Da die Relieffolie auf Rechtsseitenlagerung eingerichtet ist, muß bei links filmnaher Körperseite eine hochverstärkende Folie verwendet werden. Bisweilen wird es bei Skoliose notwendig sein, je eine links und eine rechts anliegende Aufnahme durchzuführen.
	G	Gonadenschutz ist zur Vermeidung unerwünschter Überlagerung wesentlicher Bildinhalte nur in Form der seitlich tiefsitzenden Bleischürze bei männlichen Patienten sinnvoll.
Aufnahme		Rö-Kassette *im Raster.* *Zentralstrahl* 2 cm oberhalb Beckenkamm (L_4) und senkrecht auf Kassettenmitte. *Atemstillstand* nach Exspiration.

	kV/mAs	Punkte	eigene Belichtung
Kinder 10 Jahre	73/ 50	−7	
schlanke Erwachsene	85/ 80	−2	
normale Erwachsene	90/100	0	
kräftige Erwachsene	102/125	+3	

Kriterium	Rein seitliche Abbildung der Lendenwirbelsäule einschließlich ihrer Dornfortsätze mit 12. Brustwirbel und lumbosakralem Übergang (Abb. 18.2, 18.5).

18b Lendenwirbelsäule seitlich liegend

wie Lendenwirbelsäule seitlich stehend, *außer*

Schriftmarkierung		R liegend
Lagerung	L	Strenge Rechtsseitenlagerung, stabilisiert durch Anbeugen der Beine in Hüft- und Kniegelenken, nötigenfalls noch unterstützt durch Sandsäcke oder Pelotten. Damit die Wirbelsäule thoracolumbal nicht „durchhängt", d.h. parallel zur Tischebene läuft, wird der Taille ein Bocollo untergelagert (Abb. 18.3, 18.4).

Lendenwirbelsäule seitlich stehend **18a**   seitlich liegend **18b**

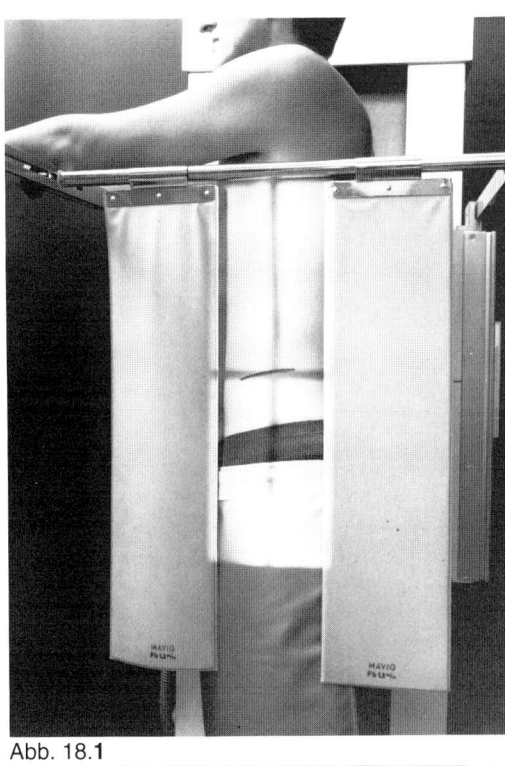

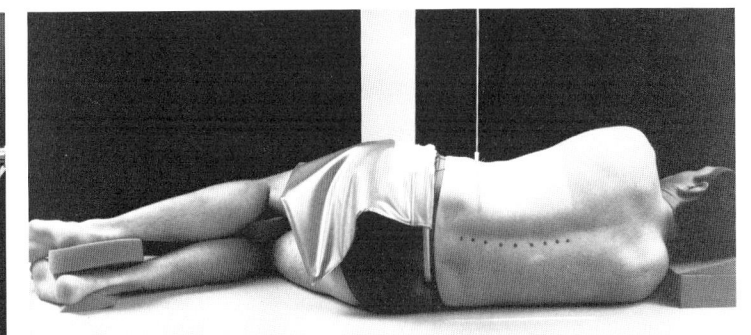

Abb. 18.**1**

Abb. 18.**3**

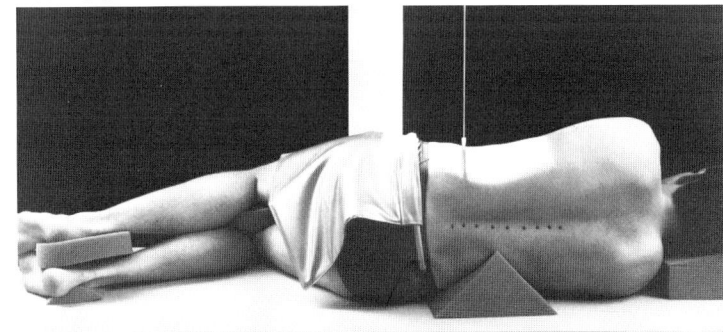

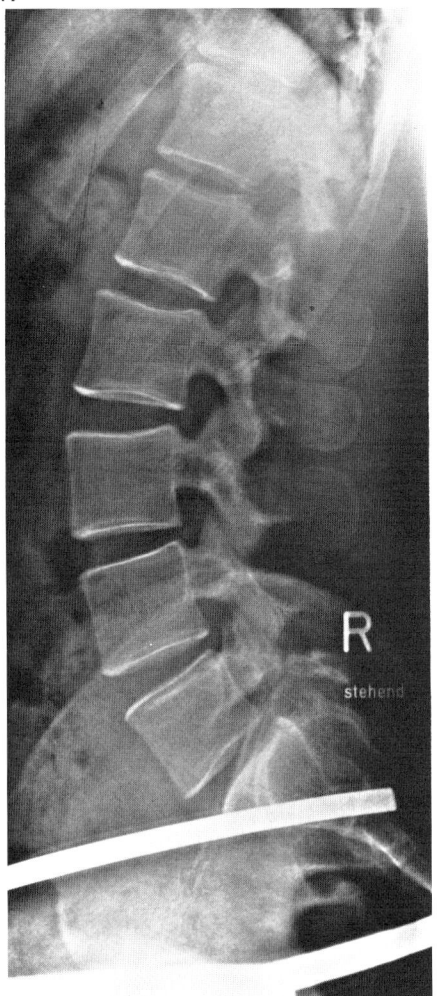

Abb. 18.**4**

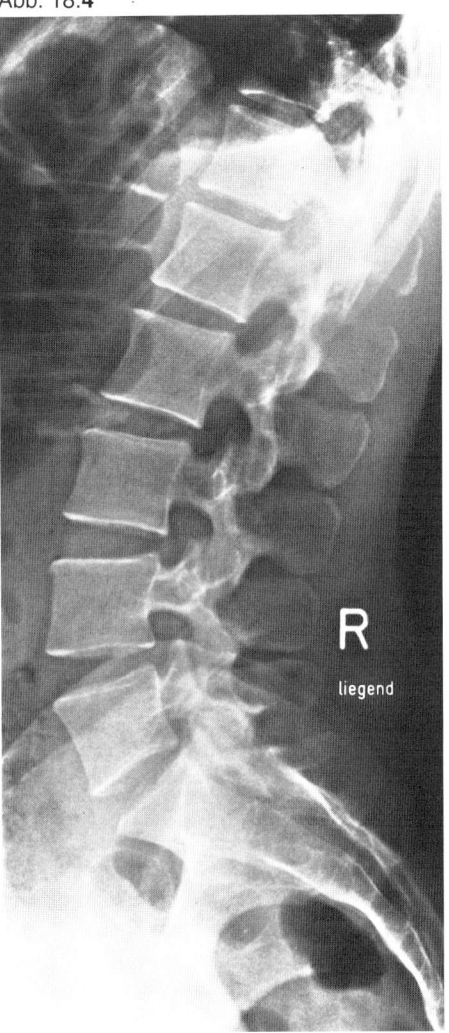

Abb. 18.**2**

Abb. 18.**5**

61

19 Lendenwirbelsäule schräg liegend

Format 24/30, hoch

Folie 400

Schriftmarkierung R/L 45° (R/L zur Kennzeichnung der jeweils tischaufliegenden Seite)
schräg
liegend

Lagerung

V Auskleiden bis auf Unterhose!

L Schräglage auf dem Tisch, so daß der Rücken gegen die Tischplatte in einem Winkel von 45° geneigt ist. Der Patient wird an Schulterblatt und Kreuzbein mit Keilbocollo abgestützt (Abb. 19.1, 19.2, 19.3). Die Wirbelsäule soll gestreckt und entlordosiert sein, Hände nach vorn, Beine deutlich angebeugt. Bequeme Beinlagerung mit Bocollo.
Alternativ: Sofern mit den Schrägaufnahmen die vorliegende Fragestellung, z. B. Spondylolyse (Abb. 19.5) oder entzündliche oder degenerative Veränderungen der Zwischenwirbelgelenke, nicht hinreichend beantwortet werden kann, ist Tomographie angezeigt.

G Gonadenschutz ist zur Vermeidung unerwünschter Überlagerung wesentlicher Bildinhalte nur in Form der seitlich tiefsitzenden Bleischürze bei männlichen Patienten sinnvoll.

Aufnahme Rö-Kassette *im Raster.*
Zentralstrahl in Höhe Beckenkamm ca. 7 cm medial des oberen vorderen Darmbeinstachels der angehobenen Seite, mit Einfallswinkel 10° caudo-cranial auf Kassettenmitte.
Atemstillstand nach Exspiration.

B

	kV/mAs	Punkte	eigene Belichtung
Kinder 10 Jahre	66/32	−5	
schlanke Erwachsene	73/40	−2	
normale Erwachsene	77/50	0	
kräftige Erwachsene	85/63	+3	

Kriterium Die Aufnahme soll die typische Hundefigur nach Lachapèle zeigen, d.h. Darstellung der lumbalen Zwischenwirbelgelenkstücke (Interartikularportion) und der angrenzenden Zwischenwirbelgelenke (Abb. 19.4, 19.5: Spondylolyse L_4 rechts).

Anmerkung Mit R oder L wird die jeweils filmnahe gelegene Körperseite bezeichnet. Dabei kommen die *gleichseitigen* Interartikularportionen und Zwischenwirbelgelenke zur Darstellung – im Gegensatz zu den Schrägaufnahmen an der HWS bei anteriorposteriorem Strahlengang (s. Einstellung 5).

Lachapèle, A. P.: Un moyen simple pour faciliter la lecture des radiographies vertébrales obliques de la région lombosacrée. A propos de glissements vertébraux. Bull. Soc. Electroradiol. méd. France 257 (1939) 175–179.

Lendenwirbelsäule schräg liegend **19**

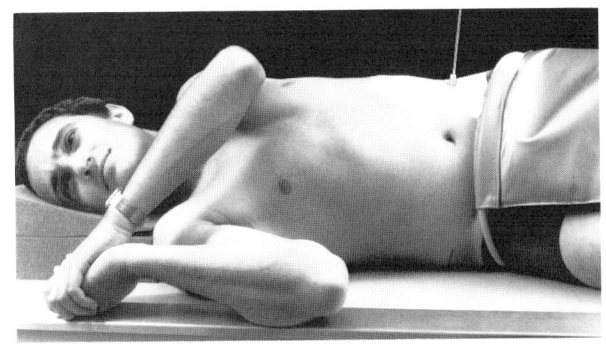

Abb. 19.**1**

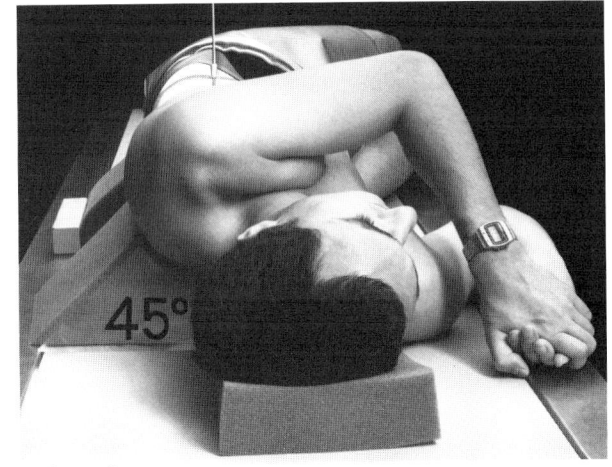

Abb. 19.**2**

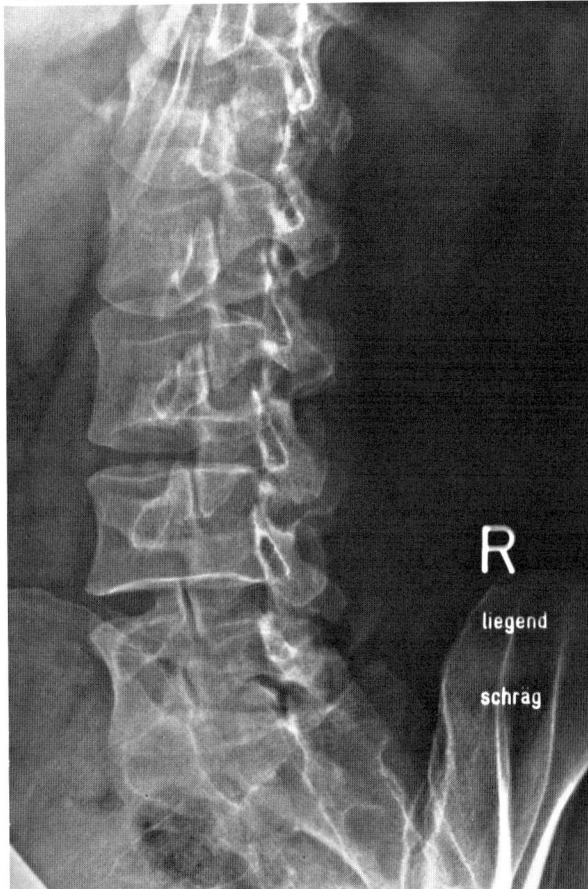

Abb. 19.**3**

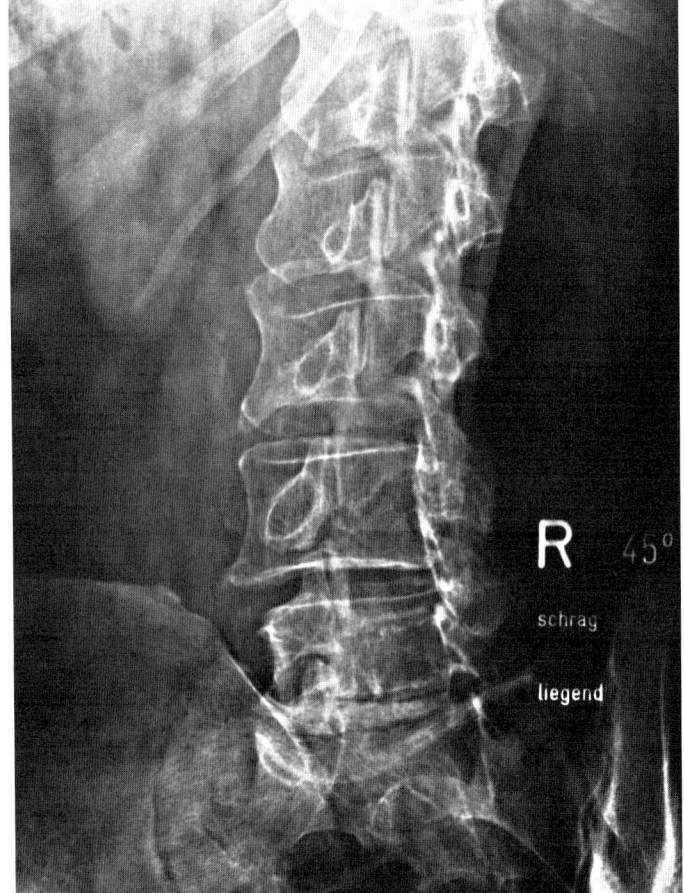

Abb. 19.**4**

Abb. 19.**5**

20 Lendenwirbelsäule Funktionsaufnahmen seitlich stehend

Zur Indikation Funktionsaufnahmen können diagnostisch wegweisend sein bei Erkrankungen des Bewegungssegmentes. Sie können nur im Gefolge einer eingehenden klinischen Funktionsdiagnostik und einer Standard-Röntgenuntersuchung indiziert werden, wenn Funktionsstörungen klinisch festgestellt und auch röntgenologisch nachweisbar zu erwarten sind (Bechtholdt).

Format 20/40, quer oder hoch (je nach Beweglichkeit der LWS)
(bei nicht drehbarer Rasterlade ggf. 24/30)

Folie Relief (20/40) oder 400 (24/30)

Schriftmarkierung R
stehend
Inklination/Reklination

Lagerung
V Auskleiden bis auf Unterhose!

L Ausgangsstellung mit der rechten Schulter zum Stativ. Aus stabilem Stand, d.h. Füße etwas auseinandergestellt, maximale Vorneigung exakt seitlich zum Rasterwandstativ. Dabei muß der Patient je nach Beweglichkeit die Möglichkeit haben, sich mit den Händen auf einem kleinen Hocker o.ä. abzustützen. Diese Position kann für die Dauer der Belichtung im Regelfall nur bei gleichzeitiger Pelottenfixierung (Abb. 20.1) ruhig eingehalten werden. Gleichartiges Vorgehen bei Reklination, wobei auch hier ein Gegenhalt für die Hände den ruhigen Stand sichert (Abb. 20.3). Bei Drehbarkeit von Rasterlade und Röhre durch stärkere Einblendung verbesserte Abbildungsqualität und bei ausgedehntem Bewegungsspiel oft nur so vollständige Abbildung der ganzen Lendenwirbelsäule möglich. Bei gedrehter Rasterlade ist aus technischen Gründen die Aufnahme derzeit nur mit stehendem Raster möglich (keine wesentliche Änderung der Belichtungswerte).

G Gonadenschutz ist zur Vermeidung unerwünschter Überlagerung wesentlicher Bildinhalte nur in Form der tiefsitzenden Bleischürze bei männlichen Patienten sinnvoll.

Aufnahme *Rö-Kassette im Raster.*
Zentralstrahl in Höhe Beckenkamm (Abb. 20.1, 20.3) senkrecht auf LWS und Kassettenmitte. Einblendung parallel zur Haupttangente der LWS.

B

	kV/mAs	Punkte	eigene Belichtung
Kinder 10 Jahre	73/ 50	−7	
schlanke Erwachsene	85/ 80	−2	
normale Erwachsene	90/100	0	
kräftige Erwachsene	102/125	+3	

Kriterium Rein seitliche Abbildung der Lendenwirbelsäule mit 12. Brustwirbel und lumbosakralem Übergang (Abb. 20.2, 20.4).

Bechtholdt, W.: Was leisten Funktionsaufnahmen bei der Diagnose von Wirbelerkrankungen? Die Wirbelsäule in Forschung und Praxis 28 (1964) 28–32.

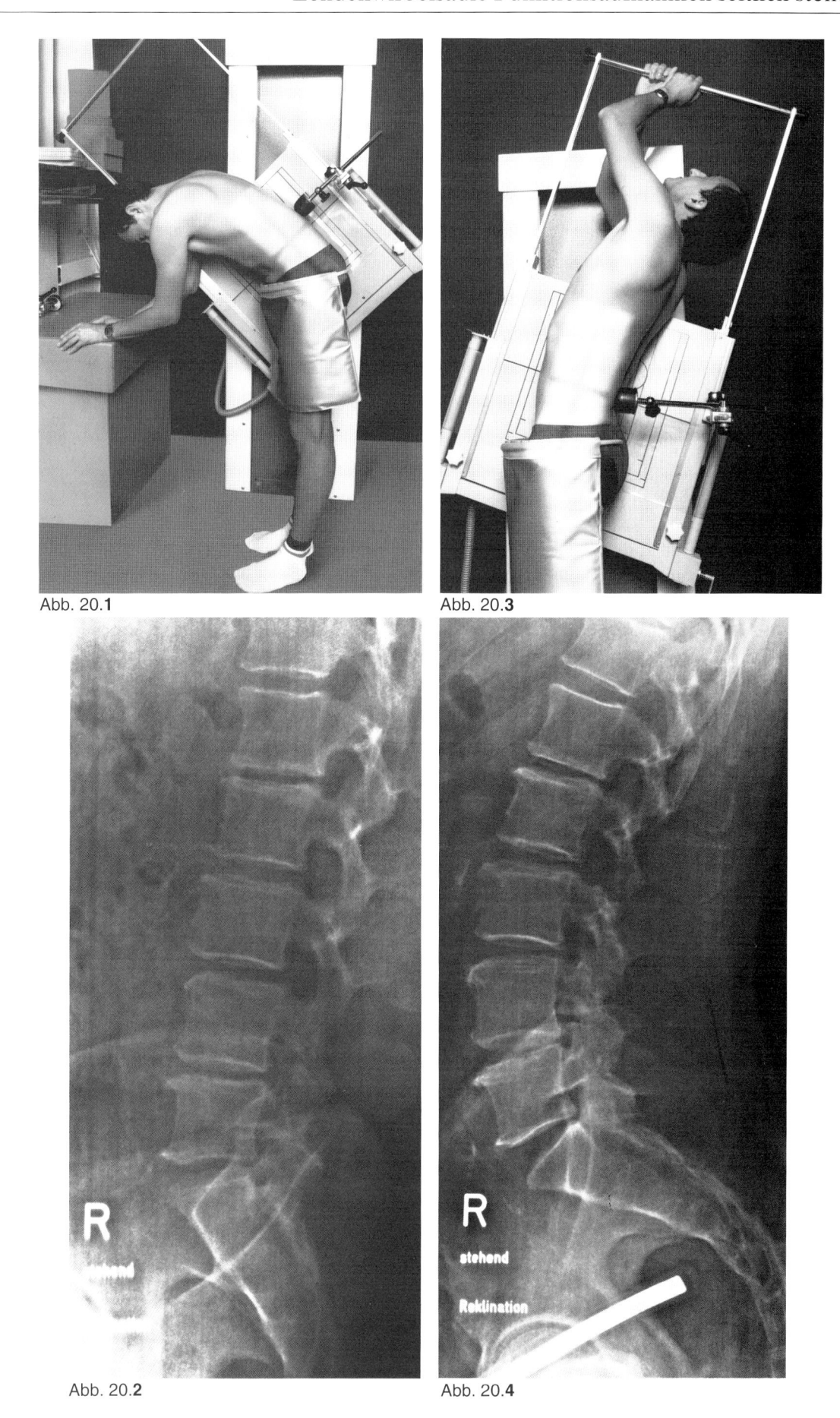

Lendenwirbelsäule Funktionsaufnahmen seitlich stehend 20

Abb. 20.1

Abb. 20.3

Abb. 20.2

Abb. 20.4

21a Wirbelsäulenganzaufnahme anterior-posterior stehend

Zur Indikation Da die Beurteilung der Wirbelsäulenstatik auf Ganzaufnahmen (20/60 oder ggf. 30/90) gegenüber Teilaufnahmen (2 × 20/40) der Wirbelsäule einfacher ist und die Strahlenexposition etwa um die Hälfte niedriger liegt, empfiehlt sich besonders bei Kindern, Jugendlichen und schlanken Erwachsenen für diese Fragestellung die Durchführung von Ganzaufnahmen der Wirbelsäule. Bei kräftigen Personen sollten unverändert Teilaufnahmen bevorzugt werden, weil nur die differenzierte Folientechnik eine befriedigende Abbildungsqualität auch in Problemzonen, z.B. lumbosacralem Übergang, gewährleistet. Die Verwendung eines Rasters führt zu einer 5- bis 7mal höheren Strahlenbelastung als bei Aufnahmen ohne Raster (Bernau et al. 1994). Darum werden für Verlaufskontrollen bei der Fragestellung Wirbelsäulenstatik Aufnahmen ohne Raster empfohlen.

Format
1. 20/60, hoch, 20/60-Kassette mit eingebautem Stehraster Abb. 21.1, Schachtverhältnis 8/40)
2. 20/60, hoch, 20/96-Kassette ohne Raster (Abb. 21.3, auch für Bein-Ganzaufnahmen verwendbar)

Folie
1. 600
2. Ausgleichsfolie Minus-Plus (– +) (z.B. Fuji FG 3/8 gradient)

Schriftmarkierung L
stehend

Lagerung
V Auskleiden bis auf Unterhose!

L Patient steht mit dem Rücken zum Stativ, Arme hängend, Beine gestreckt (Abb. 21.5). Wenn wegen starker Beinlängendifferenz nicht gleichzeitig beide Beine gestreckt und die Füße plantigrad aufgestellt werden können, soll die Verkürzung durch Brettchenunterlage unter das kürzere Bein ausgeglichen werden (s. Abb. 68.2) und die vorgenommene Unterlage dem Film aufbelichtet oder aufgeschrieben werden. Aluminiumkeilfilter zum Kontrastausgleich (Abb. 21.1, 21.2, 21.6), bei Aufnahme mit Rasterkassette (= 600-Folie). Anwendung der Gleichgewichtswaage (Abb. 21.5).

G Gonadenschutz ist wegen notwendiger Abbildung der Kreuzbein-Darmbein-Gelenke in Form der Bleikapsel, des fokusnahen Gonadenschutzes nach Gäde oder tiefsitzender kleiner Schürze nur für männliche Patienten anwendbar.

Aufnahme Rö-Kassette *im Kassettenhalter* (Fa. Pausch) vor dem Rasterwandstativ.
Oberer Kassetten- bzw. Filmrand in Höhe 6. Halswirbel (Vertebra prominens tasten).
Zentralstrahl senkrecht auf Kassettenmitte (20/60, Abb. 21.1) bzw. Filmmitte (Kassette 20/96, Abb. 21.3) mit unten eingelegtem Film.
Bei 600-Folie (= Rasterkassette, s.o.) Aluminiumkeilfilter zum Kontrastausgleich.
FFA = 200 cm ausreichend (Abb. 21.7).
Atemstillstand nach Exspiration.

B

	mit Raster kV/mAs	ohne Raster kV/mAs	Punkte	eigene Belichtung
Kinder 6 Jahre	77/16	63/16	–4	
Kinder 10 Jahre	81/20	66/20	–2	
Kinder 14 Jahre	85/20	70/20	–1	
schlanke Erwachsene	90/20	73/20	0	

Kriterium Vollständige Abbildung der Wirbelsäule vom cervicodorsalen bis zum lumbosacralen Übergang. Bei Erstaufnahme *mit* Raster auch Knochenfeinstruktur gut beurteilbar (Abb. 21.2: mit Korsett). Bei Kontrollaufnahmen *ohne* Raster muß Wirbelsäulenstatik im Vergleich zur Erstaufnahme zweifelsfrei beurteilbar sein (Abb. 21.4: ohne Korsett).

Wirbelsäulenganzaufnahme anterior-posterior stehend **21a**

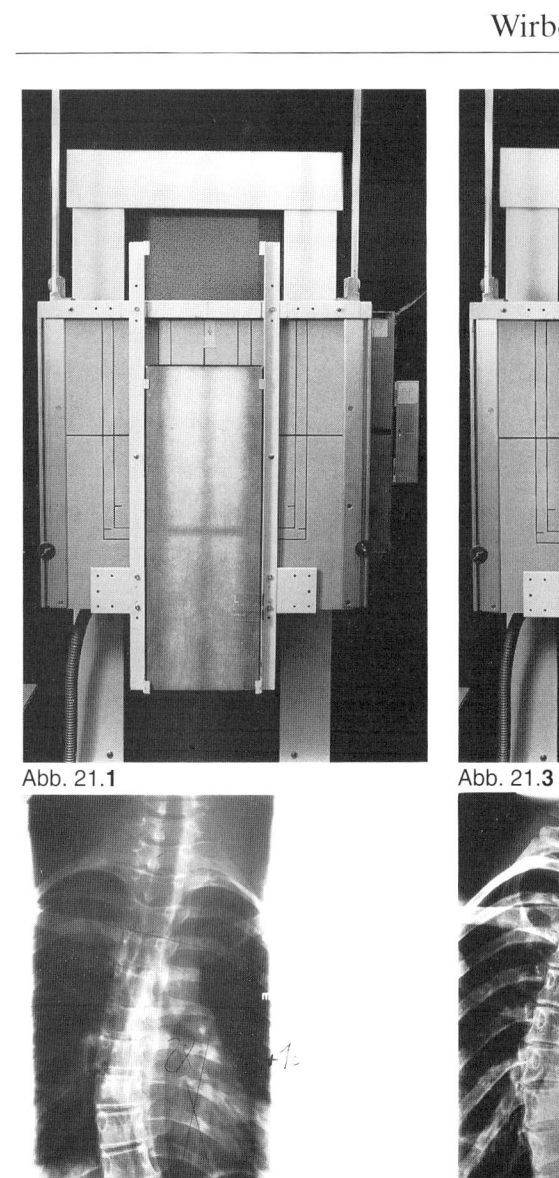

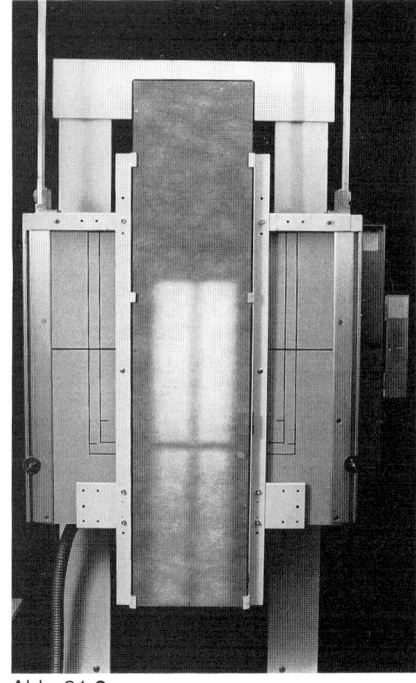

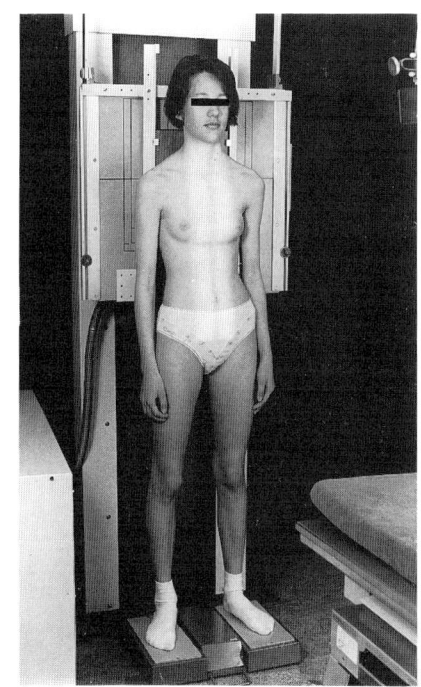

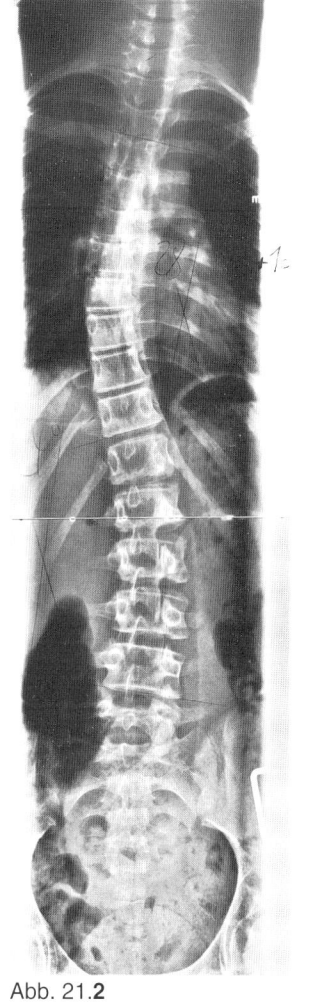

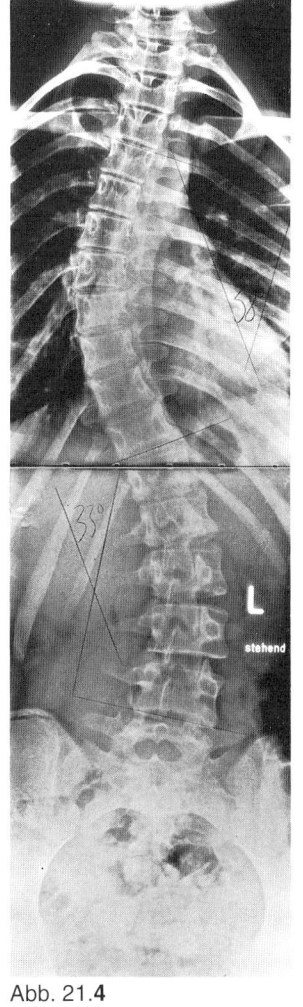

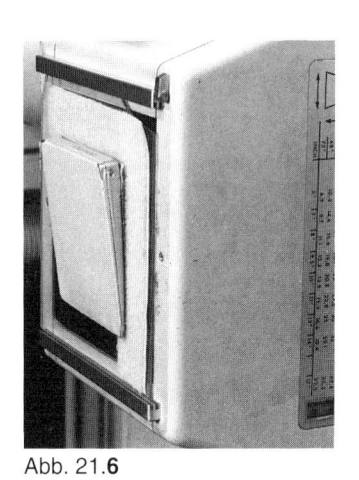

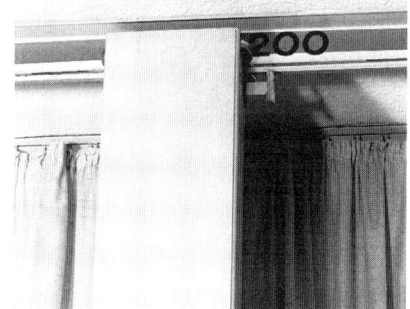

Abb. 21.**1**

Abb. 21.**3**

Abb. 21.**5**

Abb. 21.**2**

Abb. 21.**4**

Abb. 21.**6**

Abb. 21.**7**

21 b Wirbelsäulenganzaufnahme seitlich stehend

wie Wirbelsäulenganzaufnahme ap stehend, *außer*

Schriftmarkierung R
stehend

Lagerung L Stehend mit rechter Schulter zum Stativ, Arme nach vorn (Abb. 21.8), dorsal Pelotte. Von standardmäßiger Rechtsseitenposition wird bei ausgeprägter linkskonvexer Skoliose abgewichen, weil wegen des divergierenden Strahlenbündels die Konvexität filmnah sein soll.

G Gonadenschutz ist zur Vermeidung unerwünschter Überlagerung wesentlicher Bildinhalte nur in Form der seitlich tiefsitzenden Bleischürze bei männlichen Patienten sinnvoll.
Während Belichtung flach atmen, „hecheln" lassen. Bei längerer Belichtungszeit wird damit die Überlagerung der Brustwirbelsäule durch Verwischung der Rippenschatten reduziert.

Aufnahme B

	mit Raster		ohne Raster		
	kV/mAs	eigene Belichtung	kV/mAs	eigene Belichtung	Punkte
Kinder 6 Jahre	81/20		66/20		−5
Kinder 10 Jahre	85/25		70/25		−3
Kinder 14 Jahre	90/25		73/25		−2
schlanke Erwachsene	96/40		77/32		0

Kriterium Vollständige Abbildung der Wirbelsäule vom cervicodorsalen bis zum lumbosacralen Übergang (Abb. 21.9). Bei Erstaufnahme Rasteranwendung obligat. Nur bei schlanken Patienten Kontrollaufnahmen ohne Raster zufriedenstellend auswertbar. Bei kräftigen Patienten speziell lumbosacraler Übergang ohne Relieffolie häufig nicht ausreichend beurteilbar.

Bernau, A.: Radiologische Diagnostik bei Skoliosen-Aufnahmetechnik. Orthop. Prax. 29 (1993) 716–722.
Bernau, A., et al.: Zur Frage der Strahlenexposition bei Ganzaufnahmen der Wirbelsäule. Fortschr. Röntgenstr. 161 (1994) 65–69.
Giehl, J. P., A. Bernau: Radiologische Diagnostik bei Skoliosen-Indikation und Befundinterpretation. Orthop. Prax. 30 (1994) 267–278.

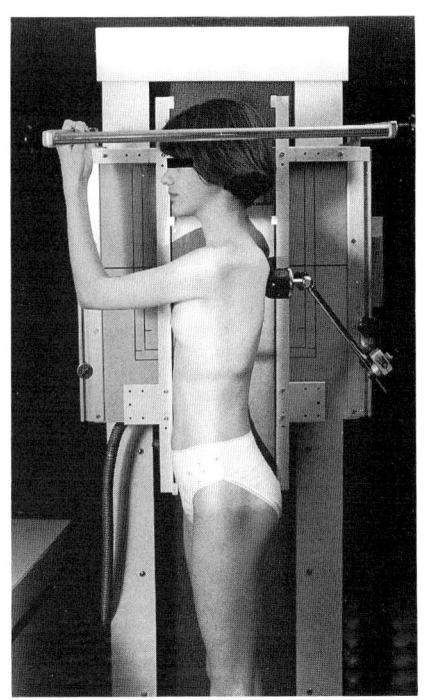

Wirbelsäulenganzaufnahme seitlich stehend **21b**

Abb. 21.**8**

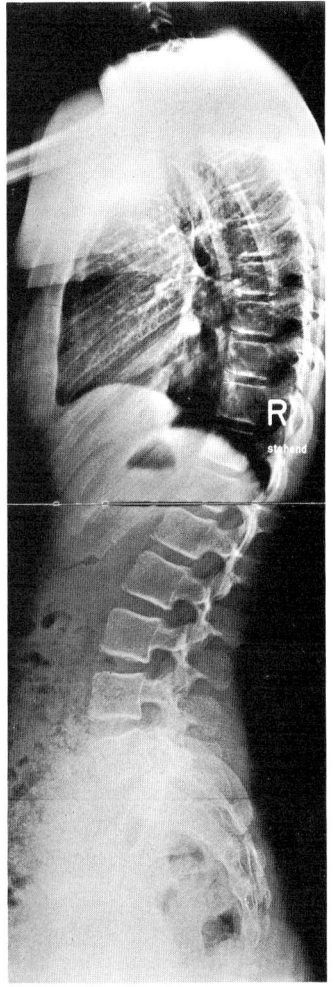

Abb. 21.**9**

22 Bending-Aufnahmen der Wirbelsäule anterior-posterior

Zur Indikation Im Rahmen der Skoliosebehandlung kann mit den Beuge- oder Bending-Aufnahmen vor maßgebenden Behandlungsschritten der Grad der Fixierung vorhandener Kurven ermittelt werden. Diese Technik gibt aber nicht nur Aufschluß über die Korrigierbarkeit der Krümmungen, sondern sie erlaubt gleichzeitig die Unterscheidung von Primär- und Sekundärkrümmung (Abb. 22.2, 22.3). Daneben ermöglicht diese Methode auch die röntgenologische Dokumentation von Pseudoarthrosen im Bereich versteifter Wirbelsäulenabschnitte – oft einfacher als die Schichtuntersuchung.

Format 30/40, hoch

Folie 400

Schriftmarkierung R/L
liegend
Streßaufnahme

Lagerung

V Auskleiden bis auf Unterhose!

L Rückenlage. Der Untersucher verursacht nach dem Dreipunkteprinzip eine maximale passive Aufkrümmung der Wirbelsäule um ein Hypomochlion in einer Aufnahme nach rechts (Abb. 22.1), in einer weiteren Aufnahme nach links.
Alternativ: Bei Kyphosen werden solche gehaltenen umkrümmenden Aufnahmen in Seitprojektion der Wirbelsäule angefertigt.

G Je nach Höhe des abzubildenden Wirbelsäulenabschnittes Bleischürze oder nur Gonadenkapsel/Bleidreieck.

Aufnahme Rö-Kassette *im Raster.*
Zentralstrahl auf Mitte des abzubildenden Wirbelsäulenabschnittes und senkrecht auf Kassettenmitte.
Atemstillstand nach Exspiration.

B

	kV/mAs	Punkte	eigene Belichtung
Säugling 1 Jahr	44/32	–7	
Kinder 4 Jahre	57/25	–2	
Kinder 10 Jahre	60/32	0	

Kriterium Entscheidend ist nicht die Knochenstruktur, sondern die orthograde und vergleichbare Abbildung des interessierenden Wirbelsäulenabschnittes (Abb. 22.2: Wirbelsäulen-ap-Aufnahme liegend, Abb. 22.3: Bending-Aufnahme nach rechts).

Giehl, J. P., A. Bernau: Radiologische Diagnostik bei Skoliosen – Indikation und Befunderhebung. Orthop. Praxis 30 (1994) 267–278.

Bending-Aufnahmen der Wirbelsäule anterior-posterior 22

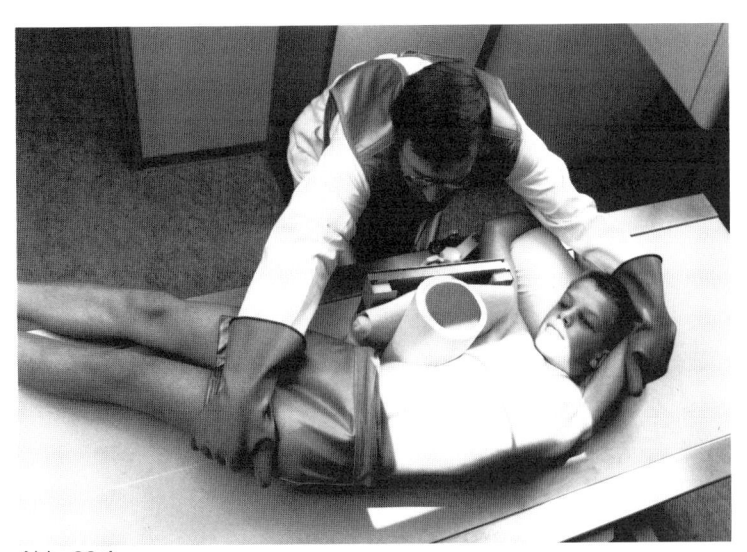

Abb. 22.1

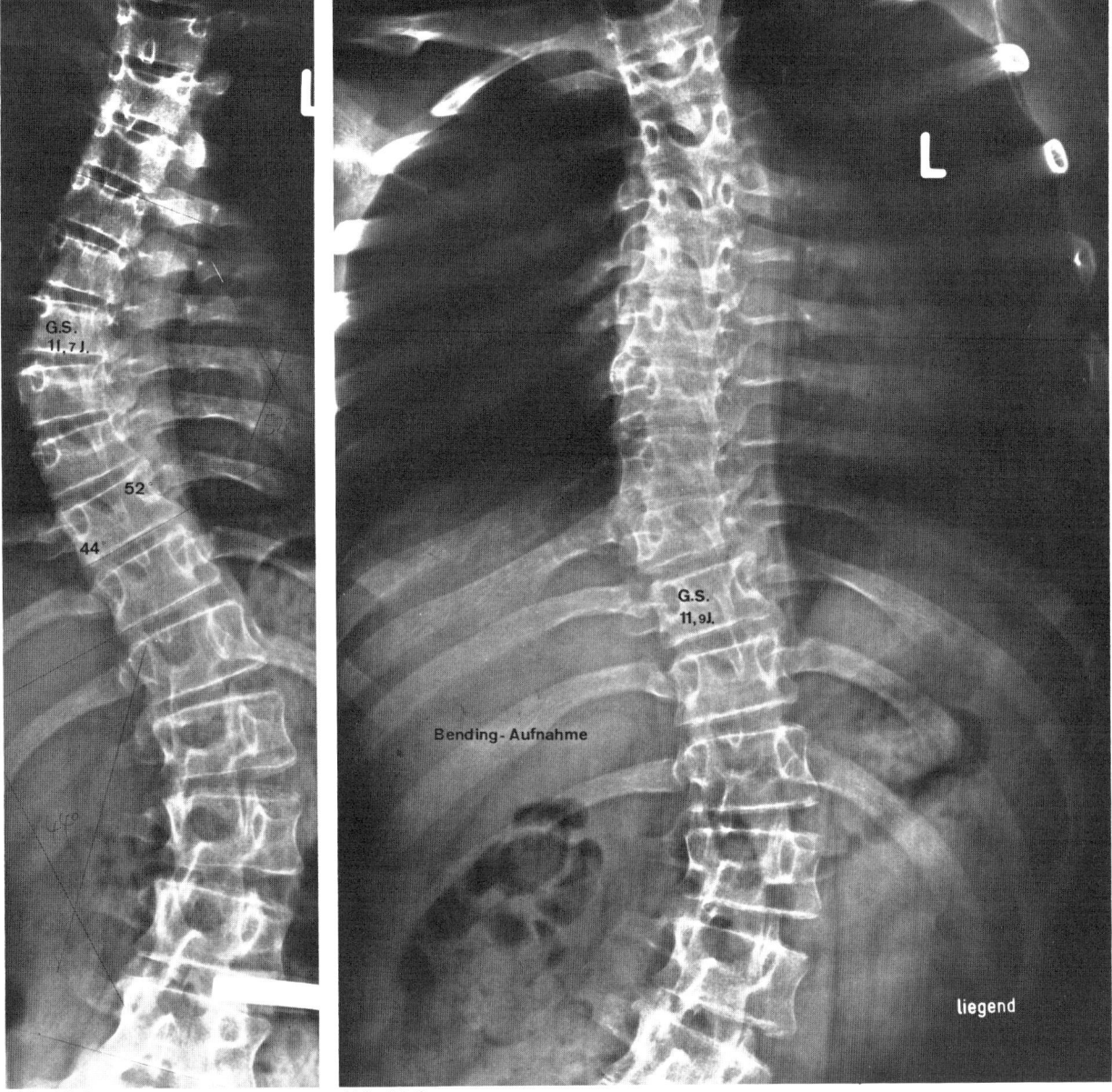

Abb. 22.2

Abb. 22.3

23a Lumbosacraler Übergang anterior-posterior stehend

Zur Indikation	Bei erwünschter optimaler Darstellung dieses klinisch oft wichtigen Segmentes kann in Ergänzung der LWS-Übersichtsaufnahme diese Aufnahme angezeigt sein.
Format	18/24 (24/30), hoch
Folie	400
Schriftmarkierung	R/L stehend
Lagerung V	Auskleiden bis auf Unterhose!
L	Patient steht mit dem Rücken zum Stativ, Arme hängend, Beine gestreckt. Kompressorium (Abb. 23.1).
G	Gonadenschutz zur Vermeidung unerwünschter Überlagerung wesentlicher Bildinhalte nur in Form der tiefsitzenden Bleischürze bei männlichen Patienten sinnvoll.
Aufnahme	Rö-Kassette *im Raster*. *Zentralstrahl* = oberer Symphysenrand 25° caudo-cranial ansteigend auf Kassettenmitte (Abb. 23.1). *Atemstillstand* nach Exspiration.

B

	kV/mAs	Punkte	eigene Belichtung
schlanke Erwachsene	66/40	−2	
normale Erwachsene	70/50	0	
kräftige Erwachsene	73/63	+2	

Kriterium	Zwischenwirbelraum L_5/S_1 soll frei einsehbar sein mit strichförmiger Abbildung der Abschlußplatten des 5. Lendenwirbels und des Kreuzbeins (Abb. 23.2, 23.4).

23b Lumbosacraler Übergang seitlich stehend

wie lumbosacraler Übergang ap stehend, *außer*

Lagerung L	Stehend mit rechter Schulter zum Stativ. Arme nach vorn. Nötigenfalls Pelottenfixierung an Symphyse und Kreuzbein (Abb. 23.3).
Aufnahme	*Zentralstrahl* 3 cm unterhalb Beckenkamm senkrecht auf Kassettenmitte. *Atemstillstand* nach Exspiration.

B

	kV/mAs	Punkte	eigene Belichtung
schlanke Erwachsene	81/100	−2	
normale Erwachsene	85/125	0	
kräftige Erwachsene	90/160	+2	

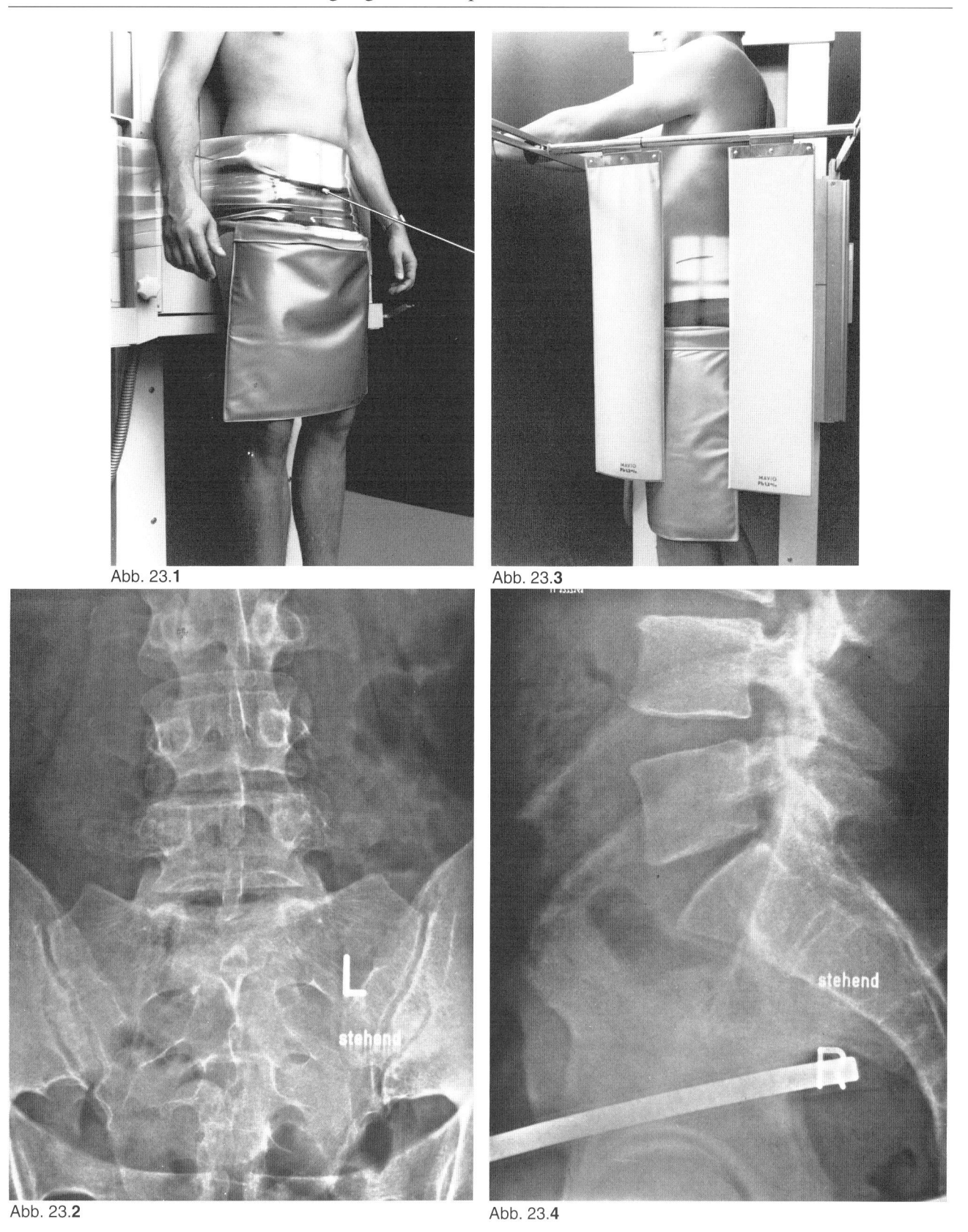

Lumbosakraler Übergang anterior-posterior stehend 23a   seitlich stehend 23b

Abb. 23.1

Abb. 23.3

Abb. 23.2

Abb. 23.4

24a Kreuzbein anterior-posterior liegend

Format 24/30, hoch

Folie 400

Schriftmarkierung L
liegend

Lagerung V Unterkörper entkleiden bis auf Unterhose!

L Rückenlage, Arme am Körper entlang, Hüft- und Kniegelenke leicht angebeugt, Rolle unter Kniegelenke.

G Wegen notwendiger Abbildung der Kreuzdarmbeingelenke ist Gonadenschutz nur in Form der Bleikapsel für männliche Patienten anwendbar.

Aufnahme Rö-Kassette *im Raster.*
Zentralstrahl direkt oberhalb – tastbarem – Symphysenrand mit Einfallswinkel 15° *caudo-cranial* auf Kassettenmitte (Abb. 24.1).

B

	kV/mAs	Punkte	eigene Belichtung
schlanke Erwachsene	66/32	−2	
normale Erwachsene	70/40	0	
kräftige Erwachsene	73/50	+2	

Kriterium Überlagerungsfreie, scharfe Abbildung des Kreuzbeines mit Kreuzdarmbeingelenken und Übergang zum 5. Lendenwirbel und zum Steißbein (Abb. 24.2).

24b Steißbein anterior-posterior liegend

wie Kreuzbein ap liegend, *außer*

Aufnahme *Zentralstrahl* ca. 6 cm oberhalb Symphyse mit Einfallswinkel 20° *cranio-caudal* auf Kassettenmitte (Abb. 24.3).

B

	kV/mAs	Punkte	eigene Belichtung
schlanke Erwachsene	63/40	−2	
normale Erwachsene	66/50	0	
kräftige Erwachsene	70/63	+2	

Kriterium Überlagerungsfreie, scharfe Abbildung des Steißbeines (Abb. 24.4).

Kreuzbein anterior-posterior liegend **24a**   Steißbein anterior-posterior liegend **24b**

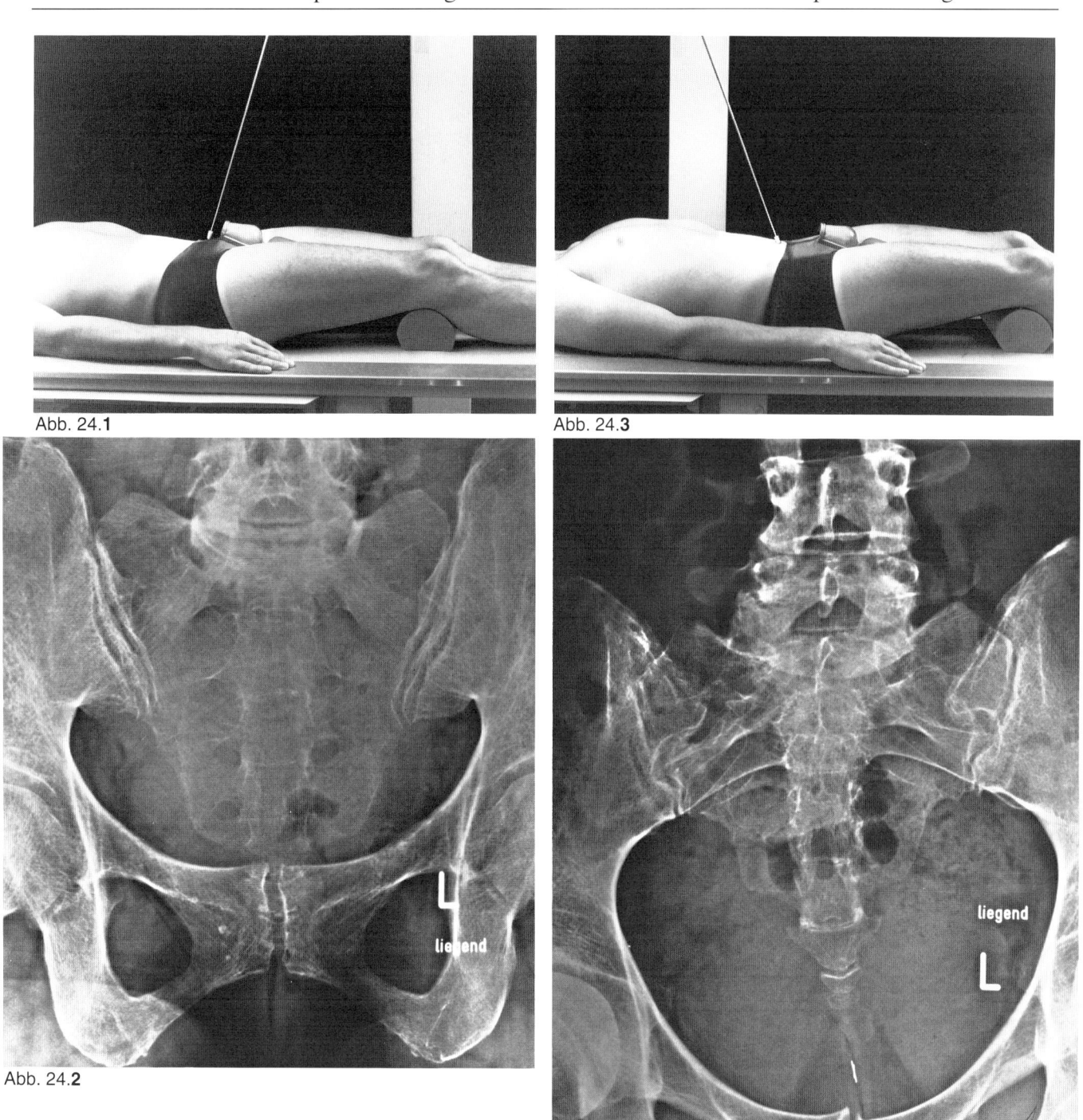

Abb. 24.**1**

Abb. 24.**3**

Abb. 24.**2**

Abb. 24.**4**

25 Kreuz- und Steißbein seitlich liegend

Format		24/30, hoch
Folie		400
Schriftmarkierung		R liegend
Lagerung	V	Unterkörper entkleiden bis auf Unterhose!
	L	Strenge Rechtsseitenlagerung mit Bocollo, stabilisiert durch maximales Anbeugen der Beine in Hüft- und Kniegelenken, nötigenfalls noch unterstützt durch Sandsäcke oder Pelotten (Abb. 25.1). Bei dieser Aufnahme kann zur Reduzierung der Streustrahlung die Anwendung des Strahlenkranzes nützlich sein. *Alternativ:* Sofern das Steißbein auf dieser Aufnahme nicht befriedigend zur Darstellung kommt, muß mit Zentrierung auf Steißbeinmitte eine weitere Aufnahme angefertigt werden (Abb. 25.2).
	G	Nur bei männlichen Patienten sinnvoll (Bleikapsel).
Aufnahme		Rö-Kassette *im Raster.* *Zentralstrahl* in der Mitte zwischen Tastpunkten Beckenkamm und Steißbeinspitze (Abb. 25.1), bei Zentrierung auf Steißbeinmitte im unteren Drittelpunkt (Abb. 25.2), jeweils senkrecht auf Kreuz- bzw. Steißbein- und Kassettenmitte.
	B	

	kV/mAs	Punkte	eigene Belichtung
schlanke Erwachsene	77/40	−2	
normale Erwachsene	81/50	0	
kräftige Erwachsene	85/63	+2	

Kriterium		Kreuz- und Steißbein sollen orthograd und vollständig gut beurteilbar abgebildet sein, d.h. keine Überbelichtung des Steißbeines (Abb. 25.3).

Kreuz- und Steißbein seitlich liegend 25

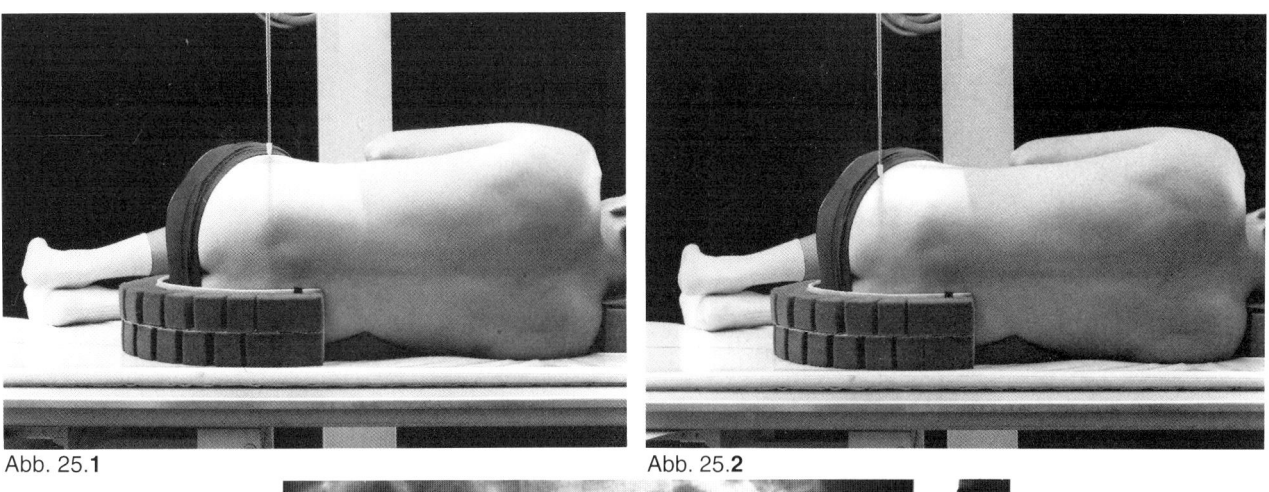

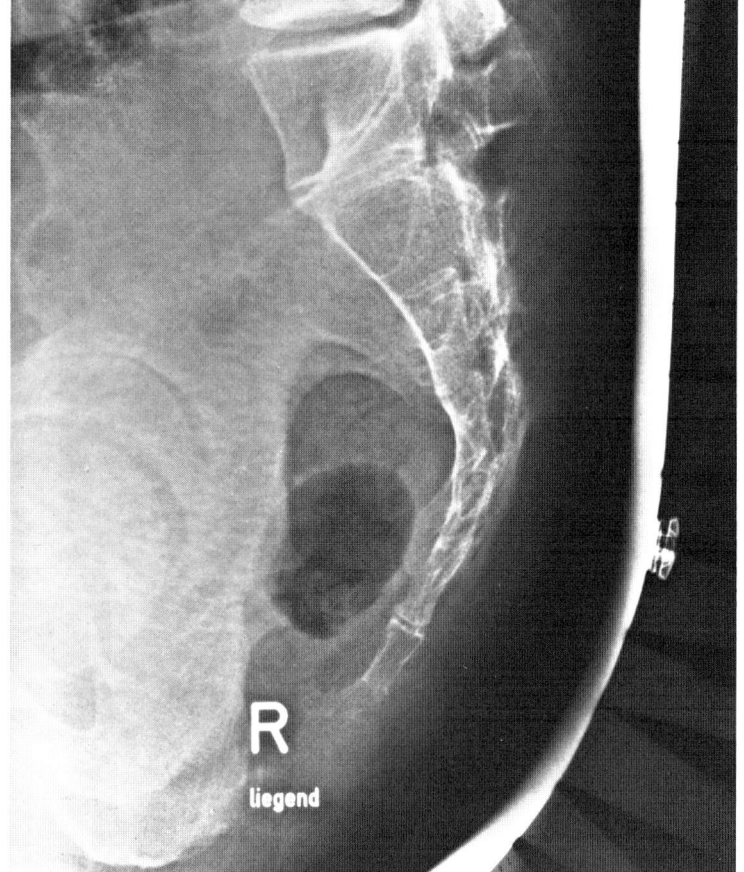

Abb. 25.1

Abb. 25.2

Abb. 25.3

26 Knöcherner Thorax stehend

Format		30/40, hoch
Folie		100
Schriftmarkierung		R/L pa/ap stehend
Lagerung	V	Oberkörper freimachen, ggf. lange Ohrringe und Halskette entfernen!
	L	Patient steht mit flach anliegender vorderer Brustwand und Schultern am Stativ, Kinn nach vorne gestreckt. Handrücken an Hüften gelegt, dadurch werden Schulterblätter lateralisiert (Abb. 26.1). *Alternativ:* Zu dieser Standardeinstellung wird bei Verdacht auf dorsal gelegene Frakturen die Projektion anterior-posterior bevorzugt (Abb. 26.2). Bei nicht stehfähigen Patienten Aufnahme im Liegen.
	G	Bleischürze dorsal
Aufnahme		Rö-Kassette *im Raster.* *Oberer Kassettenrand* in Höhe 6. Halswirbel (Vertebra prominens tasten). *Zentralstrahl* senkrecht auf Kassettenmitte. *Atemstillstand* nach Inspiration. Aufnahme erst auslösen, wenn Thorax wirklich zum Stillstand gekommen ist nach Kommando „Einatmen – ausatmen – einatmen – nicht mehr atmen!"

	kV/mAs	Punkte	eigene Belichtung
schlanke Erwachsene	63/25	–2	
normale Erwachsene	66/32	0	
kräftige Erwachsene	70/40	+2	

Kriterium	Vollständige, gut beurteilbare und symmetrische Abbildung der Rippen (Abb. 26.3).

Knöcherner Thorax stehend 26

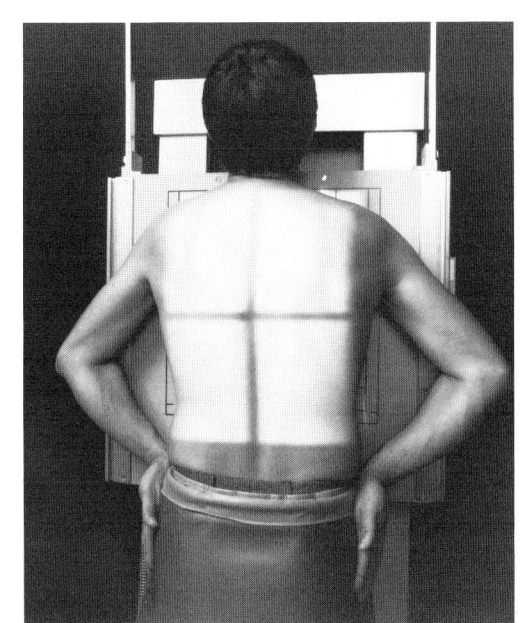

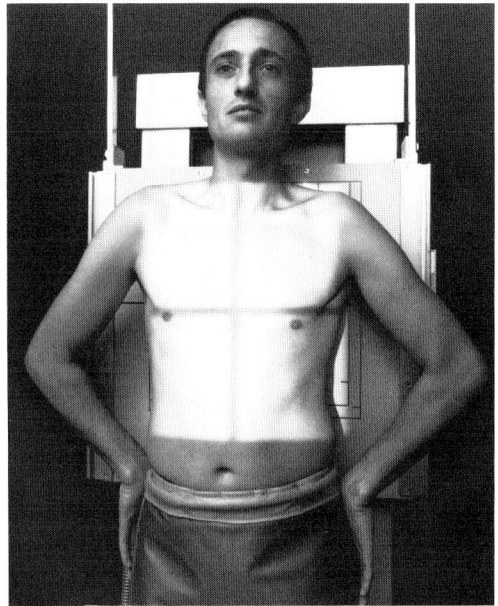

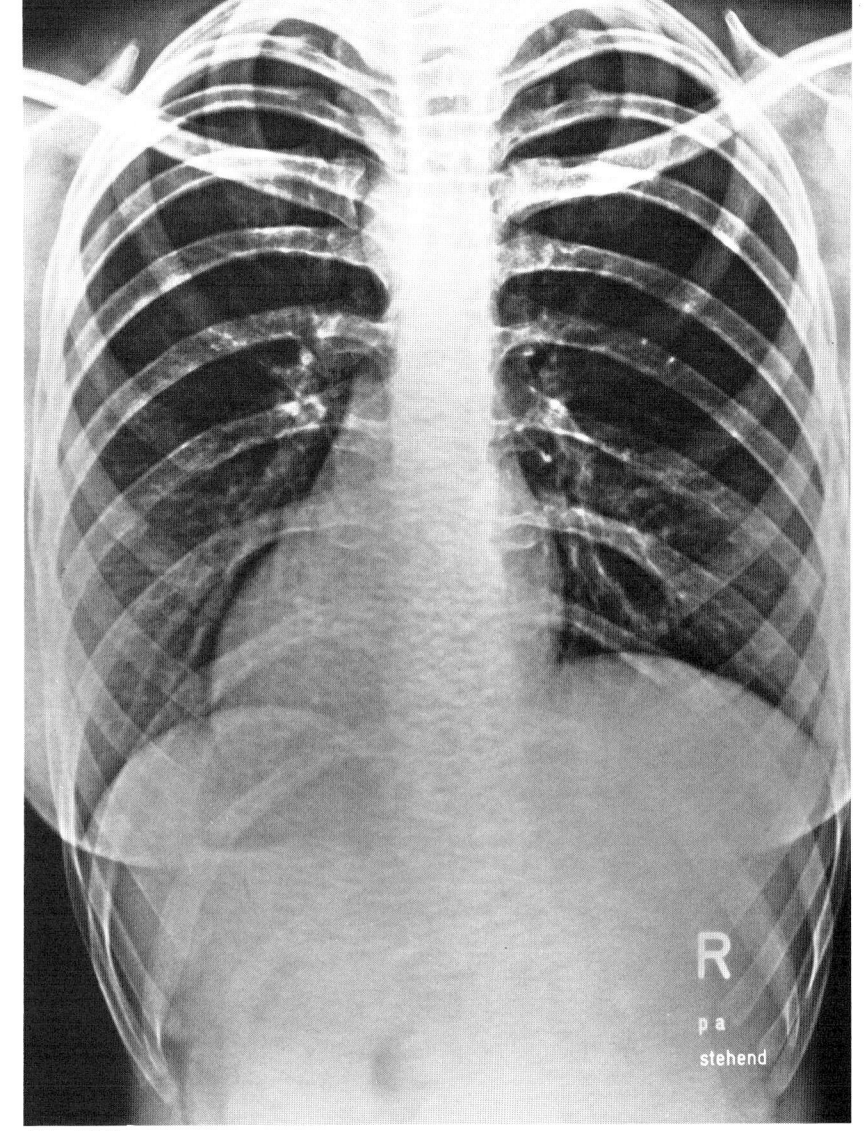

Abb. 26.**1**

Abb. 26.**2**

Abb. 26.**3**

27 Hemithorax stehend

Zur Indikation	Bei Verdacht auf einseitige Rippenfrakturen wird diese Einstellung mit Zentrierung auf den ertasteten Hauptschmerzpunkt gegenüber der Aufnahme des ganzen Thorax (s. Einstellung 26) bevorzugt.
Format	24/30, hoch
Folie	100
Schriftmarkierung	R/L pa/ap stehend ggf. Metallkreuz zur Markierung des Hauptdruckschmerzpunktes

Lagerung

V Oberkörper freimachen, ggf. lange Ohrringe und Halskette entfernen!

L Stehend mit Brust eng am Stativ, Gesicht zur gesunden Seite abgewendet. Handrücken an Hüften gelegt (Abb. 27.1, 27.3).
Alternativ: Bei Verdacht auf dorsal gelegene Rippenfraktur Einstellung entsprechend mit Rücken zum Stativ. Bei nicht stehfähigen Patienten Aufnahme sinngemäß im Liegen.

G Bleischürze dorsal

Aufnahme

Rö-Kassette *im Raster.*
Zentralstrahl auf Kassettenmitte, d.h. in die Mitte zwischen Wirbelsäule und äußerer Thoraxwand und in Höhe des Hauptschmerzpunktes.
Atemstillstand nach tiefer *Inspiration.* Aufnahme erst auslösen, wenn Thorax wirklich zum Stillstand gekommen ist nach Kommando „Einatmen – ausatmen – einatmen – nicht mehr atmen!"

B

	oberer Thorax kV/mAs	unterer Thorax kV/mAs	Punkte	eigene Belichtung
schlanke Erwachsene	57/20	60/32	–2	
normale Erwachsene	60/25	63/40	0	
kräftige Erwachsene	63/32	66/50	+2	

Kriterium Beurteilungsfähige Abbildung der Rippen des gefragten Thoraxabschnittes (Abb. 27.2, 27.4).

Hemithorax stehend **27**

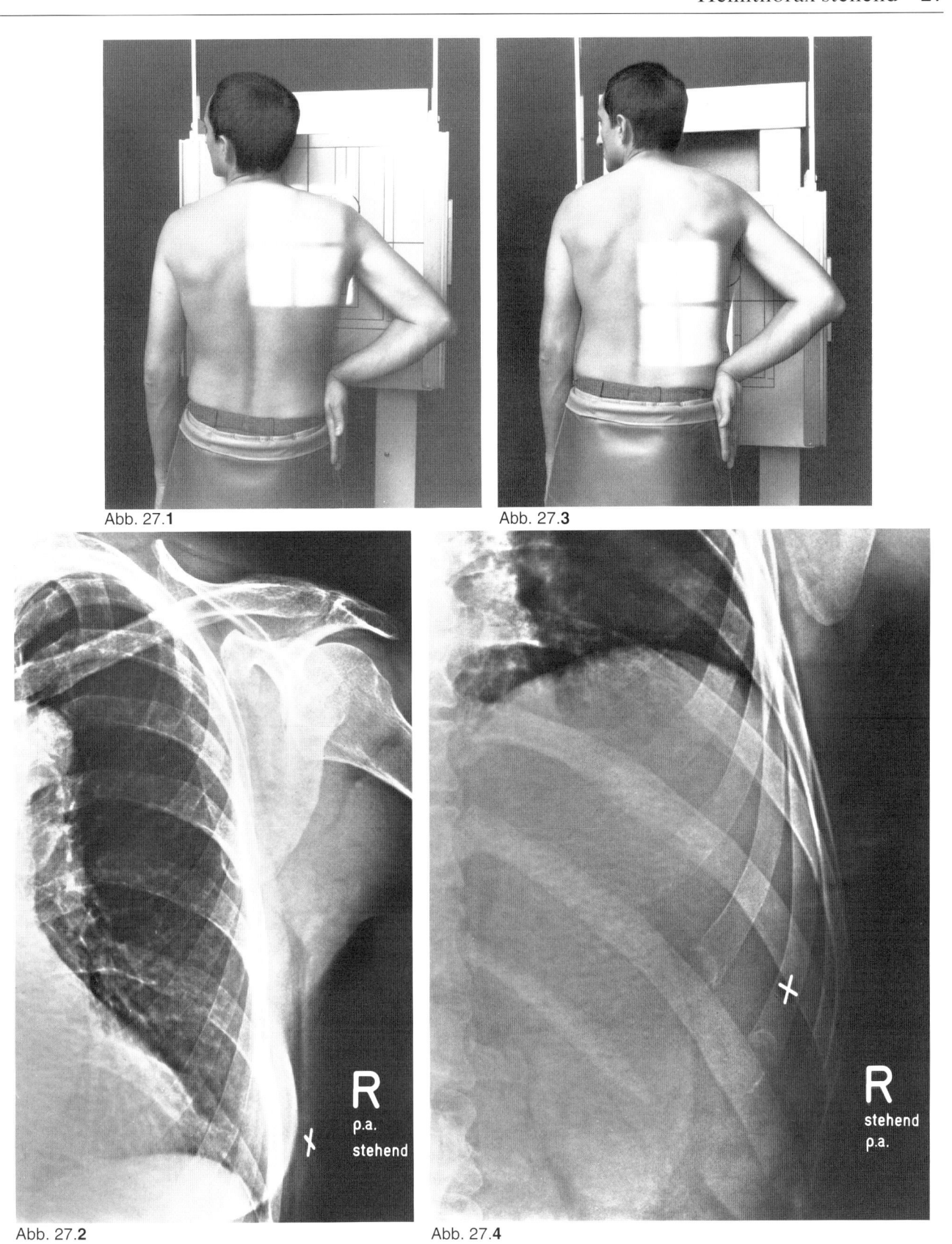

Abb. 27.**1**

Abb. 27.**3**

Abb. 27.**2**

Abb. 27.**4**

81

28 Hemithorax schräg stehend

Zur Indikation	Bei Verdacht auf in der Standardprojektion nicht nachweisbare Rippenfraktur kann diese Aufnahme u. U. eine ergänzende diagnostische Aussage ermöglichen. Sie dient als zweite Ebene zur Standardprojektion (s. Einstellung 27).
Format	24/30, hoch
Folie	100
Schriftmarkierung	R/L pa/ap schräg stehend ggf. Metallkreuz zur Markierung des Hauptdruckschmerzpunktes

Lagerung

V Oberkörper freimachen, ggf. lange Ohrringe und Halskette entfernen!

L Stehend mit Thorax eng halbschräg am Stativ, Gesicht zur gesunden Seite gewendet, Hand der kranken Seite auf den Kopf gelegt. Durch Rumpfneigen zur gesunden Seite und Inspirationsstellung können die unteren Rippen oft aus dem Schatten der Zwerchfellkuppel herausprojiziert werden (Abb. 28.1).
Alternativ: Bei dorsal gelegenem Hauptdruckschmerzpunkt ist sinngemäß die Projektion anterior-posterior schräg zu bevorzugen.

G Bleischürze dorsal

Aufnahme

Rö-Kassette *im Raster.*
Zentralstrahl senkrecht auf Hauptdruckschmerzpunkt und Kassettenmitte.
Atemstillstand nach Inspiration.

B

	kV/mAs	Punkte	eigene Belichtung
schlanke Erwachsene	57/25	−2	
normale Erwachsene	60/32	0	
kräftige Erwachsene	63/40	+2	

Kriterium Beurteilungsfähige Abbildung der Rippen des gefragten Thoraxabschnittes (Abb. 28.2).

Hemithorax schräg stehend 28

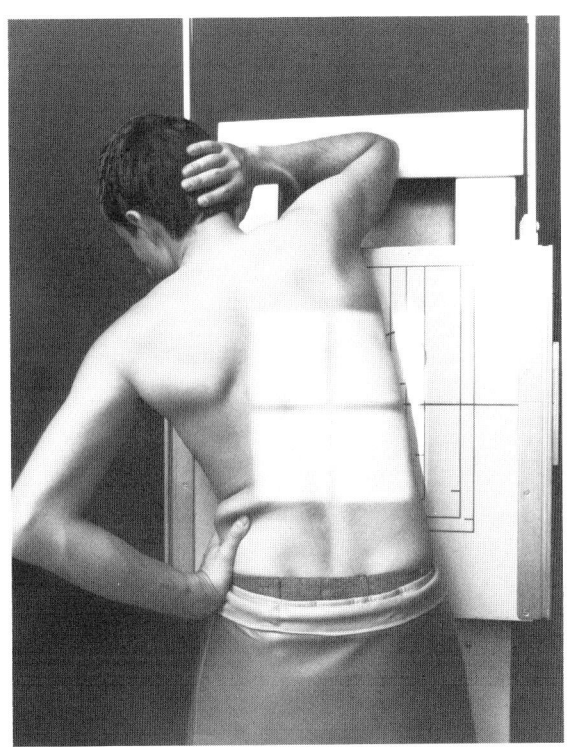

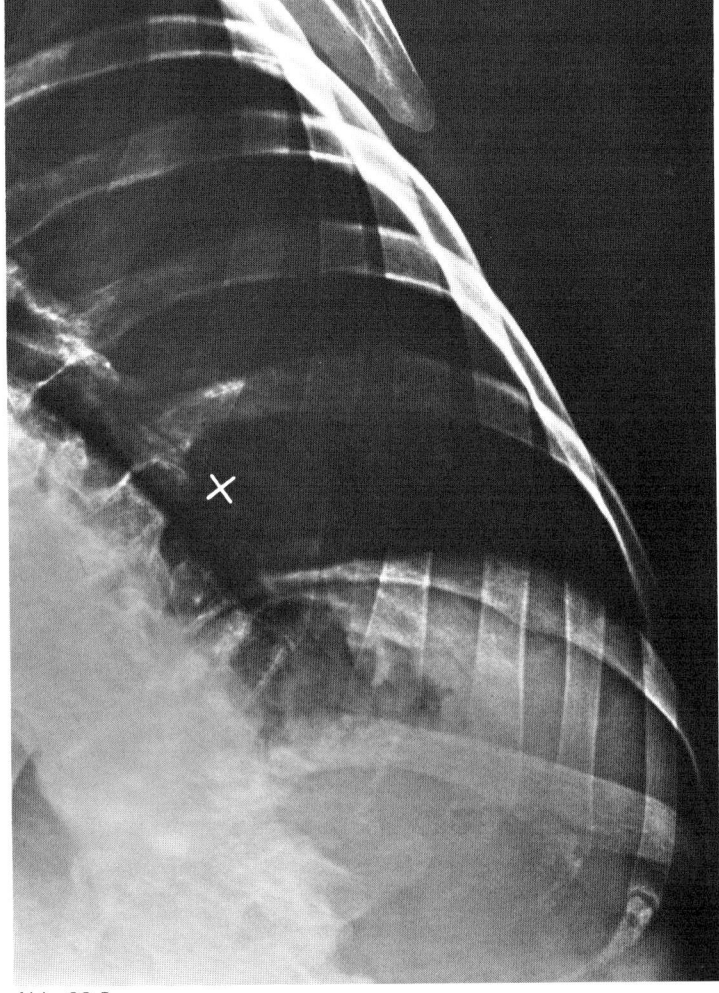

Abb. 28.**1**

Abb. 28.**2**

29 Brustbein (Sternum) posterior-anterior schräg liegend

Format	24/30, hoch
Folie	100, Kinder 400
Schriftmarkierung	R pa
Lagerung	

Lagerung

V Oberkörper freimachen, ggf. Halskette entfernen!

L Bauchlage, rechte Körperseite 35° anheben und mit Bocollo unterlagern. Also linke Seite filmnahe. Herzschatten und Wirbelsäule dürfen das Brustbein nicht überlagern. Sternumlängsachse über Tischmitte (Abb. 29.1, 29.2).
Alternativ: Sofern mit dieser Technik keine befriedigende Darstellung des Brustbeines gelingt, ist die Tomographie angezeigt.

G Bleischürze dorsal

Aufnahme

Rö-Kassette *im Raster.*
Zentralstrahl senkrecht auf Kassetten- und Brustbeinmitte, deren Projektionspunkt vorher dorsal angezeichnet werden kann.
Flache Atmung (Verwischung der Rippenschatten erwünscht).

B

	kV/mAs	Punkte	eigene Belichtung
schlanke Erwachsene	57/40	−2	
normale Erwachsene	60/50	0	
kräftige Erwachsene	63/63	+2	

Kriterium Das Sternum soll sich in den rechten Hemithorax projizieren, es darf weder von der Wirbelsäule (bei zu geringer) noch vom Schulterblatt (bei zur starker Anhebung) überlagert sein (Abb. 29.3).

Zimmer, E. A.: Das Brustbein und seine Gelenke. Fortschr. Roentgenstr. 58 (1939) Suppl.

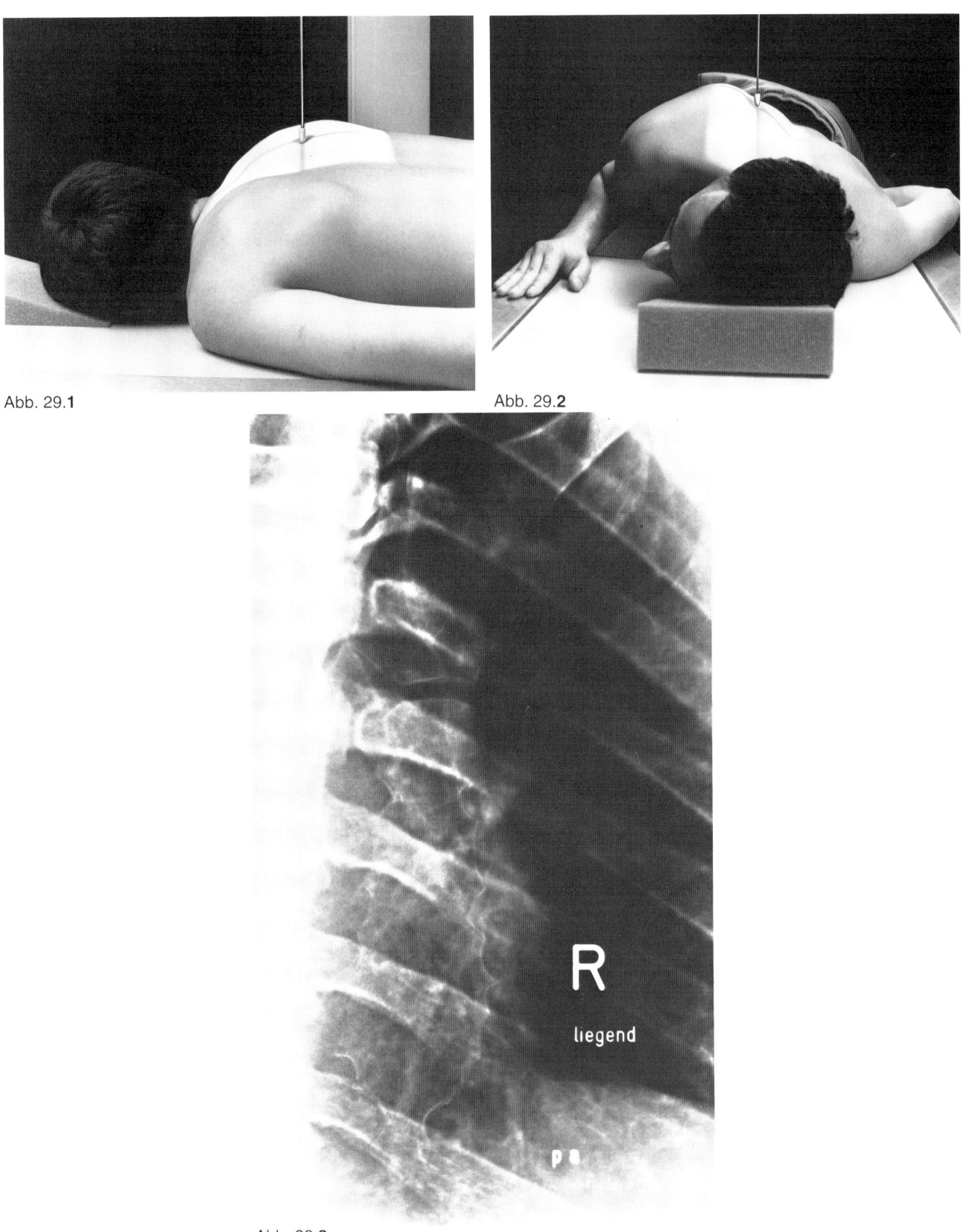

Brustbein (Sternum) posterior-anterior schräg liegend 29

Abb. 29.1

Abb. 29.2

Abb. 29.3

30 Brustbein (Sternum) seitlich

Format	24/30, hoch
Folie	100, Kinder 400
Schriftmarkierung	R
	stehend

Lagerung

V Oberkörper freimachen, ggf. Halskette entfernen!

L Patient steht streng seitlich mit rechter Schulter am Stativ, Schultern weit nach hinten. Das gelingt einfach, wenn der Patient mit einer Hand das gegenseitige Handgelenk faßt und aufgefordert wird, dabei die Brust vorzustrecken. Für filmparallele Einstellung des Brustbeines in der Frontalebene ist Vorneigen des Oberkörpers, d.h. gleichzeitige leichte Hüftbeugung notwendig. Sichere Zentrierung und Vermeidung von Bewegungsunschärfe ist nur bei Verwendung einer Pelotte gewährleistet (Abb. 30.1).
Alternativ: Bei nicht stehfähigem Patienten kann diese Aufnahme auch in Rückenlage durchgeführt werden. Ein dabei dem Brustbein direkt aufgelegter Strahlenkranz führt zu einer Reduzierung der Streustrahlung (Abb. 30.3, 30.4).

G Bleischürze seitlich

Aufnahme

Rö-Kassette *im Raster.*
Oberer Kassettenrand 3 cm oberhalb Jugulum.
Zentralstrahl senkrecht auf Brustbein- und Kassettenmitte.
Atemstillstand nach Exspiration.

B

	kV/mAs	Punkte	eigene Belichtung
schlanke Erwachsene	60/40	−2	
normale Erwachsene	63/50	0	
kräftige Erwachsene	66/63	+2	

Kriterium Rein seitliche und vollständige Abbildung des Brustbeines (Abb. 30.2, 30.4).

Brustbein (Sternum) seitlich **30**

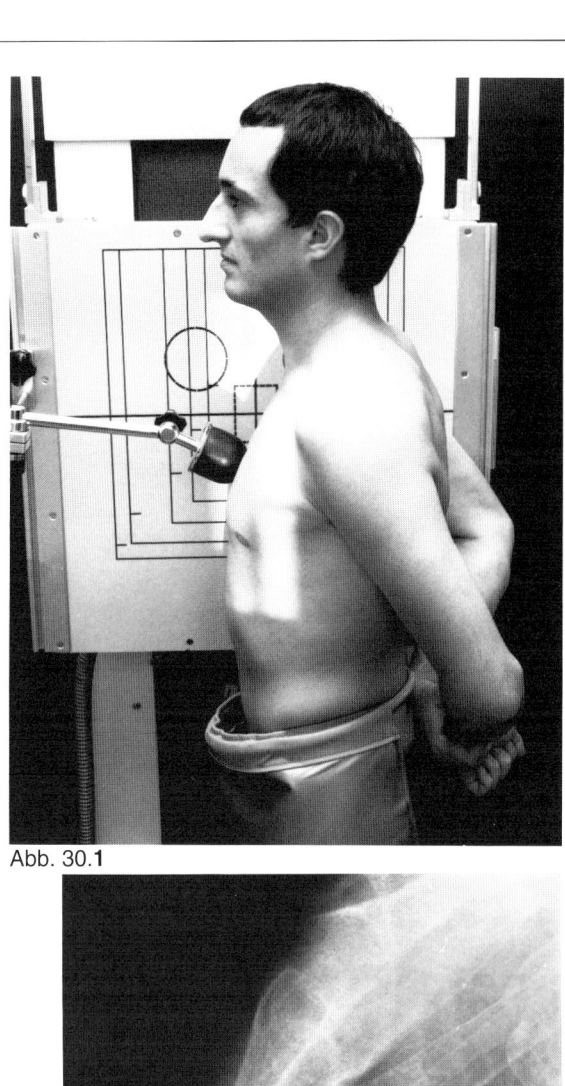

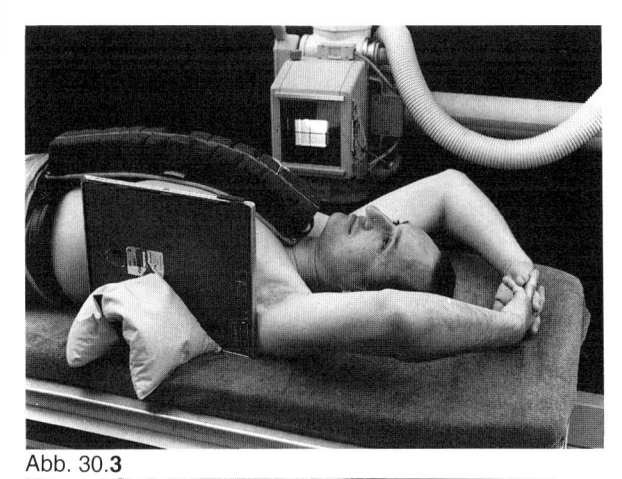

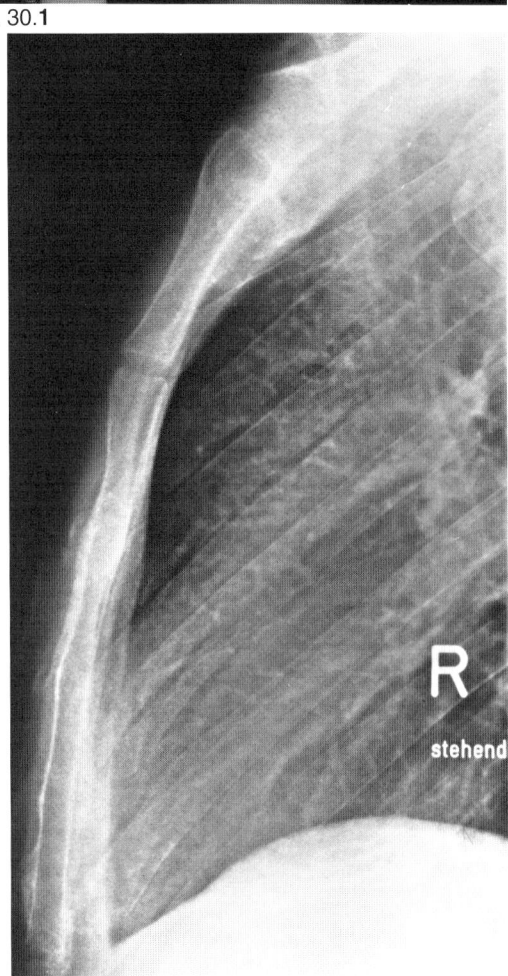

Abb. 30.**1**

Abb. 30.**3**

Abb. 30.**2**

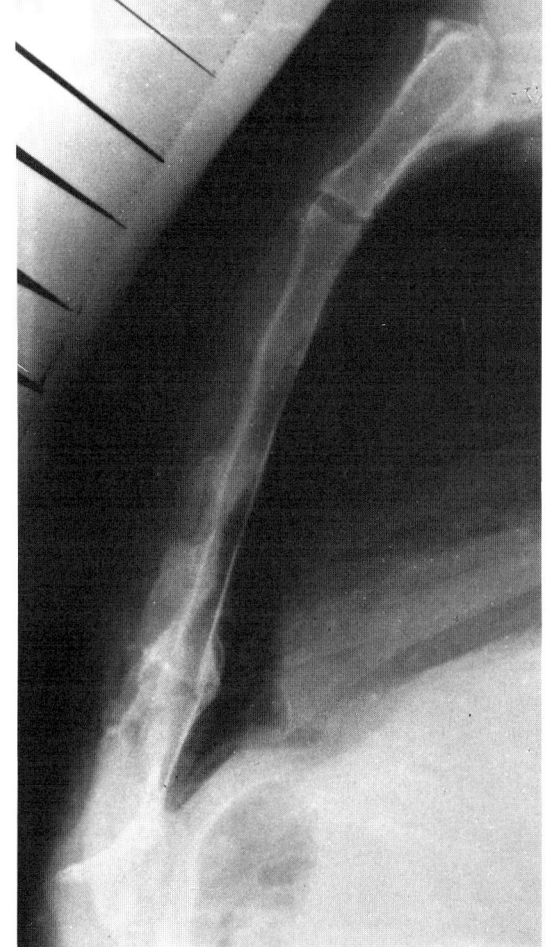

Abb. 30.**4**

87

31 Sternoclaviculargelenke posterior-anterior (Doppelaufnahme nach Zimmer)

Format	18/24, quer
Folie	100
Schriftmarkierung	R pa

Lagerung

V Oberkörper freimachen, ggf. Halskette entfernen!
Am stehenden Patienten Markierung der Höhe der Sternoclaviculargelenke mit Filzstift auf dem Rücken des Patienten.

L Bauchlage, Arme am Körper entlang, Schultern weit nach vorn ziehen. Kassette auf 15° Bocollo legen, so daß Sternoclaviculargelenke in Kassettenmitte eng anliegen.

G Bleischürze dorsal

1. Halbaufnahme

mit u. g. Belichtungswert (z. B. 57/20)
Rö-Kassette *auf dem Tisch* (s. o.).
Zentralstrahl in beiden Ebenen senkrecht zur Kassette auf *rechtes* Sternoclaviculargelenk, d. h. ca. 2 cm rechts der Wirbelsäule (Abb. 31.1, 31.3).
Einblendung hochformatig, wie in Abb. 31.2, 31.4, weil dabei die Sternoclaviculargelenke in der Höhenlokalisation zuverlässiger mit abgebildet werden als bei quadratischer Einblendung, wie in Abb. 31.3, 31.5.
Flache Atmung.

2. Halbaufnahme

mit u. g. Belichtungswert auf denselben Film bei unveränderter Lage von Patient und Kassette.
Zentralstrahl – durch reine *Quer*verschiebung von Röhre (oder Tischplatte) ca. 2 cm links der Wirbelsäule – in beiden Ebenen senkrecht zur Kassette auf *linkes* Sternoclaviculargelenk (Abb. 31.1, 31.2). Bei dieser Anordnung wirkt also bei genügender Einblendung die Brustwirbelsäule als „Scheidewand".

B

	kV/mAs	Punkte	eigene Belichtung
schlanke Erwachsene	52/12,5	–2	
normale Erwachsene	55/16	0	
kräftige Erwachsene	57/20	+2	

Kriterium

Möglichst überlagerungsfreie Abbildung beider Sternoclaviculargelenke (Abb. 31.4, 31.5). Bildet sich ein sternales Claviculaende unscharf ab, muß eine Luxation gegenüber dem Brustbein angenommen werden. Durch Schrägaufnahmen der Sternoclaviculargelenke (s. Einstellung 32), ggf. auch durch konventionelle Tomographie oder Computertomographie kann auf horizontalen Schichten eindeutig zwischen vorderer und hinterer Luxation entschieden werden.

Allmann, F.: Fractures and ligamentous injuries of the clavicle and its articulations. J. Bone Jt. Surg. 49A (1967) 774–784.
Lee, F., J. Gwinn: Retrosternal dislocation of the clavicle. Radiology 110 (1974) 631–634.
Zimmer, E. A.: Das Brustbein und seine Gelenke. Fortschr. Roentgenstr. 58 (1939) Suppl.

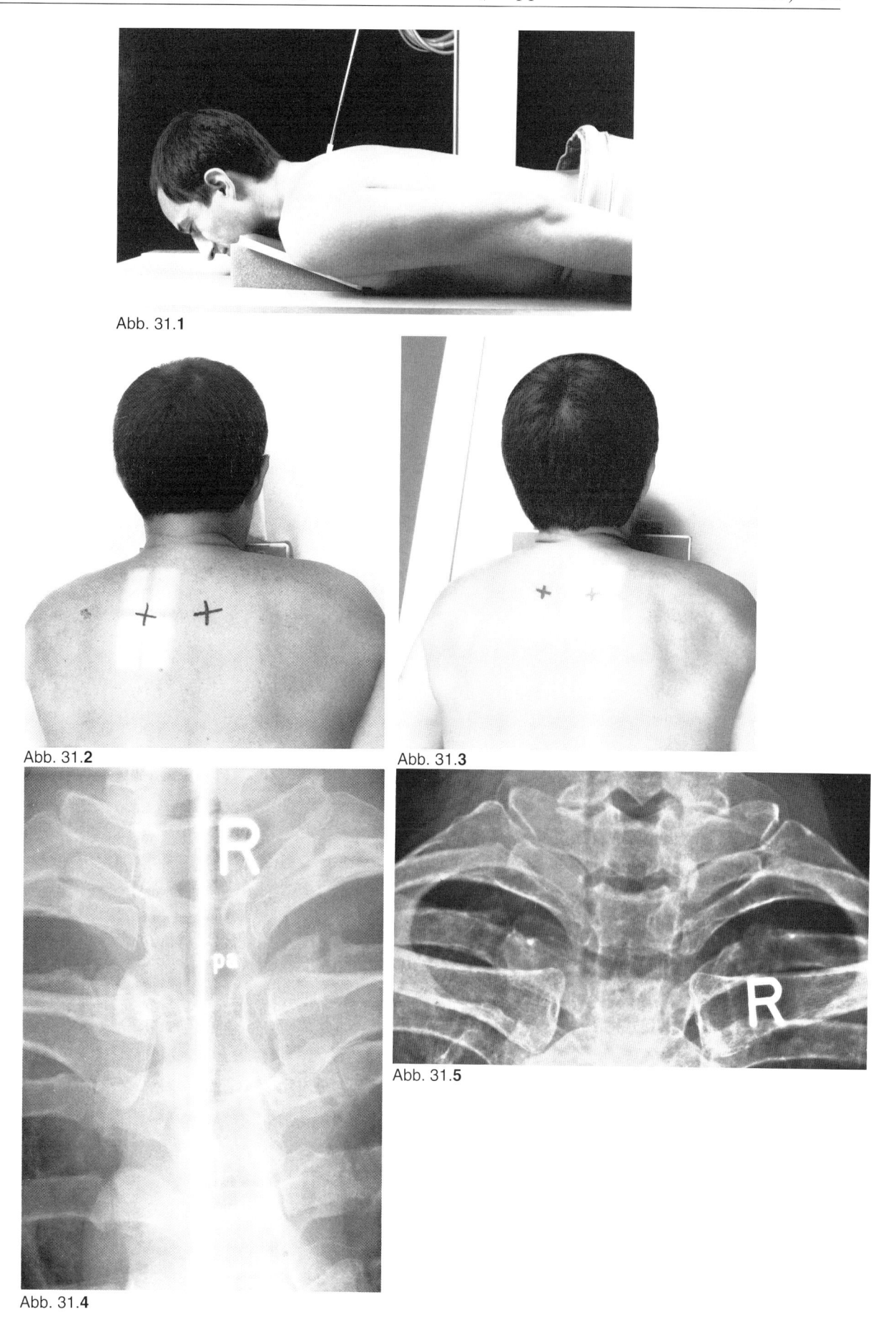

Sternoclaviculargelenke posterior-anterior (Doppelaufnahme nach Zimmer) **31**

Abb. 31.**1**

Abb. 31.**2**

Abb. 31.**3**

Abb. 31.**4**

Abb. 31.**5**

32 Sternoclaviculargelenke schräg anterior-posterior oder posterior-anterior

Zur Indikation	Nach Rockwood kann mit Hilfe dieser „zweiten Ebene" zuverlässig differenziert werden zwischen harmloser vorderer und gefährlicher hinterer Luxation des Sternoclavicular-(SC-)Gelenks. Natürlich konkurrieren bei dieser Fragestellung die Tomographietechniken.
Abkürzung	SC 45° ap oder pa
Format	24/30, quer
Folie	400
Schriftmarkierung	R ap oder pa

Lagerung und Aufnahme

V Oberkörper freimachen, ggf. Halskette und Ohrring ablegen

L 1. ap: In Rückenlage flacher Bocollo unter Schulterblätter (Abb. 32.1, 32.3). Rö-Kassette auf dem Tisch.
Zentralstrahl caudo-cranial 45° auf die Mitte zwischen beiden SC-Gelenken und Kassettenmitte (Rockwood).
2. pa: Patient sitzt vornübergeneigt (Abb. 32.5) mit Abstützen des Kopfes durch beide Hände so, daß der senkrecht auf die Kassettenmitte zentrierte *Zentralstrahl* zugleich tangential ein SC-Gelenk trifft (Hobbs). Doppelbelichtungsaufnahme (Abb. 32.6, 32.7) auf dieselbe Kassette, wie bei der pa-Aufnahme der SC-Gelenke nach Zimmer, also nur durch Querverschiebung der Röhre und Belichtung mit z. B. jeweils 50/40 KV/mAs.

B

	kV/mAs	Punkte	eigene Belichtung
Kinder 10 Jahre	46/32		
schlanke Erwachsene	55/20		
normale Erwachsene	50/32		

Kriterium Bei normalen Verhältnissen liegen beide Schlüsselbeine auf einer imaginären horizontalen Linie (Abb. 32.2, 32.4, 32.8). Bei einer vorderen Luxation im SC-Gelenk befindet sich das betroffene Claviculaende oberhalb, bei einer hinteren (repositionspflichtigen) Luxation unterhalb dieser Linie.

Hobbs, D.W.: Sternoclavicular joint, a new axial radiographic view. Radiology 90 (1968), 801.
Rockwood, C.A. jr., F.A. Matzen III (eds.): The Shoulder. Saunders, Philadelphia 1990.

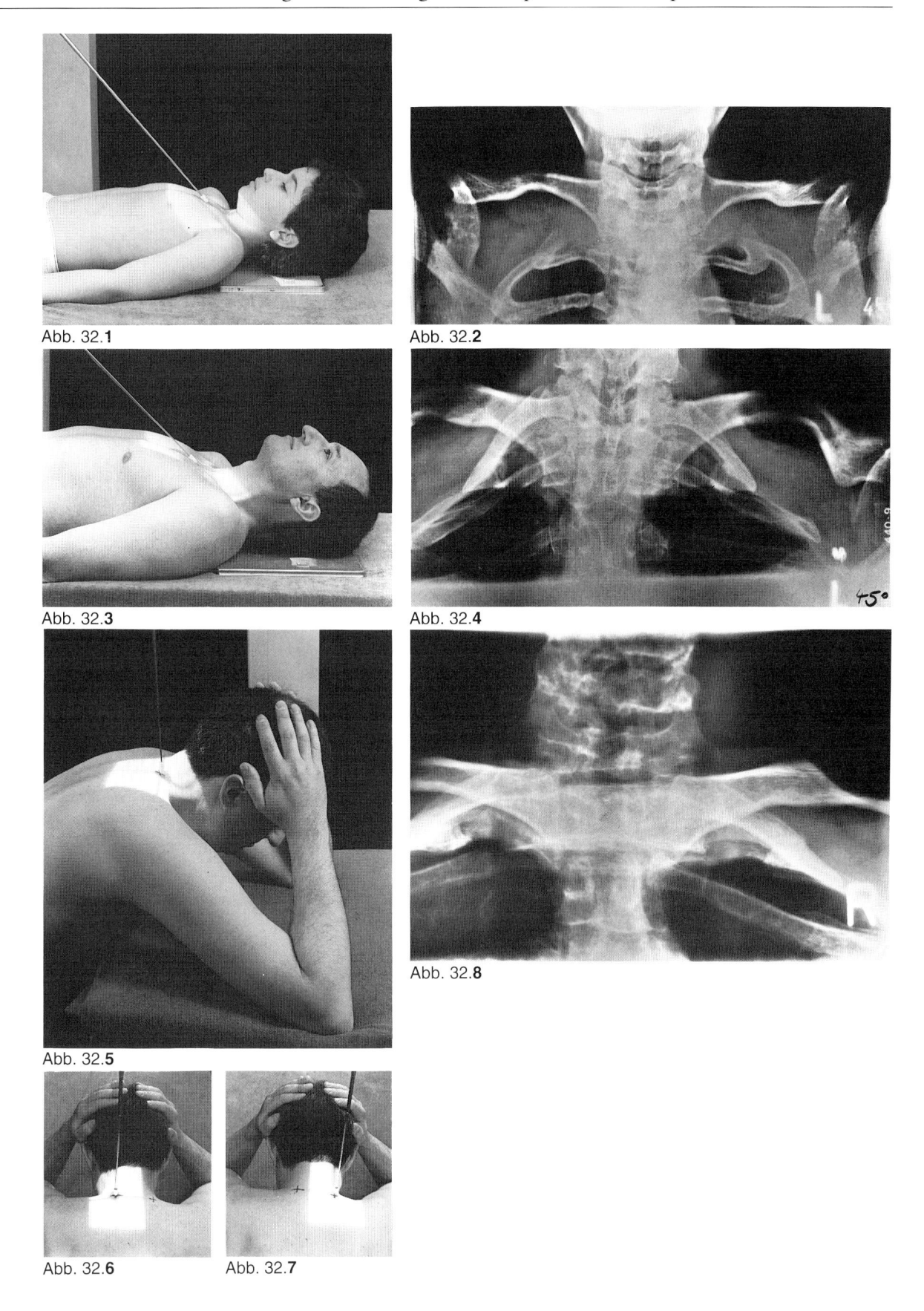

Sternoclaviculargelenke schräg anterior-posterior oder posterior-anterior 32

Abb. 32.**1**

Abb. 32.**2**

Abb. 32.**3**

Abb. 32.**4**

Abb. 32.**5**

Abb. 32.**8**

Abb. 32.**6**　　Abb. 32.**7**

33 Schlüsselbein (Clavicula) posterior-anterior

Format	18/24, quer
Folie	100
Schriftmarkierung	R/L pa stehend

Lagerung

V Oberkörper freimachen, ggf. lange Ohrringe und Halskette entfernen!

L Patient lehnt sich im Stehen mit dem kranken Schlüsselbein eng an das Stativ an. Gesicht zur gesunden Seite abgewendet. Arm auf der kranken Seite einwärtsgedreht, d. h. Handrücken zum Stativ (Abb. 33.1).
Alternativ: Bei nicht stehfähigen Patienten Aufnahme sinngemäß in Bauch- (oder Rücken-)lage. Die Stehaufnahme wird hier als Standardeinstellung angegeben, weil sie bei Schlüsselbeinfraktur weniger schmerzhaft ist.

G Bleischürze dorsal.

Aufnahme

Rö-Kassette *im Raster.*
Oberer Kassettenrand in Schulterhöhe.
Zentralstrahl senkrecht auf Schlüsselbeinmitte, deren Projektionspunkt auf dem Rücken zuvor markiert werden kann.
Atemstillstand nach Exspiration.

B

	kV/mAs	Punkte	eigene Belichtung
schlanke Erwachsene	57/16	−2	
normale Erwachsene	60/20	0	
kräftige Erwachsene	63/25	+2	

Kriterium Gut beurteilbare Darstellung des ganzen Schlüsselbeines (Abb. 33.2: Am Unfalltag [ap!] keine Fraktur erkennbar, Aufnahme derselben Patientin s. auch Abb. 34.3).

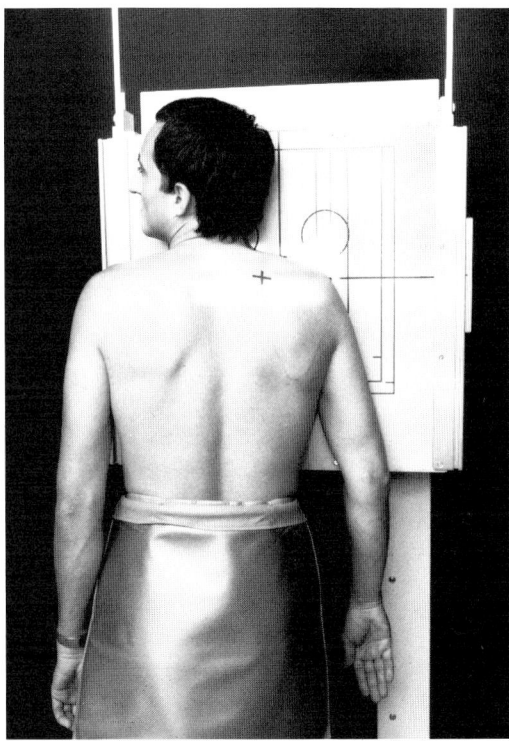

Schlüsselbein (Clavicula) posterior-anterior 33

Abb. 33.1

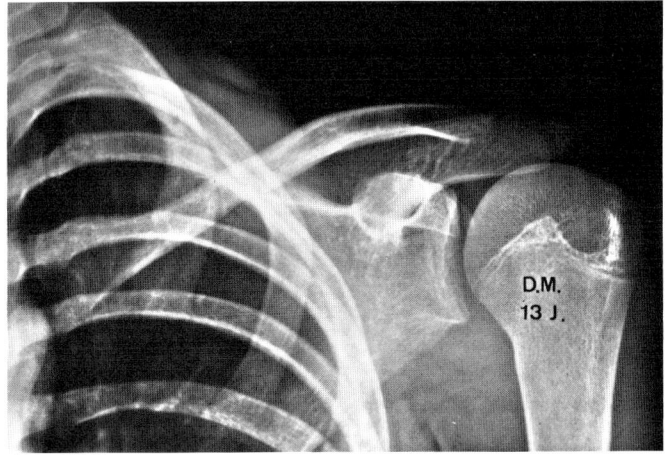

Abb. 33.2

34 Schlüsselbein (Clavicula) schräg

Format	18/24, quer
Folie	100
Schriftmarkierung	R/L schräg liegend/sitzend

Lagerung

V Oberkörper freimachen, ggf. lange Ohrringe und Halskette entfernen!

L Patient sitzt am Röntgentisch, wie in Abb. 34.4 dargestellt. Dabei ist es wichtig, daß der Drehhocker möglichst hoch gestellt wird, damit sich der Patient so weit nach vorn über die Kassette neigen kann, daß sich die Schulterkontur in die Mitte der Kassette projiziert. Kopf maximal zur Gegenseite geneigt.
Alternativ: Wenn der Patient die vorstehende Position nicht einhalten kann: Rückenlage, Arme am Körper entlang, Kopf zur gesunden Seite abgewendet und geneigt. Keilbocollo unter kranke Schulter, damit sich Clavicula in Kassettenmitte projiziert. Die Kassette wird ca. 45° schräg zur Tischplatte am Oberrand der Schulter angelehnt und mittels Bocollo gehalten (Abb. 34.1, 34.2).

G Bleischürze

Aufnahme

Rö-Kassette *auf dem Tisch* (s. o.).
Zentralstrahl senkrecht auf Clavicula- und Kassettenmitte (bei „Alternativ" = ca. 45° schräg zur Tischplatte).
Atemstillstand nach Exspiration.

B

	kV/mAs	Punkte	eigene Belichtung
schlanke Erwachsene	55/10	−2	
normale Erwachsene	57/12,5	0	
kräftige Erwachsene	60/16	+2	

Kriterium

Vollständige und im mittleren lateralen Anteil überlagerungsfreie Abbildung des Schlüsselbeines oberhalb des Rippengitters (Abb. 34.3: mit Kallusmanschette teilstabile Claviculafraktur bei derselben Patientin wie in Abb. 33.2; Abb. 34.5: beginnende Kallusbrücke bei der stark verschobenen Claviculafraktur).

Schlüsselbein (Clavicula) schräg **34**

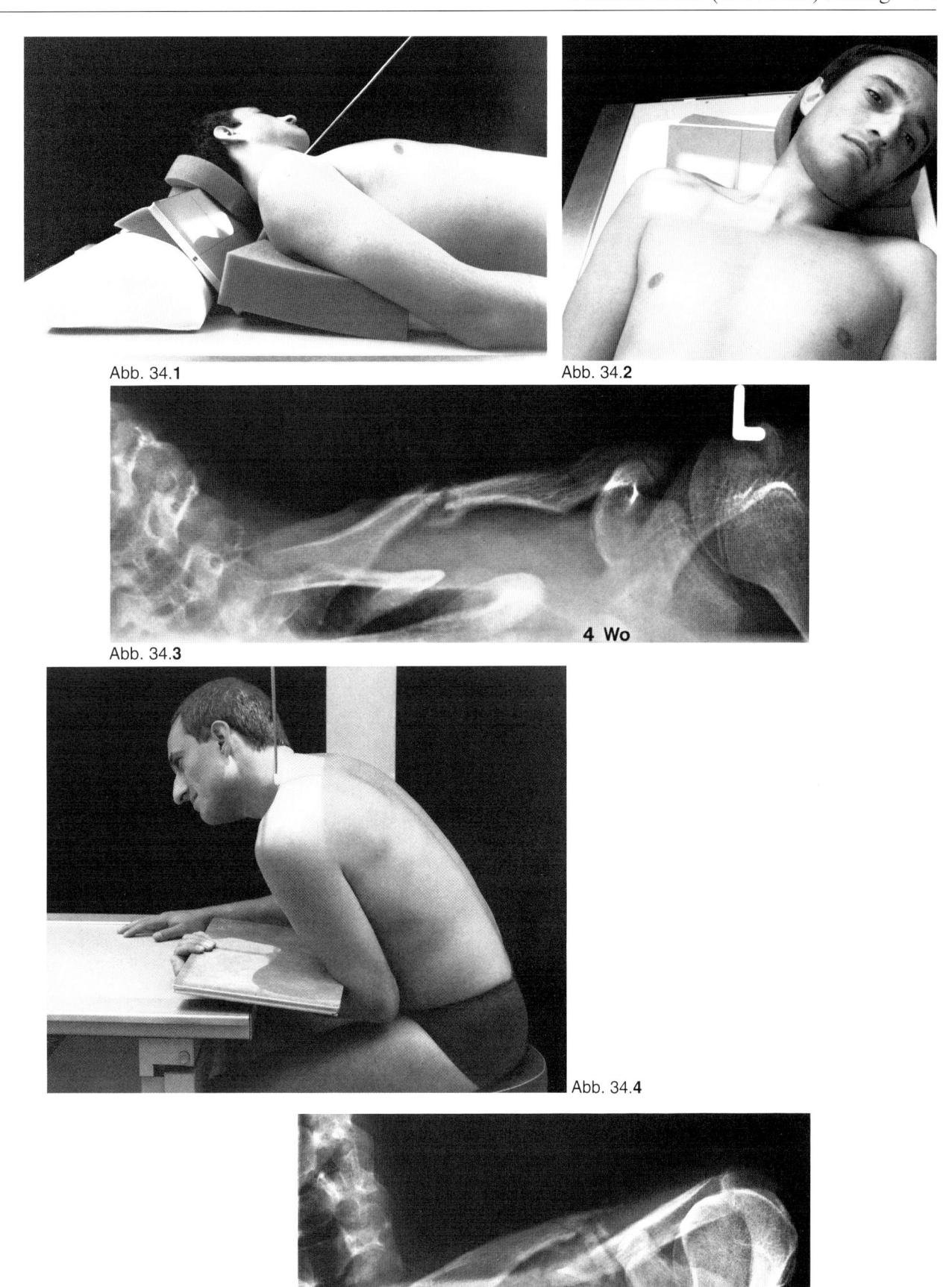

Abb. 34.**1**

Abb. 34.**2**

Abb. 34.**3**

Abb. 34.**4**

Abb. 34.**5**

95

35 Acromioclaviculargelenke

Zur Indikation

Bei Verletzung des Schultergelenkes ist im Hinblick auf das therapeutische Vorgehen entscheidend die Differenzierung zwischen Subluxation und Luxation (Ruptur auch des Lig. coracoclaviculare = *vertikale Instabilität*). Darum ist hier die Aufnahme unter Belastung des Gelenkes angezeigt. Die Ruptur allein des Lig. acromioclaviculare mit vorwiegend *horizontaler Instabilität* des lateralen Claviculaendes ist mit der Aufnahmetechnik nach Alexander (s. Einstellung 36) nachweisbar.

Bei der Diagnostik fraglicher degenerativer Veränderungen ist die symmetrische, seitenvergleichende Untersuchung weniger ausschlaggebend, und darum soll bevorzugt filmnahe Gelenkdarstellung im Strahlengang posterior-anterior zur Anwendung kommen.

Format	13/18, quer
Folie	100
Schriftmarkierung	R/L stehend ggf. Streßaufnahme ggf. pa

Lagerung V Oberkörper freimachen, ggf. lange Ohrringe und Halskette entfernen!

L Patient steht mit flach anliegendem Rücken und zurückgezogenen Schultern am Stativ. Bei Verletzungsverdacht erhält der Patient entsprechend seiner Belastbarkeit einen 5–10 kg schweren Sandsack in jede Hand (= Streßaufnahme). Zur Vermeidung unwillkürlicher Aktivierung der Schultermuskulatur synchron zum kraftvollen Faustschluß sollen – u. a. nach Rockwood – *passiv fixierte* Gewichte an beiden Handgelenken bevorzugt werden (Abb. 35.1). Vorgeschlagen werden je 5 kg und bei kräftigen Männern je 10 kg.

Für die exakte Differenzierung zwischen Subluxation und Luxation ist es entscheidend, daß bei der Aufnahme die Schultern maximal nach dorsal gezogen werden (B – Abb. 35.4). Bei nach vorn hängenden Schultern (A – Abb. 35.3) kann anatomisch richtige Gelenkstellung auch bei bestehender Luxation vorgetäuscht werden (Jäger und Wirth).

Alternativ:

1. Bei nicht traumatischer Fragestellung wird eine freiere ap-Darstellung des Acromioclaviculargelenkes bei 90° abduziertem und im Ellenbogen ebenfalls rechtwinklig gebeugtem Arm erreicht (Abb. 40.1 und 40.2).

2. Im Hinblick auf die Fragestellung Verletzung wird die ap-Projektion als Standardvorgehen angegeben, weil die korrekte, seitenverkehrte Aufnahmeposition dabei leichter zu kontrollieren ist als im umgekehrten Strahlengang. Bei anderer Fragestellung als Verletzungsverdacht ist neben der vorgenannten Position 1 die – gelenkfilmnahe – Aufnahme *posterior-anterior* als mindestens gleichwertig anzusehen. Dann Strahlengang sinngemäß *schräg* 10° (bis 20°) cranio-caudal auf Gelenk- und Kassettenmitte. Für analoge Schrägeinstellung im Strahlengang anterior-posterior plädiert Zanca.

G Bleischürze

Aufnahme Rö-Kassette *im Raster*.
Zentralstrahl senkrecht auf Acromioclaviculargelenk und Kassettenmitte.
Alternativ: Kann die Aufnahme beider Schultergelenke bei schlanken Patienten auch auf einer Kassette quer (z. B. 15/40) durchgeführt werden, dann sinngemäß Zentralstrahl auf Jugulum (Vorteil Einzelaufnahmen = orthograde Abbildung).
Aluminiumkeilfilter zum Kontrastausgleich.

B

	kV/mAs	Punkte	eigene Belichtung
schlanke Erwachsene	57/16	–2	
normale Erwachsene	60/20	0	
kräftige Erwachsene	63/25	+2	

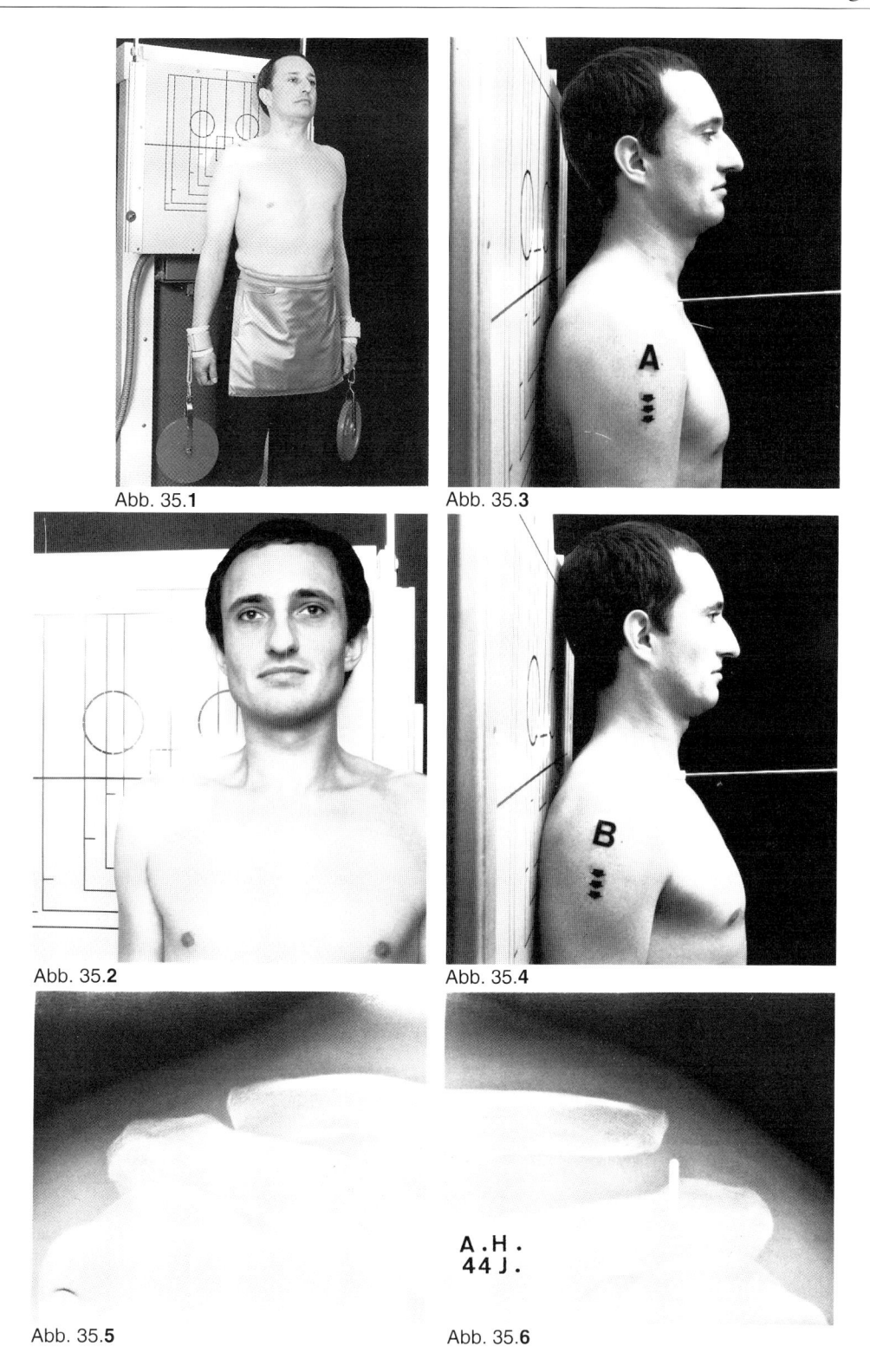

Acromioclaviculargelenke 35

Abb. 35.**1**

Abb. 35.**3**

Abb. 35.**2**

Abb. 35.**4**

Abb. 35.**5**

Abb. 35.**6**

Kriterium Überlagerungsarme und – besonders bei Fragestellung Verletzung – in der Projektion gut seitenvergleichbare Abbildung der Acromioclaviculargelenke (Abb. 35.5, 35.6).

Eulert, J.: Arthrose des Acromioclaviculargelenks in: Orthopädie in Praxis und Klinik, 2. A., Band VI, Teil 2, Thieme, Stuttgart 1982.
Jäger, M., C. J. Wirth: Kapselbandläsionen, Thieme, Stuttgart 1978.
Tossy, J. D., et al.: Acromioclavicular separations. A useful and practical classification for treatment. Clin. orthop. 28 (1963) 111.
Zanca, P.: Shoulder pain: involvement of the acromioclaviculas joint: analysis of 1000 cases. Amer. J. Roentgenol. 112 (1971) 493–506.

36 Acromioclaviculargelenke nach Alexander

Zur Indikation Mit dieser Einstellung wird eine horizontale Instabilität des Schultergelenkes, d. h. eine Zerreißung des Lig. acromioclaviculare nachgewiesen. Für die vertikale Stabilität sind vorrangig die Ligg. coracoclaviculare verantwortlich, deren Funktion mit der ap-Streßaufnahme (s. Einstellung 35) geprüft wird. Grundsätzlich ist seitenvergleichende Untersuchung notwendig.

Format 24/30, hoch

Folie 100

Schriftmarkierung R/L
sitzend

Lagerung Die Aufnahme entspricht bis auf die Haltung der Arme der Darstellung des Schultergelenkes transscapulär (Einstellung 42):
Patient sitzt seitlich mit betroffener Schulter eng am Stativ. Die Röntgenassistentin markiert mit einem Filzstift auf der Haut den ertasteten Oberrand der Schulterblattgräte. Auf dem Drehhocker wird der Patient so vor dem Stativ plaziert, daß die stativnahe Scapula bzw. die Markierungslinie auf der Haut knapp senkrecht zum Film eingestellt ist. Abweichend von der Y-Aufnahme müssen nun die Schultern soweit wie möglich nach vorn geführt werden (links: Abb. 36.1, 36.2), damit das aus seiner Bandführung gelöste laterale Claviculaende über das Acromion hochtreten kann. Danach muß die Position des Schulterblattes zum Stativ nochmals überprüft und ggf. korrigiert werden.

Aufnahme Rö-Kassette *im Raster.*
Oberer Kassettenrand überragt gerade den oberen Schulterblattwinkel.
Zentralstrahl in die Mitte auf und parallel zur Innenfläche des Schulterblattes, senkrecht auf Kassettenmitte.
Aluminiumkeilfilter zum Kontrastausgleich.
Atemstillstand nach Exspiration.

B

	kV/mAs	Punkte	eigene Belichtung
Kinder 10 Jahre	70/32	–4	
schlanke Erwachsene	73/40	–2	
normale Erwachsene	77/50	0	
kräftige Erwachsene	81/63	+2	

Kriterium Bei Verletzung des Lig. acromioclaviculare steht das laterale Claviculaende (Abb. 36.4) oberhalb des Acromion.

Alexander, O. M.: Dislocation of the acromio-clavicular joint. Radiography 15 (1949) 260.
Haas, N., M. Blauth: Verletzungen des Acromio- und Sternoclaviculargelenkes – operative oder konservative Behandlung? Orthopäde 18 (1989) 234–246.

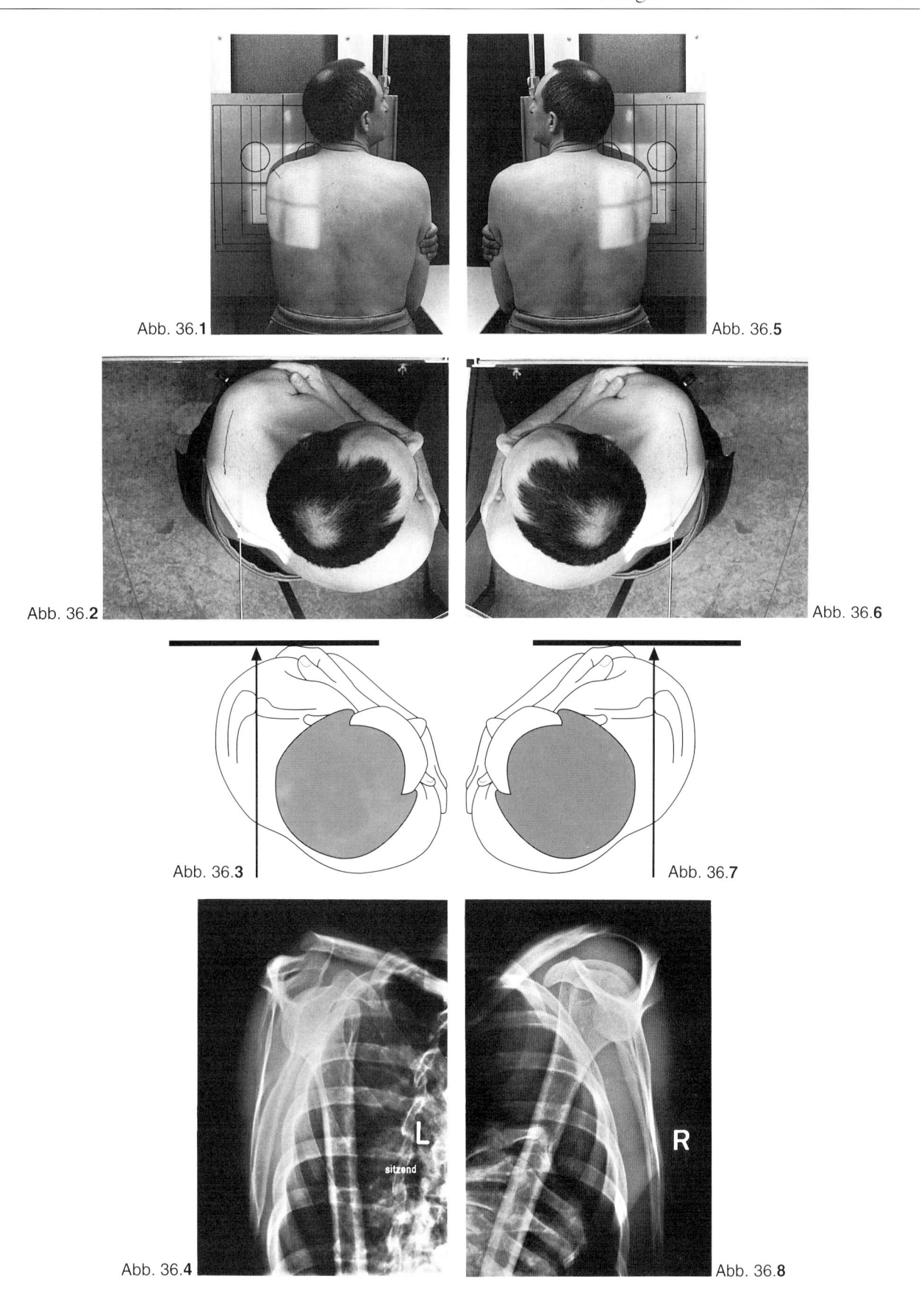

Acromioclaviculargelenke nach Alexander 36

Abb. 36.1

Abb. 36.5

Abb. 36.2

Abb. 36.6

Abb. 36.3

Abb. 36.7

Abb. 36.4

Abb. 36.8

37 Schulterblatt (Scapula) anterior-posterior

Format	24/30, hoch
Folie	100
Schriftmarkierung	R/L stehend

Lagerung

- **V** Oberkörper freimachen, ggf. lange Ohrringe und Halskette entfernen!
- **L** Patient steht mit flach anliegendem Schulterblatt (wie Abb. 39.4) am Stativ, d. h., gegenseitige Schulter wird so weit vom Stativ entfernt, bis Schulterblatt filmparallel eingestellt ist. Kinn angehoben, gleichseitige Hand auf den Kopf gelegt (Abb. 37.1) oder an die Hüfte gelegt (Abb. 37.2). Denn durch Abduktion des Armes wird der untere Schulterblattwinkel von den Rippen frei projiziert.
  Alternativ: Bei nicht stehfähigen Patienten kann diese Aufnahme auch im Sitzen oder Liegen angefertigt werden.
- **G** Bleischürze

Aufnahme

Rö-Kassette *im Raster.*
Oberer Kassettenrand in Höhe Schulterhautgrenze.
Zentralstrahl senkrecht auf Kassetten- und Schulterblattmitte, deren Projektionspunkt zuvor ventral markiert werden kann (Abb. 37.1, 37.2).
Atemstillstand nach Exspiration.

B

	kV/mAs	Punkte	eigene Belichtung
schlanke Erwachsene	63/32	−2	
normale Erwachsene	66/40	0	
kräftige Erwachsene	70/50	+2	

Kriterium

Orthograde, möglichst von Rippen frei projizierte, gut beurteilbare Abbildung des ganzen Schulterblattes ap (Abb. 37.3).

Schulterblatt (Scapula) anterior-posterior 37

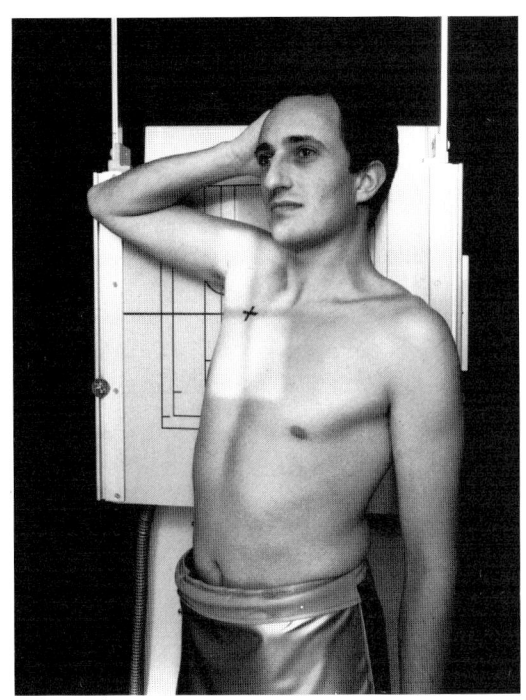

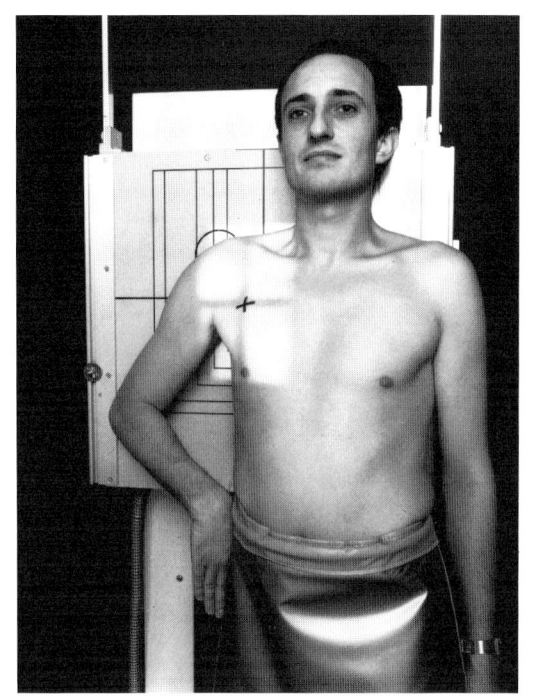

Abb. 37.1

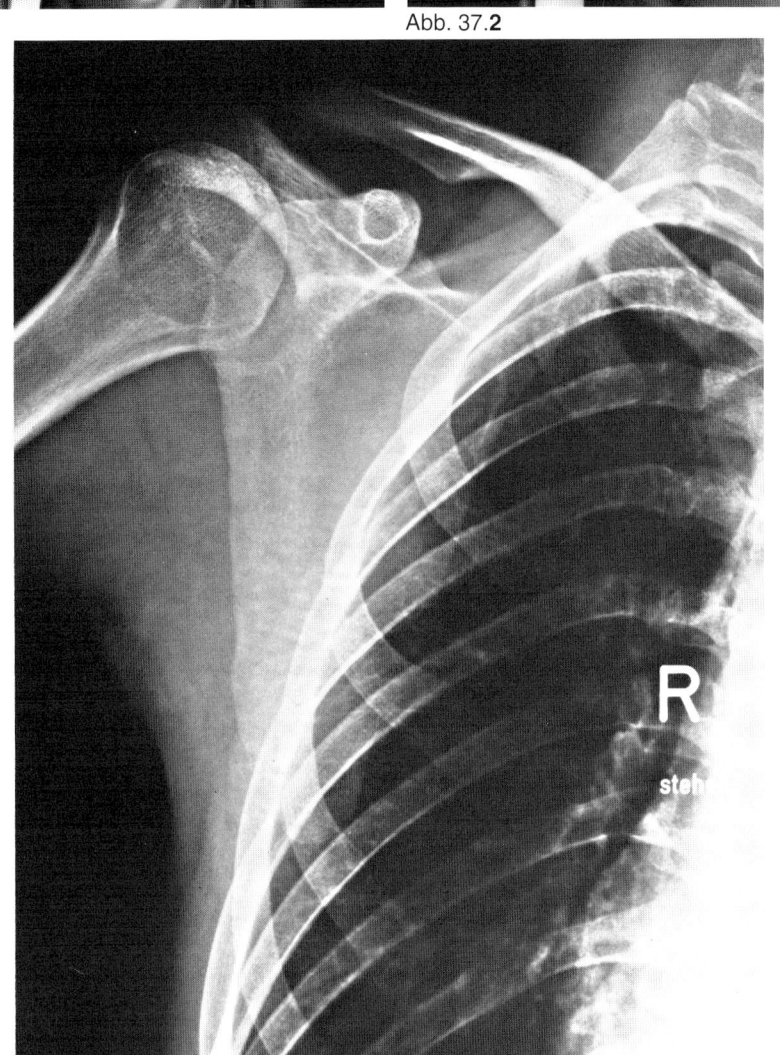

Abb. 37.2

Abb. 37.3

38 Schulterblatt (Scapula) im Profil

Format		24/30, hoch
Folie		100
Schriftmarkierung		R/L stehend
Lagerung	V	Oberkörper freimachen, ggf. lange Ohrringe und Halskette entfernen!
	L	Patient steht seitlich mit betroffener Schulter eng am Stativ. Die gleichseitige Hand kann in die Hüfte gestemmt (Abb. 38.1, 38.2) oder auf den Kopf gelegt werden (Abb. 38.4, 38.5). Der Patient wird in jedem Fall so vor dem Stativ gedreht, bis die stativnahe Scapula exakt senkrecht zum Film eingestellt ist. Dies gelingt nur, wenn die Einstellung unter sorgfältigem Tasten des vorderen und hinteren Schulterblattrandes erfolgt, ggf. Pelottenfixierung.
	G	Bleischürze seitlich
Aufnahme		Rö-Kassette *im Raster*. *Unterer Kassettenrand* überragt unteren Schulterblattwinkel um 5 cm. *Zentralstrahl* in die Mitte auf und parallel zur Innenfläche des Schulterblattes, senkrecht auf Kassettenmitte. *Atemstillstand* nach Exspiration.
	B	

	kV/mAs	Punkte	eigene Belichtung
schlanke Erwachsene	66/40	−2	
normale Erwachsene	70/50	0	
kräftige Erwachsene	73/63	+2	

Kriterium	Überlagerungsfreie, vollständige und streng seitliche Abbildung des Schulterblattes, d.h. „freier Durchblick" zwischen Schulterblatt und Rippengitter (Abb. 38.3, 38.6, 38.7 – hier Armhaltung wie in Einstellung 42).

Mazujian, M.: Lateral profile view of the scapula. Xray Techn. 25, 24–25 (1953).

Schulterblatt (Scapula) im Profil stehend 38

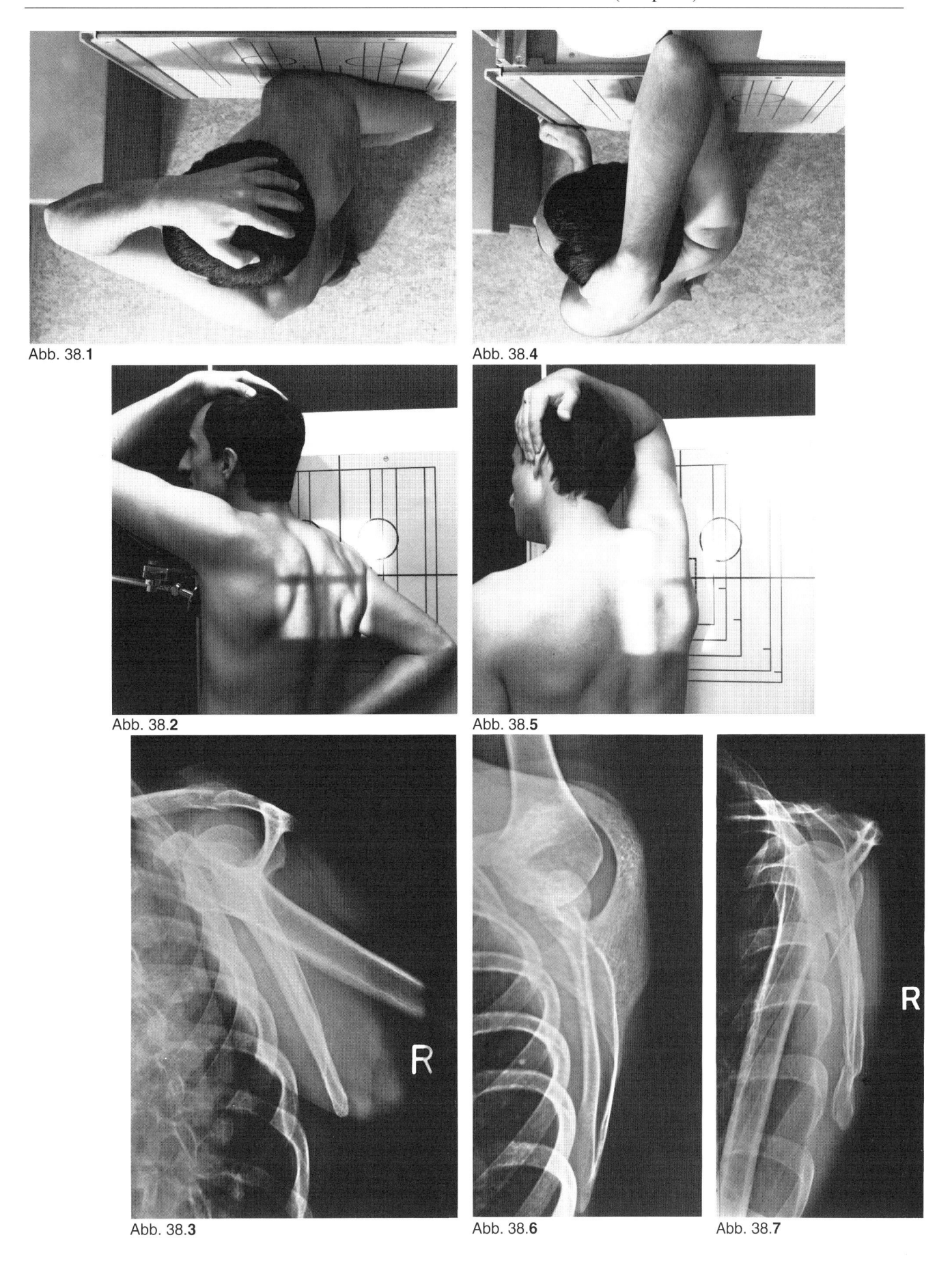

Abb. 38.1

Abb. 38.2

Abb. 38.3

Abb. 38.4

Abb. 38.5

Abb. 38.6

Abb. 38.7

39a Schultergelenk anterior-posterior in Mittelstellung

Format		18/24 (13/18), quer
Folie		100
Schriftmarkierung		R/L stehend
Lagerung	V	Oberkörper freimachen, ggf. Halskette entfernen!
	L	Patient steht mit flach anliegendem Schulterblatt am Stativ, d. h. Rücken im Winkel von etwa 30° bis 40° zum Stativ. Ellenbogen 90° gebeugt, Oberarm hängend in Neutralstellung (Abb. 39.1, 39.4, 39.5).
Aufnahme		Rö-Kassette *im Raster.* *Oberer Kassettenrand* in Höhe Schulterhautgrenze. *Zentralstrahl schräg* mit Einfallswinkel 20° cranio-caudal auf Oberarmkopf (Humeroglenoidalgelenk) und Kassettenmitte (Abb. 39.1, 39.1a). Aluminiumkeilfilter zum Kontrastausgleich.
	G	Bleischürze
	B	

	kV/mAs	Punkte	eigene Belichtung
schlanke Erwachsene	60/32	−2	
normale Erwachsene	63/40	0	
kräftige Erwachsene	66/50	+2	

Kriterium		Überlagerungsfreie Darstellung des Humeruskopfes mit freiem Durchblick durch das Gelenk. Acromion und Clavicula überlagern sich, die Schulterblattpfanne ist fast strichförmig abgebildet. Besonders deutlich kommt hier die obere Facette des Tuberculum majus zur Darstellung (Abb. 39.6).

39b Schultergelenk anterior-posterior in „Innenrotation"

wie Schultergelenk ap, *außer*

Schriftmarkierung		R/L Innenrotation
Lagerung	L	Oberarm hängend, maximal innenrotiert (Abb. 39.1, 39.2, 39.4)
Kriterium		Die bei vorderer rezidivierender Schulterluxation dorso-lateral häufig nachweisbare sogenannte Malgaigne- oder Hill-Sachs-Läsion, d. h., die bei Erstluxation auftretende Impressionsfraktur kommt bei Innenrotation häufig gut zur Darstellung (Adams, Abb. 39.3, noch besser im Regelfall bei dem Raster flach anliegendem Rücken (s. Anmerkung S. 95 unten).

39c Schultergelenk anterior-posterior in „Außenrotation"

wie Schultergelenk ap, *außer*

Schriftmarkierung		R/L Außenrotation
Lagerung	L	Oberarm hängend, maximal außenrotiert (Abb. 39.1, 39.4, 39.7)
Kriterium		... (Abb. 39.8)

Schultergelenk ap Mittelstellung **39a**   „Innenrotation"   **39b**   „Außenrotation"   **39c**

Abb. 39.1

Abb. 39.4

Abb. 39.1a

Abb. 39.4a

Abb. 39.2

Abb. 39.5

Abb. 39.7

Abb. 39.3

Abb. 39.6

Abb. 39.8

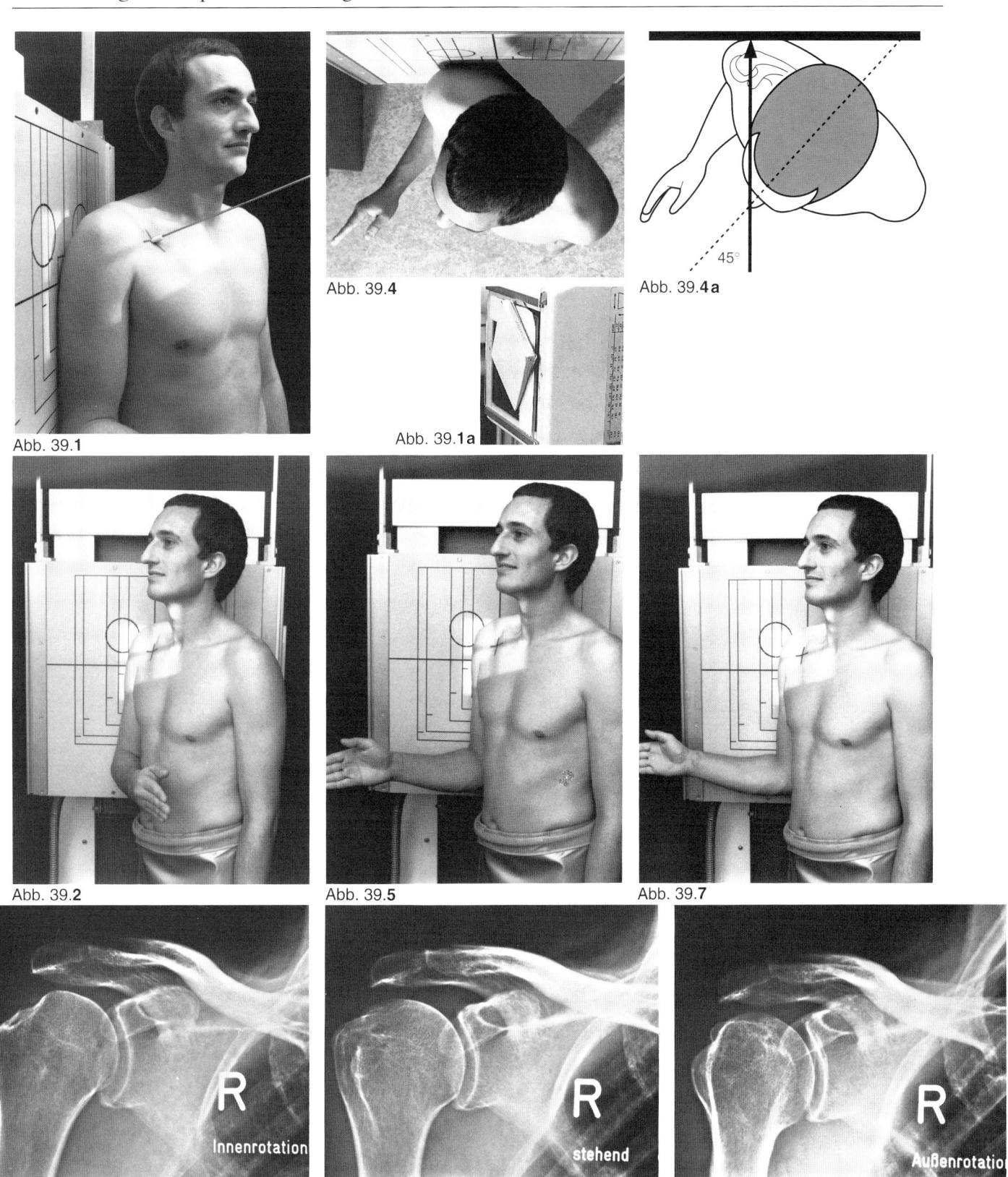

Anmerkung: Eine überlagerungsfreie Abbildung des Humeruskopfes gelingt nur mit der hier angegebenen Einstellung, d. h. mit deutlicher Anhebung der gegenseitigen Schulter. Bei der Auswertung muß berücksichtigt werden, daß der Humeruskopf in der sog. Neutralstellung bereits entsprechend der Körperposition außengedreht dargestellt wird (Abb. 39.4). Geht es um den Nachweis einer Hill-Sachs-Impression, muß die Innenrotationsaufnahme nötigenfalls mit dem Stativ flach anliegender Schulter gefertigt werden, oder es sollten gezielte Spezialaufnahmen zur Anwendung kommen (Hardegger, Hermodsson, Pring, Saha) *(Literatur s. Einstellung 40).*

40 Schultergelenk anterior-posterior in Abduktion und Außenrotation

Format	18/24, quer
Folie	100
Schriftmarkierung	R/L stehend
Lagerung	

V Oberkörper freimachen, ggf. lange Ohrringe und Halskette entfernen!

L Patient steht mit flach anliegendem Schulterblatt am Stativ. Oberarm 90° abduziert und maximal außenrotiert. Ellenbogengelenk 90° gebeugt. Kopf zur Gegenseite geneigt. Diese Stellung kann leichter vom Patienten eingehalten werden, wenn für seine Hand ein Griff (z. B. Infusionsständer) verfügbar ist (Abb. 40.1).

G Bleischürze

Aufnahme Rö-Kassette *im Raster.*
Oberer Kassettenrand 2 cm oberhalb Schulterhautgrenze.
Zentralstrahl senkrecht auf Oberarmkopf und Kassettenmitte.

B

	kV/mAs	Punkte	eigene Belichtung
schlanke Erwachsene	60/25	−2	
normale Erwachsene	63/32	0	
kräftige Erwachsene	66/40	+2	

Kriterium Nahezu überlagerungsfreie Darstellung des Humeruskopfes und Durchblick durch das Humeroglenoidalgelenk (Abb. 40.2).

Anmerkung: Die ap-Aufnahmen des Schultergelenkes in Innen- und Außenrotation (s. Einstellung 39b, c) und die Aufnahme in Abduktion mit Außenrotation (s. Einstellung 40) werden als „Schwedenstatus" gern zur Standardbeurteilung des Schultergelenkes herangezogen. Impressionsfrakturen des Oberarmkopfes bei rezidivierender Schulterluxation sind auf der ap-Projektion in Neutralstellung (39a) oft nicht erkennbar.

Adams, J. C.: The humeral head defect in recurrent anterior dislocations of the shoulder. Brit. J. Radiol. 23 (1950) 151–156.
Hardegger, F.: Technik und Ergebnisse der subcapitalen Humerusdrehosteotomie bei vorderer habitueller Schulterluxation. Orthopäde 7 (1978) 147–153.
Hermodsson, J.: Röntgenologische Studien über die traumatischen und habituellen Schulterverrenkungen nach vorn und nach unten. Acta radiol. Suppl. 20 (1934).
Hill, H. A., M. D. Sachs: The grooved defect of the humeral head. A frequently unrecognized complication of dislocation of the shoulder joint. Radiology 35 (1940) 690–700.
Pring, D. J., et al.: Radiology of the humeral head in recurrent anterior shoulder dislocations: brief report. J. Jt. Bone Surg. 71B, (1989) 141–142.
Saha, A. K.: Rezidivierende Schulterluxation. Enke, Stuttgart 1978.

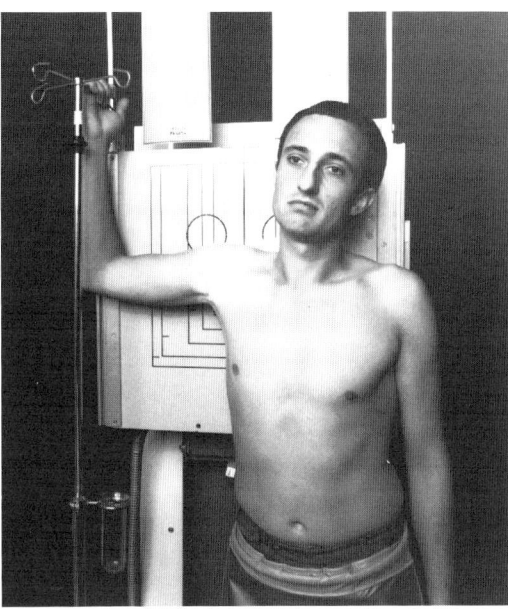

Schultergelenk anterior-posterior in Abduktion und Außenrotation **40**

Abb. 40.**1**

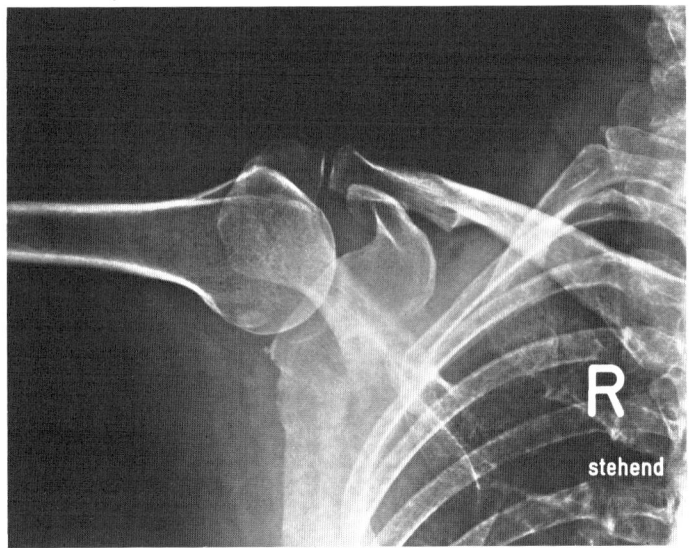

Abb. 40.**2**

107

41 Schultergelenk axial sitzend

Zur Indikation		Luxationen, Impressionen am Humeruskopf und andere knöcherne Verletzungen sind in dieser Ebene gut erkennbar. Die axiale Einstellung eignet sich vorzüglich als zweite Ebene zur ap-Projektion. Ist sie wegen schmerzhafter Abduktionseinschränkung nicht möglich, kann die transscapuläre Schultereinstellung gewählt werden.
Format		18/24, quer, ggf. Sattelkassette
Folie		100
Schriftmarkierung		R/L
Lagerung	V	Oberkörper freimachen, ggf. lange Ohrringe und Halskette entfernen!
	L	Patient sitzt seitlich am Rastertisch, Oberarm abduziert, Ellenbogen rechtwinklig gebeugt, Unterarm tischparallel aufliegend. Das Schultergelenk soll über Kassettenmitte gelagert sein, dabei ist der Kopf zur gesunden Seite geneigt. Eine gebogene Kassette erleichtert das Vorgehen (Abb. 41.1, 41.2). Frauen halten nötigenfalls zur Vermeidung einer Überlagerung mit der anderen Hand die Brust der aufzunehmenden Seite gegen die Körpermitte.
	G	Bleischürze
Aufnahme		Rö-Kassette *auf dem Tisch* (s. o.). *Zentralstrahl* senkrecht auf Schulter- und Kassettenmitte.

	kV/mAs	Punkte	eigene Belichtung
schlanke Erwachsene	46/10	−2	
normale Erwachsene	48/12,5	0	
kräftige Erwachsene	50/16	+2	

Kriterium	Freier Durchblick durch Humeroglenoidalgelenk, unverzerrte Darstellung von Processus coracoideus und Acromioclaviculargelenk, das sich in den Oberarmkopf projiziert (Abb. 41.3).

Lewis, R.W.: Non-routine views in roentgen examination of the extremities. Surg. Gynec. Obstet. 67 (1938) 38–45.

Schultergelenk axial sitzend **41**

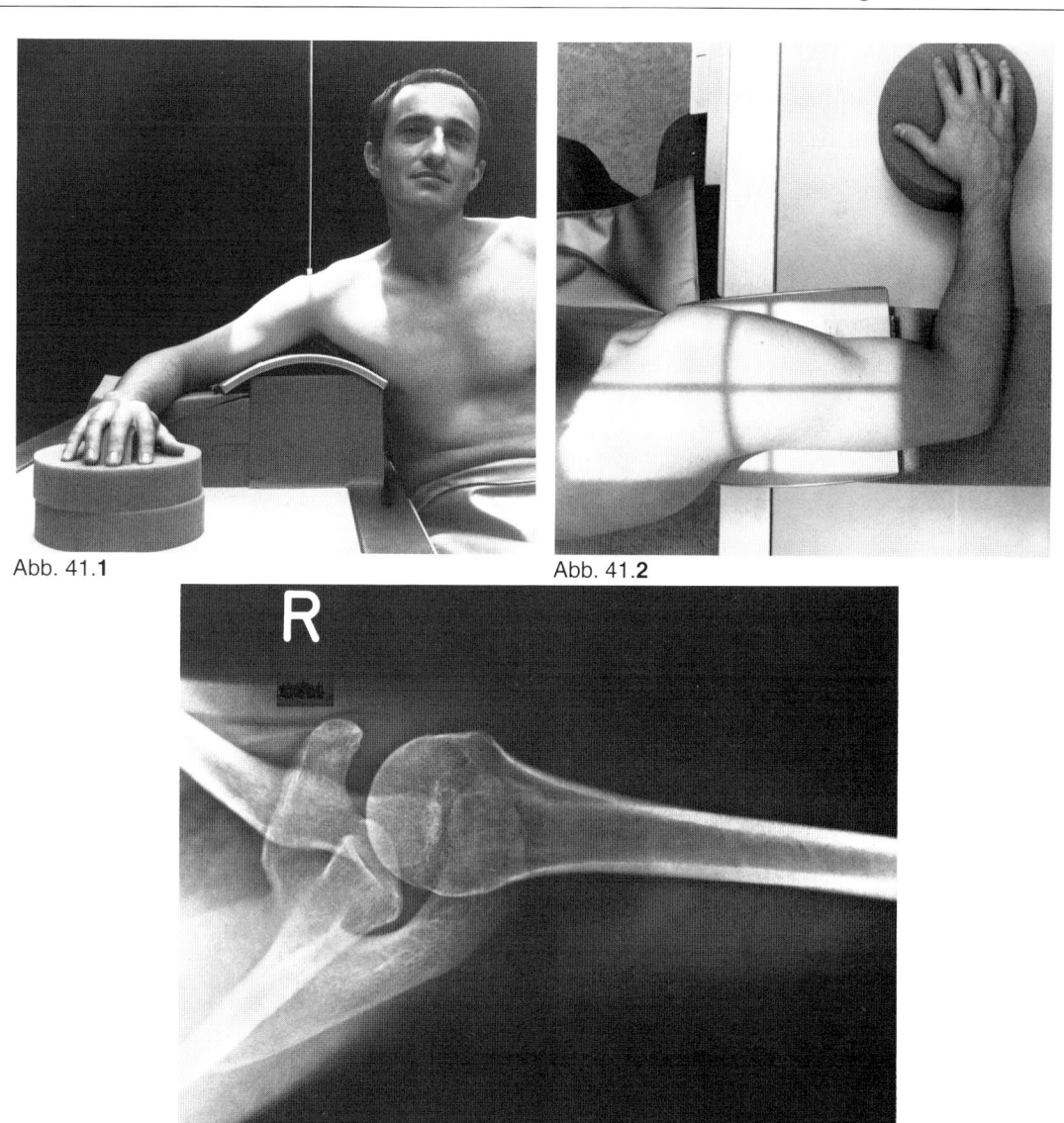

Abb. 41.**1**

Abb. 41.**2**

Abb. 41.**3**

109

42a   Schultergelenk transscapulär lateral

Zur Indikation	Diese Aufnahme entspricht der Profilaufnahme des Schulterblattes (s. Einstellung 38). Sie wird in der hier beschriebenen, auf Wjinbladh zurückgehenden, jedoch von Rockwood verbreiteten Einstellung im Sitzen häufig als zweite Standardebene der Schulter gewählt. Sie erlaubt zuerst Diagnostik von Schulterblattfrakturen, aber gleichfalls die einfache Erkennung von Schulterluxationen, besonders auch der seltenen, aber häufig primär nicht richtig erkannten, hinteren Verrenkung. Zugleich erlaubt diese Einstellung Einblick in das AC-Gelenk und, in der Variation nach Alexander (Einstellung 36), den Nachweis einer horizontalen Instabilität des Schultergelenkes.
Abkürzung	Y
Format	24/30, hoch
Folie	100
Schriftmarkierung	R/L sitzend
Lagerung V	Oberkörper freimachen, ggf. lange Ohrringe und Halskette entfernen!
L	Patient sitzt seitlich mit betroffener Schulter eng am Stativ. Die Röntgenassistentin markiert mit einem Filzstift auf der Haut den Verlauf der Schulterblattgräte (Spina). Auf dem Drehhocker wird der Patient so vor dem Stativ plaziert, daß die stativnahe Scapula bzw. die Markierungslinie auf der Haut senkrecht zum Film eingestellt ist (Abb. 42.1, 42.2, 42.3).
G	kurze Bleischürze seitlich
Aufnahme	Rö-Kassette *im Raster*. *Oberer Kasettenrand* überragt gerade den oberen Schulterblattwinkel. *Zentralstrahl* in die Mitte auf und parallel zur Innenfläche des Schulterblattes, senkrecht auf Kassettenmitte. Aluminiumkeilfilter zum Kontrastausgleich. *Atemstillstand* nach Exspiration.

B

	kV/mAs	Punkte	eigene Belichtung
Kinder 10 Jahre	70/32	−4	
schlanke Erwachsene	73/40	−2	
normale Erwachsene	77/50	0	
kräftige Erwachsene	81/63	+2	

Kriterium	Überlagerungsfreie, streng seitliche („tangentiale") Abbildung des Schulterblattes als „Y". Diese einfache und keine schmerzhaften Lagerungsmanöver erfordernde Einstelltechnik liefert ein Bild mit klaren anatomischen Strukturen. Es zeigt den Körper des Schulterblattes als langen Schenkel einer Y-Figur, deren kurze Schenkel ventral durch Processus coracoideus und dorsal durch Spina scapulae mit Acromion gebildet werden. Luxationen, besonders auch willkürliche (Abb. 42.6: nach dorsal), sind durch Verlagerung des Humeruskopfes aus diesem Zentrum (Abb. 42.5) heraus leicht zu erkennen.

Rockwood, C.A. jr., F. A. Matzen III (eds.): The Shoulder, Saunders, Philadelphia 1990.
Cisternino, S., et al.: The trough-line: a radiographic sign of posterior shoulder dislocation. Amer J. Roentgenol. 130 (1978) 951–954.
Wijnbladh, H. J.: Zur Röntgendiagnose von Schulterluxationen. Chirurg 5 (1933) 702–704.

42b   Schultergelenk Outlet-View

wie Schultergelenk transscapulär, *außer*

Zur Indikation	Impingement-Syndrom der Rotatorenmanschette. Verdacht auf degenerative Exostosen, im besonderen gegen die Rotatorenmanschette gerichtete Knochensporne, ausgehend vom vorderen Acromion oder vom coraco-acromialen Bogen können mit dieser Einstellung dokumentiert werden.
Aufnahme	*Zentralstrahl* ... 10° cranio-caudal auf Kassettenmitte (Abb. 42.1, 42.2, 42.4).

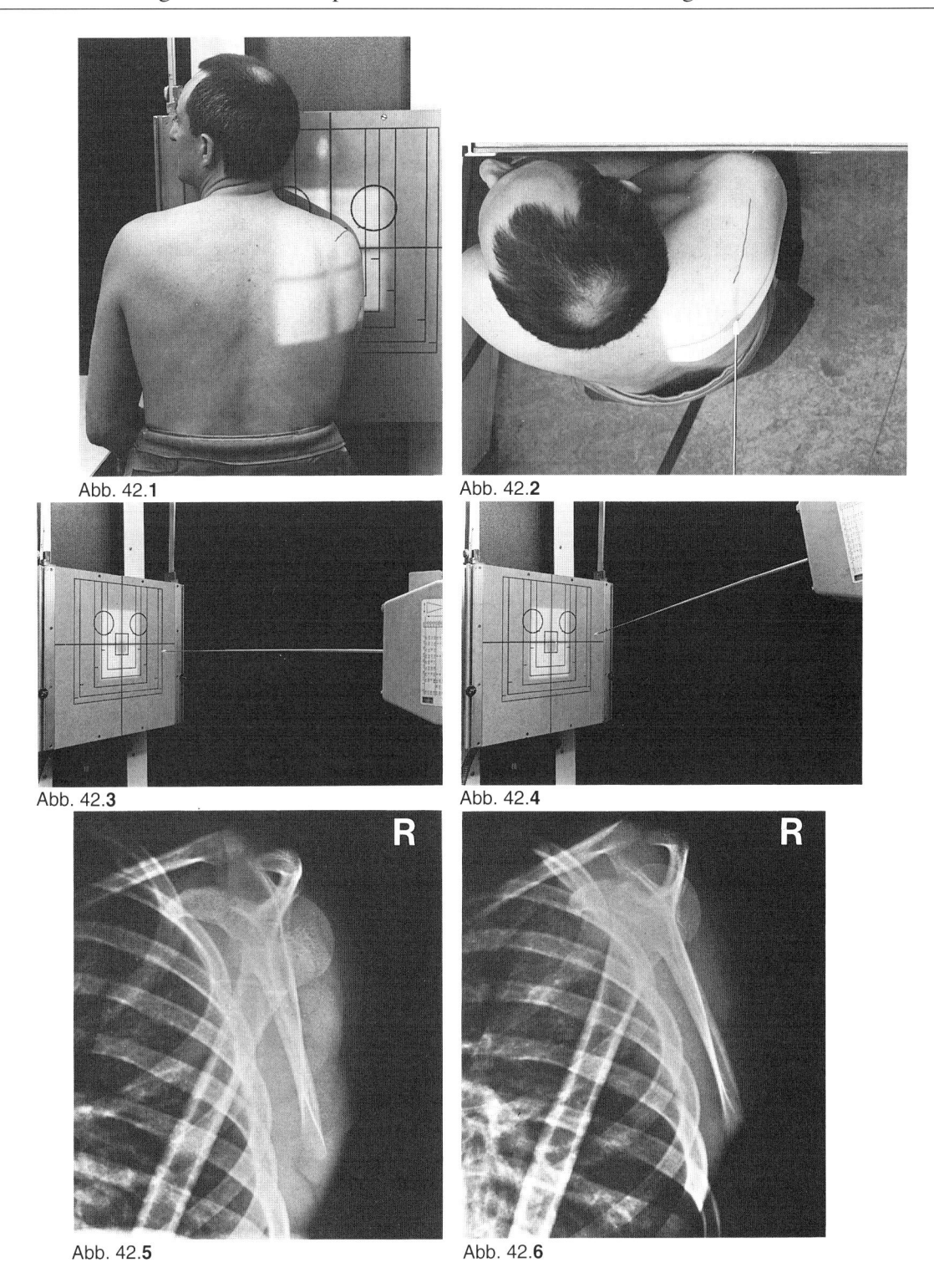

Schultergelenk transscapulär lateral **42a**   Schultergelenk Outlet-View **42b**

Abb. 42.**1**

Abb. 42.**2**

Abb. 42.**3**

Abb. 42.**4**

Abb. 42.**5**

Abb. 42.**6**

Anmerkung zur hinteren Instabilität:
Die hintere Schulterluxation wird nur in 1 bis 3% aller Schulterdislokationen beobachtet, leider aber auch häufig übersehen. Neben unzureichender klinischer Untersuchung sind dafür ungenügende Röntgenuntersuchungen verantwortlich. Viel zu häufig werden nur zwei ap-Aufnahmen der Schulter mit unterschiedlicher Rotation des Oberarmkopfes angefertigt. Bei einer verletzten Schulter sind dagegen Aufnahmen in mindestens zwei 90° gegeneinander gestellten Ebenen notwendig. Wenn der Patient die notwendige Schulterabduktion nicht zuläßt, kann z. B. das Schulterblatt axial lateral aufgenommen werden.
In der ap-Einstellung sind fixierte Innendrehposition des Humeruskopfes und „Trough-Line" (Cisternino 1978) häufigste Zeichen einer hinteren Schulterluxation. Dieser Begriff wird mehrheitlich für die muldenförmige, ventromediale Humeruskopfimpressionsfraktur gegenüber dem von Rockwood verwendeten der „reverse Hill-Sachs-lesion" bevorzugt.

43 Schultergelenk 30°-Einblickaufnahme

Zur Indikation	C. A. Rockwood jr. verwendet diese Aufnahme seit 1979 zum Nachweis von caudalen Spornen am vorderen Acromion und von Verkalkungen am Lig. coracoacromiale. Mit dieser Einstellung wären die vorgenannten Befunde leichter nachzuweisen als mit dem Outlet-View (s. Einstellung 42b). Diese Sporne können bei Patienten mit Impingement-Syndrom oder Rotatorenmanschettenproblemen gefunden werden.
Abkürzung	30°
Format	18/24 oder 13/18, quer
Folie	100
Schriftmarkierung	R/L stehend
Lagerung V	Oberkörper freimachen, ggf. Halskette entfernen!
L	Patient steht mit flach anliegendem Schulterblatt am Stativ, d. h. Rücken im Winkel von etwa 40° zum Stativ. Ellenbogen 90° gebeugt, Oberarm in Neutralstellung hängend (Abb. 43.1, 43.2).
Aufnahme	Rö-Kassette *im Raster*. *Oberer Kassettenrand* in Schulterhautgrenze. *Zentralstrahl schräg* mit Einfallswinkel 30° cranio-caudal* auf Oberarmkopf (Subacromialraum) und Kassettenmitte (Abb. 43.1). Aluminiumkeilfilter zum Kontrastausgleich.
G	Bleischürze

B

	kV/mAs	Punkte	eigene Belichtung
Kinder 10 Jahre	66/32	−3	
schlanke Erwachsene	70/40	−1	
normale Erwachsene	73/40	0	
kräftige Erwachsene	77/50	+2	

Kriterium Überlagerungsfreie Darstellung des Humeruskopfes mit freiem Durchblick durch das Gelenk und im besonderen durch den Subacrominalraum in der ap-Aufnahme, wie Einstellung 39 (Abb. 43.3). Ono und Mitarbeiter haben kaudale vordere Knochensporne unterhalb der lateralen Verlängerung des kaudalen Clavicularandes (Abb. 43.4 = dieselbe Schulter wie Abb. 43.3) in 58 von 73 Gelenken mit Impingement-Syndrom gefunden.

---

* Abweichend von der Festlegung im Vorspann wird hier – in Anlehnung an die amerikanische Nomenklatur und an andere Schultereinstellungen – der Winkel angegeben, der die Abweichung *von der Horizontalen* anzeigt (Abb. 43.1).

Ono, K., T. Yamamuro, C. A. Rockwood jr.: Use of a thirty-degree caudal tilt radiograph in the shoulder impingement syndrome. J. Shoulder Elbow Surg. 1 (1992) 246–252.

Schultergelenk 30°-Einblickaufnahme **43**

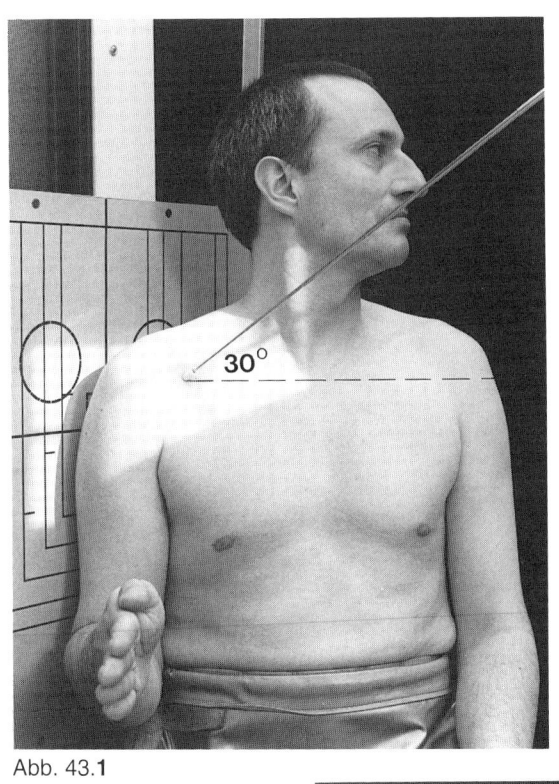

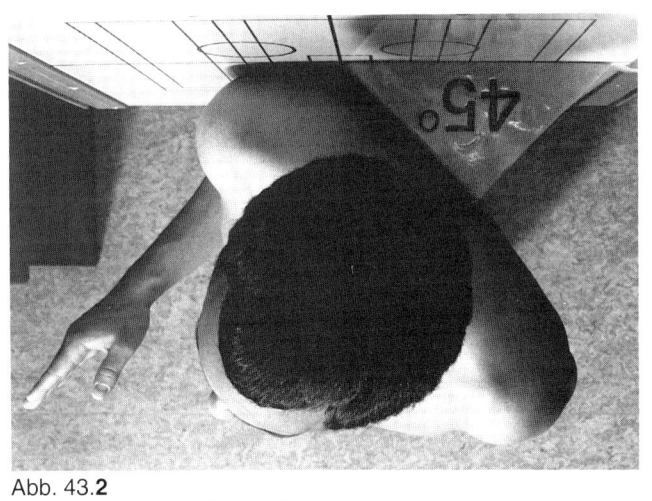

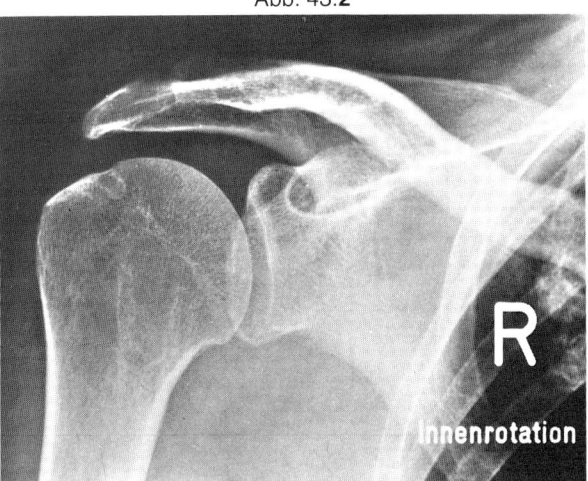

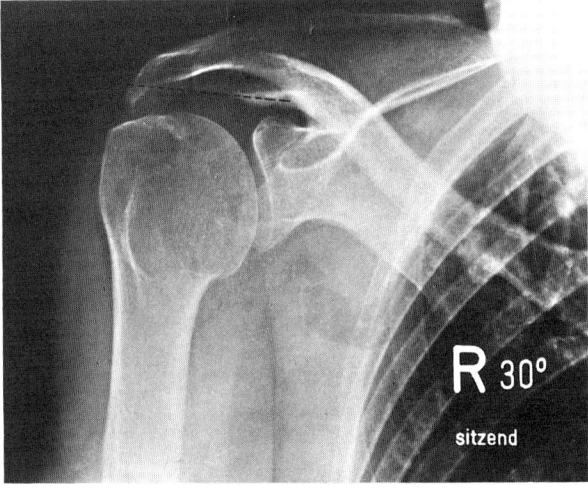

Abb. 43.**1**

Abb. 43.**2**

Abb. 43.**3**

Abb. 43.**4**

44a Schultergelenk axillär lateral Velpeau

Zur Indikation Alternative axiale Schulterdarstellung bei akut verletzter und bewegungsschmerzhafter Schulter, Orientierungsaufnahme unter Vermeidung der Schulterabduktion, ggf. noch in Armschlinge oder Velpeau-Verband. Die Einstellung ist im besonderen bei kräftigen Patienten nicht einfach und sie erfordert gute Kooperation des Patienten. Weniger rückenbelastend ist die Einstellung in Anlehnung an Merrill.

Abkürzung Velpeau

Format 24/30 oder 18/24, hoch

Folie 100

Schriftmarkierung R/L
stehend

Lagerung
- **V** Für diese Orientierungsaufnahmen nicht kontrastgebende Kleidungsstücke etc. belassen.
- **L** Der Patient steht – etwa 30° schräg – mit kranker Schulterseite rückwärts am Ende des Röntgentisches (Abb. 44.1, 44.2) und lehnt sich nach Anleitung durch die Röntgenassistentin soweit zurück, daß der Zentralstrahl direkt von oben auf die Mitte des Schultergelenkes trifft, nachdem das Lichtvisier zuvor mit der Kassette abgeglichen wurde.
- **G** Gonadenschutz dorsal

Aufnahme Rö-Kassette *auf dem Tisch*.
Zentralstrahl auf Schultermitte und senkrecht auf Kassettenmitte.
Aluminiumkeilfilter zum Kontrastausgleich

B

	kV/mAs	Punkte	eigene Belichtung
Kinder 10 Jahre	52/40	–3	
schlanke Erwachsene	57/50	–1	
normale Erwachsene	60/50	0	
kräftige Erwachsene	63/80	+2	

Kriterium Das Glenohumeralgelenk erscheint vergrößert und der Humerusschaft verkürzt, aber die Aufnahme erlaubt – bei beiden Einstellungen – Beurteilung der Beziehung von Oberarmkopf zu seiner Gelenkpfanne (Abb. 44.4, 44.5), d.h. auch ggf. Luxationsrichtung und Erkennung von Kopfimpressionsfrakturen. Man orientiere sich stets an dem nach ventral gerichteten Rabenschnabelfortsatz.

44b Schultergelenk axillär lateral Merrill

wie Schultergelenk Velpeau, *außer*

- **L** Zum gleichen Bildresultat führt diese in Anlehnung an Merrill beschriebene Einstellung. Sie ist in fast aufrechter Körperhaltung weniger rückenbelastend. Entsprechend 30° ventrodorsal gerichtetem Zentralstrahl ist auch die Kassette 30° schräggestellt. Der Strahlengang verläuft analog zur Velpeau-Aufnahme unter Vermeidung einer Oberarmabduktion schräg mittig durch das Schultergelenk und senkrecht auf Kassettenmitte (Abb. 44.3).

Bloom, M.H., W.G. Obata: Diagnosis of posterior dislocation of the shoulder with use of the Velpeau axillary and angled up radiographic views. J. Bone Jt. Surg. 49A (1967) 843–949.

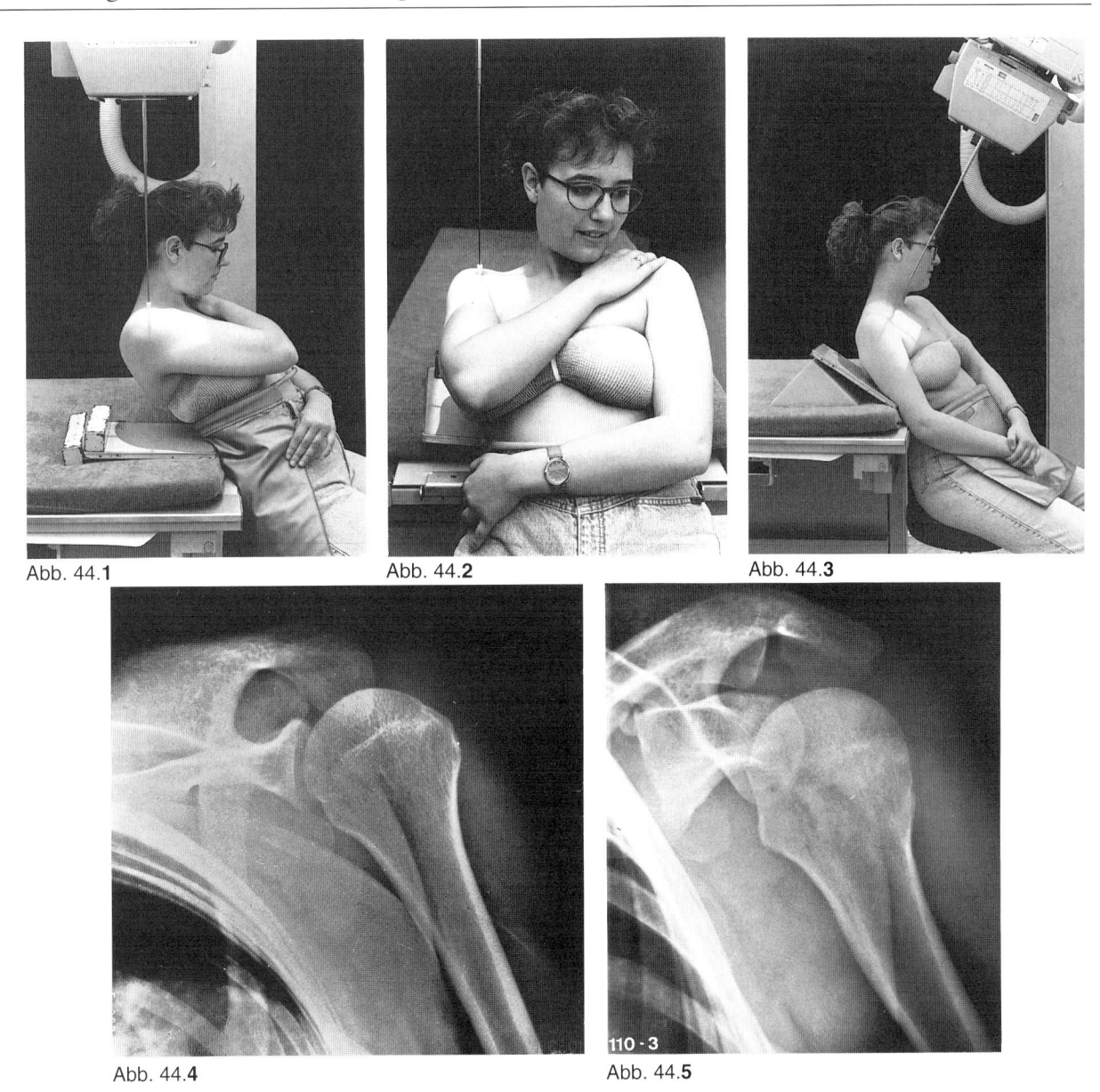

Schultergelenk axillär lateral Velpeau **44a** Schultergelenk axillär lateral Merrill **44b**

Abb. 44.1

Abb. 44.2

Abb. 44.3

Abb. 44.4

Abb. 44.5

115

45 Schultergelenk transthoracal seitlich stehend

Format	24/30, hoch
Folie	400
Schriftmarkierung	R/L stehend
Lagerung	

V Oberkörper freimachen, ggf. lange Ohrringe und Halskette entfernen!

L Stehend seitlich, kranke Schulter hängend eng am Stativ. Gegenseitiger Arm über den Kopf gelegt. Für überlagerungsfreie Abbildung des Oberarmkopfes muß die gesunde Schulter etwas rückenwärts gedreht werden (Abb. 45.1, 45.2).

G Bleischürze seitlich

Aufnahme Rö-Kassette *im Raster*.
Zentralstrahl senkrecht auf filmnahen Oberarmkopf und Kassettenmitte.
Atemstillstand nach Exspiration.

B

	kV/mAs	Punkte	eigene Belichtung
schlanke Erwachsene	73/50	−2	
normale Erwachsene	77/63	0	
kräftige Erwachsene	81/80	+2	

Kriterium Durch die leichte Dorsalposition der gesunden Schulter soll erreicht werden, daß die Abbildung des Oberarmkopfes und -halses überlagerungsfrei zwischen Wirbelsäule und Sternum gelingt (Abb. 45.3: leicht eingestauchte subkapitale Oberarmfraktur).

Lawrence, W. S.: A method of obtaining an accurate lateral roentgenogram of the shoulder joint. Amer. J. Roentgenol. 5 (1918) 193–194.

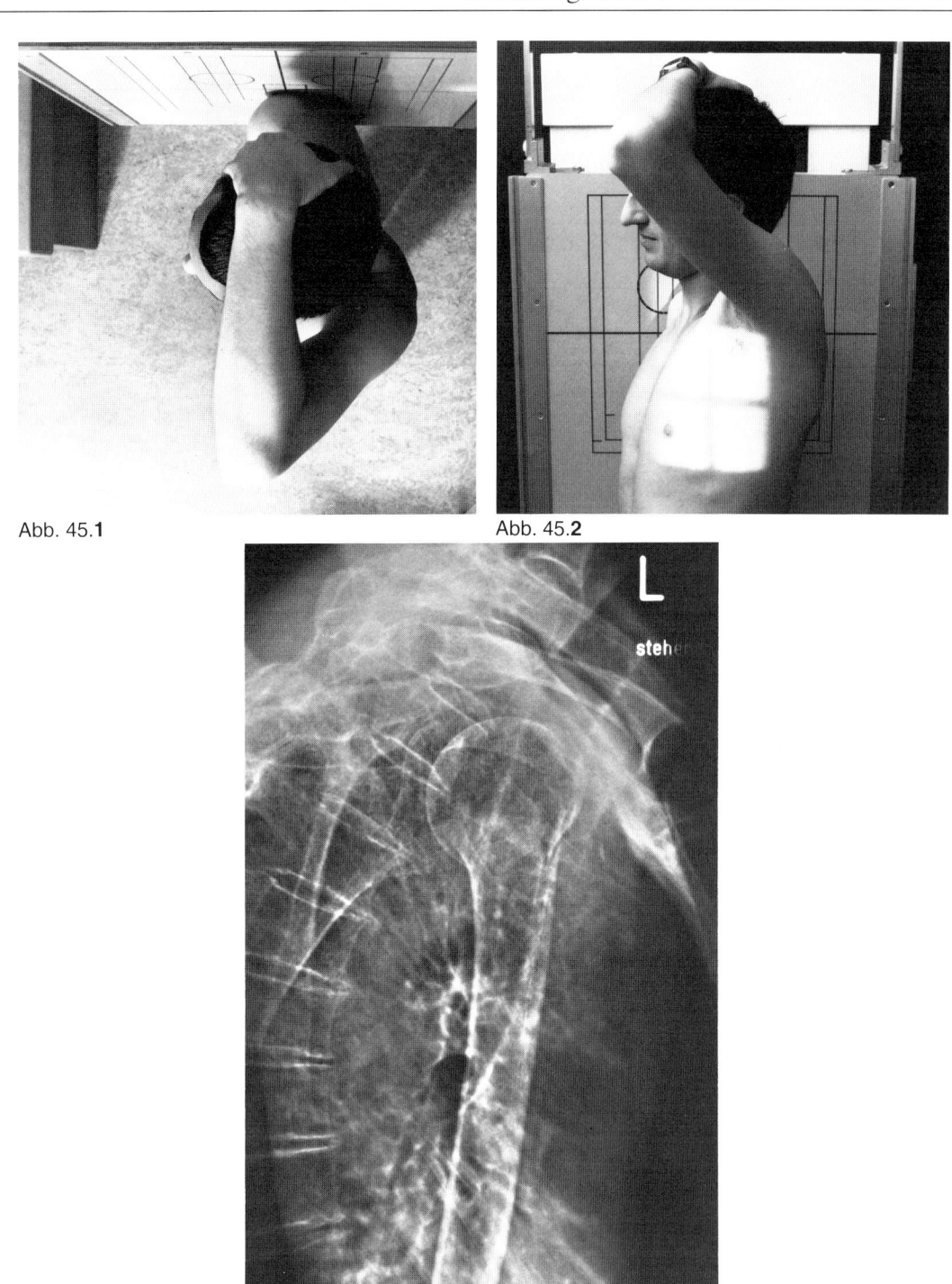

Schultergelenk transthoracal seitlich stehend **45**

Abb. 45.**1**

Abb. 45.**2**

Abb. 45.**3**

46 Schultergelenk tangential – Sulcus intertubercularis

Zur Indikation	Bei Verletzung dieser Rinne zwischen Tuberculum majus und minus kann das freie Bewegungsspiel der Bizepssehne gestört sein. Kalkeinlagerungen und Frakturen des Tuberculum majus kommen gelegentlich in dieser Projektion am deutlichsten zur Darstellung.
Format	13/18, hoch
Folie	100
Schriftmarkierung	R/L
Lagerung V	Oberkörper freimachen!
L	1. Patient sitzt seitlich neben dem Rastertisch, Unterarm aufliegend. Mit der gleichseitigen Hand hält er einen flachen Bocollo, dem die Kassette aufliegt. Der Ellenbogen wird so weit zurückgenommen, daß sich der Oberarmkopf tangential auf Kassettenmitte projiziert (Abb. 46.1, 46.2). Sofern diese von Fisk angegebene Position vom Patienten eingehalten werden kann, Aufnahme. 2. in Rückenlage, kranke Schulter am Tischrand. Gleichseitiger Arm dem Körper anliegend in Außenrotation, d. h. Handfläche nach oben. Ggf. Schulter etwas hochgelagert, damit sich der Humeruskopf in Kassettenmitte projiziert. Die Kassette wird senkrecht zur Tischplatte und zur Längsachse des Oberarms dem Oberrand der Schulter angelehnt und mittels Sandsack gestützt. Kopf zur gesunden Seite geneigt (Abb. 46.3, 46.4).
G	Bleischürze
Aufnahme	Rö-Kassette wie 1. oder *auf dem Tisch* (Abb. 46.1, 46.3). *Zentralstrahl ventro-lateral* und *tangential* auf Oberarmkopf und senkrecht auf Kassettenmitte. Aluminiumkeilfilter zum Kontrastausgleich.

B

	kV/mAs	Punkte	eigene Belichtung
schlanke Erwachsene	57/16	−2	
normale Erwachsene	60/20	0	
kräftige Erwachsene	63/25	+2	

Kriterium	Deutliche Abbildung des Sulcus intertubercularis mit Oberarmkopf (Abb. 46.5): Abrißfraktur Tuberculum majus).

Fisk, C.: Adaption of the technique for radiography of the bicipital groove. Radiol. Techn. 37 (1965) 47–50.

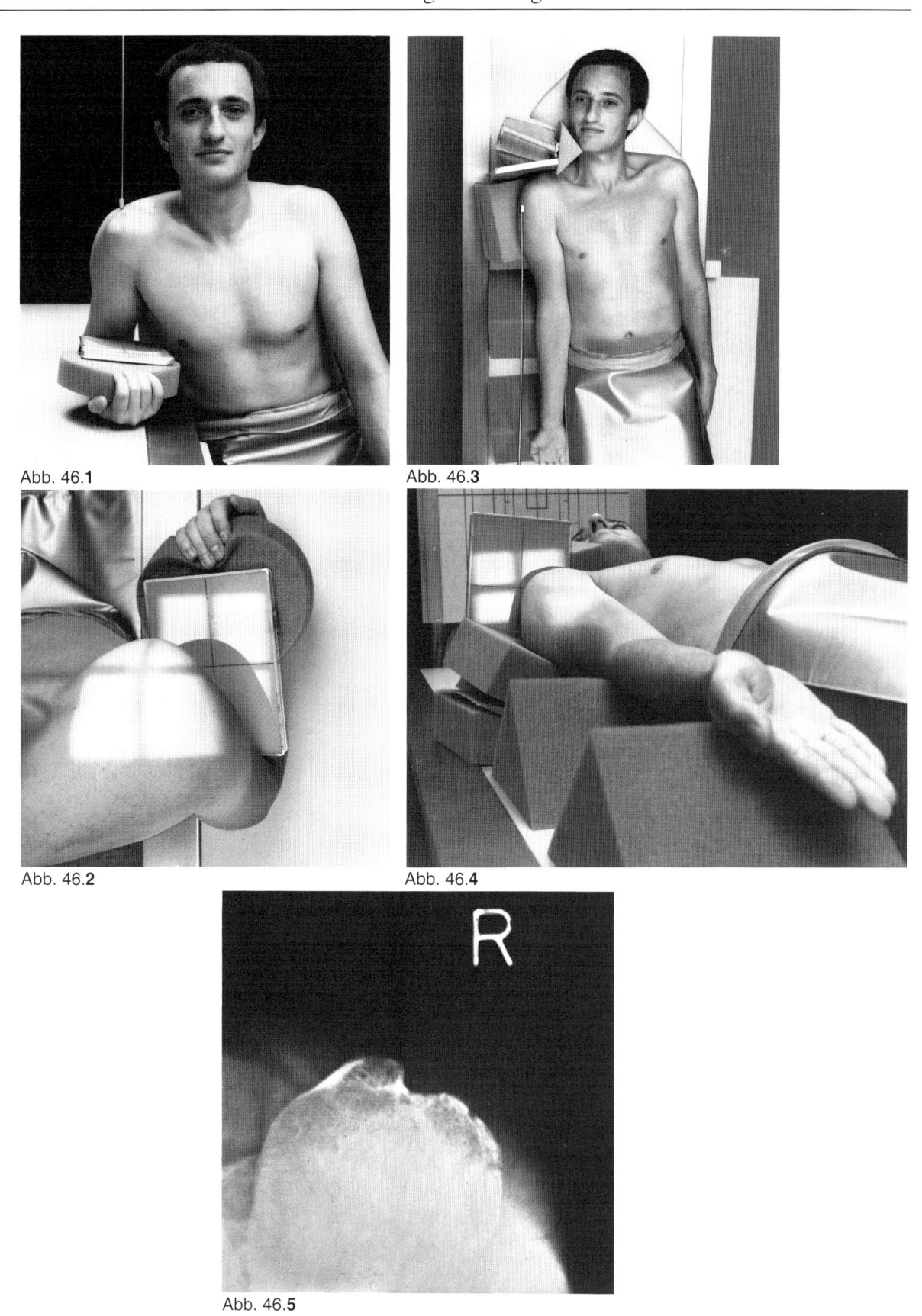

Schultergelenk tangential – Sulcus intertubercularis **46**

Abb. 46.**1**

Abb. 46.**2**

Abb. 46.**3**

Abb. 46.**4**

Abb. 46.**5**

47 Schultergelenk schräg Garth

Zur Indikation	Bei vorderer Schulterinstabilität kommt es häufig zu Pfannenrandfrakturen (Bankart-Läsion) oder Weichteilverkalkungen, die auf den ap-Aufnahmen wegen Überlagerungen nicht diagnostiziert werden können. Bei dieser Fragestellung empfiehlt sich darum die tangentiale Darstellung des vorderen unteren Pfannenrandes mit der Garth-Einstellung. Diese Aufnahme ist – im Gegensatz zur Westpoint – auch mit dem Arm in einer Schlinge möglich und geeignet zur Darstellung glenohumeraler Dislokation oder posterolateraler Oberarmkopf-Impressionsfrakturen.
Abkürzung	Garth
Format	18/24, hoch
Folie	100
Schriftmarkierung	R/L Garth

Lagerung

V Sofern ohne Schwierigkeiten möglich, Oberkörper freimachen.

L Patient sitzt mit dem Rücken 45° zum Rasterwandstativ (Wildner und Reichelt: 0°), betroffene Schulter am Raster. Gleichseitiger Arm wird zur Gegenschulter hochgehalten (Abb. 47.1, 47.2) oder befindet sich noch in einer Schlinge.

G Bleischürze

Aufnahme Rö-Kassette *im Raster.*
Zentralstrahl 45° cranio-caudal auf Schultergelenk und Kassettenmitte.
Aluminiumkeilfilter zum Kontrastausgleich.

B

	kV/mAs	Punkte	eigene Belichtung
schlanke Erwachsene	70/50	−1	
normale Erwachsene	73/50	0	
kräftige Erwachsene	77/63	+2	

Beurteilung Zustand nach kleiner Fraktur am vorderen unteren Pfannenrand rechts (Abb. 47.3), normale Verhältnisse links (Abb. 47.4).

Bankart, B.: The pathology and treatment of recurrent dislocation of the shoulder-joint. Brit. J. Surg. 26 (1938) 23–29.
Garth, W. P. jr., L. E. Slappey, C. W. Ochs: Roentgenographic demonstration of instability of the shoulder; the apical oblique projection – a technical note. J. Bone Jt. Surg. 66A (1984) 1450–1453.
Kornguth, P. J., A. M. Salazar: The apical oblique view of the shoulder: its usefulness in acute trauma. Amer. J. Radiol. 149 (1987) 113–116.
Wildner, M., A. Reichelt: Erfahrungen mit der modifizierten Röntgenaufnahme nach Garth. Z. Orthop. 131 (1993) 344–348.

Schultergelenk schräg Garth **47**

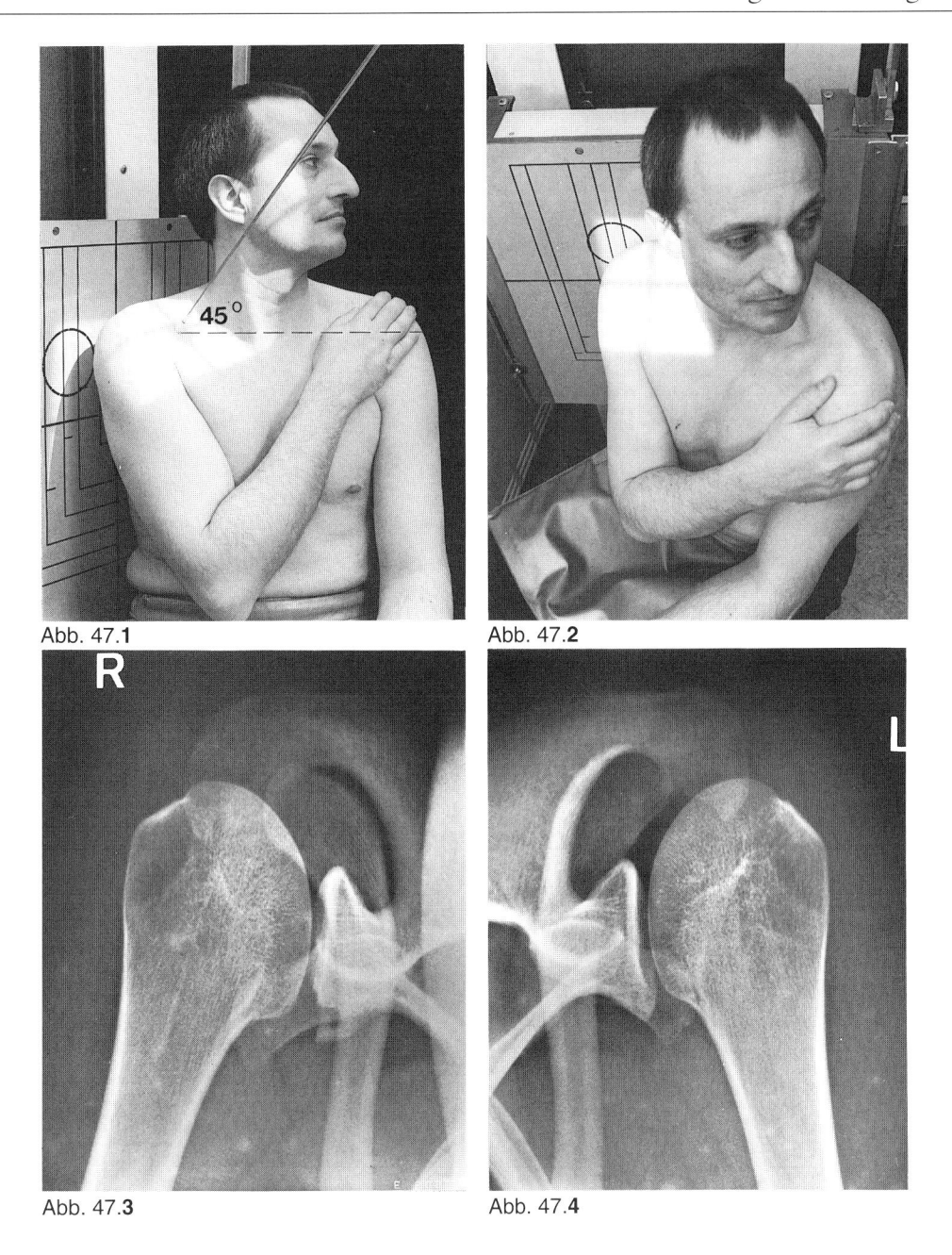

Abb. 47.1

Abb. 47.2

Abb. 47.3

Abb. 47.4

48 Schultergelenk axillär Stryker

Zur Indikation	Häufig kommt es bei vorderer Schulterluxation zu einer Impressionsfraktur des posterolateralen Humeruskopfes. Diese Fraktur ist als Hill-Sachs-Läsion eingeführt, wurde aber schon 1880 von Eve und bis zur Beschreibung durch Hill und Sachs 1940 noch von 12 anderen Autoren (siehe Rockwood) beschrieben. Diese Impression kommt häufig auf der Schulter-ap-Aufnahme bei voller Innenrotation zur Darstellung, evtl. auch bei der axialen lateralen Schulterdarstellung (Velpeau). Zuverlässigste Darstellung gelingt nach den Erfahrungen u. a. von Pring und Rockwood mit der von ihm „Stryker notch view" genannten Einstellung. Pring und Mitarbeiter fanden nachgewiesene Impressionen bei Innendrehaufnahmen in 48%, bei der Stryker-Technik in 70% der Fälle.
Abkürzung	Stryker
Format	18/24, hoch
Folie	100
Schriftmarkierung	R/L Stryker

Lagerung

- **V** Oberkörper freimachen, ggf. Halskette und Ohrring ablegen!
- **L** Patient in Rückenlage mit ca. 120° nach oben gehobenem Oberarm, so daß die Hand dem Hinterhaupt aufliegt mit den Fingern in Richtung Nacken. Wesentlich ist die Mittelstellung des Oberarmes (0°) zwischen Ab- und Adduktion (Abb. 48.1, 48.2).
- **G** Bleischürze

Aufnahme

Rö-Kassette *im Raster.*
Zentralstrahl 10° caudo-cranial auf Mitte von Schultergelenk und Kassette.
Kassette im Raster.

B

	kV/mAs	Punkte	eigene Belichtung
schlanke Erwachsene	60/50	−1	
normale Erwachsene	63/50	0	
kräftige Erwachsene	66/63	+2	

Beurteilung Rockwood klassiert unterschiedlich große Defekte, die Beurteilung ist erleichtert bei seitenvergleichender Untersuchung (Abb. 48.3, 48.4).

Hall, R. H., F. Isaak, C. R. Booth: Dislocations of the shoulder with special reference to accompanying small fractures. J. Bone Jt. Surg. 41A (1959) 489–494.
Pring, D. J., O. Constant, J. L. Bayley, D. J. Stoker: Radiology of the humeral head in recurrent anterior shoulder dislocations: brief report. J. Bone Jt. Surg. 71B (1989) 141–142.
Rockwood, C. A. jr., D. P. Green (eds.): Fractures, 2nd ed. Lippincott, Philadelphia 1984.

Schultergelenk axillär Stryker 48

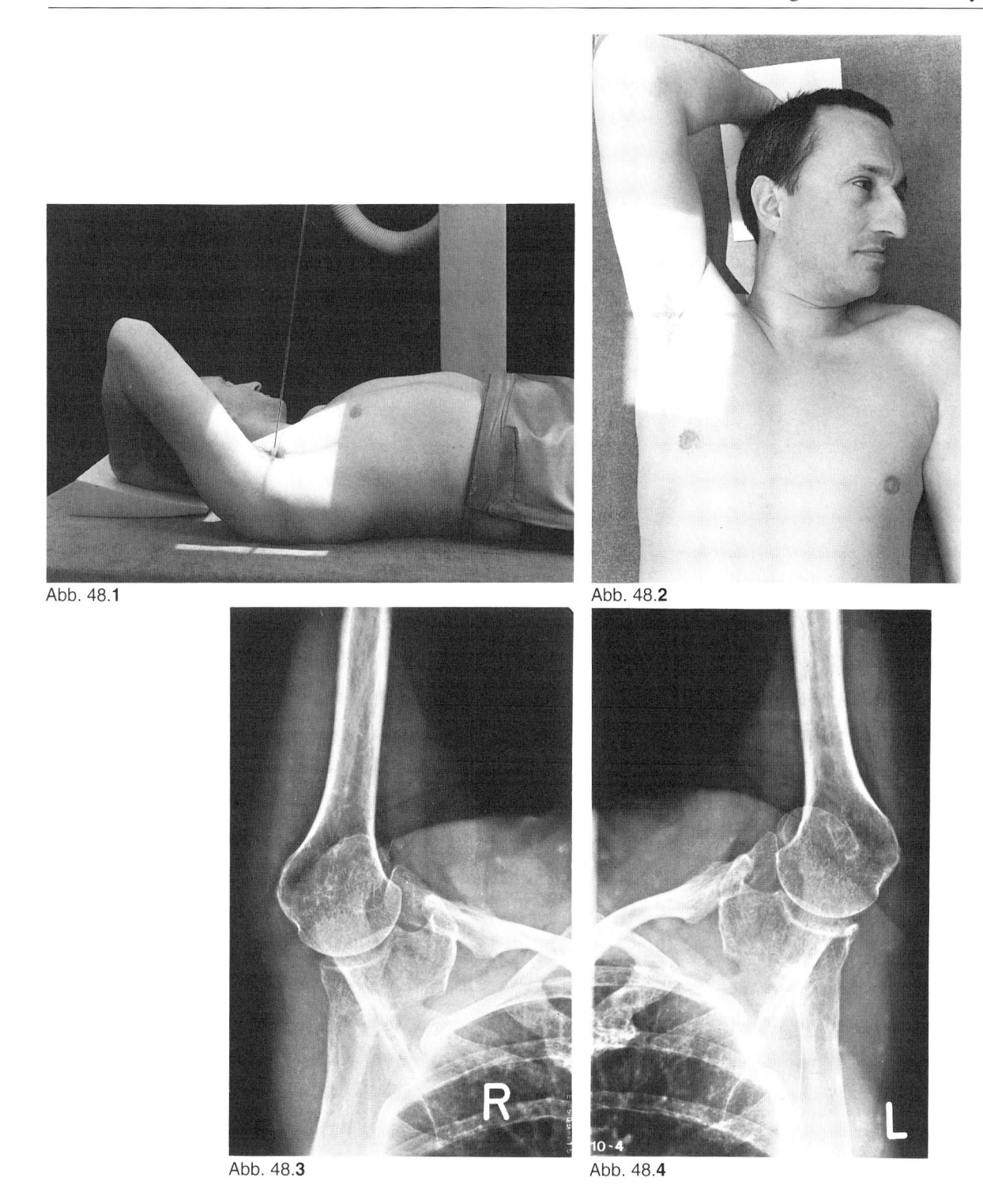

Abb. 48.1

Abb. 48.2

Abb. 48.3

Abb. 48.4

49a Oberarm anterior-posterior

Format	20/40, quer oder hoch
Folie	Ausgleichsfolie Plus-Minus (+ –)
Schriftmarkierung	R/L
Lagerung V	Oberkörper bis auf BH/Unterhemd freimachen!
L	Patient steht mit Rücken und flach anliegendem Oberarm am Stativ. Zur Kontrolle der richtigen Drehung des Oberarmes ist der Ellenbogen leicht gebeugt und die Querachse des Ellenbogengelenkes filmparallel eingestellt. Die Position mit hängendem Arm (Abb. 49.1) ist besonders von älteren Patienten leichter einzuhalten als die mit abduziertem Arm (Abb. 49.2). *Alternativ:* Aufnahmetechnisch gleichwertig ist die Aufnahme im Liegen, jene im Stehen aber wohl rascher durchführbar.
G	Bleischürze
Aufnahme	Rö-Kassette *im Raster*. *Oberer Kassettenrand* (+) 2 cm oberhalb Schulterhautgrenze. *Zentralstrahl* senkrecht auf Oberarm- und Kassettenmitte.

B Oberarm und Ellenbogen ap und seitlich

	kV/mAs	Punkte	eigene Belichtung
schlanke Erwachsene	55/12,5	–2	
normale Erwachsene	57/16	0	
kräftige Erwachsene	60/20	+2	

Oberarm und Schulter ap und seitlich

	kV/mAs	Punkte	eigene Belichtung
schlanke Erwachsene	57/12,5	–2	
normale Erwachsene	60/16	0	
kräftige Erwachsene	63/20	+2	

Kriterium Vollständige und beurteilungsfähige Abbildung des Humerus mit ap-Projektion der Trochlea humeri (Abb. 49.3).

Anmerkung: Bei Röhrenknochen muß mindestens ein Nachbargelenk stets mit abgebildet sein, weil nur so eine Orientierung über die dargestellte Ebene möglich ist.

49b Oberarm seitlich

wie Oberarm ap, *außer*

Lagerung L Patient steht mit Rücken und flach anliegendem Oberarm am Stativ, Oberarm 90° abduziert und außenrotiert, so daß auch der Unterarm dem Stativ anliegt bei gebeugtem Ellenbogen. Diese Stellung kann leichter vom Patienten eingehalten werden, wenn für seine Hand ein Griff (z. B. Infusionsständer) verfügbar ist (Abb. 49.4).

Kriterium … mit seitlicher Projektion der Trochlea humeri (Abb. 49.5).

Oberarm anterior-posterior **49a**   Oberarm seitlich **49b**

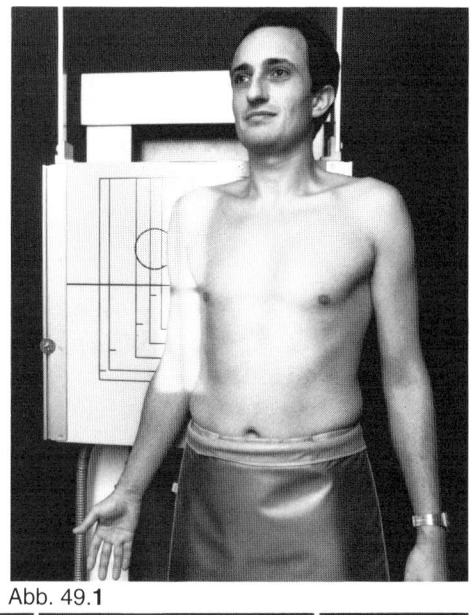

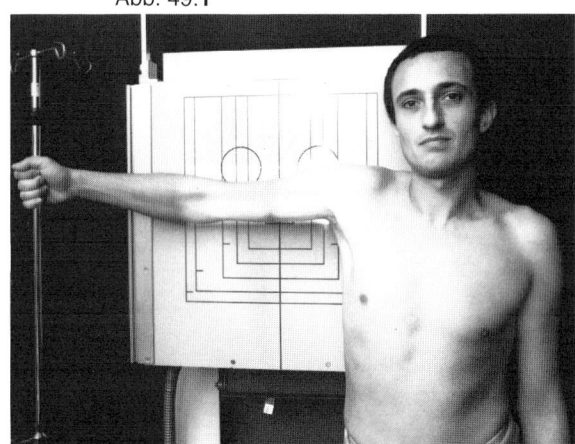

Abb. 49.**1**

Abb. 49.**2**

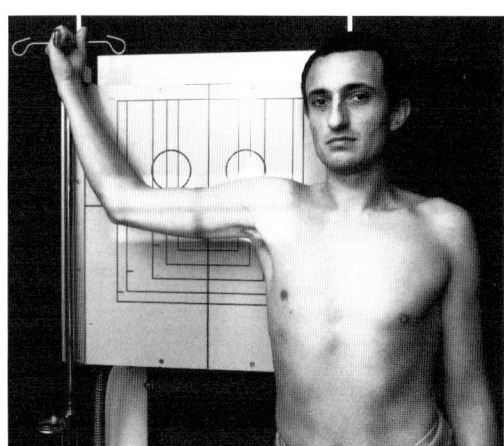

Abb. 49.**3**

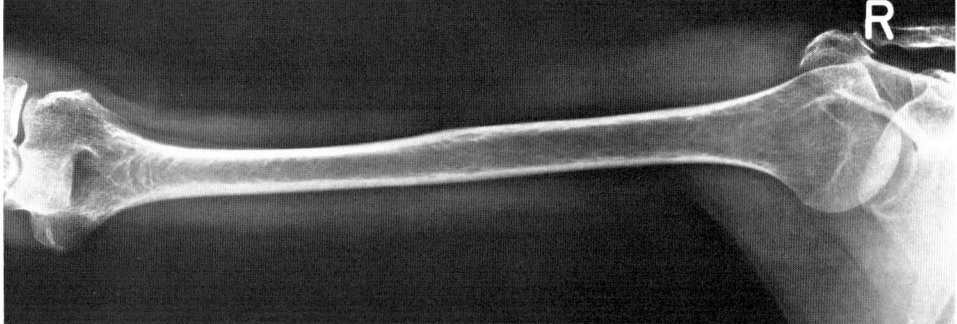

Abb. 49.**4**

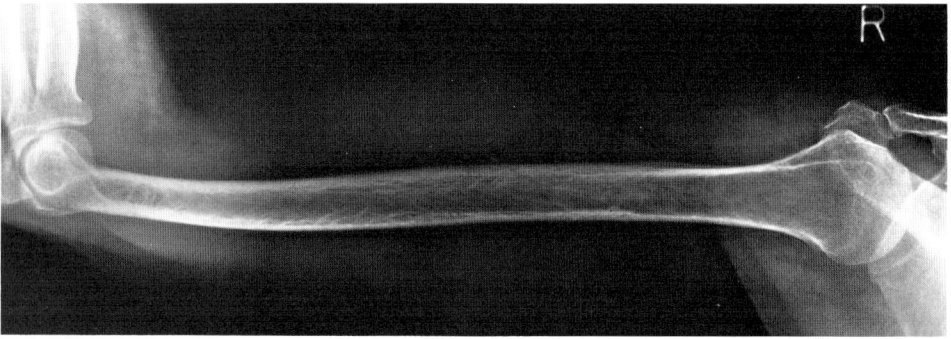

Abb. 49.**5**

50 a Ellenbogengelenk anterior-posterior

Format	18/24, quer, zweigeteilt
Folie	100
Schriftmarkierung	R/L
Lagerung V	Arm freimachen!
L	Patient sitzt seitlich am Rastertisch. Damit der Arm der Kassette parallel aufliegen kann, muß diese ggf. höher gelagert oder der Patient tiefer gesetzt werden. Es sollen also Schulter-, Ellenbogen- und Handgelenk auf gleicher Höhe liegen. Das Ellenbogengelenk liegt gestreckt dorsal auf der Kassette, die Hand ist supiniert, d. h. die Handfläche nach oben gerichtet (Abb. 50.1, 50.2). *Alternativ:* **1.** Bei nicht voll streckfähigem Ellenbogengelenk (= Beugekontraktur) muß zur exakten Gelenkbeurteilung je eine Aufnahme mit der Kassette aufliegendem Unter- und Oberarm angefertigt werden. **2.** Bei Verdacht auf freie Gelenkkörper ist Tomographie, ggf. auch Arthrographie angezeigt. Bei technischer Voraussetzung auch gut durchführbar auf horizontal eingestelltem Rasterwandstativ.
G	Bleischürze
Aufnahme	Rö-Kassette *auf dem Tisch* (s. o.). *Zentralstrahl* senkrecht auf Ellenbogengelenk und Kassettenmitte.

B

	kV/mAs	Punkte	eigene Belichtung
schlanke Erwachsene	44/ 6,3	–3	
normale Erwachsene	48/ 8	0	
kräftige Erwachsene	50/10	+2	

Kriterium	Ellenbogengelenk vollständig ap orthograd abgebildet, Gelenkspalt in Filmmitte, überlagerungsfrei durchsichtig (Abb. 50.3).

50 b Ellenbogengelenk seitlich

wie Ellenbogengelenk ap, *außer*

Lagerung	… Das Ellenbogengelenk liegt 90° gebeugt mit der Innenseite auf Kassettenmitte, das Handgelenk wird rein seitlich gehalten (Daumen nach oben, Abb. 50.4, 50.5).
Kriterium	Ellenbogengelenk vollständig seitlich orthograd abgebildet, Gelenkspalt in Filmmitte, überlagerungsfrei durchsichtig. Die Humeruskondylen müssen sich decken, das Radiusköpfchen soll gut beurteilbar sein (Abb. 50.3).

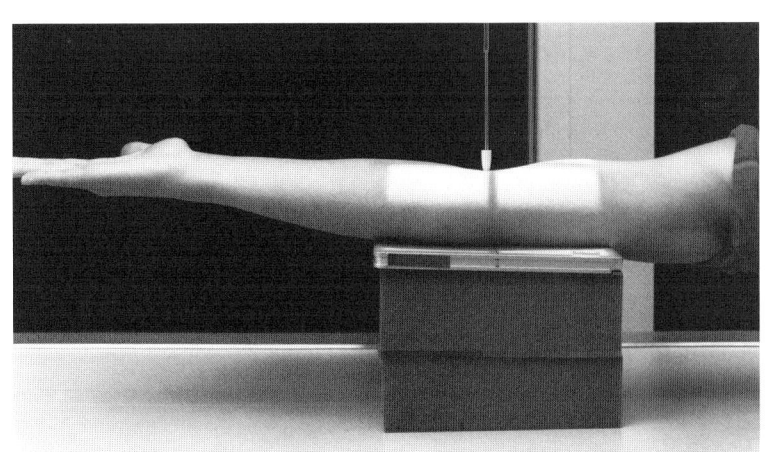

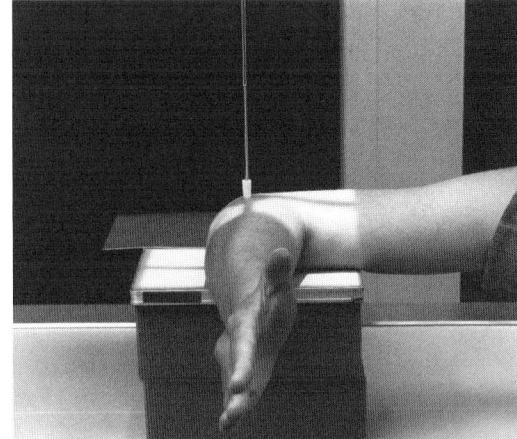

Ellenbogengelenk anterior-posterior **50a** seitlich **50b**

Abb. 50.**1**

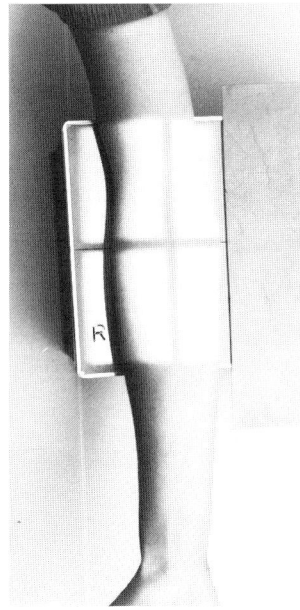

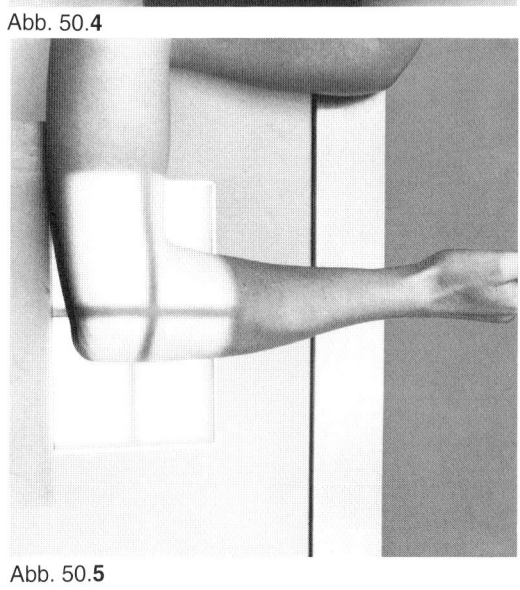

Abb. 50.**2**

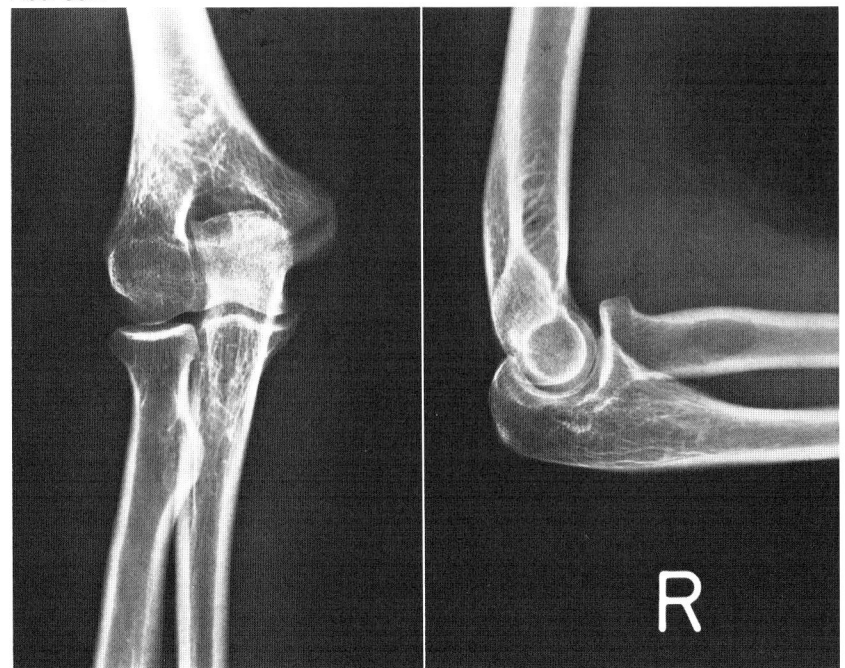

Abb. 50.**3**

Abb. 50.**4**

Abb. 50.**5**

Abb. 50.**6**

51a Ellenbogengelenk – Processus coronoideus

Format	13/18, hoch
Folie	100
Schriftmarkierung	R/L 45° Innenrotation
Lagerung V	Arm freimachen!
L	Patient kniet auf dem Boden oder sitzt auf Fußbänkchen seitlich am Rastertisch so, daß sich Schulter-, Ellenbogen- und Handgelenk auf gleicher Höhe befinden. Das gestreckte Ellenbogengelenk liegt dorsal auf der Kassette. Der Arm wird *radial* so weit angehoben, daß die Querachse des Ellenbogengelenkes (vorbereitende Einstellung: Abb. 51.1) mit der Kassette einen Winkel von 45° bildet (Daumen nach oben, Abb. 51.2).
G	Bleischürze
Aufnahme	Rö-Kassette *auf dem Tisch* (s. o.). *Zentralstrahl* senkrecht auf Kassetten- und Gelenkspaltmitte (= 3 cm distal vom Epicondylus medialis).

B

	kV/mAs	Punkte	eigene Belichtung
normale Erwachsene	48/ 8	0	
kräftige Erwachsene	50/10	+2	

Kriterium	Orthograde, unverkürzte Abbildung des Processus coronoideus, Gelenkspalt in Filmmitte (Abb. 51.3).

51b Ellenbogengelenk – Radiusköpfchen

wie Ellenbogengelenk Processus coronoideus, *außer*

Schriftmarkierung	R/L 45° Außenrotation
Lagerung	… Der Arm wird *ulnar* so weit angehoben, daß die Querachse des Ellenbogengelenkes (vorbereitende Einstellung: Abb. 51.4) mit der Kassette einen Winkel von 45° bildet (Daumen nach unten, Abb. 51.5).
Kriterium	Orthograde, überlagerungsfreie Abbildung des Radiusköpfchens, Gelenkspalt in Filmmitte (Abb. 51.6).

Schmitt, H.: Die röntgenologische Darstellung des Radiusköpfchens. Röntgenpraxis 11 (1939) 33–36.

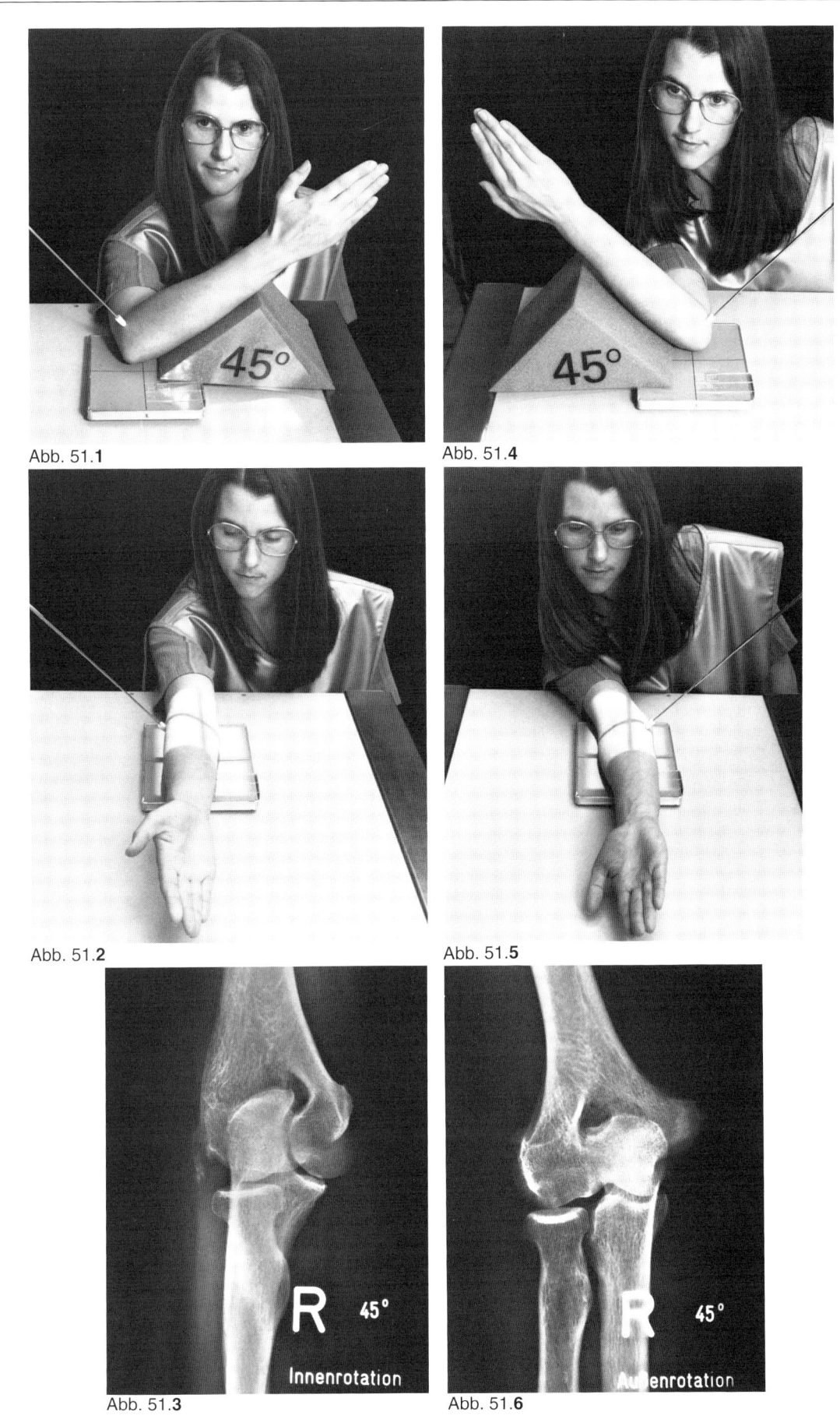

Ellenbogengelenk – Processus coronoideus **51a**   Radiusköpfchen **51b**

Abb. 51.1

Abb. 51.4

Abb. 51.2

Abb. 51.5

Abb. 51.3

Abb. 51.6

52 Ellenbogengelenk – Sulcus nervi ulnaris

Zur Indikation		Vorwiegend posttraumatisch aufgetretenes Kompressionssyndrom des Nervus ulnaris oder Olecranonverletzung.
Format		13/18, hoch
Folie		100
Schriftmarkierung		R/L
Lagerung	V	Arm freimachen!
	L	Patient sitzt seitlich am Rastertisch, die Rückseite des Oberarmes soll dem Tisch parallel aufliegen bei maximal gebeugtem Ellenbogengelenk, d. h., die Handfläche berührt das gleichseitige Schultergelenk (Abb. 52.1, 52.2).
	G	Bleischürze
Aufnahme		Rö-Kassette *auf dem Tisch* (s. o.). *Zentralstrahl* senkrecht auf Olecranon und Kassettenmitte.

B

	kV/mAs	Punkte	eigene Belichtung
Kinder 10 Jahre	42/ 6,3	–3	
normale Erwachsene	46/ 8	0	
kräftige Erwachsene	48/10	+2	

Kriterium Tangentiale Abbildung von Olecranon und Sulcus nervi ulnaris (Abb. 52.3).

Ellenbogengelenk – Sulcus nervi ulnaris 52

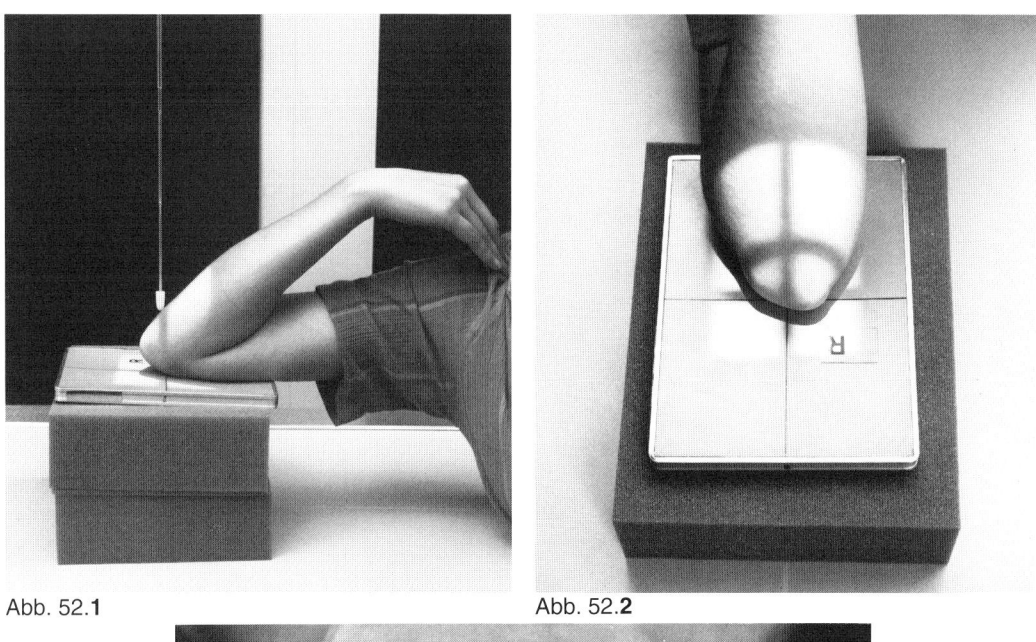

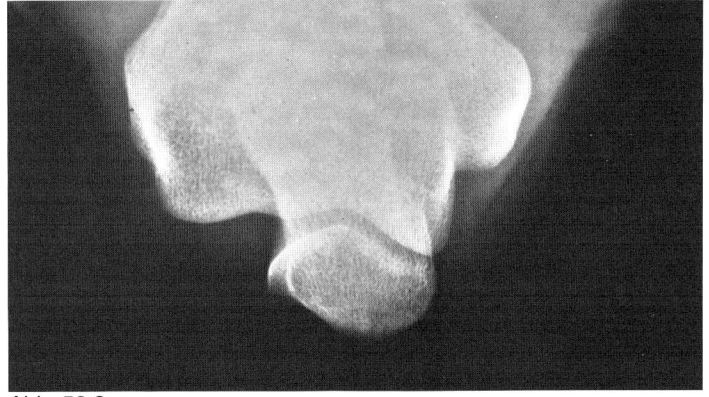

Abb. 52.**1**

Abb. 52.**2**

Abb. 52.**3**

53a Unterarm anterior-posterior

Format	24/30 (15/40), hoch, zweigeteilt *Alternativ:* Wird bei Erwachsenen gleichzeitige Mitdarstellung von Ellenbogen- und Handgelenk gewünscht, ist meist das Format 15/40 notwendig.
Folie	100
Schriftmarkierung	R/L
Lagerung V	Arm freimachen!
L	Patient sitzt seitlich (Strahlenschutz [!], in Abb. 53.3 nicht eingehalten) am Rastertisch so, daß sich Schulter-, Ellenbogen- und Handgelenk auf gleicher Höhe befinden. Der Unterarm liegt der Kassette flach *dorsal* auf (Abb. 53.1, 53.2). Bei Kindern kann die erwünschte Lagerung durch Fixierung des Armes unter einer beidseitig beschwerten Plexiglasplatte erleichtert werden (Abb. 53.3).
G	Bleischürze
Aufnahme	Rö-Kassette *auf dem Tisch.* *Zentralstrahl* senkrecht auf Unterarm- und Kassettenmitte.

B

	Unterarm und Ellenbogen ap			Unterarm und Handgelenk ap		
	kV/mAs	Punkte	eigene Belichtung	kV/mAs	Punkte	eigene Belichtung
Kinder 10 Jahre	48/3,2	−3		46/3,2	−3	
normale Erwachsene	52/4	0		50/4	0	
kräftige Erwachsene	55/5	+2		52/5	+2	

Kriterium	Speiche und Elle sollen ap überlagerungsfrei mit mindestens einem Nachbargelenk abgebildet sein (Abb. 53.6).

53b Unterarm seitlich

wie Unterarm ap, *außer*

Lagerung L	… Der Unterarm liegt der Kassette *ulnar* streng seitlich auf (Daumen oben), dabei soll der Arm im Ellenbogengelenk 90° gebeugt sein (Abb. 53.4, 53.5).

B

	Unterarm und Ellenbogen seitlich			Unterarm und Handgelenk seitlich		
	kV/mAs	Punkte	eigene Belichtung	kV/mAs	Punkte	eigene Belichtung
Kinder 10 Jahre	48/4	−3		46/4	−3	
normale Erwachsene	52/5	0		50/5	0	
kräftige Erwachsene	55/6,3	+2		52/6,3	+2	

Kriterium	Die beiden Unterarmknochen müssen sich handgelenksnahe weitgehend überlagern, dargestellte Nachbargelenke sollen rein seitlich abgebildet sein (Abb. 53.6).

Unterarm anterior-posterior **53a** seitlich **53b**

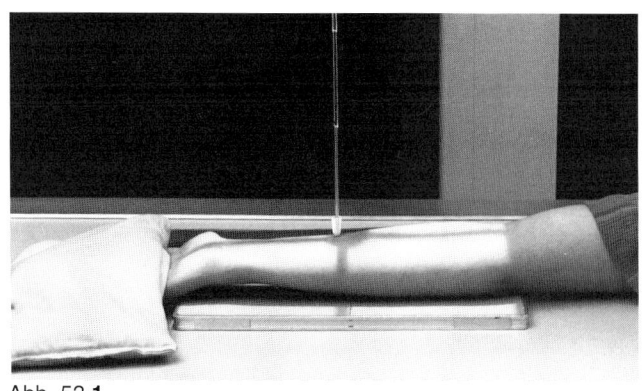

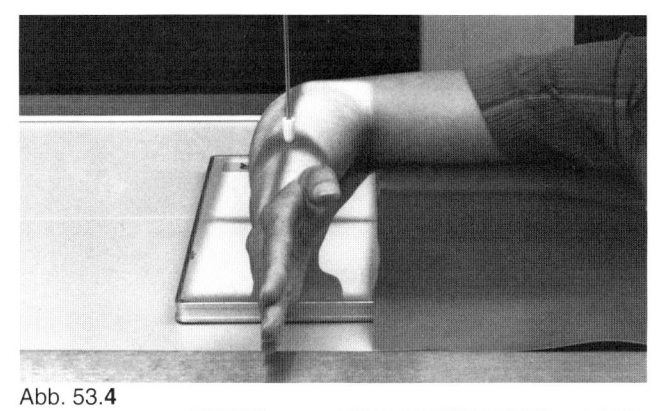

Abb. 53.**1**

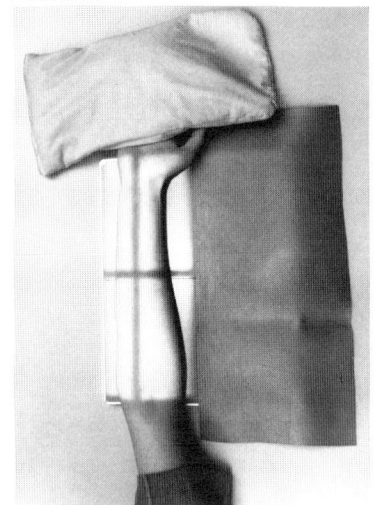

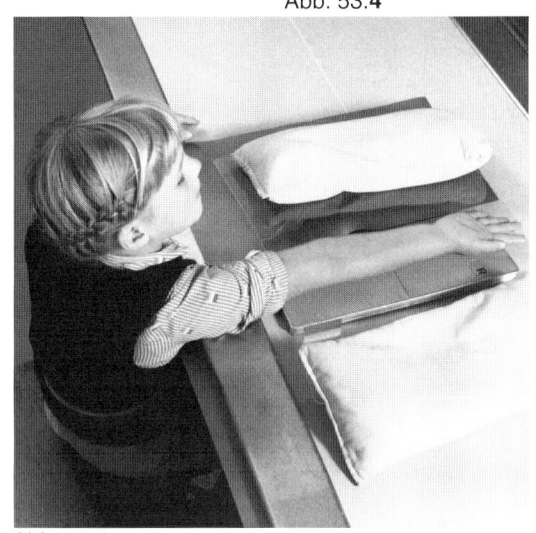

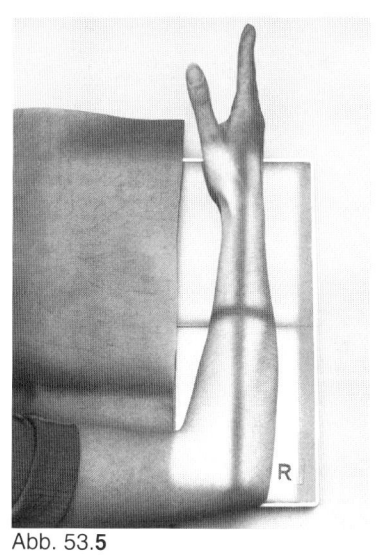

Abb. 53.**2**

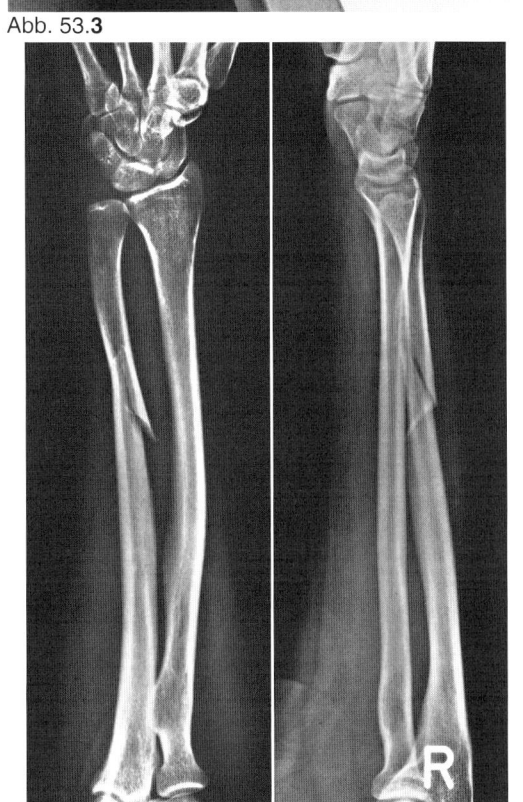

Abb. 53.**3**

Abb. 53.**4**

Abb. 53.**5**

Abb. 53.**6**

133

54a Hand dorso-volar

Format	24/30, quer, zweigeteilt
Folie	100 (nur Rückfolie = analog mit einseitig beschichtetem Film zu verwenden)
Schriftmarkierung	R/L
Lagerung V	Unterarm freimachen, Ringe, Uhr etc. ablegen!
L	Patient sitzt seitlich am Rastertisch, Unterarm aufliegend. Hand *volar* flach auf der Kassette mit leicht gespreizten Fingern in natürlicher Haltung (Abb. 54.1, 54.2). Der 3. Finger liegt normalerweise in Verlängerung der Unterarmlängsachse. Bei Vorliegen z.B. einer Ulnardeviation der Finger bei pcP soll diese Fehlstellung nicht korrigiert werden, sondern auch röntgenologisch zur Darstellung kommen.
G	Bleischürze
Aufnahme	Rö-Kassette *auf dem Tisch*. Zentralstrahl senkrecht auf 3. Mittelfingergrundgelenk und Kassettenmitte.

B

	kV/mAs	Punkte	eigene Belichtung
Kinder 10 Jahre	42/ 6,3	–3	
normale Erwachsene	42/ 8	0	
kräftige Erwachsene	42/10	+1	

Kriterium	Vollständige Abbildung der ganzen Hand einschließlich aller Fingerendglieder und des Handgelenkes (Abb. 54.5).

54b Hand schräg

wie Hand dorso-volar, *außer*

Schriftmarkierung	R/L schräg (nur, sofern Einzelaufnahme)
Lagerung	… Hand *radial* leicht angehoben, Daumen und Zeigefinger auf Bocollo so gelagert, daß die Finger 2 bis 5 einschließlich ihrer Mittelhandknochen schräg abgebildet werden, aber sich dabei auch gerade nicht überlagern (Zitherspielerstellung, Abb. 54.3, 54.4).
Kriterium	Vollständige und überlagerungsfreie schräge Abbildung der gesamten Hand (Abb. 54.5).

Hand dorso-volar **54a**   Hand schräg **54b**

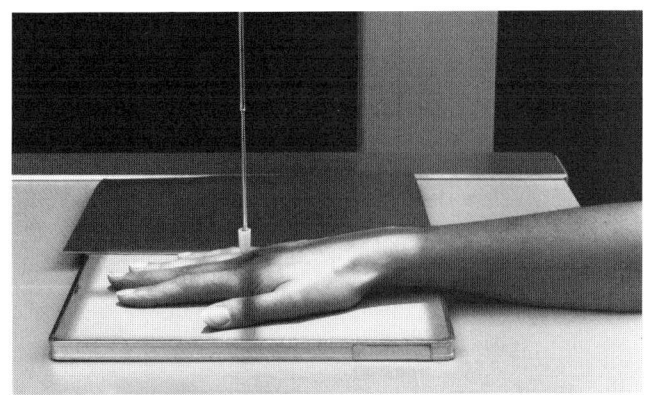

Abb. 54.**1**

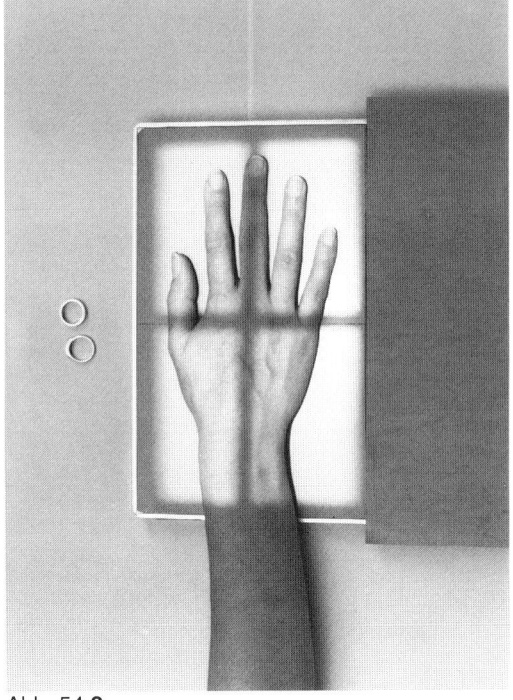

Abb. 54.**2**

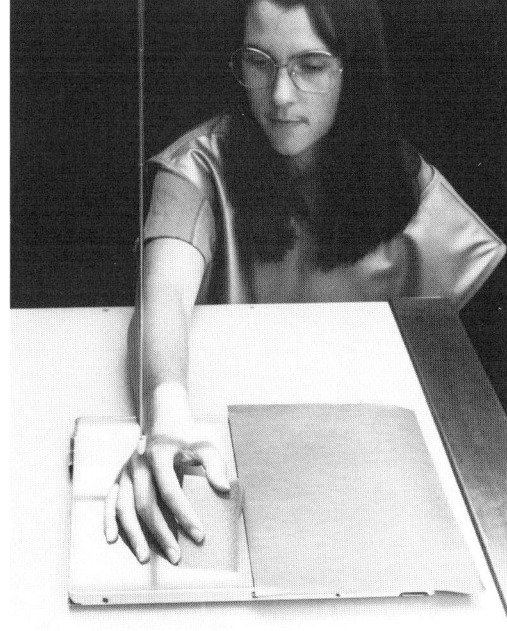

Abb. 54.**3**

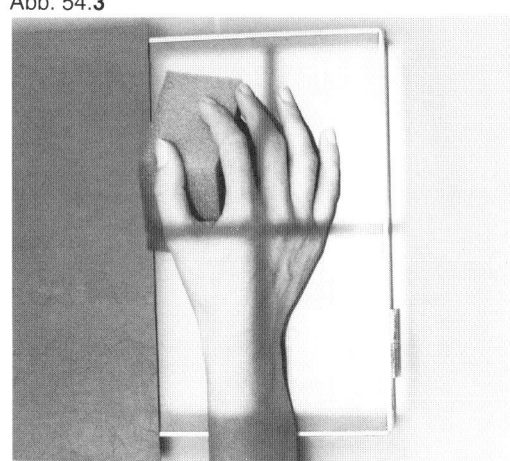

Abb. 54.**4**

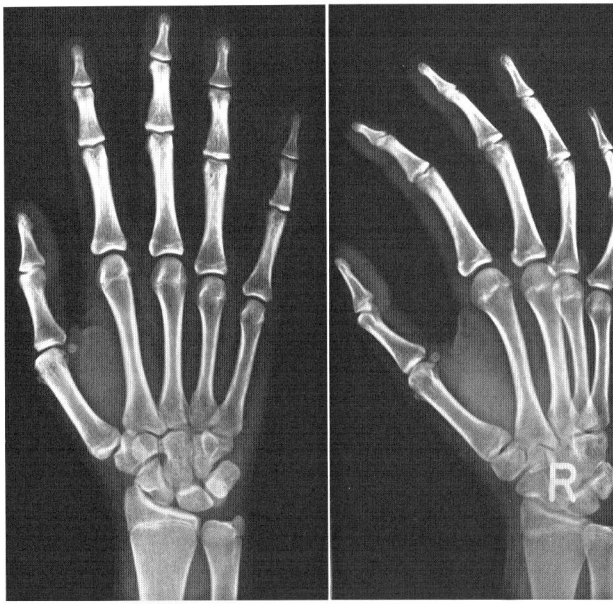

Abb. 54.**5**

135

55 a Handgelenk dorso-volar

Zur Indikation	Traumatisch verursachte Instabilitäten können bei rechtzeitiger Diagnose erfolgreich handchirurgisch behandelt werden (Lindscheid und Dobyns). Leider wird die Diagnose von Bandverletzungen am Handgelenk häufig nicht oder zu spät gestellt. Sollte auf Standardröntgenaufnahmen eine Störung der normalen Kinematik des Handgelenkes infolge Bandverletzung erkennbar sein, so muß sich die Hand in den drei Raumebenen stets in neutraler Haltung befinden. Denn die geringste Abweichung von dieser Neutralposition hat eine Kippbewegung der Knochen der 1. Reihe zur Folge (Sennwald). Bei unklarem Befund, z. B. Verdacht auf scapho-lunäre Bandruptur oder Scaphoidfraktur können Aufnahmen des Handgelenkes in maximaler Ulnar- und Radialabduktion zur richtigen Diagnose führen. Handchirurgen führen die vier in Einstellung 55 a und b genannten Einstellungen bei solchen Fragestellungen oft als Aufnahmen der ersten Wahl durch („kleiner Handgelenkstatus").
Format	18/24, quer, zweigeteilt
Folie	100
Schriftmarkierung	R/L
Lagerung V	Unterarm freimachen, Uhr etc. ablegen!
L	Patient sitzt seitlich am Rastertisch, die Hand wird flach so auf Kassette und Bocollo gelagert, daß sich Schulter-, Ellenbogen- und Handgelenk auf einer Höhe befinden (Abb. 55.1). Das Handgelenk befindet sich also in Neutralstellung zwischen Pro- und Supination. ... Das 3. Metacarpale muß exakt in Verlängerung der Radiusachse liegen und vollständig mit abgebildet sein (Abb. 55.2, 55.3, 55.4).
G	Bleischürze
Aufnahme	Rö-Kassette *auf dem Tisch*. *Zentralstrahl* senkrecht auf Handgelenk- und Kassettenmitte.

B

	kV/mAs	Punkte	eigene Belichtung
Kinder 10 Jahre	40/6	−2	
schlanke Erwachsene	40/8	−1	
normale Erwachsene	41/8	0	
kräftige Erwachsene	42/8	+1	

Kriterium	Vollständige orthograde Abbildung des Handgelenkes mit 3. Mittelhandknochen (Abb. 55.4: Scaphoidpseudarthrose mit degenerativen Veränderungen zwischen Radius und distalem Fragment).

Dobyns, J. H. et al: Traumatic instability of the wrist (instructional course lectures). Amer. Acad. orthop. Surg. 24 (1975) 182–195.
Lindscheid, R. L., J. H. Dobyns: Karpale Instabilitäten. Orthopäde 22 (1993) 72–78.

55 b Handgelenk dorso-volar in maximaler Ab-/Adduktion

wie Handgelenk dorso-volar, *außer*

Lagerung L	... Die Hand wird aktiv vom Patienten in maximaler Radialabduktion (Abb. 55.5 links), anschließend auf der anderen Kassettenhälfte in maximaler Ulnarabduktion (Abb. 55.5 rechts) gehalten. Nur in Ausnahmefällen ist es notwendig, die Hand durch Pflasterzügel auf der Kassette zu fixieren oder mit Fremdhilfe zu halten („Streßaufnahme"). Abb. 55.6: Gegenüber Abb. 55.4 auf der Ulnarabduktionsaufnahme keine zusätzliche Dissoziation. Damit ist gleichzeitige Verletzung der Bänder zwischen Lunatum und Scaphoid ausgeschlossen. Das distale Scaphoidfragment wird in Ulnarabduktion aufgerichtet und dadurch in seiner ganzen Länge sichtbar.

Handgelenk dorso-volar **55a**   Handgelenk dorso-volar in maximaler Ab-/Adduktion **55b**

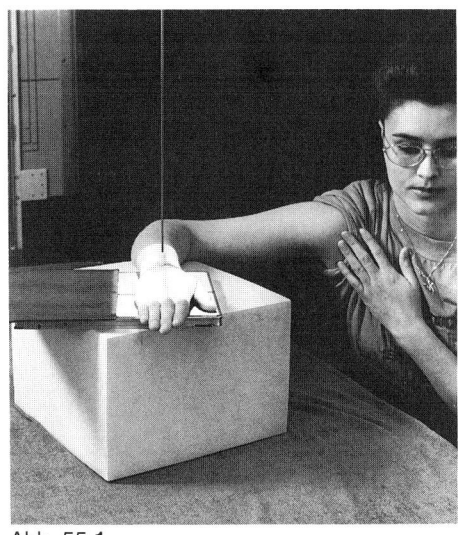

Abb. 55.1

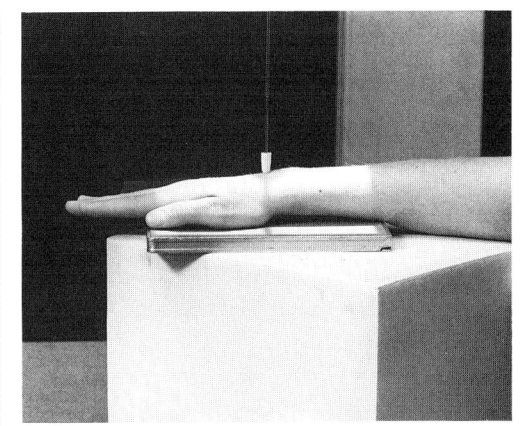

Abb. 55.2

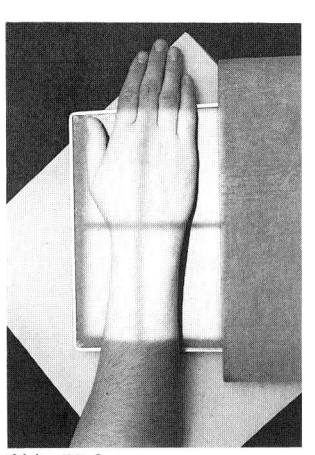

Abb. 55.3

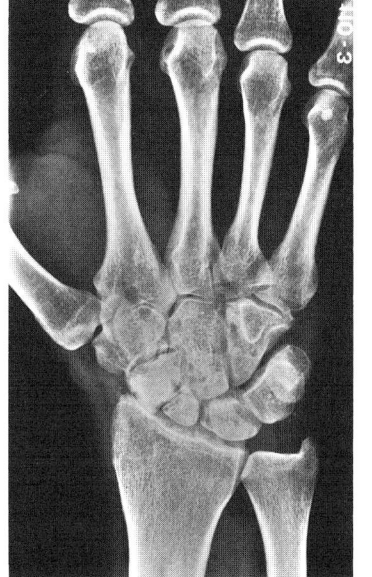

Abb. 55.4

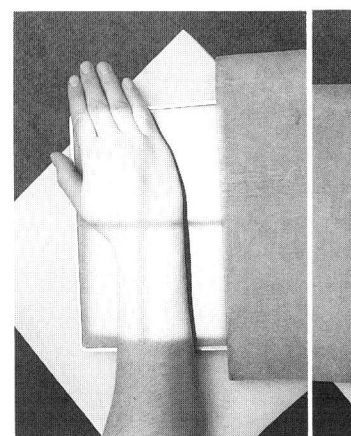

Abb. 55.5

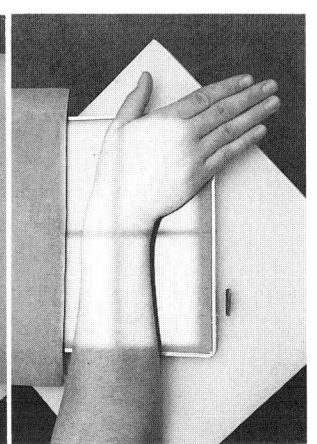

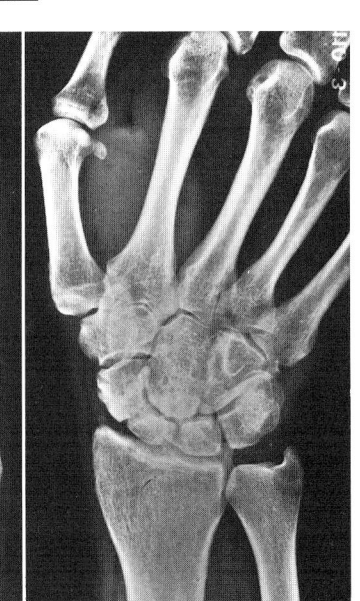

Abb. 55.6

137

56 Handgelenk seitlich

Format	18/24, quer, zweigeteilt
Folie	100
Schriftmarkierung	R/L
Lagerung V	Unterarm freimachen, Uhr etc. ablegen!
L	**1.** Patient sitzt seitlich am Rastertisch, die Hand wird streng seitlich, also in Nullstellung zwischen Pro- und Supination und vollständig gestreckt (Abb. 56.1, 56.2, 56.3) – mit Hilfe eines dorsal angestellten Brettchens – auf der Kassette gelagert.
	2. Alternativ wird die früher bevorzugte Mittelstellung mit Festhalten einer kleinen Rolle (Abb. 56.5, 56.6) gewählt, wenn z. B. verletzte, ältere Patienten die vorbeschriebene Streckposition der Hand nicht einhalten können. Auch dabei sollte angestrebt werden, daß – abweichend von Abb. 56.5, jedoch richtig in Abb. 56.6 – die Mittelhand in Verlängerung des Unterarmes gehalten wird. Nur dann können z. B. instabile Radiusfrakturen auch korrekt beurteilt und adäquat therapiert werden.

Aufnahme B

	Einstellung 1		Einstellung 2		
	kV/mAs	eigene Belichtung	kV/mAs	eigene Belichtung	Punkte
Kinder 10 Jahre	42/12		40/10		–3
schlanke Erwachsene	44/16		41/12		–1
normale Erwachsene	46/16		42/12		0
kräftige Erwachsene	48/16		44/12		+1

Kriterium   Vollständige orthograde Abbildung des Handgelenkes (Abb. 56.4). Die Diagnostik dorsaler (DISI = dorsal-intercalated segment instability) und volarer karpaler Instabilitäten (PISI = VISI = palmar/volar-intercalated segment instability) erfolgt nach Klassifikation von Dobyns und Lindscheid u. a. und den aktuellen Richtlinien von Sennwald durch Ausmessung der Winkel zwischen Radius und Lunatum (DISI, wenn > + 10°, PISI, wenn > –20°) und zwischen Scaphoid und Lunatum (normal zwischen 30° und 70°).
Abb. 56.4: Scaphoidpseudarthrose mit DISI, erkennbar in der Subluxation des Lunatums mit Kippung nach dorsal, der radio-lunäre Winkel im seitlichen Strahlengang ist pathologisch mit 30°. Die DISI-Stellung entsteht hier durch Kippung der beiden Scaphoidfragmente gegeneinander, das distale kippt nach palmar, das proximale zusammen mit dem Lunatum nach dorsal.

Dobyns, J. H. et al: Traumatic instability of the wrist (instructional course lectures). Amer. Acad. orthop. Surg. 24 (1975) 182–195.
Lindscheid, R. L., J. H. Dobyns: Karpale Instabilitäten. Orthopäde 22 (1993) 72–78.
Sennwald, G.: Das Handgelenk. Springer, Berlin-Heidelberg-New York 1987.
Sennwald, G., H. P. Kern, H. A. Jacob: Die Arthrose des Handgelenks als Folge der karpalen Instabilität. Orthopäde 22 (1993) 65–71.

Handgelenk seitlich **56**

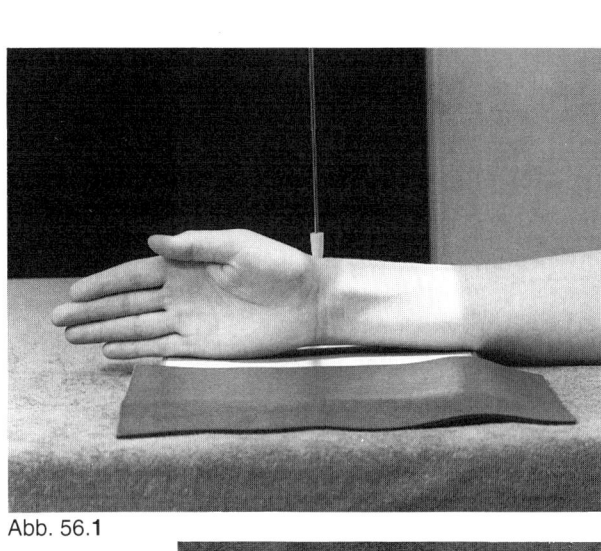

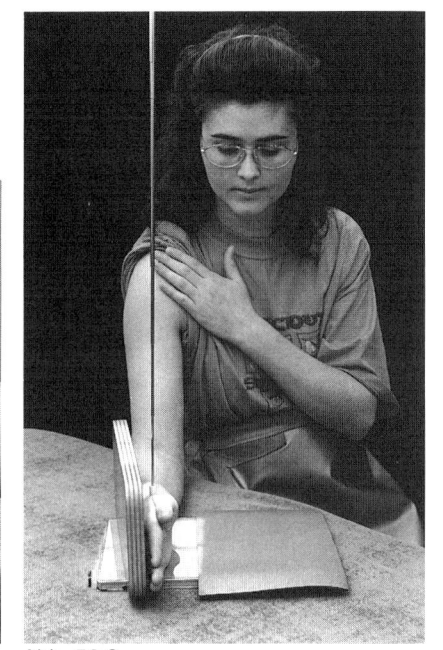

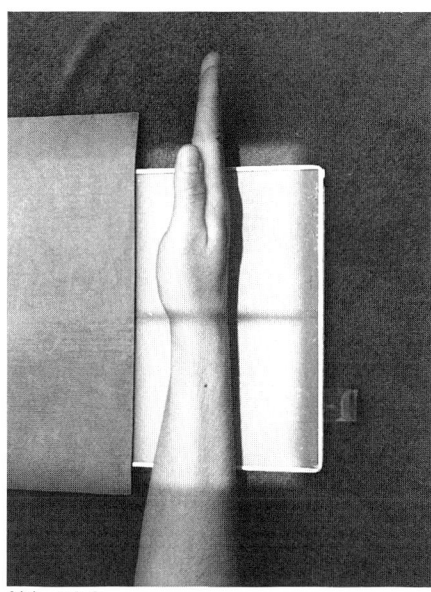

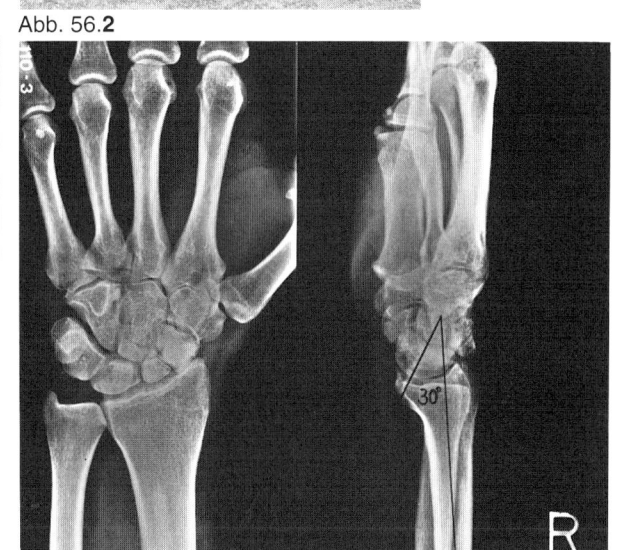

Abb. 56.**1**

Abb. 56.**2**

Abb. 56.**3**

Abb. 56.**4**

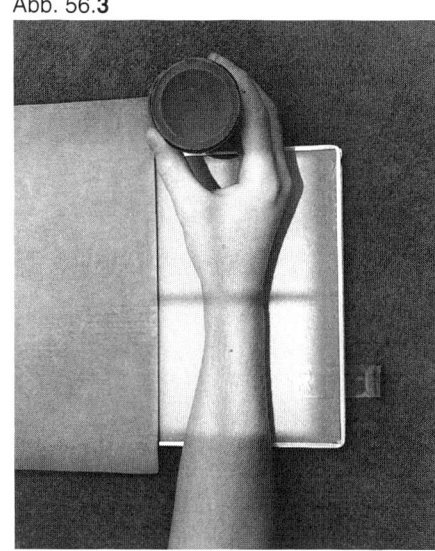

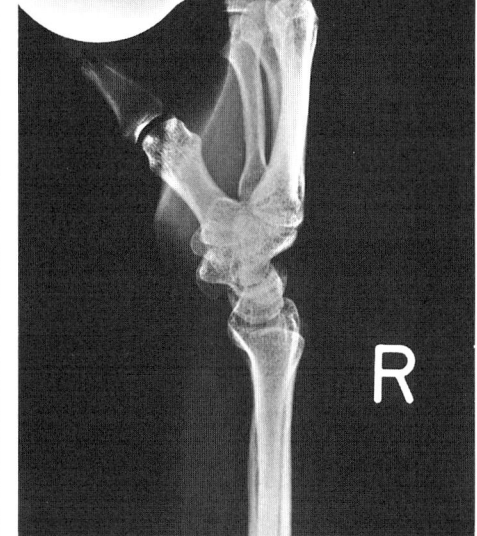

Abb. 56.**5**

Abb. 56.**6**

139

57 Handgelenk schräg

Zur Indikation		Diese Aufnahme kann in Ergänzung der Standardprojektionen bei Frakturverdacht weiterhelfen.
Format		13/18, hoch
Folie		100
Schriftmarkierung		R/L 45° schräg
Lagerung	V	Unterarm freimachen, Uhr etc. ablegen!
	L	Patient sitzt seitlich am Rastertisch. Das Handgelenk liegt gestreckt volar-ulnar auf Kassettenmitte, die Radialseite wird 45° angehoben, d. h. der Daumen zeigt schräg nach oben (Abb. 57.1, 57.2).
	G	Bleischürze
Aufnahme		Rö-Kassette *auf dem Tisch* (s. o.). *Zentralstrahl* senkrecht auf Handgelenk- und Kassettenmitte.

B

	kV/mAs	Punkte	eigene Belichtung
Kinder 10 Jahre	40/10	−3	
normale Erwachsene	42/12,5	0	
kräftige Erwachsene	42/16	+1	

Kriterium	Handgelenk schräg in Filmmitte abgebildet (Abb. 57.3).

Handgelenk schräg **57**

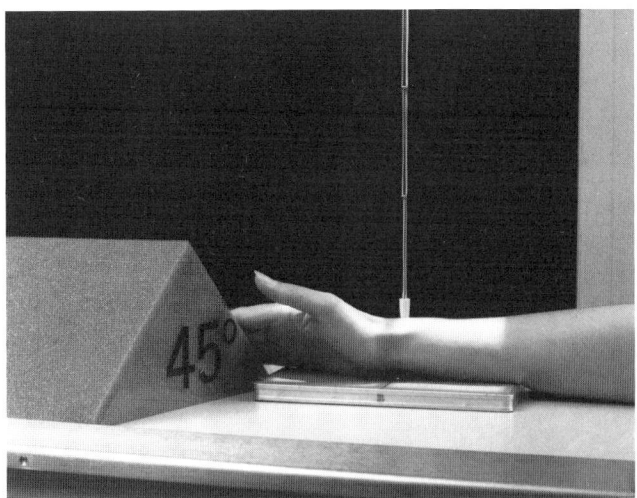

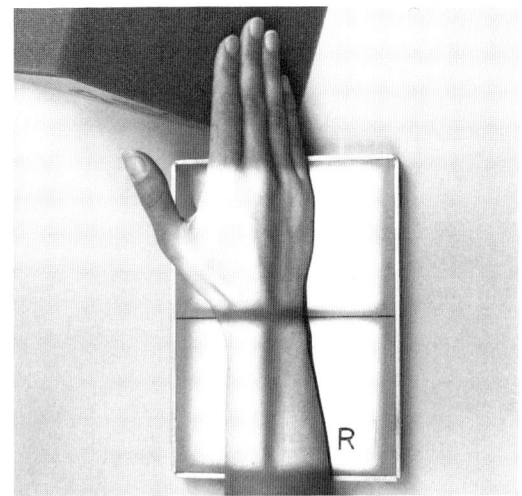

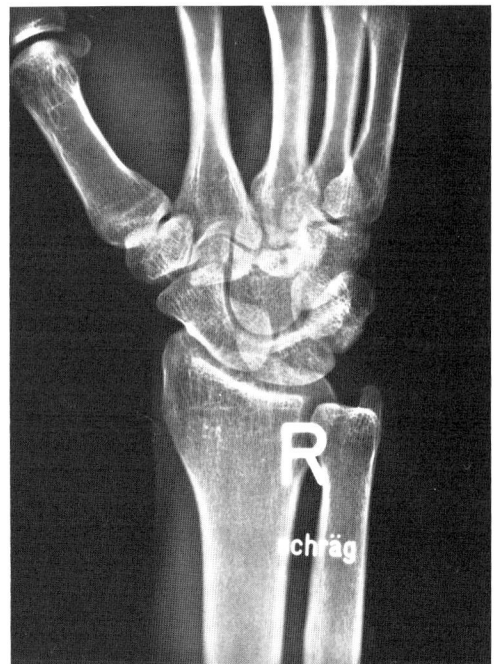

Abb. 57.**1**

Abb. 57.**2**

Abb. 57.**3**

58a Handwurzel dorso-volar (Kahnbeinquartett 1)

Zur Indikation		Diese vier Einstellungen (Kahnbeinquartett) gehören zur Standarddiagnostik bei Verdacht auf Scaphoidfraktur. *Zur Nomenklatur:* Die von den Handchirurgen vollzogene Nomenklaturbereinigung wurde übernommen; „Os naviculare" bezieht sich auf den betreffenden Fußwurzelknochen, „Os scaphoideum" auf das Kahnbein an der Handwurzel.
Format		13/18, quer, zweigeteilt
Folie		100
Schriftmarkierung		1
Lagerung	V	Unterarm freimachen, Uhr etc. ablegen.
	L	Patient sitzt niedrig, z. B. auf Fußbänkchen seitlich am Rastertisch, Unterarm aufliegend, Handwurzel volar auf Kassettenmitte. Die Hand wird nach ulnar so weit abduziert, daß das Metacarpale 1 in Verlängerung der Radiusachse liegt. Finger in den Grundgelenken gestreckt, in Mittel- und Endgelenken gebeugt (Abb. 58.1, 58.2). Die untergeschlagenen Fingerendphalangen sollen auf dem Film möglichst noch sichtbar sein. Daran kann bei späterer Wiederholungsaufnahme auch abgelesen werden, ob es sich um eine identische Projektion handelt.
Anmerkung		Gelegentlich können Aufnahmen der Gegenseite für die Auswertung hilfreich sein. *Alternativ:* In unklaren Fällen Vergrößerungsaufnahmetechnik oder Tomographie.
	G	Bleischürze
Aufnahme		Rö-Kassette *auf dem Tisch.* *Zentralstrahl* senkrecht auf Scaphoid und Kassettenmitte.

B

	kV/mAs	Punkte	eigene Belichtung
normale Erwachsene	41/ 8	0	
kräftige Erwachsene	41/10	+1	

Kriterium	Das Scaphoid darf nicht verkürzt, sondern soll orthograd überlagerungsfrei scharf abgebildet sein (Abb. 58.5/1).

58b Handwurzel seitlich (Kahnbeinquartett 2)

wie Handwurzel dorso-volar (Kahnbeinquartett 1), *außer*

Schriftmarkierung		R/L 2
Lagerung	L	… Handwurzel ulnar exakt seitlich auf Kassettenmitte, Hand nach dorsal überstreckt, lockerer Faustschluß (Abb. 58.3, 58.4).

B

	kV/mAs	Punkte	eigene Belichtung
normale Erwachsene	42/12,5	0	
kräftige Erwachsene	42/16	+1	

Kriterium	Die beiden Unterarmknochen müssen sich exakt überlagern, ebenso Scaphoid und Lunatum, wobei der distale Teil des Scaphoids nach volar hervorragt (Abb. 58.5/2).

Handwurzel dorso-volar (Kahnbeinquartett 1) **58a**   seitlich (Kahnbeinquartett 2) **58b**

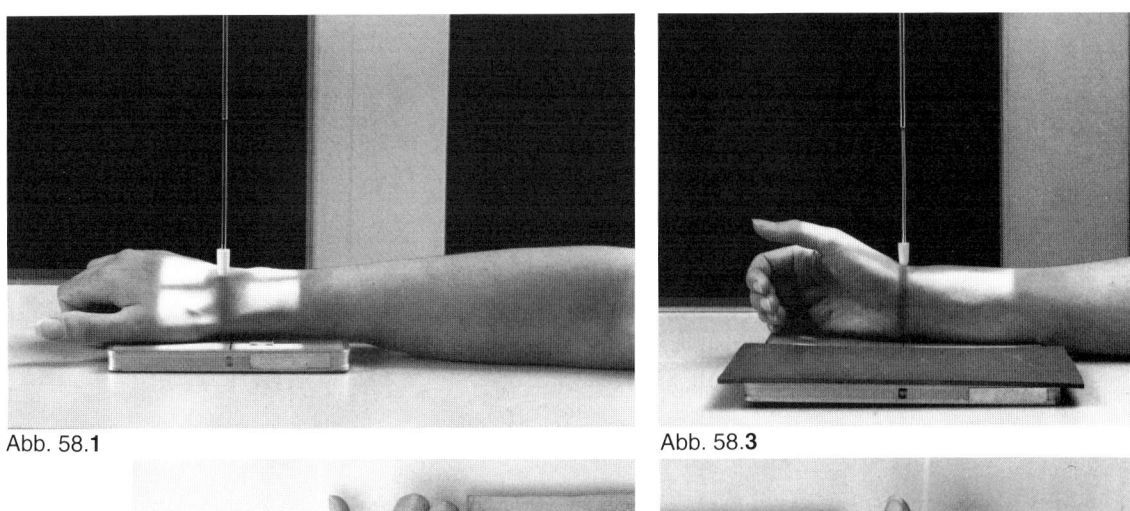

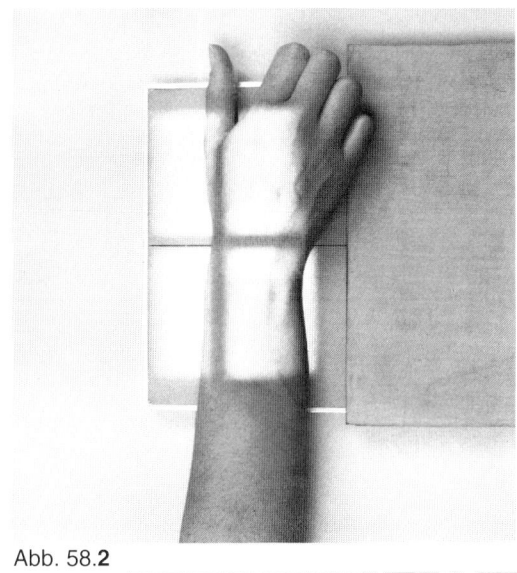

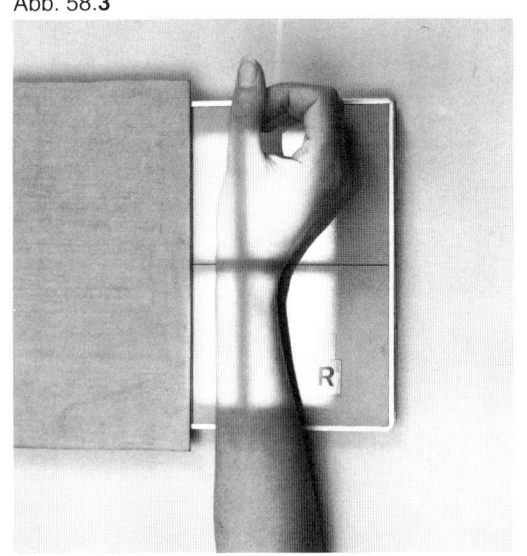

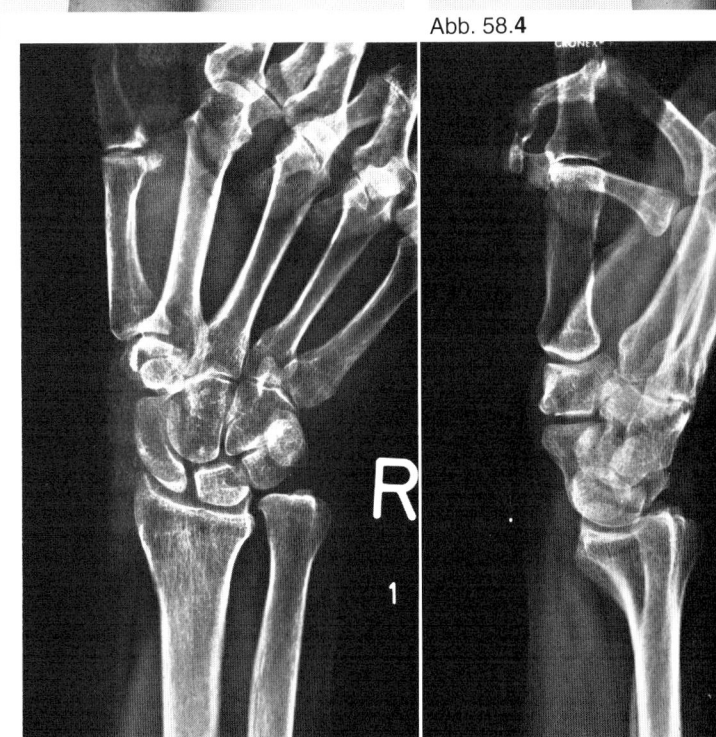

Abb. 58.1

Abb. 58.3

Abb. 58.2

Abb. 58.4

Abb. 58.5

143

59a Handwurzel schräg radial (Kahnbeinquartett 3)

Format	13/18, quer, zweigeteilt
Folie	100
Schriftmarkierung	3
Lagerung V	Unterarm freimachen, Uhr etc. ablegen!
L	Patient sitzt niedrig, z. B. auf Fußbänkchen seitlich am Rastertisch, Unterarm aufliegend, Handwurzel volar-ulnar schräg auf Kassettenmitte. Lockerer Faustschluß, Hand supiniert, also radial 45° angehoben (Daumen oben) und gleichzeitig leicht ulnar-abduziert (Abb. 59.1, 59.2).
G	Bleischürze
Aufnahme	Rö-Kassette *auf dem Tisch*. *Zentralstrahl* senkrecht auf Scaphoid und Kassettenmitte.

B

	kV/mAs	Punkte	eigene Belichtung
normale Erwachsene	41/ 8	0	
kräftige Erwachsene	41/10	+1	

Kriterium Besonders übersichtliche, unverkürzte Darstellung des Scaphoids. Schwer erkennbare Kahnbeinbrüche sind oft nur in dieser Projektion diagnostizierbar (Böhler, Abb. 59.5/3).

59b Handwurzel schräg ulnar (Kahnbeinquartett 4)

wie Handwurzel schräg radial (Kahnbeinquartett 3), *außer*

Schriftmarkierung	R/L 4
Lagerung L	Patient kniet auf dem Boden, Unterarm dem Rastertisch aufliegend, Handwurzel volar-radial schräg auf Kassettenmitte. Lockerer Faustschluß, Hand proniert, also ulnar 45° angehoben (Daumen unten) und gleichzeitig ulnar-abduziert (Abb. 59.3, 59.4).
Kriterium	Verkürzte Abbildung des Kahnbeines, filmnahe, ulnar teilüberlagert vom Mondbein (Abb. 59.5/4).

Böhler, L.: Die Technik der Knochenbruchbehandlung, 14. Aufl. Maudrich, Wien 1957.
Stober, R.: Die Skaphoidpseudarthrose. Orthopäde 22 (1993) 57–64.

Handwurzel schräg radial (Kahnbeinquartett 3) **59a**   ulnar (Kahnbeinquartett 4) **59b**

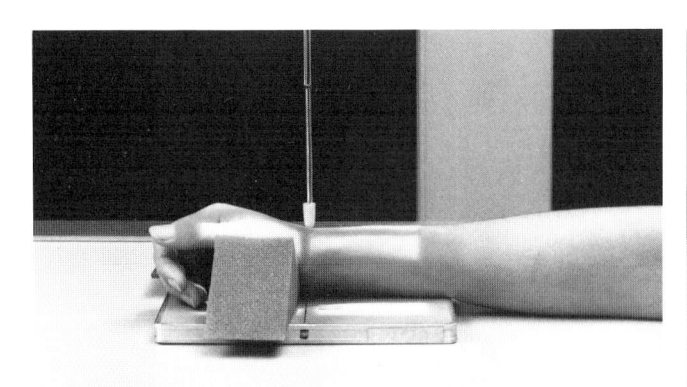

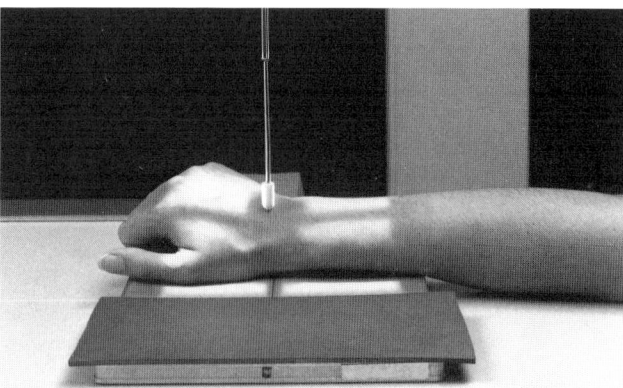

Abb. 59.**1**

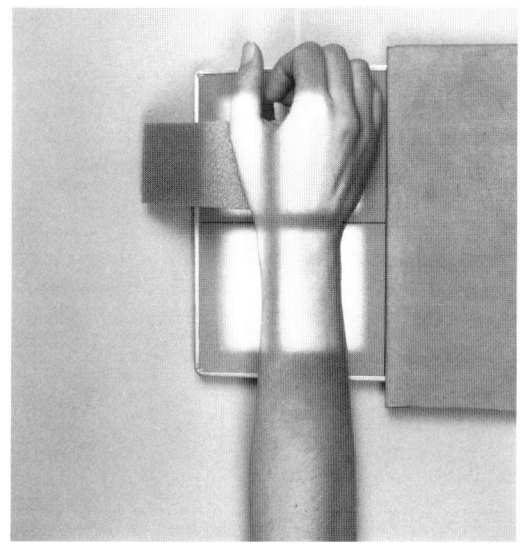

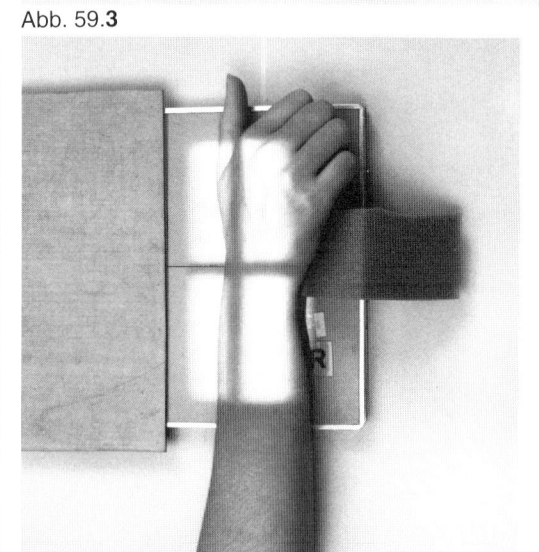

Abb. 59.**3**

Abb. 59.**2**

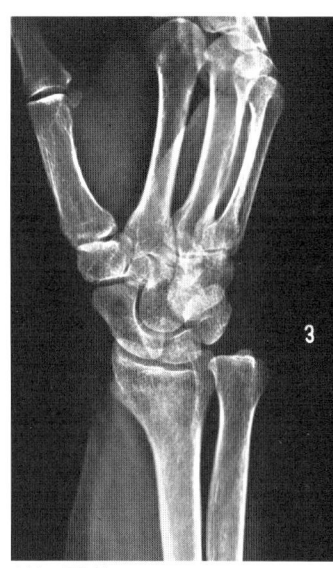

Abb. 59.**4**

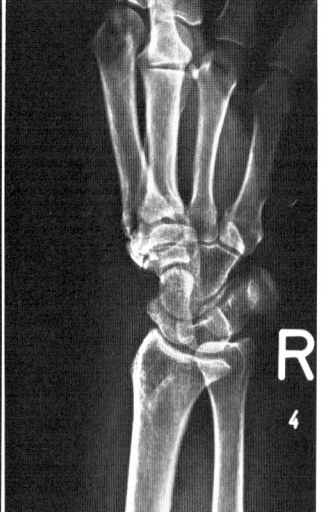

Abb. 59.**5**

145

60 Handwurzel schräg – Erbsenbein (Os pisiforme)

Format		13/18 (9/12), hoch
Folie		100
Schriftmarkierung		R/L
Lagerung	V	Unterarm freimachen!
	L	Patient sitzt seitlich am Rastertisch. Handgelenk dorso-ulnar aufliegend. Tastbares Os pisiforme ulnar überlagerungsfrei auf Kassettenmitte, d. h. Handrücken gegen Kassette etwa 60° geneigt (Daumen oben, Abb. 60.1, 60.2).
	G	Bleischürze
Aufnahme		Rö-Kassette *auf dem Tisch*. *Zentralstrahl* senkrecht auf das Erbsenbein und Kassettenmitte.

	kV/mAs	Punkte	eigene Belichtung
normale Erwachsene	40/4	0	
kräftige Erwachsene	40/5	+1	

Kriterium   Überlagerungsfreie Abbildung des Os pisiforme (Abb. 60.3).

Handwurzel schräg – Erbsenbein (Os pisiforme) 60

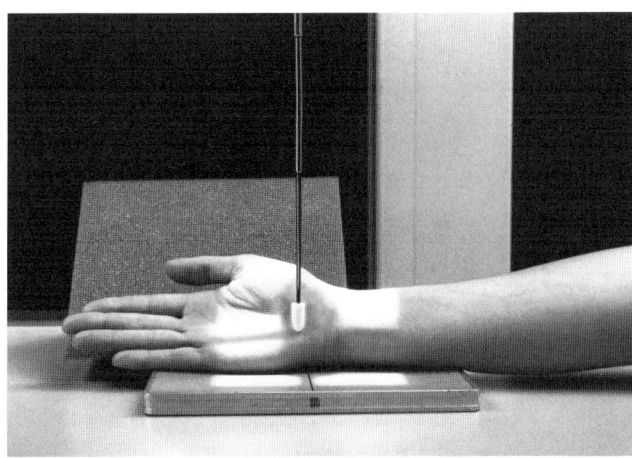

Abb. 60.**1**

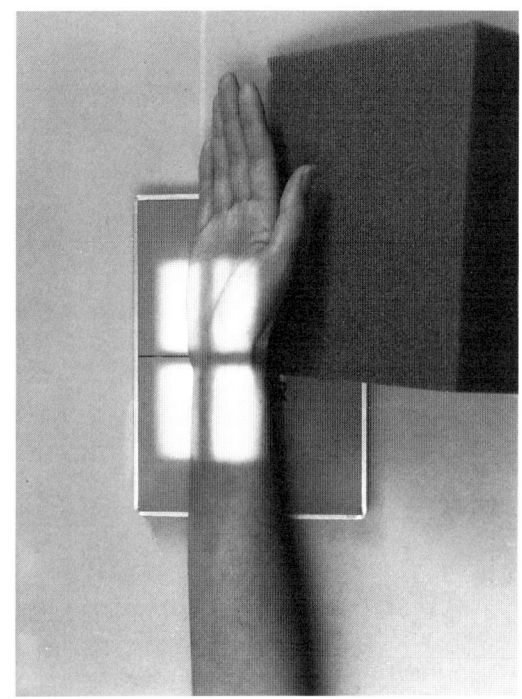

Abb. 60.**2**

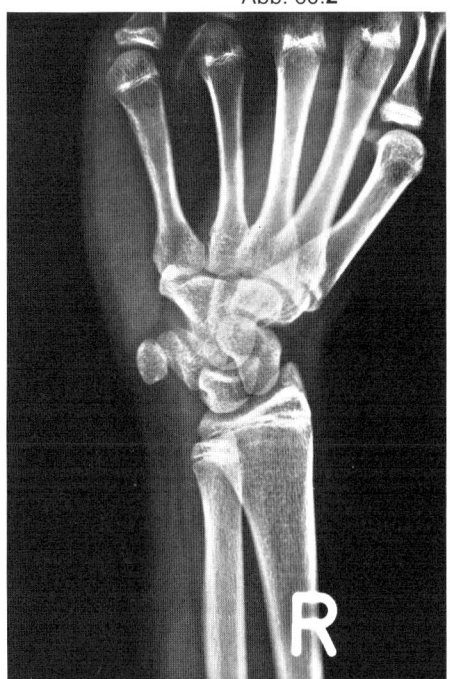

Abb. 60.**3**

61 Carpaltunnelaufnahme

Zur Indikation	Mit dieser Einstellung können knöcherne Mitverursachung eines Carpaltunnelsyndroms sowie fragliche Verletzungen von Erbsen- und Hakenbein und eine Rhizarthrose in der zweiten Ebene dargestellt werden.
Format	13/18, hoch
Folie	100
Schriftmarkierung	R/L

Lagerung

V Unterarm freimachen, Uhr etc. ablegen!

L Patient steht seitlich neben dem Rastertisch, Handwurzel liegt flach auf Kassettenmitte, Handgelenk dorsal überstreckt bis maximal etwa 80° zur Tischfläche, d. h. Unterarm abgehoben. Von proximal-volar fällt in einem Winkel, der tangential in den Carpaltunnel trifft – je nach Handgelenksbeweglichkeit z. B. 40°–, der Zentralstrahl schräg dorso-volar auf Kassettenmitte (Abb. 61.1, 61.3).
Alternativ: kann nach der in Abbildung 61.2 gezeigten Lagerungstechnik vorgegangen werden. Vielen Patienten fällt es aber schwer, die Hand korrekt und für die Dauer von Einstellung und Belichtung ruhig in dieser Position zu halten.

G Bleischürze

Aufnahme

Rö-Kassette *auf dem Tisch.*
Zentralstrahl tangential auf den Carpaltunnel und – in Abhängigkeit von der Überstreckbarkeit des Handgelenkes – schräg dorso-volar auf Kassettenmitte (Abb. 61.3).

B

	kV/mAs	Punkte	eigene Belichtung
normale Erwachsene	48/ 8	0	
kräftige Erwachsene	48/10	+1	

Kriterium Beurteilung der Carpaltunnelkonturen und – bei geeigneter Exposition – auch der palmarseitigen Weichteilstrukturen möglich. Gleichzeitig überlagerungsfreie axiale Abbildung des Os pisiforme und des Hamulus ossis hamati, sowie auch des Daumensattelgelenkes (Abb. 61.4).

Hart, V. L., V. Gaynor: Roentgenographic study of the carpal canal.
J. Bone Jt. Surg. 23 A (1941) 382–384.

Carpaltunnelaufnahme 61

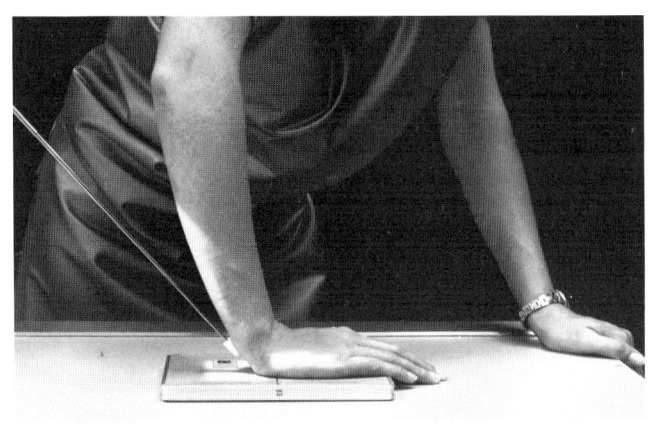

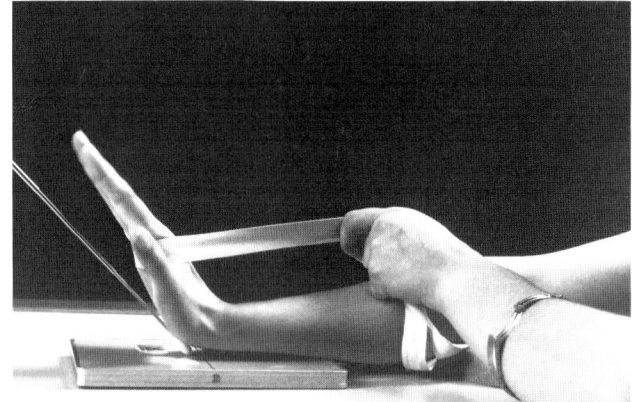

Abb. 61.1

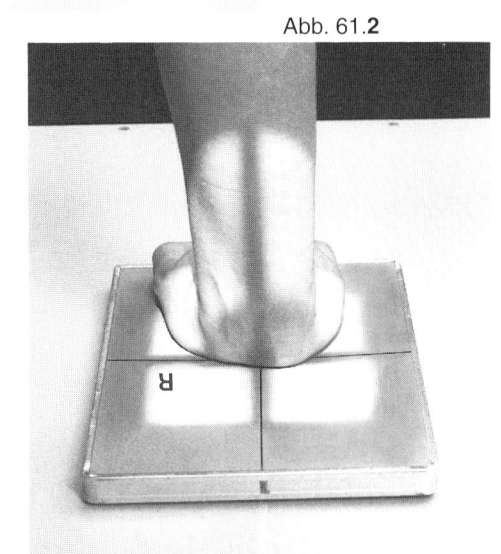

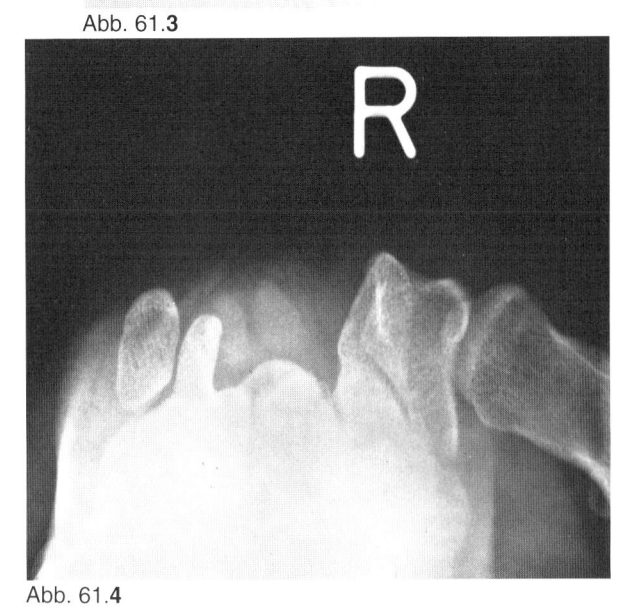

Abb. 61.2

Abb. 61.3

Abb. 61.4

62 a Mittelhand dorso-volar

Format		18/24, quer, zweigeteilt
Folie		100
Schriftmarkierung		R/L
Lagerung	V	Handgelenk freimachen, Ringe, Uhr etc. ablegen!
	L	Patient sitzt seitlich am Rastertisch. Die Hand liegt flach volar auf der Kassette, nötigenfalls Sandsack über Unterarm (Abb. 62.1, 62.2). *Alternativ:* Ein freierer Gelenkdurchblick gelingt bei kräftigen Händen mit volo-dorsalem Strahlengang.
	G	Bleischürze
Aufnahme		Rö-Kassette *auf dem Tisch.* *Zentralstrahl* senkrecht auf Mitte von Metacarpale 3 und Kassettenmitte.

B

	kV/mAs	Punkte	eigene Belichtung
normale Erwachsene	42/ 8	0	
kräftige Erwachsene	42/10	+1	

Kriterium Überlagerungsfreie Abbildung der Mittelhandknochen einschließlich Carpometa-carpal- und Metacarpophalangealgelenken (Abb. 62.5: Schrägfraktur Metacarpale 5, dazu s. auch Abb. 64.3. Bei entsprechender Fragestellung gehört zum vollständigen Mittelhandskelett natürlich auch der 1. Mittelhandknochen).

62 b Mittelhand schräg

wie Mittelhand dorso-volar, *außer*

Schriftmarkierung		R/L schräg (nur, sofern Einzelaufnahme)
Lagerung	L	... Die Hand liegt schräg auf der Kassette, d. h., die Hand ist radial so weit angehoben, daß es gerade nicht zur Überlagerung der Mittelhandknochen kommt. Daumen und Zeigefinger auf Bocollo gelagert (Zitherspielerstellung, Abb. 62.3, 62.4).

Mittelhand dorso-volar **62a** schräg **62b**

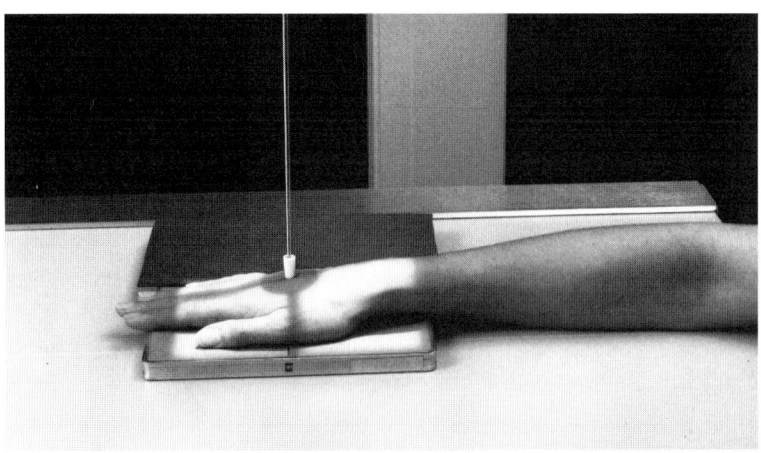

Abb. 62.**1**

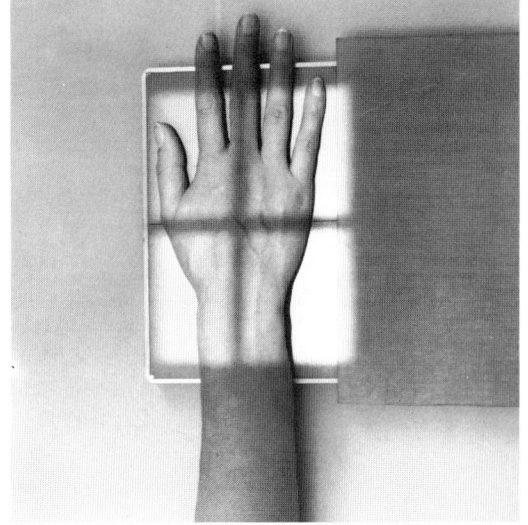

Abb. 62.**2**

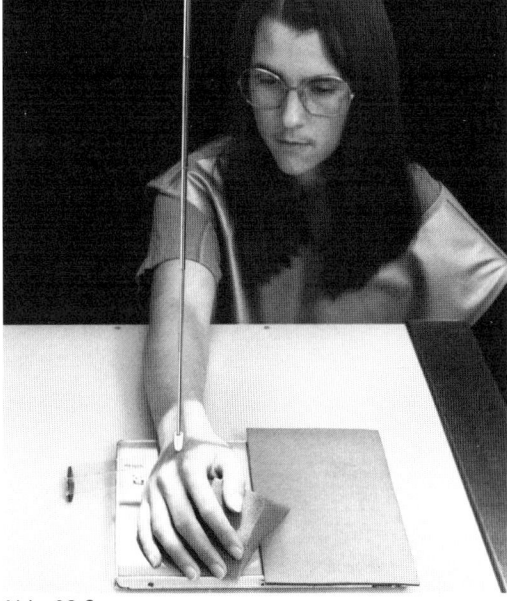

Abb. 62.**3**

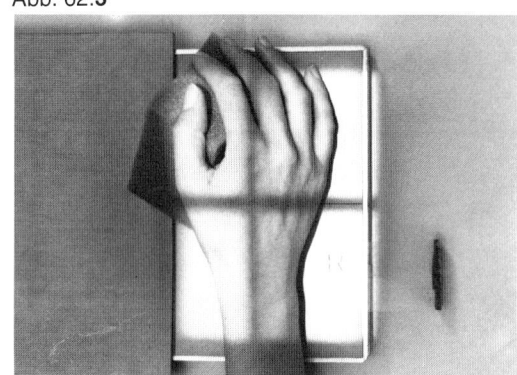

Abb. 62.**4**

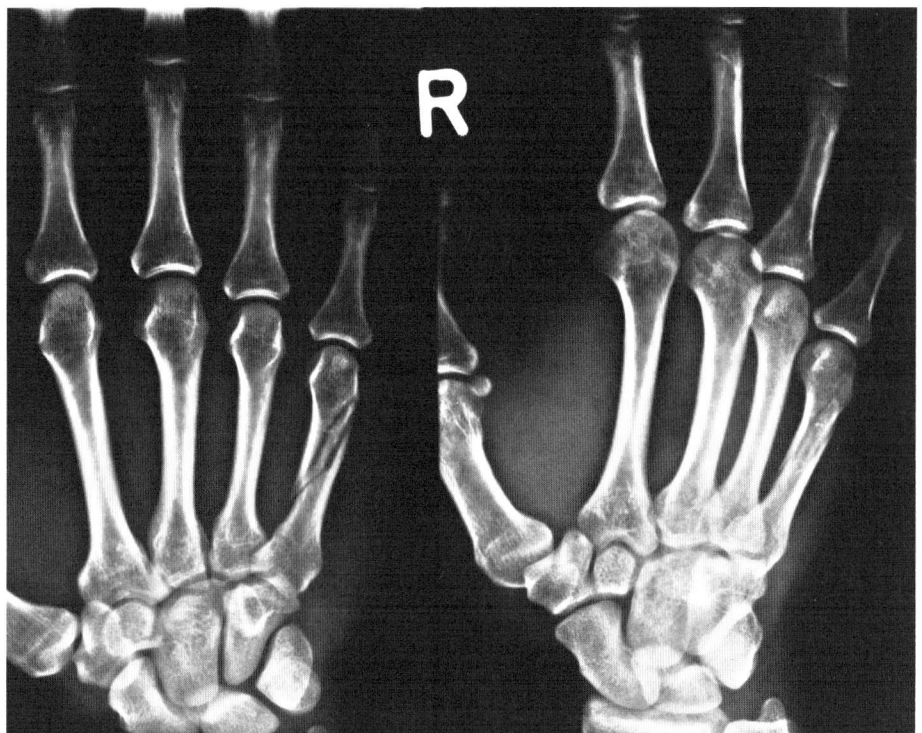

Abb. 62.**5**

151

63 Mittelhand seitlich

Zur Indikation		Fremdkörpersuche und Kontrolle der Fragmentstellung nach Mittelhandfraktur.
Format		13/18, hoch
Folie		100
Schriftmarkierung		R/L
Lagerung	V	Handgelenk freimachen, Ringe, Uhr etc. ablegen!
	L	Patient sitzt seitlich am Rastertisch. Die Hand liegt rein seitlich auf der Kassette, Mittelhandknochen 5 filmnahe. Daumen in Oppositionsstellung, damit Hohlhand nicht überlagert wird, nötigenfalls Sandsack über Unterarm (Abb. 63.1, 63.2).
	G	Bleischürze
Aufnahme		Rö-Kassette *auf dem Tisch*. *Zentralstrahl* senkrecht auf Mitte von Metacarpale 2 und Kassettenmitte.

	kV/mAs	Punkte	eigene Belichtung
normale Erwachsene	42/12,5	0	
kräftige Erwachsene	42/16	+1	

Kriterium   Beurteilungsfähige, rein seitliche Abbildung des Mittelhandknochens und überlagerungsfreie Abbildung der Hohlhandweichteile (Abb. 63.3).

Mittelhand seitlich **63**

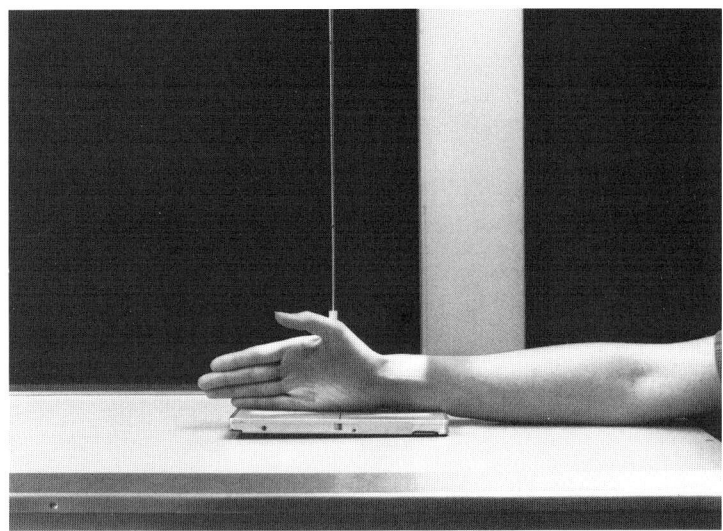

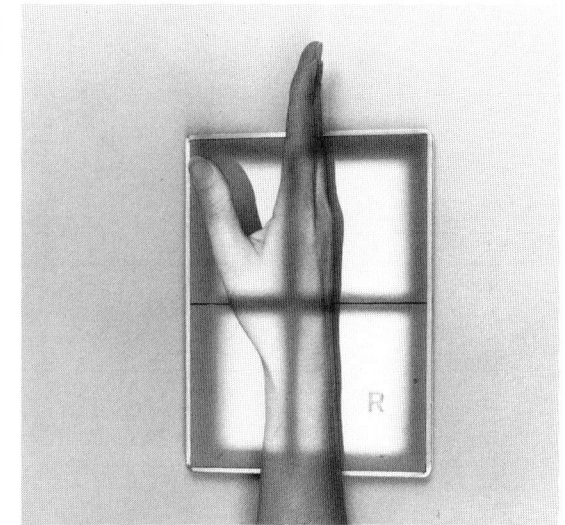

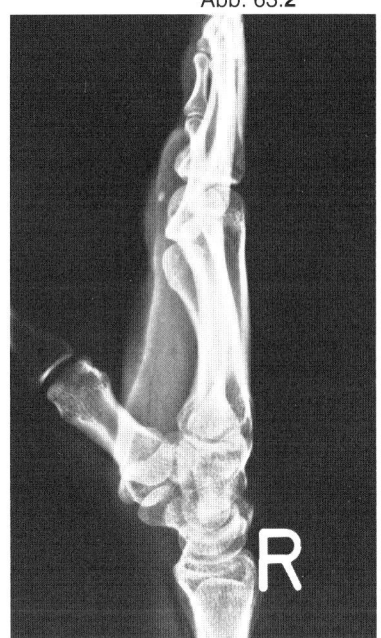

Abb. 63.**1**

Abb. 63.**2**

Abb. 63.**3**

153

64 Mittelhandknochen (Metacarpale) 5 schräg

Format	13/18, hoch
Folie	100
Schriftmarkierung	R/L
Lagerung V	Handgelenk freimachen, Ringe, Uhr etc. ablegen!
L	Patient sitzt seitlich am Rastertisch, Hand dorso-ulnar aufliegend, tastbarer 5. Mittelhandknochen ulnar und überlagerungsfrei in Kassettenmitte, d. h. Handrücken gegen Kassette etwa 45° geneigt (Abb. 64.1, 64.2).
	Die Lagerung ist identisch wie bei der Einstellung 60 (Erbsenbein). Nur die Zentrierung erfolgt hier weiter distal.
G	Bleischürze
Aufnahme	Rö-Kassette *auf dem Tisch*.
	Zentralstrahl senkrecht auf Metacarpale 5 und Kassettenmitte.

B

	kV/mAs	Punkte	eigene Belichtung
normale Erwachsene	40/4	0	
kräftige Erwachsene	40/5	+1	

Kriterium — Vollständige und überlagerungsfreie schräge Abbildung des Metacarpale 5 (Abb. 64.3: die auch in Abb. 62.5 abgebildete Schrägfraktur).

Mittelhandknochen (Metacarpale) 5 schräg **64**

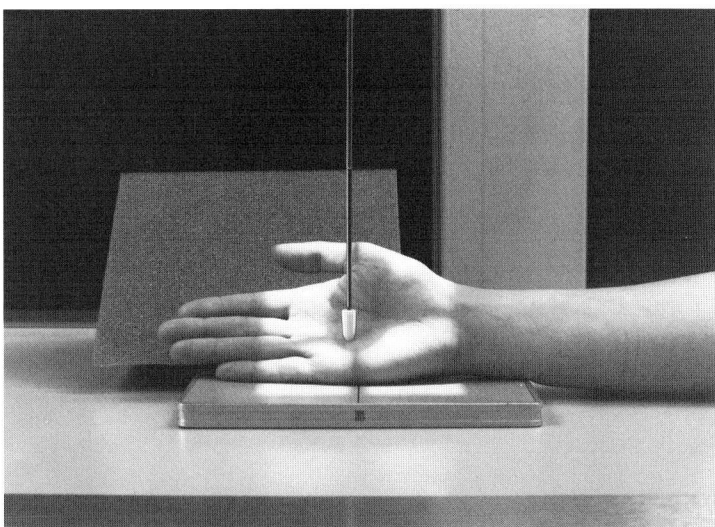

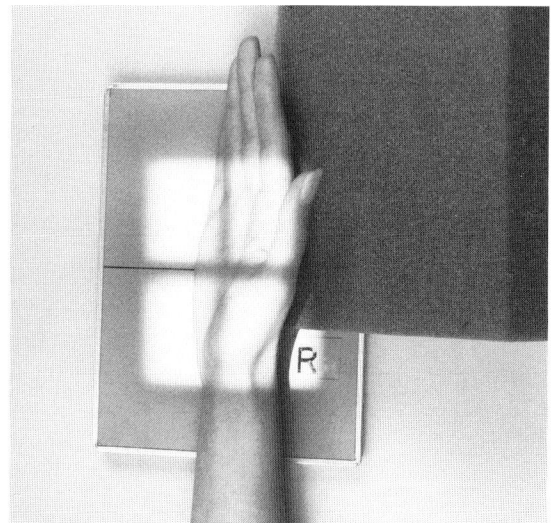

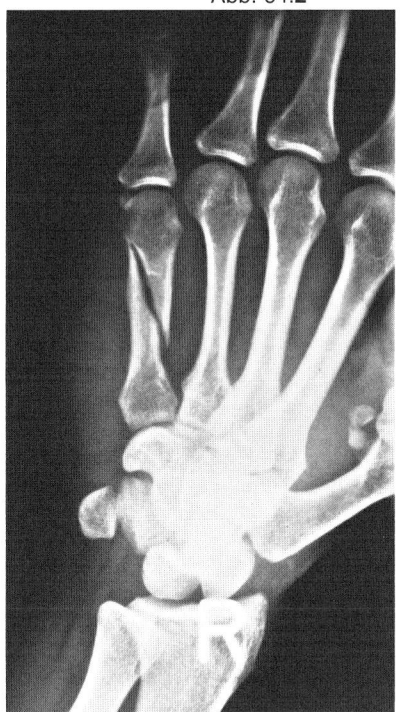

Abb. 64.**1**

Abb. 64.**2**

Abb. 64.**3**

65a Daumen volo-dorsal

Format	13/18, hoch, zweigeteilt
Folie	100
Schriftmarkierung	R/L
Lagerung V	Handgelenk freimachen!
L	Patient sitzt niedrig, z. B. auf Fußbänkchen am Rastertisch, Unterarm maximal innenrotiert so aufliegend, daß Daumenrücken einschließlich Metacarpale 1 flach der Kassettenmitte aufliegen, nötigenfalls Sandsack über Unterarm (Abb. 65.1: zur deutlicheren Darstellung aus derselben Perspektive hier Abbildung des *linken* Daumens, Abb. 65.2 ff. wieder *rechter* Daumen). *Alternativ:* Kann diese Position vom Patienten am Rastertisch wegen der notwendigen Drehung des Unterarmes nicht eingenommen werden, ist die entsprechende Einstellung mit dem Rücken am Rasterwandstativ sitzend etwas leichter durchführbar (Abb. 65.3). Der Daumen wird ggf. mit Leukosilk am Stativ fixiert.
G	Bleischürze
Aufnahme	Rö-Kassette *auf dem Tisch*. *Zentralstrahl* senkrecht auf Daumengrundgelenk und Kassettenmitte.

B

	auf Tisch kV/mAs	im Raster kV/mAs	Punkte	eigene Belichtung
normale Erwachsene	41/4	50/5	0	
kräftige Erwachsene	41/5	50/6,3	+1	

Kriterium	Der Daumen soll vom Sattelgelenk (Metacarpophalangealgelenk) bis zur Daumenkuppe volo-dorsal abgebildet sein (Abb. 65.6).

65b Daumen seitlich

wie Daumen volo-dorsal, *außer*

Lagerung L	... Unterarm volar aufliegend. Radialseite des leicht abgespreizten Daumens auf Kassettenmitte. Zur exakt seitlichen Einstellung des Daumens ist es u. U. notwendig, die Finger auf einem kleinen Bocollo hoch zu lagern (Abb. 65.4, 65.5).
Kriterium	Der Daumen soll vom Sattelgelenk (Metacarpophalangealgelenk) bis zur Daumenkuppe rein seitlich abgebildet sein (Abb. 65.6).

Daumen volo-dorsal **65a** seitlich **65b**

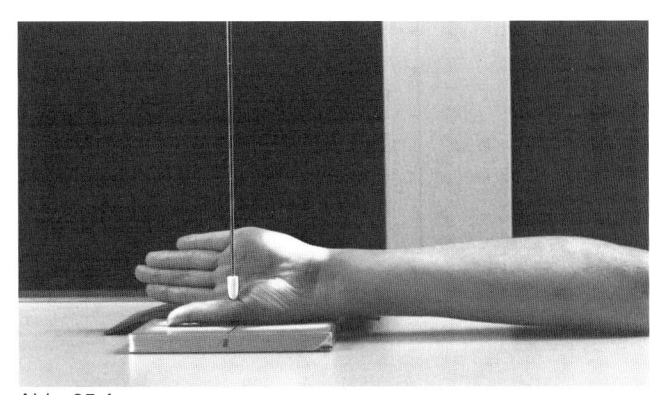

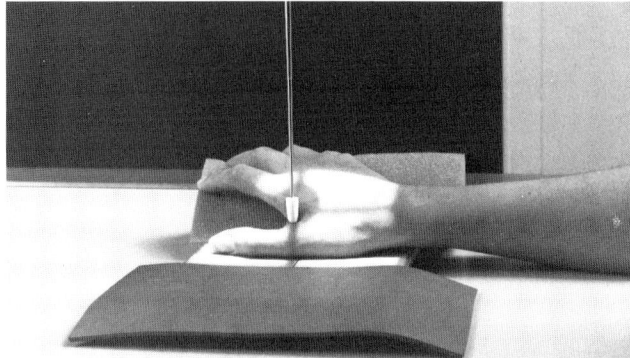

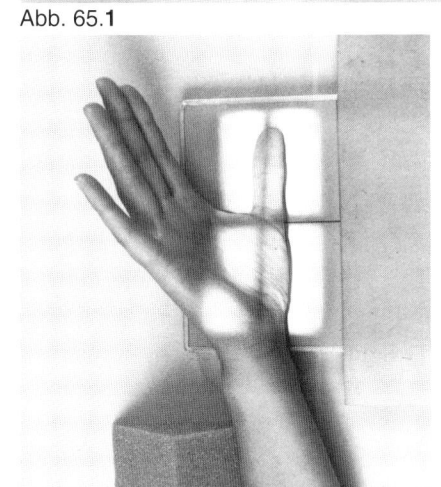

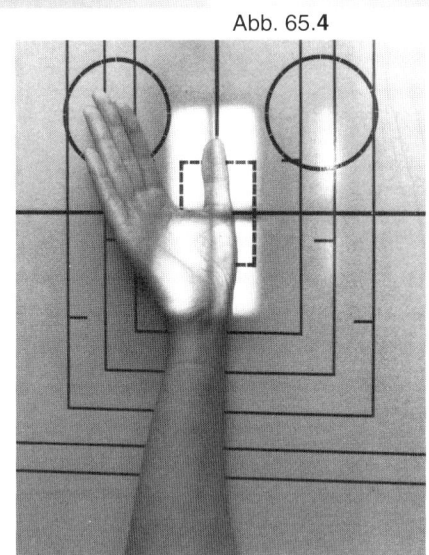

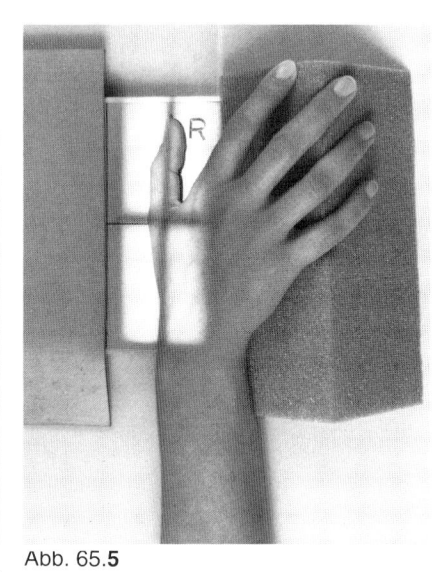

Abb. 65.**1**

Abb. 65.**4**

Abb. 65.**2**

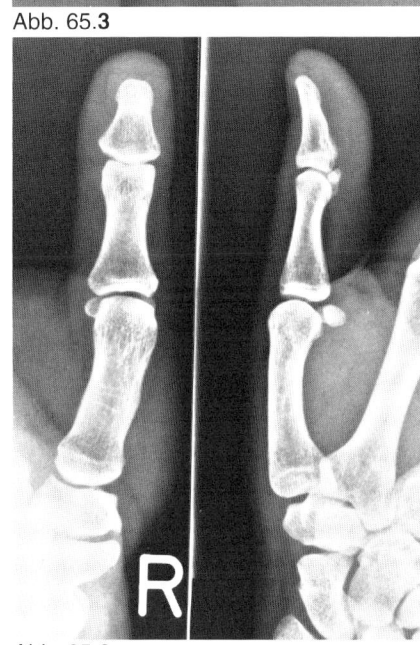

Abb. 65.**3**

Abb. 65.**5**

Abb. 65.**6**

157

66a Daumengrundgelenk Streßaufnahme volo-dorsal

Zur Indikation	Nachweis der Instabilität vorwiegend des ulnaren Seitenbandes, obligat seitenvergleichend durchzuführen. Besonders bei frischer Bandverletzung muß eine Unterscheidung zwischen Teil- und kompletter Band-Ruptur wegen der therapeutischen Konsequenzen angestrebt werden, nötigenfalls mit Anästhesie.
Format	13/18, quer
Folie	100
Schriftmarkierung	R/L Streßaufnahme
Lagerung V	Handgelenk freimachen!
L	Patient sitzt auf einer Fußbank oder kniet seitlich am Rastertisch, Unterarm dorsoradial aufliegend, der Daumen wird vom gegenübersitzenden Untersucher exakt volo-dorsal mit Daumengrundgelenk über Kassettenmitte gehalten. Der Untersucher belastet das Gelenk nach dem Drei-Punkte-Prinzip, d.h., er übt einen radialwärts gerichteten Druck auf die Daumenkuppe aus bei gleichzeitiger Fixierung von Hand- und Daumengrundgelenk (Abb. 66.1). Bei der seltener angezeigten Streßaufnahme des radialen Seitenbandes wird sinngemäß umgekehrt vorgegangen.
G	Bleischürze
Aufnahme	Rö-Kassette *auf dem Tisch.* *Zentralstrahl* senkrecht auf Daumengrundgelenk.

B

	kV/mAs	Punkte	eigene Belichtung
normale Erwachsene	41/4	0	
kräftige Erwachsene	41/5	+1	

Kriterium	Die Daumengrundgelenke müssen unter streng seitenvergleichbaren Bedingungen exakt volo-dorsal abgebildet sein (Abb. 66.2: Ruptur des ulnaren Seitenbandes links, danach operativ versorgt).

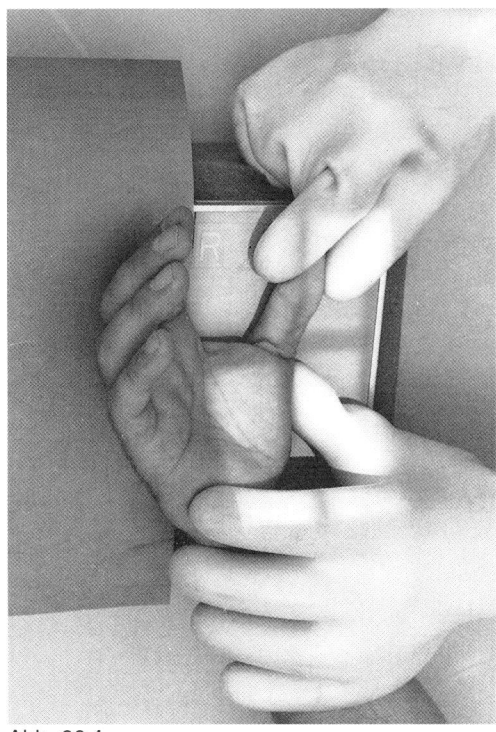

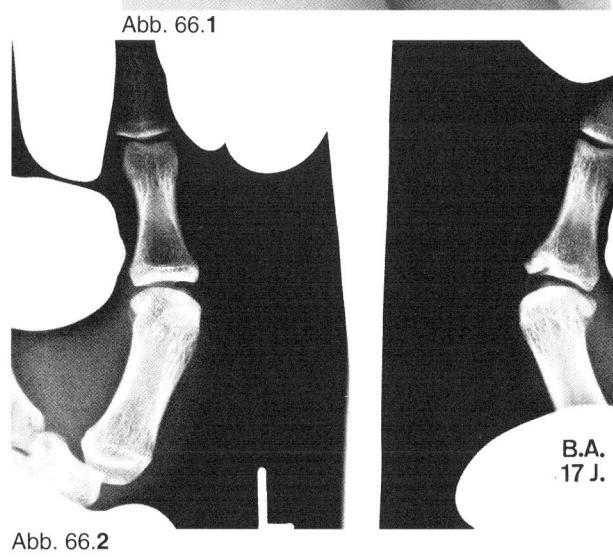

Daumengrundgelenk Streßaufnahme volo-dorsal 66a

Abb. 66.1

Abb. 66.2

66 b Daumensattelgelenk Streßaufnahme dorso-volar

Format		18/24 (13/18), quer
Folie		100
Schriftmarkierung		R/L Streßaufnahme
Lagerung	V	Handgelenk freimachen!
	L	Patient sitzt seitlich am Rastertisch, beide Daumen liegen volar auf Kassettenmitte, die Daumen werden seitlich gegeneinandergepreßt (Abb. 66.3).
	G	Bleischürze
Aufnahme		Rö-Kassette *auf dem Tisch*. *Zentralstrahl* senkrecht auf Mitte zwischen Daumensattelgelenken.

B

	kV/mAs	Punkte	eigene Belichtung
normale Erwachsene	41/4	0	
kräftige Erwachsene	41/5	+1	

Kriterium Seitenvergleichbare, orthograde Abbildung der Daumensattelgelenke, bei Instabilität Dokumentation einer Subluxation (Abb. 66.4: kleiner Fragmentausriß aus der Basis des 1. Mittelhandknochens rechts).

Eaton, R. G., J. W. Littler: A study of the basal joint of the thumb.
  J. Bone Jt. Surg. 51 A (1969) 661–668.

Daumensattelgelenk Streßaufnahme dorso-volar **66b**

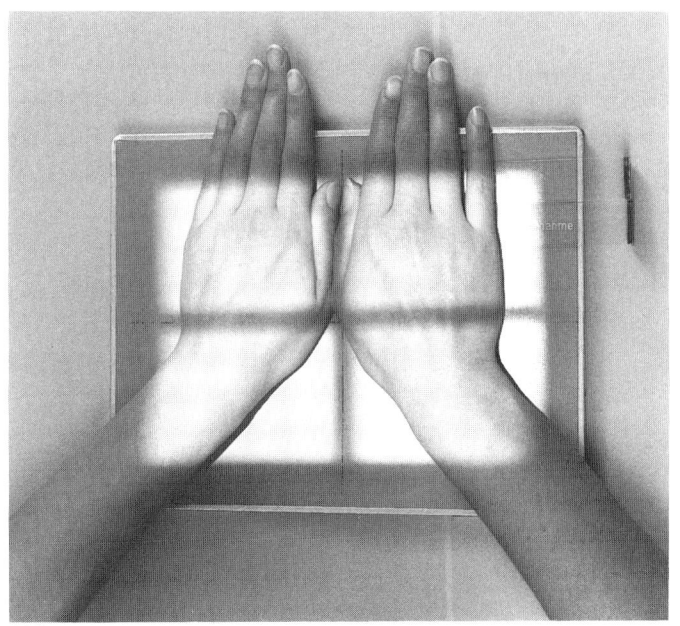

Abb. 66.**3**

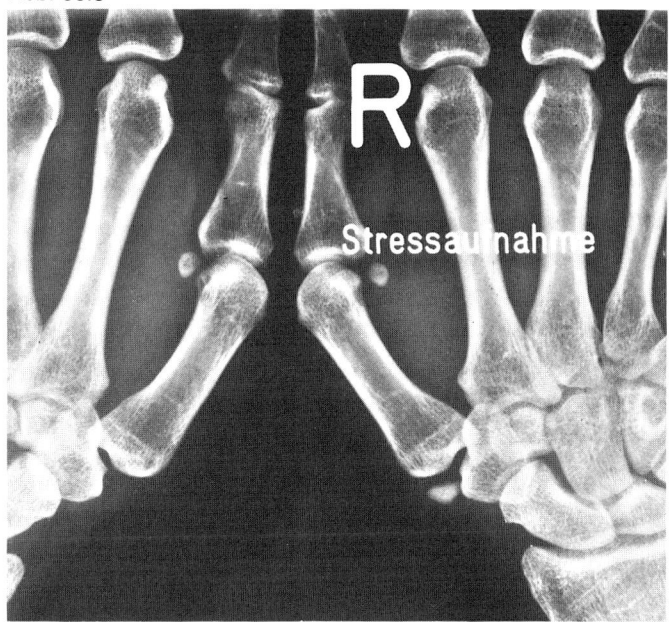

Abb. 66.**4**

67a Finger 2 bis 5 dorso-volar

Format		13/18 (oder 9/12), hoch, zweigeteilt
Folie		100
Schriftmarkierung		R/L Zahl, die aufzunehmendem Finger entspricht
Lagerung	V	Fingerringe ablegen!
	L	Patient sitzt seitlich am Rastertisch, Finger jeweils einzeln flach und gestreckt volar auf Kassettenmitte. Die anderen Finger werden abgespreizt, nötigenfalls Sandsack über Handgelenk (Abb. 67.1, 67.2). *Alternativ:* Bei Beugekontraktur in einem Fingergelenk Lagerung des Fingers mit Dorsalseite zur Kassette, möglichst Mittelglied aufliegend.
	G	Bleischürze
Aufnahme		Rö-Kassette *auf dem Tisch*. *Zentralstrahl* senkrecht auf Fingermittelgelenk (PIP) und Kassettenmitte.
	B	

	kV/mAs	Punkte	eigene Belichtung
normale Erwachsene	40/4	0	
kräftige Erwachsene	40/5	+1	

Kriterium	Vollständige Abbildung des Fingers vom Grundgelenk bis zur Fingerkuppe mit überlagerungsfreiem Einblick in die Fingergelenke (Abb. 67.6).

67b Finger 2 oder 3 seitlich

wie Finger 2 bis 5 dorso-volar, *außer*

Lagerung	L	... Finger jeweils einzeln mit Radialseite exakt seitlich und gestreckt auf Kassettenmitte, die anderen Finger werden maximal gebeugt (Abb. 67.3).

67c Finger 4 oder 5 seitlich

wie Finger 2 bis 5 dorso-volar, *außer*

Lagerung	... Finger jeweils einzeln mit Ulnarseite exakt seitlich und gestreckt auf Kassettenmitte. Die in den Grundgelenken willkürlich schwierige Beugung der Nachbarfinger kann durch Hilfsmittel unterstützt werden (Abb. 67.4, 67.5).
Kriterium	... Auf den Seitenaufnahmen kommen ulnare und laterale Kondylen zur Deckung, Einblick in die Fingergrundgelenke 4 und 5 gelingt aus anatomischen Gründen meist nicht (Abb. 67.6).

Finger 2 bis 5 dorso-volar **67a**   2 oder 3 seitlich **67b**   4 oder 5 seitlich **67c**

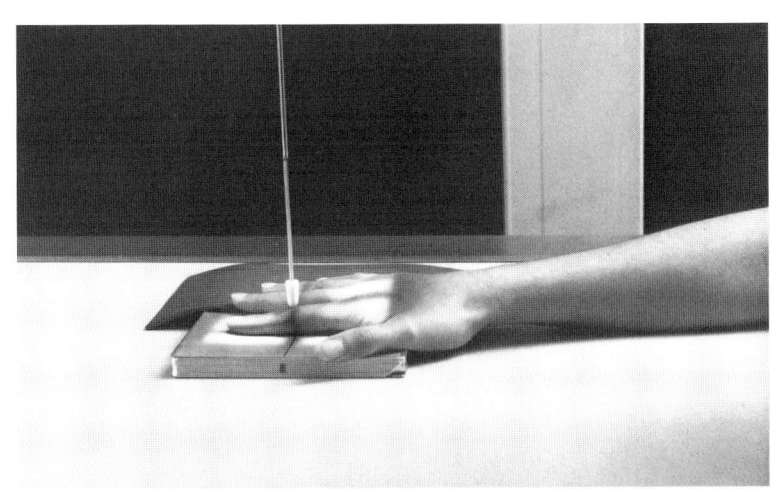

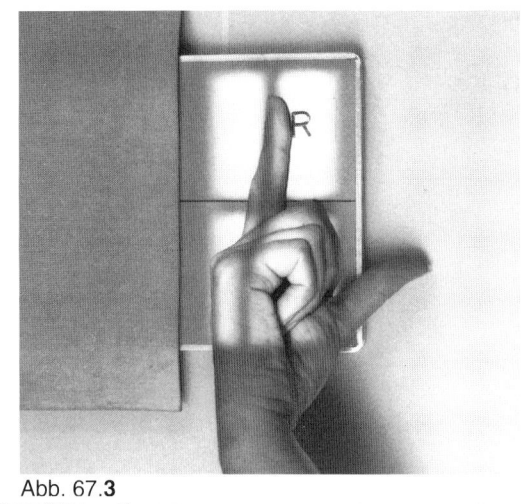

Abb. 67.**1**

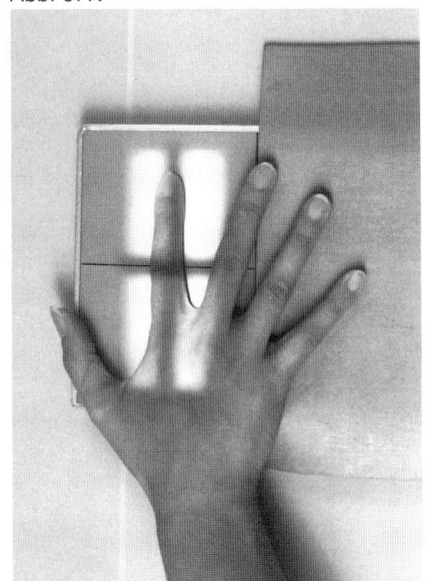

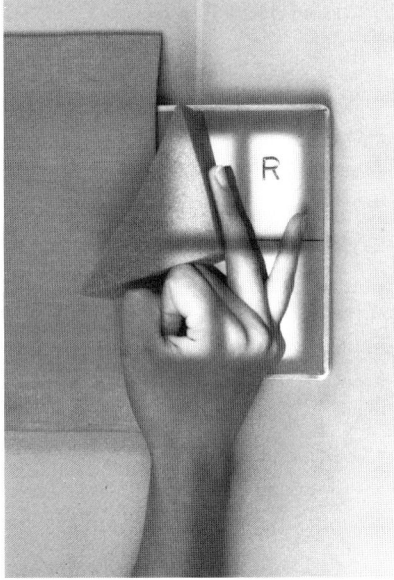

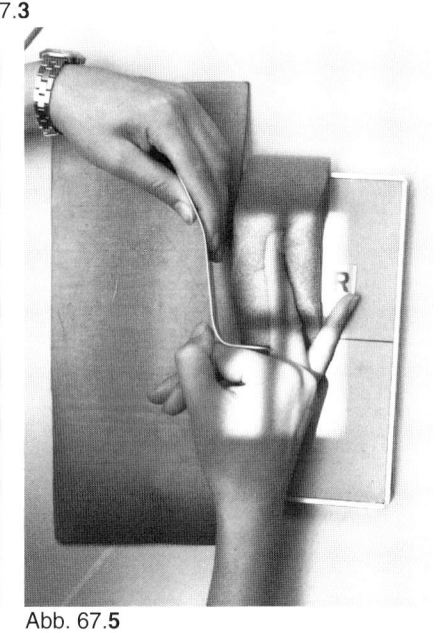

Abb. 67.**3**

Abb. 67.**2**

Abb. 67.**4**

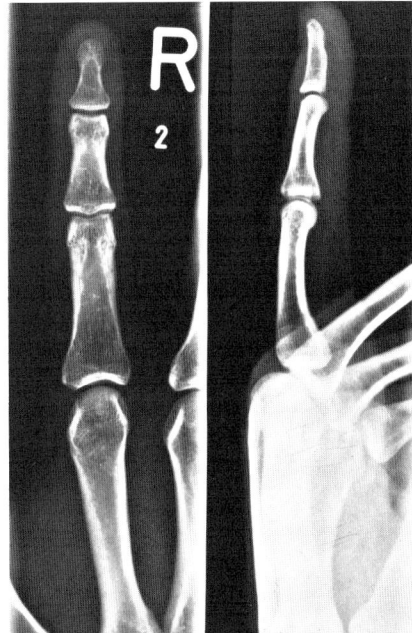

Abb. 67.**5**

Abb. 67.**6**

163

68 Beckenübersicht stehend

Format	Kinder:	24/30, quer
	Erwachsene:	35/43 oder 30/40, quer

Folie 400

Schriftmarkierung R/L
stehend

Lagerung

V Unterkörper entkleiden bis auf Unterhose!

L Patient steht mit dem Rücken zum Stativ, Kniegelenke gestreckt. Kniescheiben frontalisiert, d. h. Füße leicht einwärts gestellt. Großzehen berühren sich (Abb. 68.1). Eine evtl. vorhandene Fehlstellung im Hüftgelenk soll nicht zwanghaft vermieden werden, sondern während der Röntgenaufnahme beibehalten werden, damit der pathologische klinische Befund auch röntgenologisch dokumentiert wird. *Kompressorium* außer bei Kindern und schlanken Patienten.
Alternativ:
1. Wenn wegen erheblicher *Beinlängendifferenz* nicht gleichzeitig beide Beine gestreckt und die Füße plantigrad aufgestellt werden können, soll die Verkürzung durch Brettchenunterlage unter das kürzere Bein ausgeglichen werden (Abb. 68.2). Die vorgenommene Unterlage soll dem Film aufbelichtet oder aufgeschrieben werden, z. B. „Unterlage rechts 6 cm".
2. Da die Stehaufnahme eine Funktionsaufnahme bei Belastung darstellt, ist die Aufnahme im Liegen (s. Einstellung 18) im Regelfall nur bei nicht stehfähigen Patienten angezeigt. Denn bei Verwendung des Kompressoriums kann von der Liegeaufnahme keine bessere Aufnahmequalität erwartet werden als von der Stehaufnahme.
3. Als Planungsgrundlage für Hüfttotalendoprothesen müssen tiefzentrierte Beckenaufnahmen angefertigt werden, damit ein genügend langer Anteil vom Femurschaft mitabgebildet wird.
4. Bei Säuglingen Beckenübersicht liegend (s. Einstellung 71a).

G Hodenkapsel (Handling s. Abb. 5, 6, Seite 7) bzw. Bleidreieck

Aufnahme

Rö-Kassette *im Raster*.
Oberer Kassettenrand in Höhe Beckenkamm, präoperativ (s. oben **3.**) handbreit darunter.
Zentralstrahl auf Mitte zwischen den Hüftgelenken und Kassettenmitte.
FFA = bei Filmformat 30/40 für Erwachsenenbecken 130 cm notwendig, damit auch die Trochanteren vollständig abgebildet werden.

B

	kV/mAs	Punkte	eigene Belichtung
Kinder 4 Jahre	50/32	−8	
Kinder 10 Jahre	55/40	−5	
schlanke Erwachsene	66/32	−2	
normale Erwachsene	70/40	0	
kräftige Erwachsene	73/50	+2	

Kriterium Vollständige und symmetrische Darstellung des Beckens mit Hüftgelenken, Trochanteren, Beckenschaufeln und Kreuzdarmbeingelenken (Abb. 68.3: fortgeschrittene beidseitige Coxarthrose bei 53jähriger Patientin).

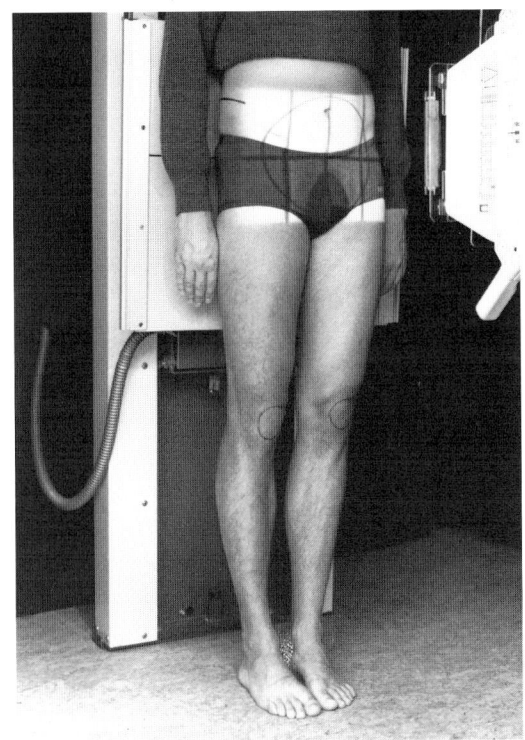

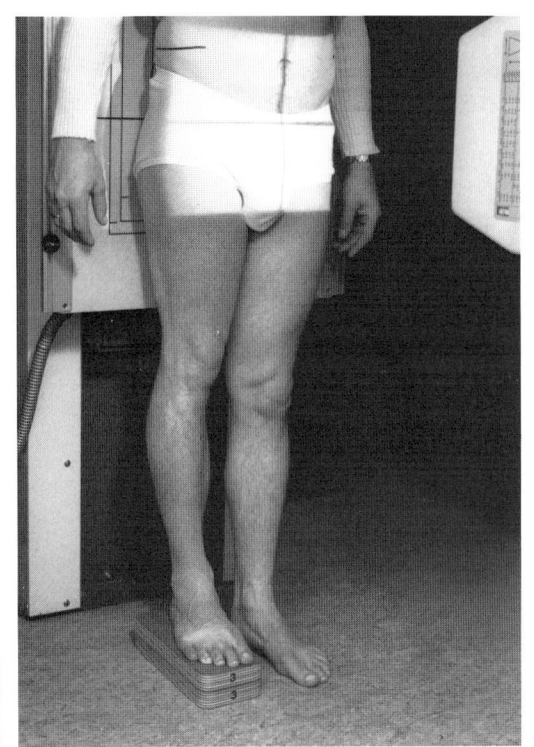

Beckenübersicht stehend **68**

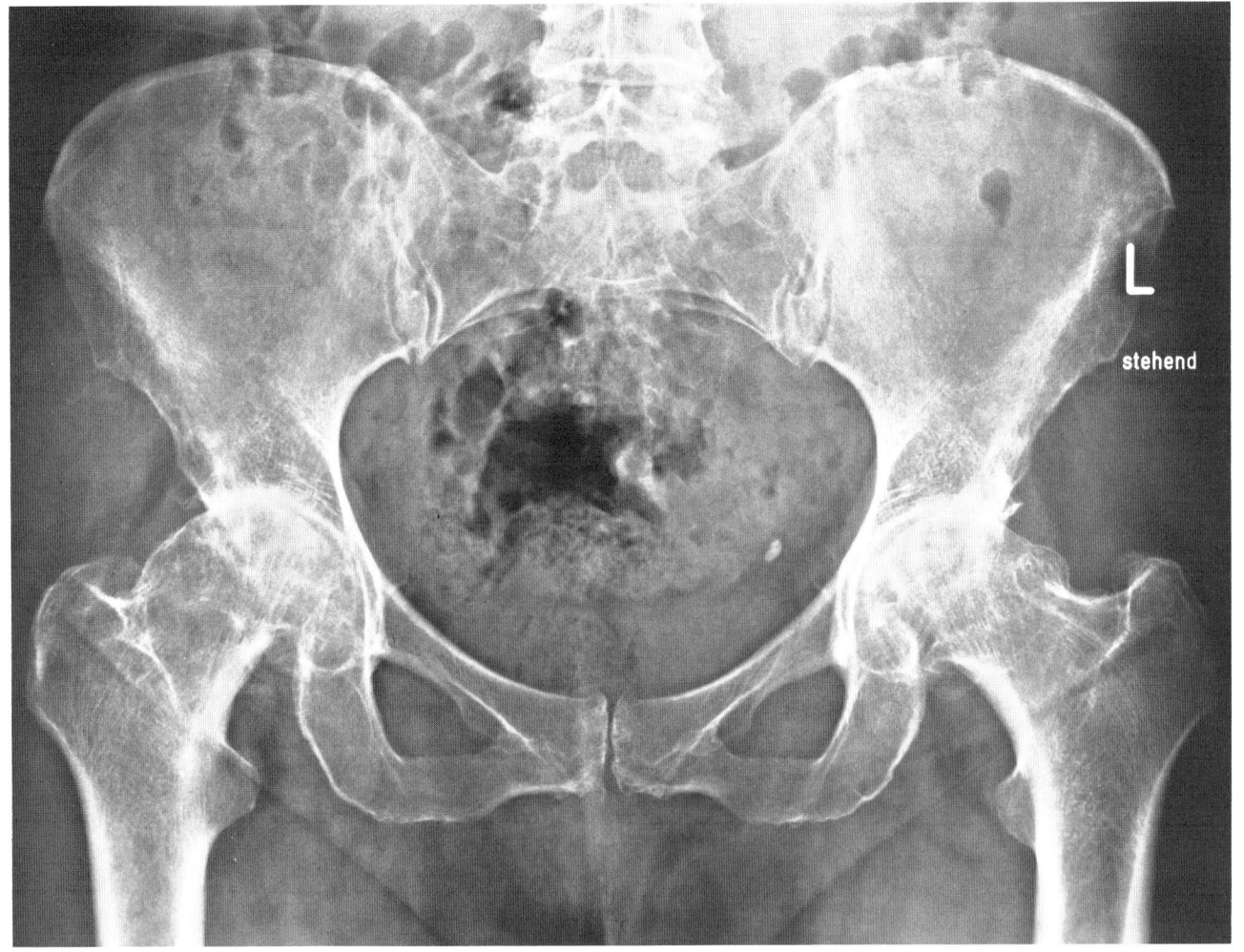

Abb. 68.**1**

Abb. 68.**2**

L
stehend

Abb. 68.**3**

165

69 Beckenübersicht liegend

wie Beckenübersicht stehend, *außer*

Schriftmarkierung   R/L liegend

Lagerung Rückenlage mit gestreckten Beinen und frontalisierten Kniescheiben (Abb. 69.4, 69.5). Die Großzehen berühren sich bei leicht einwärts gedrehten Füßen.

Auswirkung unterschiedlicher Beinrotation auf die Projektion des proximalen Femurendes (Abb. 69.1 bis 69.3): Orthograde Abbildung des proximalen Femurendes, d. h. von Schenkelhals, Trochanter major und gerade erkennbarem Trochanter minor bei frontalisierten Kniescheiben = leicht einwärts gedrehten Füßen (Abb. 69.1). Bei zu stark einwärts gedrehter Hüfte (= Fuß) scheinbare Vergrößerung des Schenkelhalsschaftwinkels, Trochanter minor überlagert (Abb. 69.2). Bei auswärts gedrehter Hüfte (= Fuß) Schenkelhalsschaftwinkel scheinbar verkleinert, dorsale Teilüberlagerung des Schenkelhalses durch Trochanter major, vollständige Abbildung des dorso-medialen Trochanter minor (Abb. 69.3).

Alternativ:

1. Sofern bei Verdacht auf *Epiphysenlösung* die Innendrehung schmerzhaft behindert ist, müssen die dann jeweils einzeln aufzunehmenden Hüftgelenke so weit hochgelagert werden, daß sie in Neutralstellung (= Patella frontalisiert) abgebildet werden können. Die strenge Einhaltung der Lagerungsvorschrift bei der Epiphysenlösung ist deshalb notwendig, weil im Hinblick auf das therapeutische Vorgehen der Grad des Kopfabrutsches quantitativ erfaßt werden muß (s. auch Einstellung 74).

2. Ist Winkelmessung des projizierten Schenkelhalswinkels, z. B. für *Operationsplanung*, vorgesehen, hat sich – besonders bei Kindern – die Aufnahme mit am Tischende hängenden Unterschenkeln bzw. auf einen Hocker gestellten Füßen bewährt („Rippstein 1", Abb. 69.6). Damit ist eine definierte Rotation des proximalen Femurendes gewährleistet, was besonders im Hinblick auf prä- und postoperative Wiederholungsaufnahmen von ausschlaggebender Bedeutung ist. Da sich der projizierte Schenkelhalsschaftwinkel auch in Abhängigkeit von der Hüftbeugung ändert, soll diese 0° betragen, d. h. das Hüftgelenk soll voll gestreckt sein. Die filmparallele Einstellung des Oberschenkels kann überprüft werden durch Markierung der Verbindungslinie zwischen großem Rollhügel (Trochanter major) und äußerem Kniegelenksspalt. Bei dieser Aufnahme Rö-Kassette *auf dem Tisch*.

3. Beim *Säugling* gehaltene Aufnahme (s. Einstellung 71 a).

Kriterium Exakt symmetrische Lagerung von Becken und Hüftgelenken (Abb. 69.7).

Imhäuser, G.: Irrtümer in der Beurteilung kindlicher Hüftgelenke durch die konventionelle Röntgentechnik. Z. Orthop. 120 (1982) 93–99.
Niethard, F. U., H. Roesler: Die Genauigkeit von Längen- und Winkelmessungen im Röntgenbild und Sonogramm des kindlichen Hüftgelenkes. Z. Orthop. 125 (1987), 170–176.

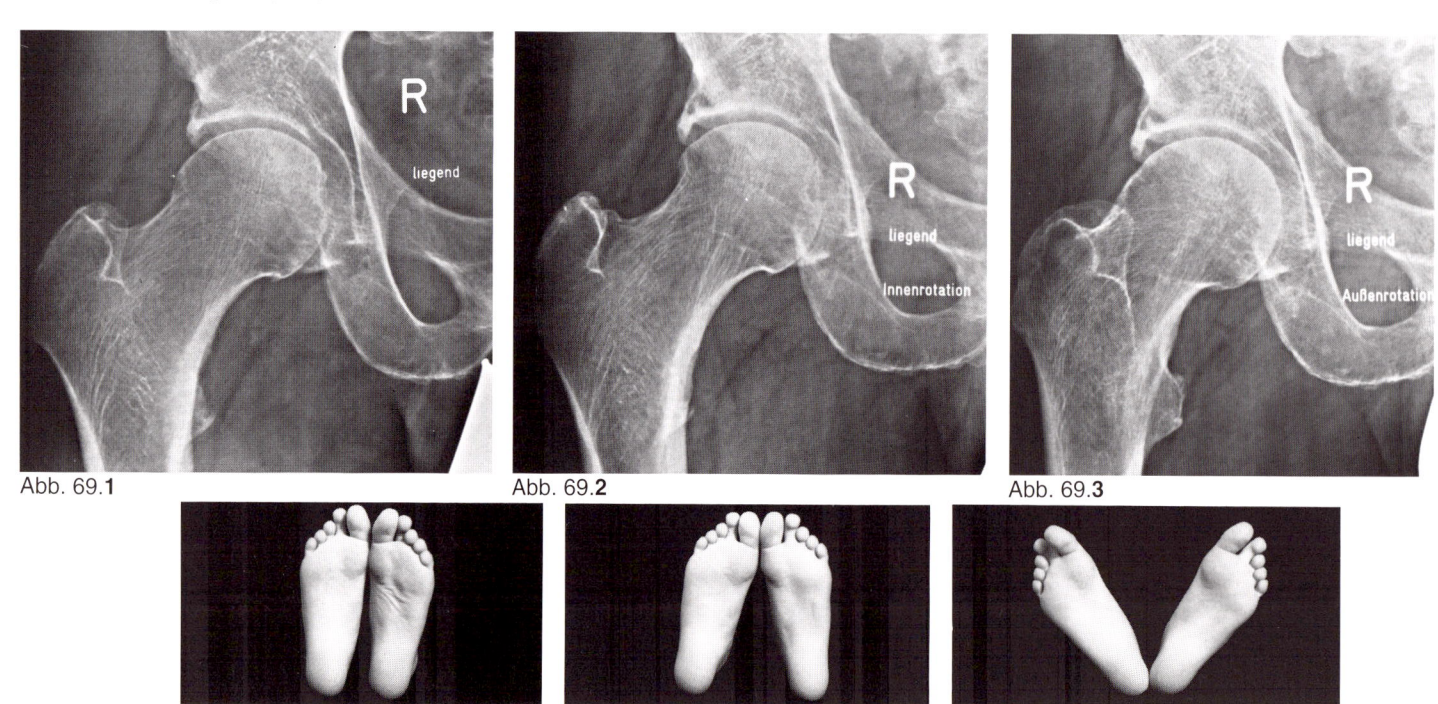

Abb. 69.1   Abb. 69.2   Abb. 69.3

Abb. 69.4   Abb. 69.5   Abb. 69.6

Beckenübersicht liegend **69**

Abb. 69.**4**

Abb. 69.**6**

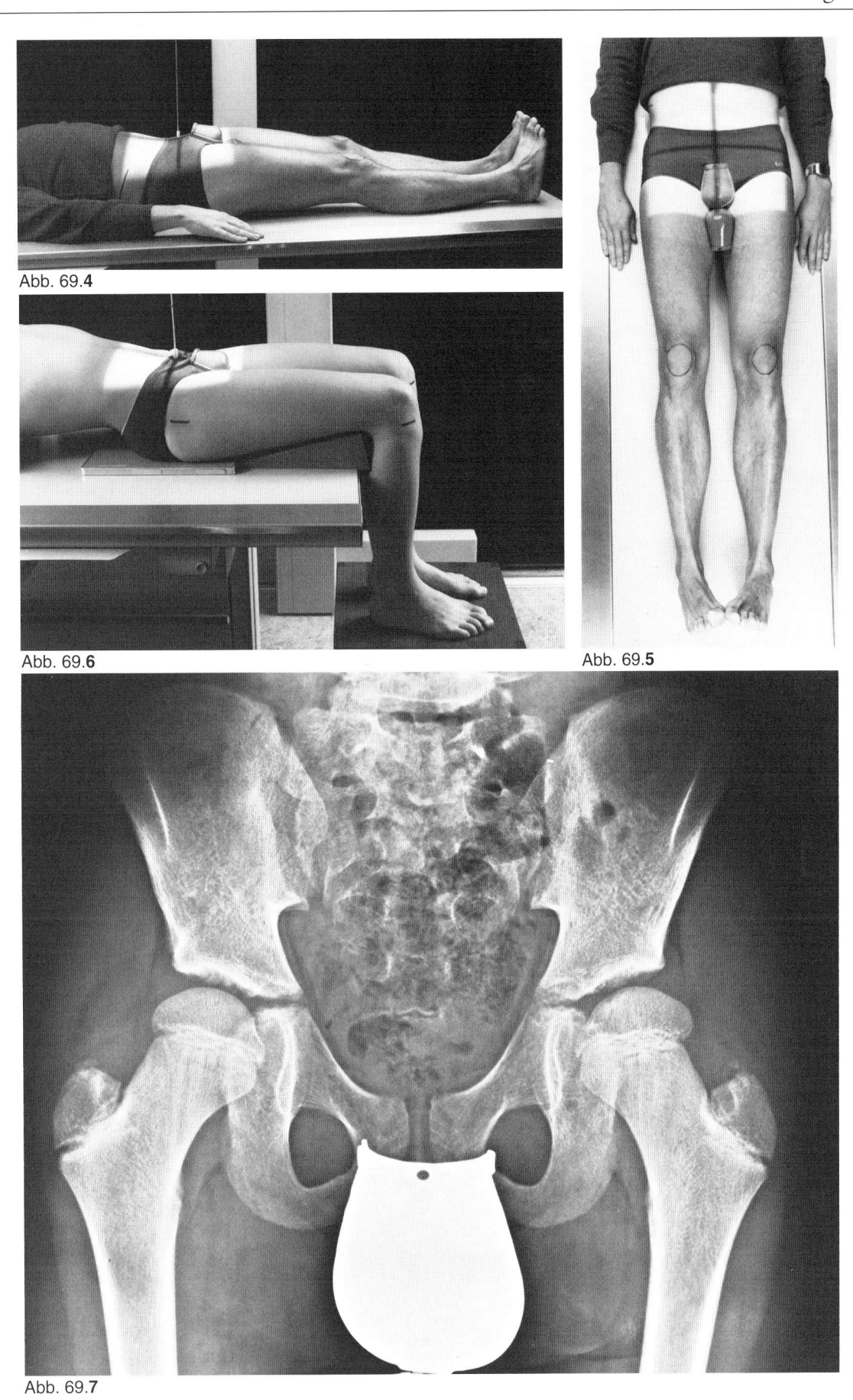

Abb. 69.**5**

Abb. 69.**7**

70a Beckeneingang (Inlet View)

Zur Indikation	Traumatische Verschiebungen von Beckenteilen, besonders in der Frontalebene und – selten – Fehlbildungen des Beckens sind auf der Beckenübersichtsaufnahme ap häufig nicht vollständig erkennbar. Die notwendige „zweite Ebene" stellen Aufnahmen mit jeweils 40° cranio-caudal (inlet) bzw. caudo-cranial (outlet) gerichtetem Strahlengang dar. Gegenüber der ap-Aufnahme kommt es natürlich zu starken Verzeichnungen. Die Beurteilung dieser frontalen Schrägpositionen ist jedoch erleichtert durch die – beim Gesunden – symmetrische Beckenanlage. Dieser Aspekt ist auch hilfreich bei der gelegentlich auftretenden Fragestellung nach einer z. B. posttraumatisch vermuteten Enge des knöchernen Beckenausganges bei Frauen mit Kinderwunsch (Abb. 70.1, 70.2).
Format	Kinder: 24/30, quer Erwachsene: 35/43 oder 30/40, quer
Folie	400
Schriftmarkierung	R/L liegend
Lagerung V	Bis auf Unterhose entkleiden!
L	Rückenlage mit gestreckten Beinen und frontalisierten Kniegelenken (s. Abb. 69.4, 69.5).
G	Gonadenschutz nicht sinnvoll
Aufnahme	Rö-Kassette *im Raster*. *Zentralstrahl* 40° cranio-caudal auf Kassettenmitte. Danach allein die *Tischplatte* mit korrekt gelagertem Patienten so *verfahren,* daß der Zentralstrahl bei normal kräftigen Personen im Nabelbereich bzw. handbreit oberhalb vorderem oberen Darmbeinstachel in der Medianebene auftritt (Abb. 70.1). FFA = bei Filmformat 30/40 für Erwachsenenbecken minimal 130 cm notwendig.

B

	Inlet			Outlet		
	kV/mAs	Punkte	eigene Belichtung	kV/mAs	Punkte	eigene Belichtung
Kinder 10 Jahre	70/50	−3		73/50	−4	
schlanke Erwachsene	73/63	−1		77/63	−2	
normale Erwachsene	77/63	0		85/63	0	
kräftige Erwachsene	81/80	+2		90/80	+2	

Kriterium	Da bei dieser Einstellung der Strahlengang senkrecht etwa zur Beckeneingangsebene liegt, zeigt dieses Bild zuverlässig Form und Maße des Beckeneingangs – bei Berücksichtigung des Vergrößerungsfaktors (Abb. 70.2). In dieser Ebene können u. a. hintere Verschiebungen vom Kreuzdarmbeingelenk, ebenso vom Kreuzbein und den Darmbeinschaufeln sowie auch knöcherne Ausrisse erkannt werden.

70b Beckenausgang (Outlet View)

wie Beckenausgang (Inlet View), *außer*

Aufnahme	Rö-Kassette *im Raster*. *Zentralstrahl* 40° caudo-cranial auf Kassettenmitte. Danach allein die *Tischplatte* mit korrekt gelagertem Patienten so *verfahren,* daß der Zentralstrahl 4 cm unterhalb Symphysenoberrand in der Medianlinie auftrifft (Abb. 70.3).
Kriterium	Auf dieser Einstellung sind Rotationen der oberen Beckenteile besonders gut erkennbar, sowie auch vertikale Beckenverschiebungen. Die Foramina sacralia können auch besonders gut beurteilt werden (Abb. 70.4).

Dunn, W., H. D. Morris: Fractures and dislocations of the pelvis. J. Bone Jt. Surg. 50-A (1968) 1639–1648.
Krueger, P., K. J. Pfeifer, L. Schweiberer: Frakturen und Luxationen des Beckenringes. Langenbecks Arch.Chir. 361 (1983) 173–177.
Pennal, G. F., M. Tile, J. P. Waddell, H. Garside: Pelvic disruption: assessment and classification. Clin. Orthop. 151 (1980) 12–21.
Young, J. W. R., et al.: Pelvic fractures: value of plain radiography in early assessment and management. Radiology 160 (1986) 445–451.

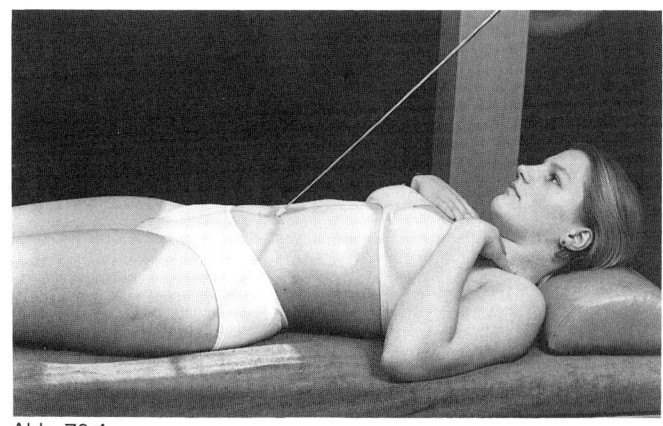

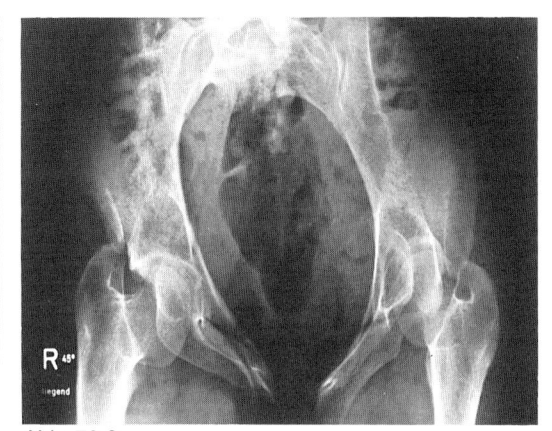

Beckeneingang (Inlet View) **70a**   Beckenausgang (Outlet View) **70b**

Abb. 70.**1**

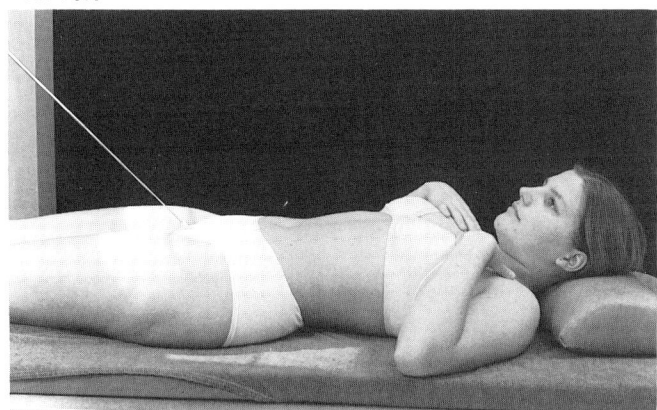

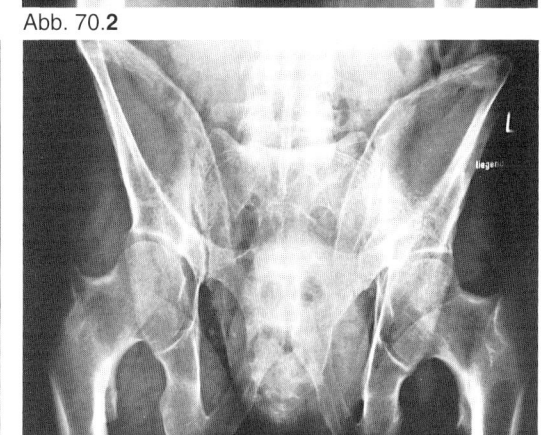

Abb. 70.**2**

Abb. 70.**3**

Abb. 70.**4**

71a Beckenübersicht beim Säugling gehalten

Zur Indikation Im Gegensatz zur Situation bei der Erstauflage des Buches 1982 ist die Ultraschalluntersuchung der Säuglingshüfte (Graf) heute eine Standardmethode. Röntgenaufnahmen von Säuglingshüften sind nur noch indiziert, wenn (1.) die Ultraschalluntersuchung nicht verfügbar ist, (2.) ggf. als weitere Dokumentationsmaßnahme, im besonderen bei Hüftluxation oder zum Abschluß einer Behandlung wegen Hüftdysplasie, und (3.) bei größeren Kindern mit anatomisch bedingter Unmöglichkeit einer korrekten Ultraschalldokumentation. Mit dieser generellen Einschränkung gelten die unter 71 b und c formulierten Indikationen auch weiterhin.

Format 24/30 oder 18/24, quer

Folie 400

Schriftmarkierung R/L gehalten

Lagerung V Ausziehen bis auf Hemdchen!

L Kind in Rückenlage am Ende des Röntgentisches. Hier gegenüber sitzt eine Hilfsperson, möglichst Mutter oder Vater, und hält nach Anleitung durch die Röntgenassistentin beide Unterschenkel des Kindes streng seitensymmetrisch und parallel so, daß die Hüftgelenke entsprechend ihrer vorgegebenen physiologischen Beugekontraktur leicht gebeugt sind (Abb. 71.1). Dadurch wird eine filmparallele Einstellung des Beckens erreicht bzw. fehlerhafte Beckenkippung nach ventral mit Falschprojektion auch der Pfannendachwinkel vermieden.

G Hodenkapsel bzw. Bleidreieck für Patient, Bleischürze und -handschuhe für Hilfsperson.

Aufnahme Rö-Kassette *auf dem Tisch* (wärmendes Papiertuch unter Gesäß).
Oberer Kassettenrand 2 cm oberhalb Beckenkamm.
Zentralstrahl auf Kassettenmitte = Mitte zwischen beiden Hüftgelenken 1 cm oberhalb Symphyse.

B

	kV/mAs	Punkte	eigene Belichtung
Säugling 2 Monate	41/4	0	
Säugling 12 Monate	42/4	+1	

Kriterium Vollständige und streng symmetrische Darstellung des Beckens (Foramen obturatum, Beckenschaufeln, Trochanter minor; Abb. 71.2).

Zur Strahlenbelastung Die weibliche Gonadendosis bei einer Säuglings-Beckenaufnahme entspricht einer natürlichen Strahlenbelastung von 8–10 Tagen, ohne Gonadenschutz etwa von 20–30 Tagen. Bei Jungen mit sicherem Gonadenschutz liegt die Gonadendosis in der Größenordnung von 2–3 Stunden, bezogen auf die natürliche Belastung. Die Flächendosis einer Beckenaufnahme entspricht in jedem Fall < 1% der natürlichen Strahlenexposition pro Jahr (Schuster).

71b Beckenübersicht beim Säugling gehalten in Innenrotation und Abduktion (v. Rosen)

wie Beckenübersicht beim Säugling gehalten, *außer*

Zur Indikation Läßt sich bei Säuglingen in den ersten Lebenswochen ohne nachweisbaren Hüftkopfkern ein klinischer Verdacht auf Hüft(sub)luxation mit der Standardaufnahme (71 a) nicht entkräften oder zeigt sich dabei eine Lateralisation, so kann mit dieser Einstellung weiterer Aufschluß erreicht werden. Sofern kein Repositionshindernis vorliegt, kann tiefe Einstellung des Hüftkopfes in die Pfanne gelingen.

Lagerung L … Hier gegenüber sitzt eine Hilfsperson, nötigenfalls der Arzt, und hält die Beine an den gestreckten Kniegelenken maximal innenrotiert und abduziert bei filmparalleler Lage des Beckens (Abb. 71.3). Die Abspreizung soll mindestens 45° betragen.

Kriterium Bei regelrechten Verhältnissen schneiden die verlängerten Femurachsen das Pfannendach medial des Pfannenerkers (Abb. 71.4), bei Hüft(sub)luxation trifft die verlängerte Femurachse das Becken lateral des Pfannenerkers.

Beckenübersicht beim Säugling gehalten **71a**   (v. Rosen) **71b**   (Lorenz) **71c**

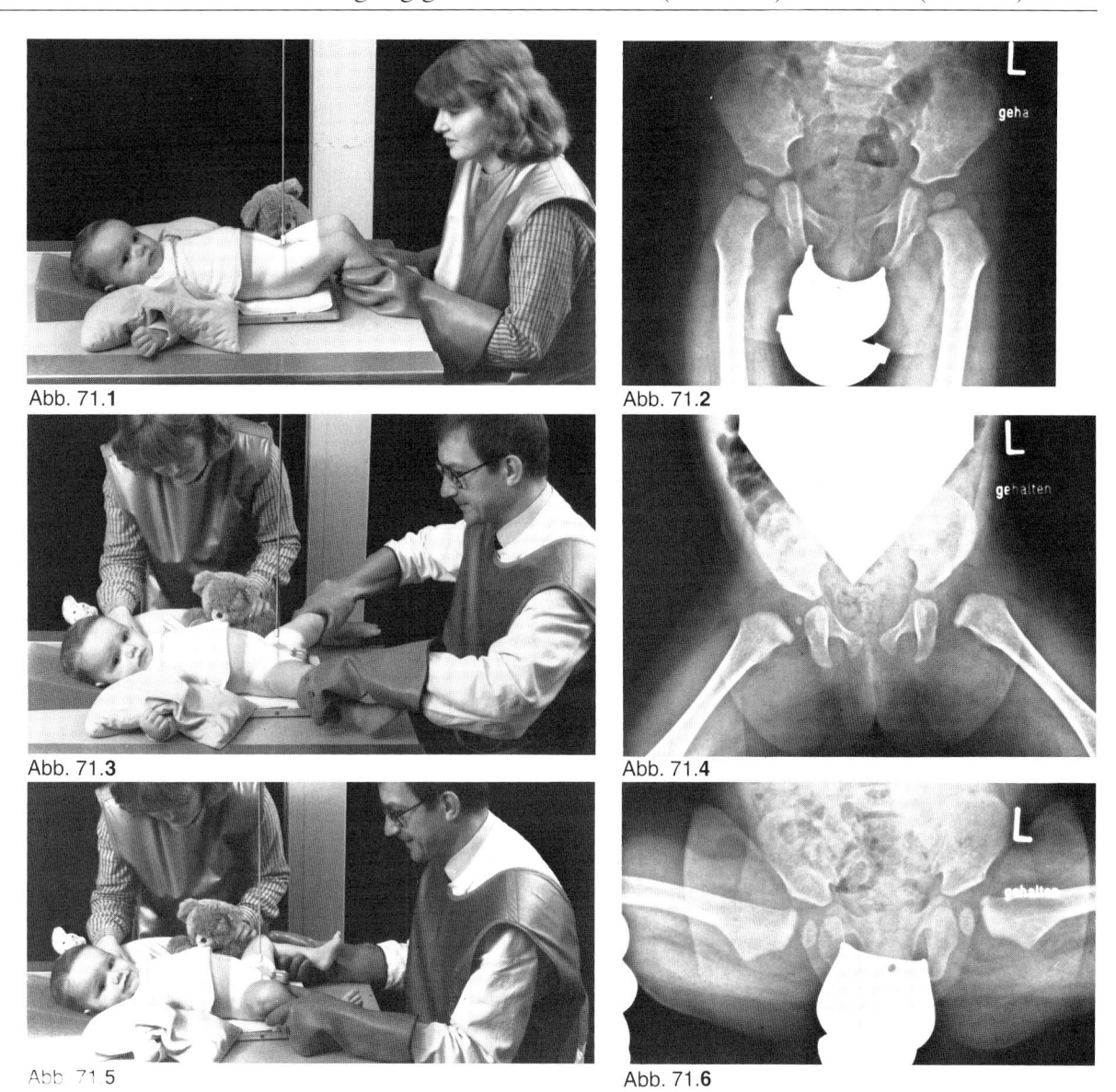

Abb. 71.**1**

Abb. 71.**2**

Abb. 71.**3**

Abb. 71.**4**

Abb. 71.**5**

Abb. 71.**6**

71c   Beckenübersicht beim Säugling gehalten in 90° Beugung und Abduktion (Lorenz)

wie Beckenübersicht beim Säugling gehalten, *außer*

Zur Indikation   Läßt sich beim Säugling *nach* den ersten Lebenswochen ... (weiter wie bei b)

Lagerung   **L**   Hier gegenüber sitzt eine Hilfsperson, nötigenfalls der Arzt, und hält die Beine an den gebeugten Kniegelenken in der Hüfte 90° gebeugt und maximal abduziert bei filmparalleler Lage des Beckens (Abb. 71.5).

Kriterium   Bei regelrechten Verhältnissen zentrale Einstellung der Hüftköpfe in die Pfannenmitte (Abb. 71.6).

Andrén, L., S. v. Rosen: The diagnosis of dislocation of the hip in newborns and the primary results of immediate treatment. Acta radiol. 49 (1958), 89–95.
Graf, R.: Sonographie der Säuglingshüfte. 4. Aufl. Enke, Stuttgart 1984.
Ozonoff, M. B.: Pediatric Orthopedic Radiology. Saunders, Philadelphia 1979.
Schuster, W.: Röntgenologische Beurteilung der dysplastischen Hüftpfanne. Orthopäde 2 (1973) 219–225.

72 Hüftgelenk anterior-posterior liegend

Zur Indikation	Während bei einer Erstuntersuchung im Regelfall vergleichende Hüftaufnahmen (Beckenübersicht) erwünscht sind, kann bei Kontrolluntersuchungen je nach Fragestellung die Aufnahme nur des betreffenden Hüftgelenkes ausreichend sein. Vor Einsetzen von Totalendoprothesen sind als Planungsgrundlage, ggf. in Ergänzung von Beckenübersichten, Aufnahmen des Hüftgelenkes mit Abbildung eines genügend langen Anteils vom Femurschaft im Format 20/40 notwendig. Bei Kontrolluntersuchungen von Hüfttotalendoprothesen müssen künstliche Pfanne, Prothesenschaft, ggf. Spitze des Zementköchers und ein allfälliger Markraumstopfen vollständig abgebildet sein (Abb. 72.4).
Format	24/30, hoch nach Hüftoperation mit liegendem Material, speziell auch nach Totalendoprothese: 20/40, hoch
Folie	400
Schriftmarkierung	R/L liegend
Lagerung V	Unterkörper entkleiden bis auf Unterhose!
L	Rückenlage, gestreckte Beine, frontalisierte Kniescheiben (Abb. 72.1, 72.2). Bezüglich der Bedeutung der korrekten Beinlagerung s. Beckenübersicht liegend.
G	Hodenkapsel bzw. Bleidreieck
Aufnahme	Rö-Kassette *im Raster*. *Zentralstrahl* senkrecht auf Schenkelhalsmitte = Leistenmitte.

B

	kV/mAs	Punkte	eigene Belichtung
Kinder 10 Jahre	60/10	–4	
schlanke Erwachsene	63/12,5	–2	
normale Erwachsene	66/16	0	
kräftige Erwachsene	70/20	+2	

Kriterium	Gelenkspalt in Filmmitte, vollständige und gut beurteilungsfähige Darstellung des Hüftgelenkes und der Trochanteren (Abb. 72.3: fortgeschrittene Coxarthrose bei 78jährigem Patienten, Abb. 72.4: Hüftendoprothese rechts bei 65jährigem Patienten mit Erstoperation vor zehn Jahren und Pfannenwechsel vor zwei Jahren; hierzu die Seitenaufnahme (s. Abb. 86.9).

Hüftgelenk anterior-posterior liegend 72

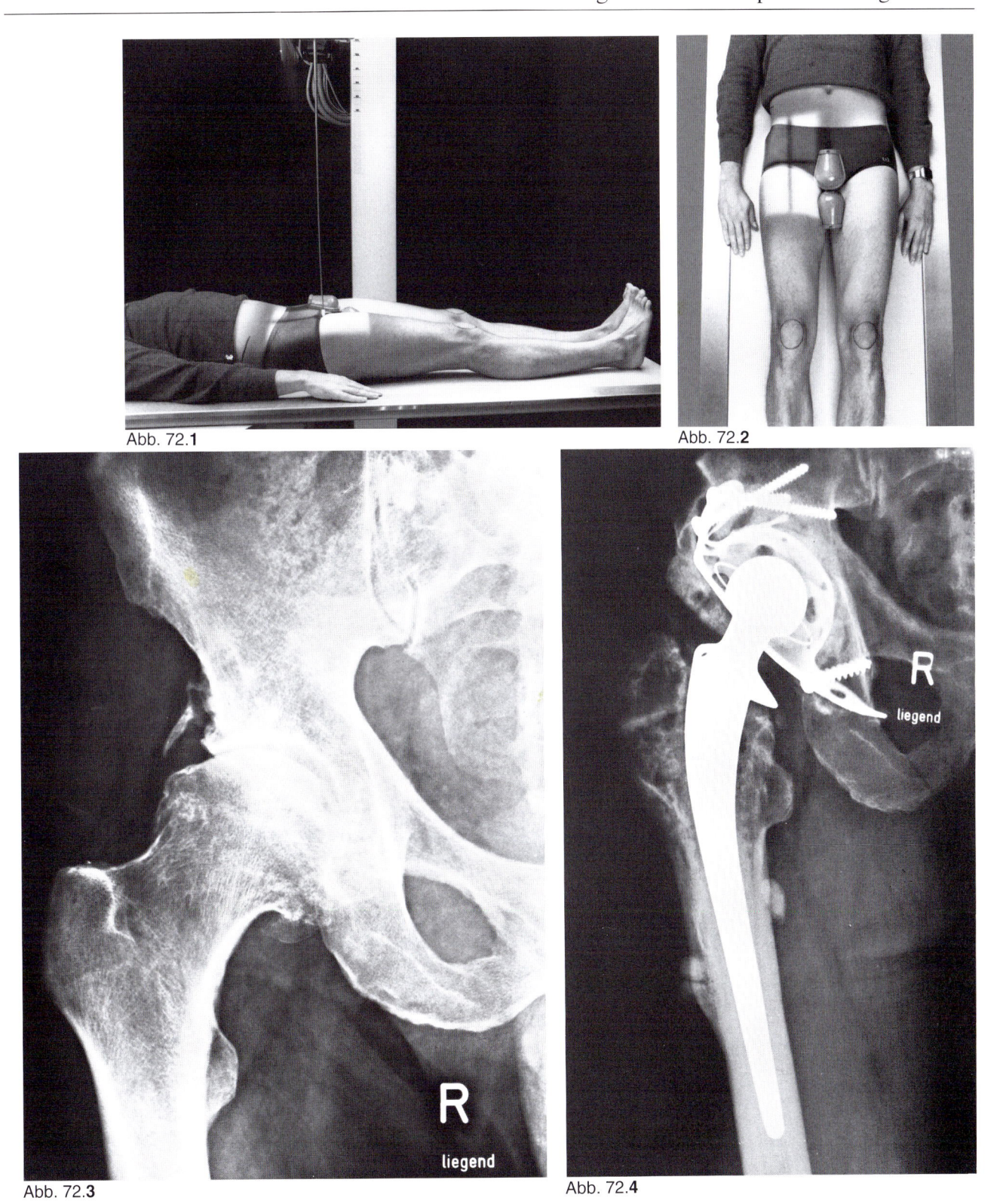

Abb. 72.**1**

Abb. 72.**2**

Abb. 72.**3**

Abb. 72.**4**

73 Hüftgelenk seitlich im vertikalen Strahlengang (Lauenstein)

Zur Indikation	Die routinemäßig am häufigsten zur Anwendung kommende zweite Ebene des Hüftgelenkes, besonders auch im Rahmen der Abklärung nicht traumatischer Erkrankungen des Hüftgelenkes (M. Perthes, Hüftkopfnekrose).
Format	24/30, quer
Folie	400
Schriftmarkierung	R/L Lauenstein

Lagerung

- **V** Unterkörper entkleiden bis auf Unterhose!
- **L** Patient in Rückenlage, aufzunehmendes Hüftgelenk in 45° Beugung und 45° Abduktion gelagert (Abb. 73.1, 73.3). Sofern die Abspreizung schmerzbedingt eingeschränkt ist, muß die gegenseitige Hüfte entsprechend hoch gelagert werden (Abb. 73.2).
- **G** Hodenkapsel bzw. Bleidreieck nur anwendbar, sofern keine Überdeckung der Hüfte bei evtl. stärkerer Schräglagerung zu erwarten ist.

Aufnahme

Rö-Kassette *im Raster*.
Zentralstrahl senkrecht auf Schenkelhalsmitte = Leistenmitte.

B

	kV/mAs	Punkte	eigene Belichtung
Kinder 10 Jahre	60/10	−4	
schlanke Erwachsene	63/12,5	−2	
normale Erwachsene	66/16	0	
kräftige Erwachsene	70/20	+2	

Kriterium Entscheidend auf dieser Aufnahme ist die Beurteilbarkeit des Hüftkopfes, weniger die des Schenkelhalses, der vom Trochanter major teilüberlagert wird (Abb. 73.4).

Lauenstein, C.: Nachweis der „Kocherschen Verbiegung" des Schenkelhalses bei der Coxa vara durch Röntgenstrahlen. Fortschr. Röntgenstr. 4 (1901) 61.

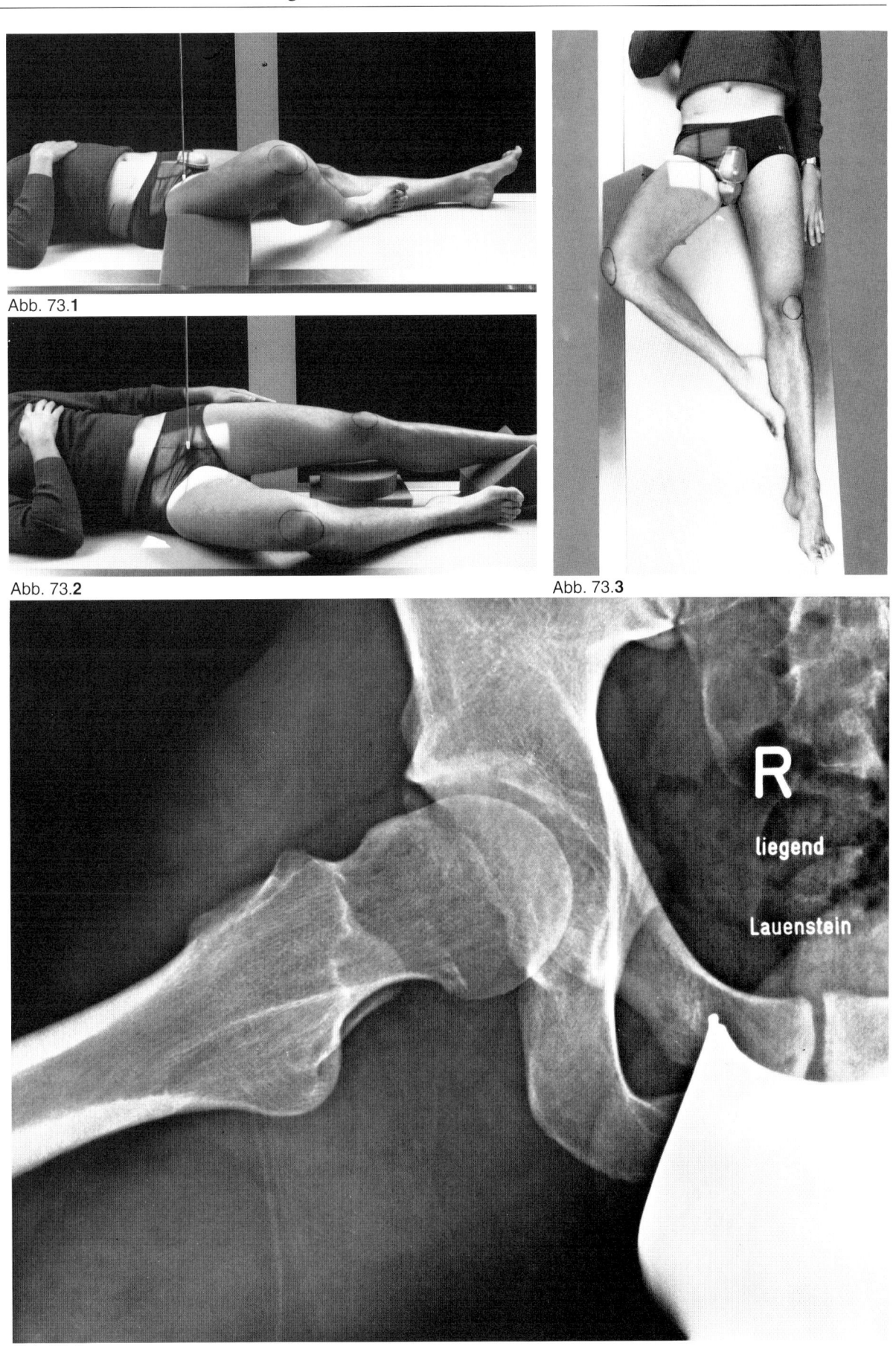

Hüftgelenk seitlich im vertikalen Strahlengang (Lauenstein) 73

Abb. 73.1

Abb. 73.2

Abb. 73.3

Abb. 73.4

74 Hüftgelenk seitlich gehalten in 90° Beugung und 45° Abduktion

Zur Indikation		Bei Epiphysenlösung soll der Grad des Kalottenabrutsches gegenüber dem Schenkelhals in zwei Ebenen beurteilt werden. Deshalb ist es notwendig, den Schenkelhals möglichst filmparallel einzustellen und anterior-posterior und seitlich „orthograd" abzubilden.
Format		20/40, quer
Folie		Ausgleichsfolie Plus-Minus-Plus (+ – +) oder 400
Schriftmarkierung		R/L 45° gehalten
Lagerung	V	Unterkörper entkleiden bis auf Unterhose!
	L	Patient in Rückenlage. Hüftgelenke 90° gebeugt und je 45° abgespreizt bei hochgelagerten Unterschenkeln. Die Hüftabspreizung von 45° ist notwendig, damit der Schenkelhals bei einem durchschnittlichen CCD-Winkel von 135° parallel zur Filmebene zu liegen kommt (Abb. 74.6). Vereinfacht ist die Lagerung auf dem Gestell nach Rippstein durchführbar (Abb. 74.1, 74.2). *Alternativ:* Ist die Hüftabspreizung schmerzhaft behindert, muß die gegenseitige Beckenhälfte entsprechend hoch gelagert (Abb. 74.4) und die Röntgenaufnahme für jedes Hüftgelenk einzeln durchgeführt werden.
	G	Hodenkapsel bzw. Bleidreieck, soweit nicht bei evtl. Schräglagerung Gefahr der Überdeckung wesentlicher Bildinhalte besteht.
Aufnahme		Rö-Kassette *im Raster*. *Zentralstrahl* senkrecht auf Mitte zwischen beiden Hüftgelenken und auf Kassettenmitte.

	kV/mAs	Punkte	eigene Belichtung
Kinder 12 Jahre	73/32	–2	
Kinder 14 Jahre	77/40	0	

Kriterium Gut beurteilbare Abbildung von Hüftkopf und Schenkelhals bei seitenvergleichbarer symmetrischer Lagerung (Abb. 74.3, 74.5: akute Epiphysenlösung).

Engelhardt, P.: Juvenile Hüftkopflösung und Koxarthrose. Enke, Stuttgart 1984.
Engelhardt, P., H. Roesler: Radiometrie der Epiphyseolysis capitis femoris. Z. Orthop. 125 (1987) 177–182.
Gekeler, J.: Die Hüftkopfepiphysenlösung. Enke, Stuttgart 1977.
Imhäuser, G.: Zur Pathogenese und Therapie der jugendlichen Hüftkopflösung. Z. Orthop. 88 (1957) 3–41.

Hüftgelenk seitlich gehalten in 90° Beugung und 45° Abduktion **74**

Abb. 74.**1**

Abb. 74.**2**

Abb. 74.**3**

Abb. 74.**4**

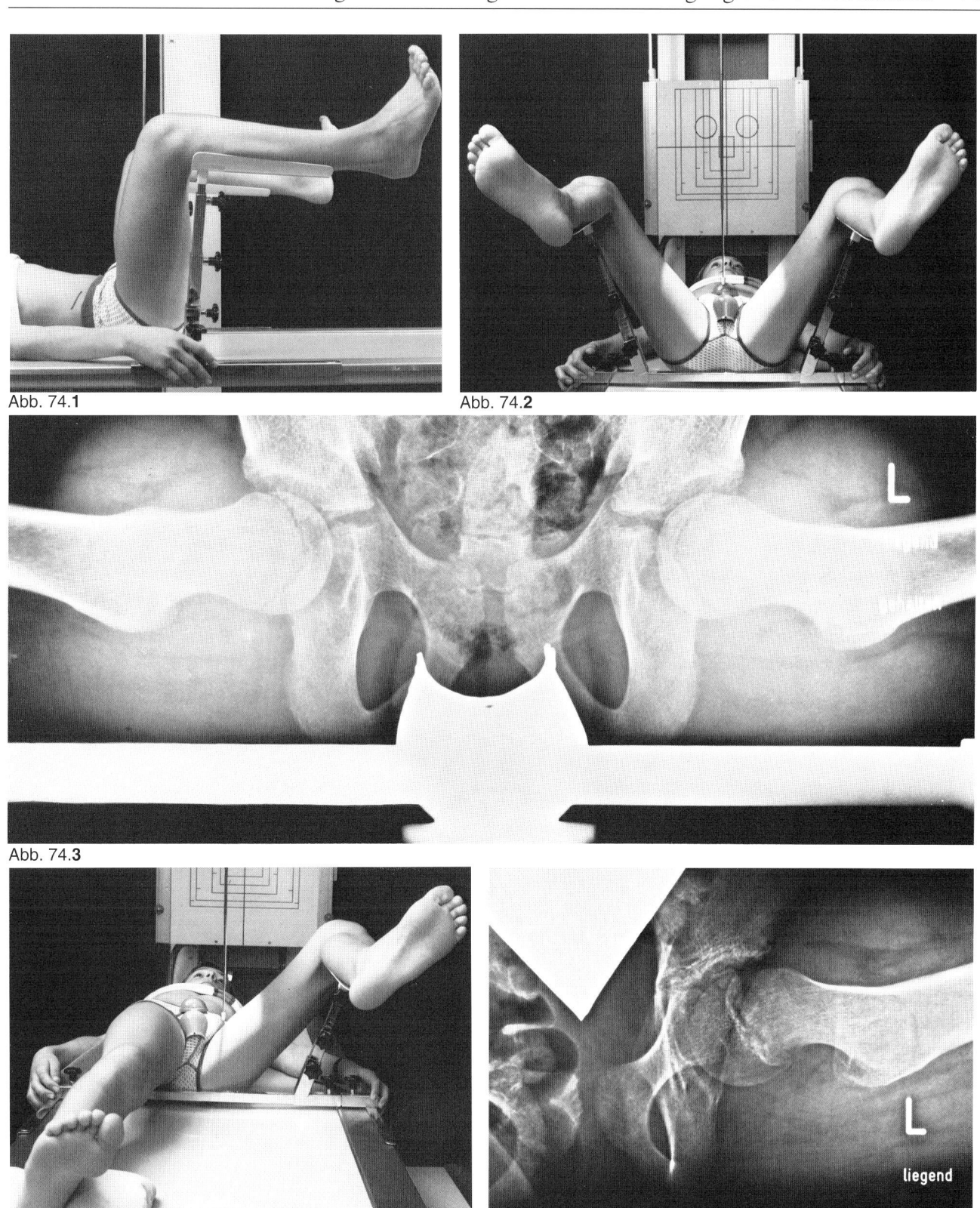

Abb. 74.**5**

177

75 Hüftgelenk „axial" liegend mit horizontalem Strahlengang (Sven Johansson)

Zur Indikation	Hauptanwendung findet diese Einstellung in der Traumatologie des Hüftgelenkes, weil der Patient dabei nicht auf der schmerzhaften verletzten Hüfte liegen muß. Der Begriff „axial" ist für diese Aufnahme eingeführt und wird zur Unterscheidung gegenüber den anderen seitlichen Aufnahmen des Hüftgelenkes hier auch beibehalten. Korrekt handelt es sich aber um eine seitliche Aufnahme.
Format	18/24, quer, ggf. gebogene Kassette
Folie	400
Schriftmarkierung	R/L

Lagerung

- **V** Unterkörper entkleiden bis auf Unterhose!
- **L** Rückenlage, gegenseitiges Bein im Hüftgelenk abgespreizt und gebeugt. Aufzunehmende Hüfte auf Bocollo hochgelagert, damit sich der Schenkelhals in Filmmitte projiziert, Bein gestreckt mit frontalisierter Kniescheibe (Abb. 75.1, 75.2).
- **G** Gonadenschutz nicht sinnvoll.

Aufnahme

Rö-Kassette senkrecht *auf dem Tisch*. Sie wird der verletzten Hüfte eng medial angelagert und mit Sandsack abgestützt.

Zentralstrahl horizontal und senkrecht auf die Mitte des Schenkelhalses, d. h. etwa 6 bis 8 cm oberhalb (tastbarer) Trochanterspitze von cranio-lateral nach caudomedial senkrecht auf Kassettenmitte.

Alternativ: Die früher weiter verbreitete Technik mit medio-lateralem Strahlengang ist heute mit den meisten fest installierten Röntgenstativen nicht durchführbar. Es wird dazu eine mobile Röhre benötigt: die Röntgenkassette wird proximal von der aufzunehmenden Hüfte zwischen Beckenkamm und Thorax im Winkel von 45° zur Medianebene des Körpers eng angelagert und mit Sandsäcken abgestützt. Bei dieser Technik horizontaler Strahlengang auf die Mitte der Schenkelfurche unter dem hochgelagerten gegenseitigen Bein hindurch von caudo-medial nach craniolateral und senkrecht auf Kassettenmitte.

B

	kV/mAs	Punkte	eigene Belichtung
schlanke Erwachsene	66/25	−2	
normale Erwachsene	70/32	0	
kräftige Erwachsene	73/40	+2	

Kriterium

Vollständige, möglichst wenig verkürzte, gut beurteilungsfähige seitliche Abbildung von Schenkelhals und Hüftgelenk (Abb. 75.3).

Johansson, S.: Zur Technik der Osteosynthese der Fract. colli femoris. Zbl. Chir. 59 (1932) 2019–2022.
Lorenz: Die röntgenologische Darstellung des subskapularen Raumes und des Schenkelhalses im Querschnitt. Fortschr. Roentgenstr. 25 (1917) 342–343.

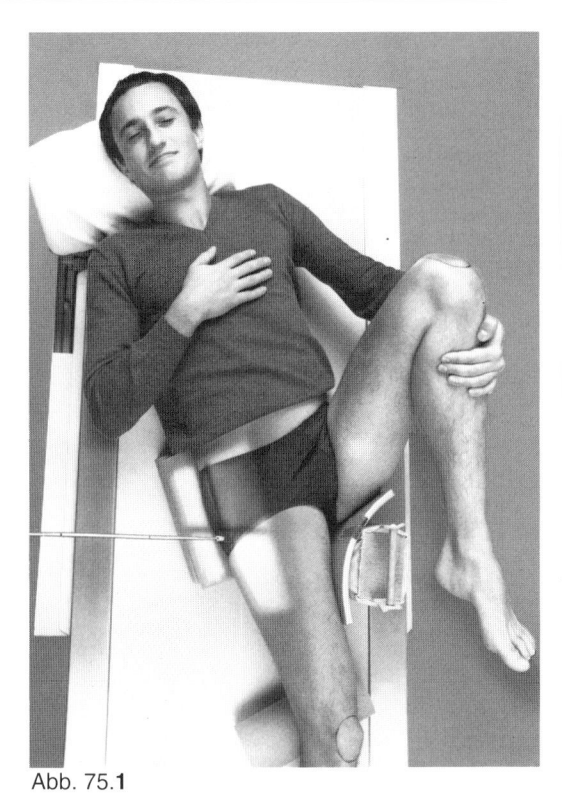

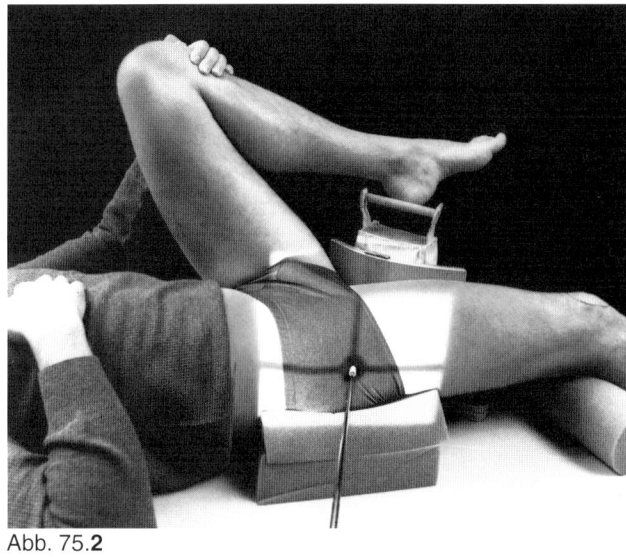

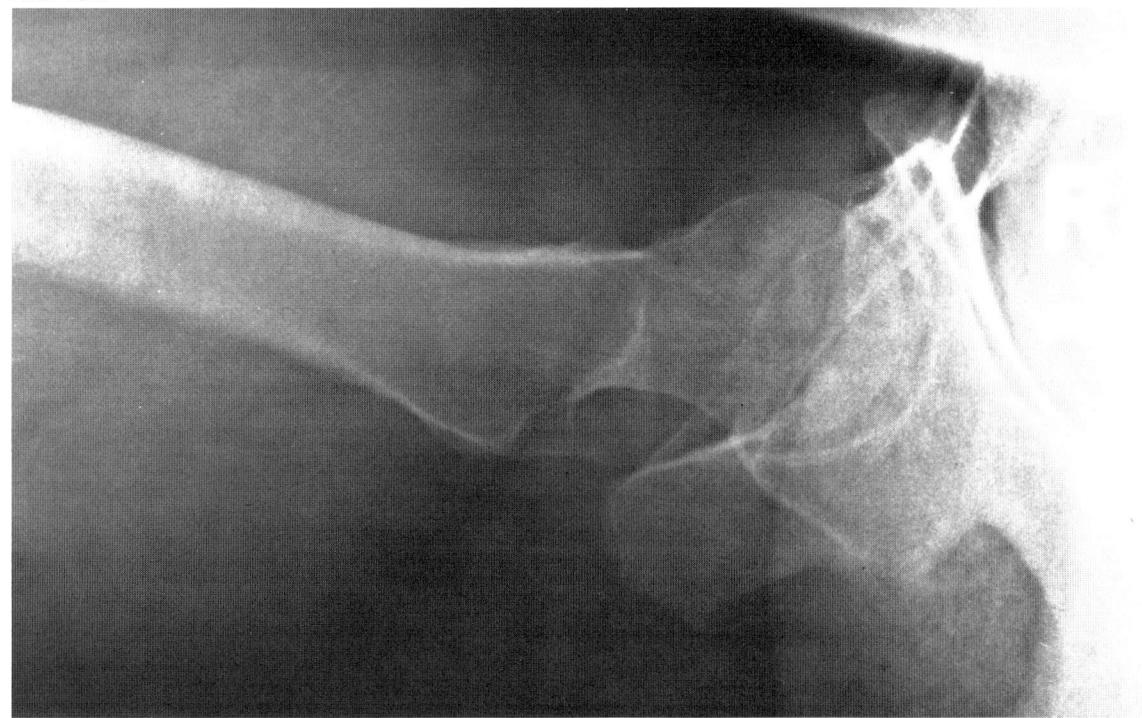

75 Hüftgelenk „axial" liegend mit horizontalem Strahlengang (Sven Johansson)

Abb. 75.1

Abb. 75.2

Abb. 75.3

76 Hüftgelenk Antetorsionsaufnahme (Rippstein)

Zur Indikation	Der projizierte Antetorsionswinkel (AT-Winkel) des Schenkelhalses kann mit Hilfe dieser Standardaufnahme ermittelt werden. Die Beckenübersichtsaufnahme mit hängenden Unterschenkeln ist auch als „Rippstein 1", diese Einstellung als „Rippstein 2"-Aufnahme bekannt. Ausgehend von den projizierten CCD- und AT-Winkeln lassen sich mit Hilfe des von M. E. Müller veröffentlichten Diagramms die „echten" Winkelwerte ermitteln. Diese Aufnahme ist nicht nur im Hinblick auf den Antetorsionswinkel bei Kindern, sondern auch zur Objektivierung von Drehfehlern nach Oberschenkelfraktur von Bedeutung.
Format	20/40, quer
Folie	Ausgleichsfolie Plus-Minus-Plus (+ – +) oder 400
Schriftmarkierung	R/L Rippstein

Lagerung

V Unterkörper entkleiden bis auf Unterhose!

L 1. *Kinder* in Rückenlage, Beugung der Hüft- und Kniegelenke exakt je 90°, beidseits Abspreizung der Oberschenkel von je 20°. Lagerung der Unterschenkel parallel zueinander auf dem Beinhaltegerät nach Rippstein. Nur bei sehr exakter Lagerung unter Einhaltung o. g. Winkel darf eine verwertbare Aufnahme erwartet werden (Abb. 76.1, 76.2).
2. Bei *Erwachsenen* im Sitzen: Auf genügend hohem, flachen Holzhocker mit Metallschiene (Abb. 76.4), Gesäß dicht am Rasterwandstativ, Beinspreizung auch je 20° von der Mittellinie (Abb. 76.5).

G Hodenkapsel bzw. Bleidreieck

Aufnahme

Rö-Kassette *im Raster*.
Unterrand der Kassette unter Querstab des Lagerungsgerätes bzw. der Metallschiene.
Zentralstrahl senkrecht auf Symphyse und Kassettenmitte.

B

	kV/mAs	Punkte	eigene Belichtung
Kinder 4 Jahre	66/ 32	–8	
Kinder 10 Jahre	77/ 40	–4	
schlanke Erwachsene	85/ 63	0	
normale Erwachsene	90/ 80	+2	
kräftige Erwachsene	96/100	+4	

Kriterium Bei korrekter Lagerung erhält man eine verkürzte Abbildung der Oberschenkel mit den Kondylen, deren Unterflächen sich auf gleicher Höhe projizieren sollen wie die Schenkelhalsbasis. Die Querstange des Haltegerätes bzw. die Metallschiene müssen als Bezugsgrundlinie für Ermittlung des projizierten Antetorsionswinkels mit abgebildet sein (Abb. 76.3, 76.6).

Alternative Methode Die computertomographische Untersuchung sei eine zuverlässige, die sonographische hingegen eine unsichere Alternative zu dieser Röntgenaufnahme (Lausten).

Grote, R., H. Elgeti, D. Saure: Bestimmung des Antetorsionswinkels am Femur mit der axialen Computertomographie. Röntgenblätter 33 (1980) 31–42.
Lausten, G. S.: Measurement of Anteversion of the Femoral Neck. J. Bone Jt. Surg. 71B (1989) 237–239.
Müller M. E.: Die hüftnahen Femurosteotomien, 2. Aufl., Thieme, Stuttgart 1971.
Rippstein, J.: Zur Bestimmung der Antetorsion des Schenkelhalses mittels zweier Röntgenaufnahmen. Z. Orthop. 86 (1955) 345–360.
Sennerich, T., et. al.: Computertomographische Kontrolle des Antetorsionswinkels nach Oberschenkelschaftfrakturen der Erwachsenen. Unfallchirurg 95 (1992) 301–305.

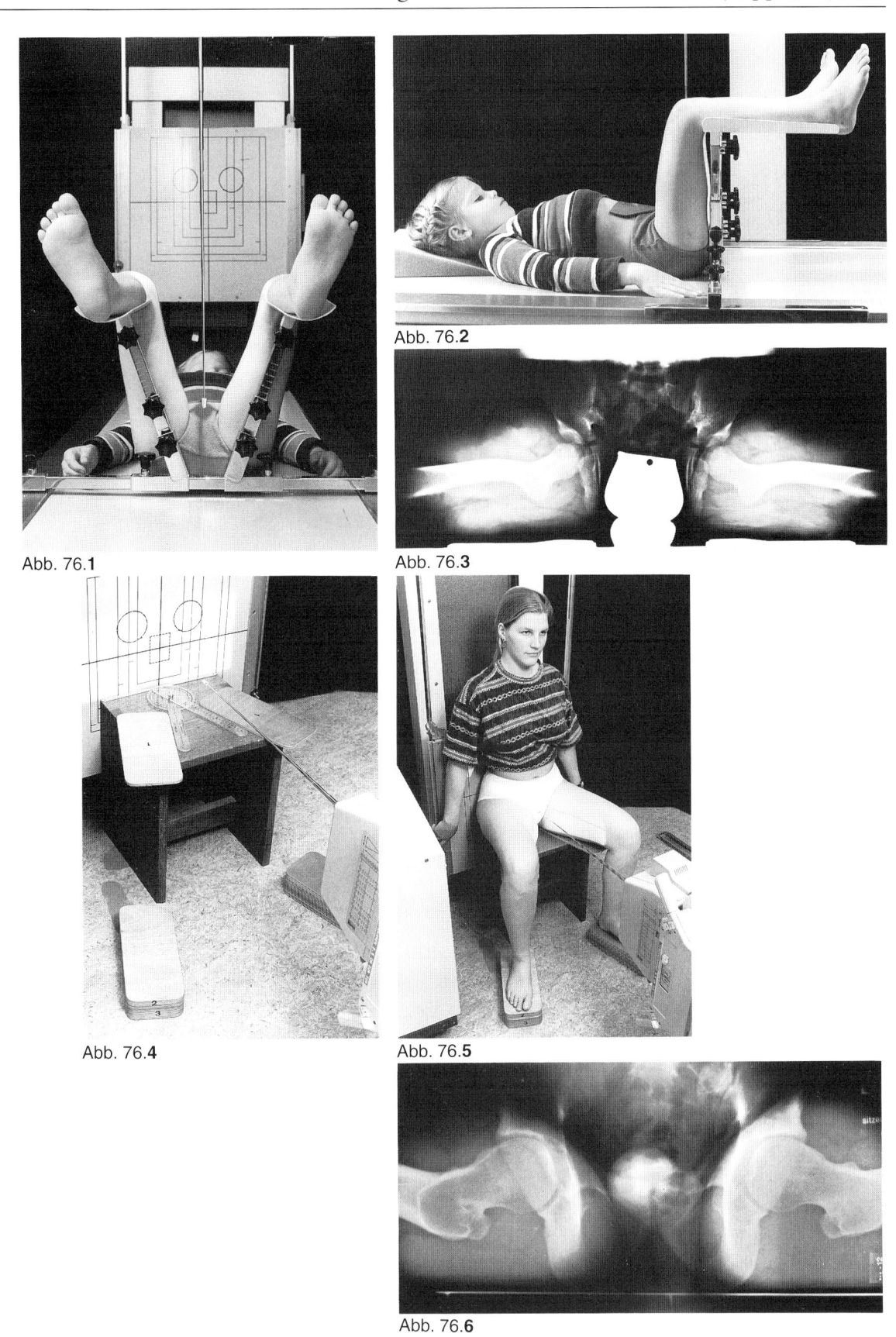

Hüftgelenk Antetorsionsaufnahme (Rippstein) 76

Abb. 76.**1**

Abb. 76.**2**

Abb. 76.**3**

Abb. 76.**4**

Abb. 76.**5**

Abb. 76.**6**

77 Hüftgelenk Funktionsaufnahmen in Ab- und Adduktion

Zur Indikation		Vor intertrochanteren Femurosteotomien mit Kopfumstellung sind in Ergänzung von Standardaufnahmen gehaltene Aufnahmen in der geplanten Korrekturposition unentbehrlich. Die Kopfumstellung wird in der Regel nicht nur, wie hier beispielhaft gezeigt, in einer, sondern in mehreren Ebenen durchgeführt. Die Stellung des Hüftgelenkes muß auf der präoperativen Korrekturaufnahme genau definiert sein, damit die bei der Operation erwünschte Korrektur exakt festgelegt werden kann. Darum ist die persönliche Mitwirkung des Operateurs bei dieser Röntgenaufnahme nicht delegierbar. Als ergänzende Untersuchungsmethoden kommen zur Knochenbeurteilung Computertomographien (CT) und zur Knorpelbeurteilung Kernspintomogramm (MRT) in Frage.
Format		24/30, hoch
Folie		400
Schriftmarkierung		R/L gehalten
Lagerung	V	Unterkörper entkleiden bis auf Unterhose!
	L	Rückenlage, das betreffende Hüftgelenk wird vom Untersucher in die gewünschte Korrekturstellung gebracht, hier beispielhaft vereinfacht das Bein nur maximal abgespreizt (Abb. 77.1) oder angespreizt (Abb. 77.2), nötigenfalls bei gleichzeitiger Fixierung des Beckens bzw. des anderen Beines. *Alternativ:* Bezieht sich die Fragestellung auf beide Hüftgelenke, kann eine beidseitige Abspreizaufnahme auf einem Film durchgeführt werden (30/40, quer, Abb. 77.4), hingegen ist die Anspreizaufnahme nur für jedes Hüftgelenk einzeln möglich.
	G	Hodenkapsel bzw. Bleidreieck
Aufnahme		Rö-Kassette *im Raster.* *Zentralstrahl* senkrecht auf Schenkelhalsmitte = Leistenmitte.

	kV/mAs	Punkte	eigene Belichtung
schlanke Erwachsene	63/12,5	−2	
normale Erwachsene	66/16	0	
kräftige Erwachsene	70/20	+2	

Kriterium	Mit der Standardaufnahme im Stehen (Abb. 77.3) vergleichbare Darstellung des Hüftgelenkes in gewünschter Endstellung gehalten (Abb. 77.4: hier beidseitige Abspreizaufnahme).

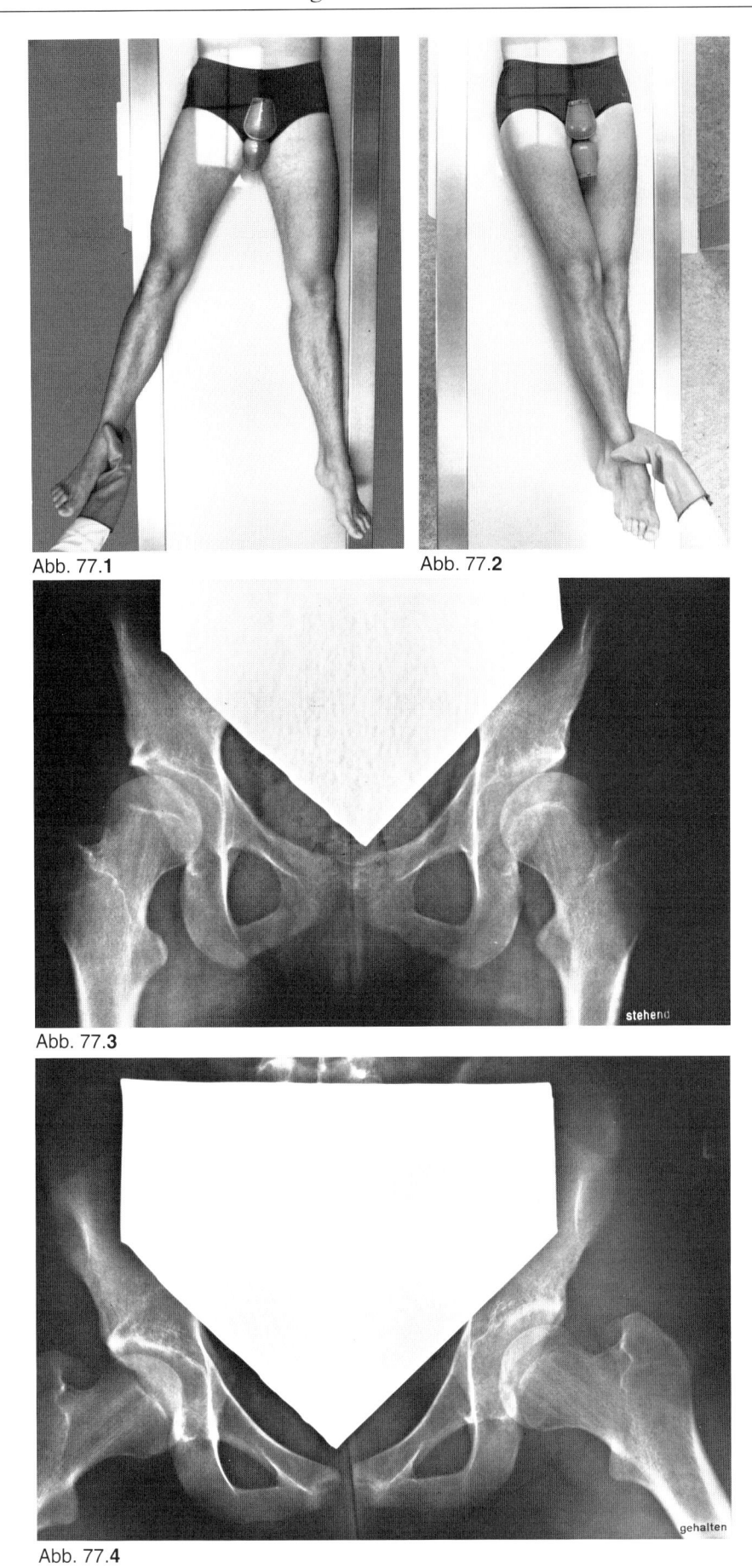

Hüftgelenk Funktionsaufnahmen in Ab- und Adduktion **77**

Abb. 77.**1**

Abb. 77.**2**

Abb. 77.**3**

Abb. 77.**4**

183

78 Hüftgelenk: Vordere Konturaufnahmen des Femurkopfes (Schneider)

Zur Indikation	Bei der Hüftkopfnekrose ist die Beurteilung von Lage und Ausdehnung des Nekrosebezirkes auf der Standardaufnahme anterior-posterior nur in einer Ebene, bei Heranziehung der Konturaufnahmen aber in begrenztem Umfang räumlich möglich. Neben der Herdlokalisation sind diese Aufnahmen besonders bei nichtverfügbarem MRT geeignet, den Kopfabschnitt zu beurteilen, der in die Belastungszone eingestellt werden soll (Willert).
Format	24/30, hoch
Folie	400
Schriftmarkierung	R/L 30° oder 60° Konturaufnahme
Lagerung	
V	Unterkörper entkleiden bis auf Unterhose!
L	Rückenlage, Hüftgelenk bzw. Oberschenkel 60° (Abb. 78.1, 78.2), bei einer zweiten Aufnahme 30° (Abb. 78.3, 78.4) gebeugt, gegenseitiges Bein gestreckt. Hier zum Vergleich die 0°-Position (Hüftgelenk ap s. Einstellung 72) dargestellt (Abb. 78.5, 78.6).
G	Hodenkapsel bzw. Bleidreieck
Aufnahme	Rö-Kassette *im Raster*. *Zentralstrahl senkrecht* auf Schenkelhalsmitte = Leisten- und Kassettenmitte.

	bei 30° kV/mAs	bei 60° kV/mAs	Punkte	eigene Belichtung
schlanke Erwachsene	66/16	70/20	−2	
normale Erwachsene	70/20	73/25	0	
kräftige Erwachsene	73/25	77/32	+2	

Kriterium   Gelenkspalt in Filmmitte, gut beurteilungsfähige, strukturreiche Darstellung der oberen Hälfte der Hüftkopfkontur (Abb. 78.2, 78.4, 78.6, 79.2).

Schneider, R.: Radiologische Funktionsdiagnostik zur Planung der intertrochanteren Osteotomie. Schweiz. Ges. Orthop. 131. Jahreskongreß Basel 1970.

Willert, H.G., D. Sarfert: Die Behandlung segmentaler, ischämischer Hüftkopfnekrosen mit der intertrochanteren Flexionsosteotomie. Z. Orthop. 113 (1975) 974–994.

Hüftgelenk: Vordere Konturaufnahmen des Femurkopfes (Schneider) 78

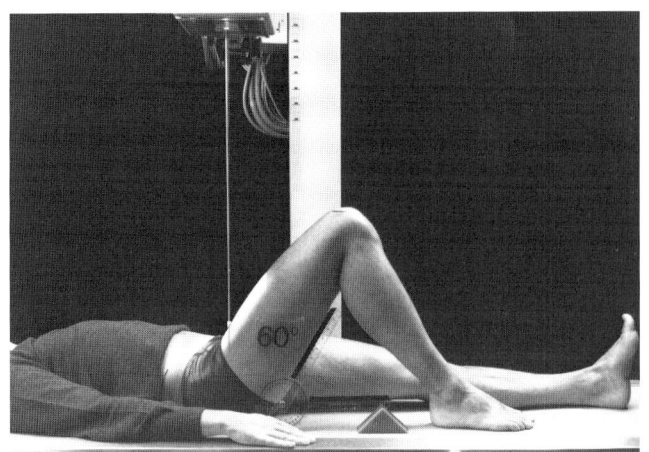

Abb. 78.1

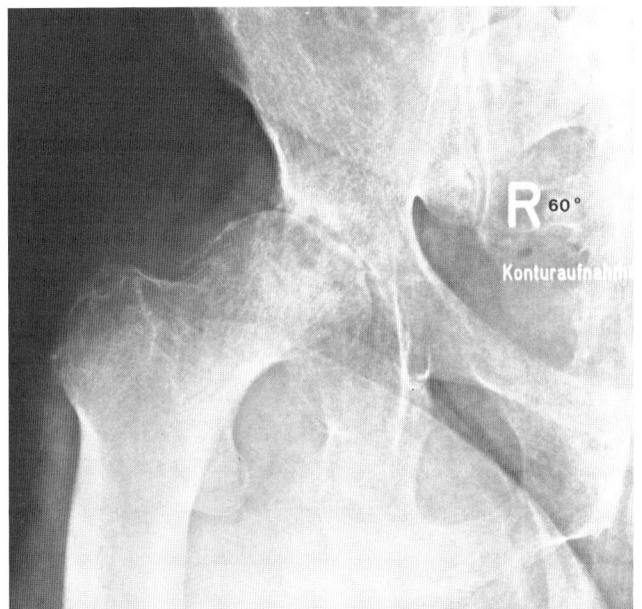

Abb. 78.2

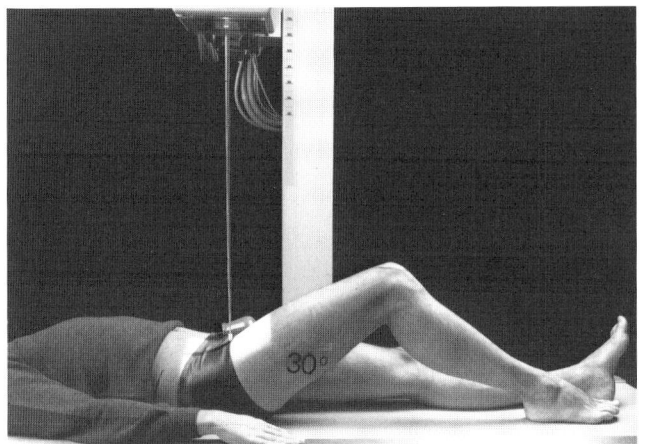

Abb. 78.3

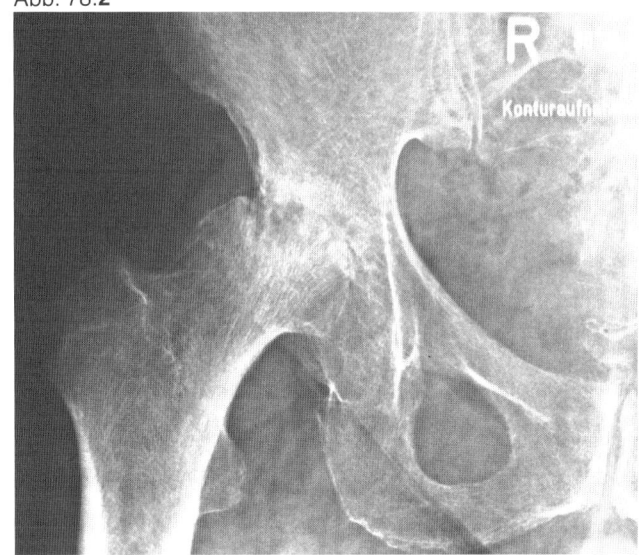

Abb. 78.4

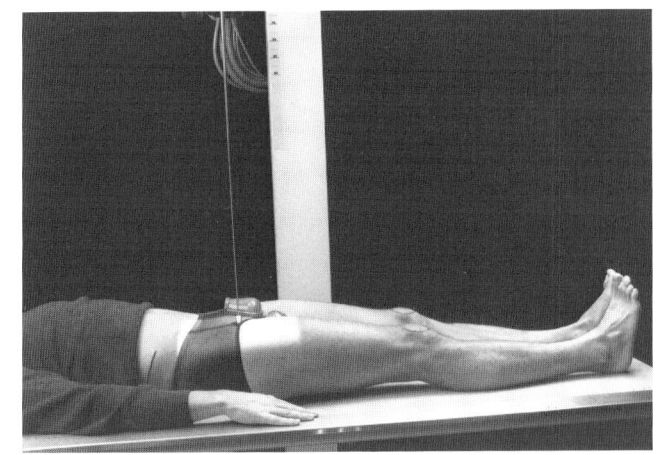

Abb. 78.5

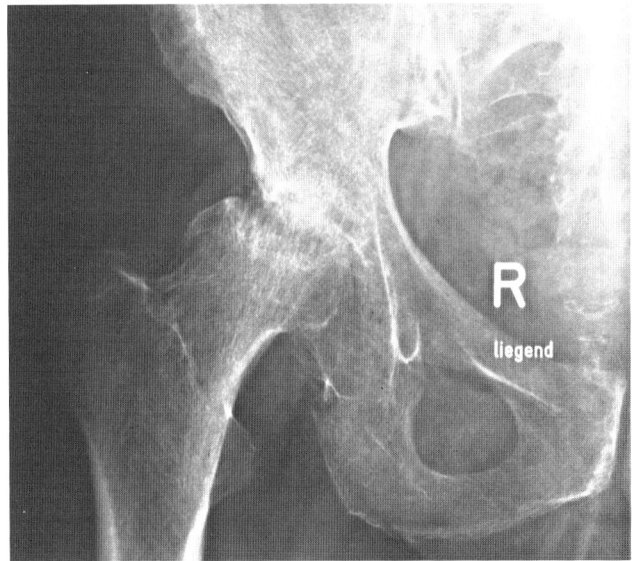

Abb. 78.6

79 Hüftgelenk: Hintere Konturaufnahme des Femurkopfes

wie Hüftgelenk: Vordere Konturaufnahme des Femurkopfes, *außer*

Schriftmarkierung		R/L 300 hintere Konturaufnahme
Lagerung	L	Rückenlage, gestreckte Beine, frontalisierte Kniescheiben (wie Hüftgelenk ap, s. Abb. 78.5).
Aufnahme		... *Zentralstrahl schräg* mit Einfallswinkel von 30° cranio-caudal auf Schenkelhalsmitte = Leisten- und Kassettenmitte (Abb. 79.1, 79.2).
	B	

	kV/mAs	Punkte	eigene Belichtung
schlanke Erwachsene	66/16	−2	
normale Erwachsene	70/20	0	
kräftige Erwachsene	73/25	+2	

Hüftgelenk: Hintere Konturaufnahme des Femurkopfes

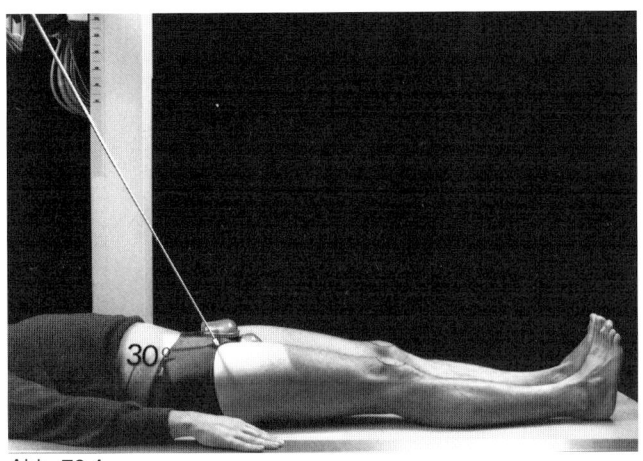

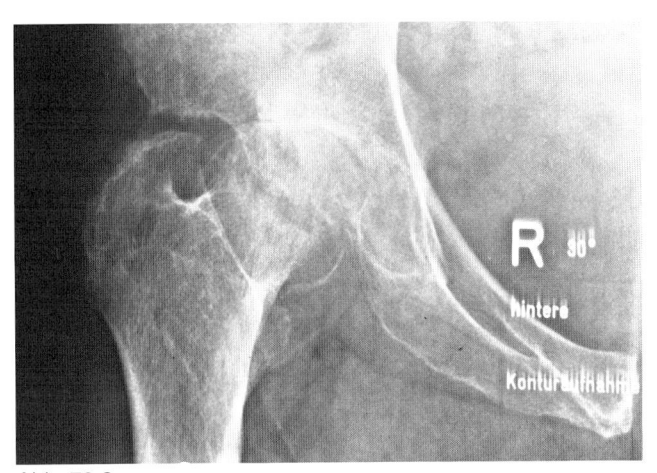

Abb. 79.1

Abb. 79.2

80 Hüftgelenk schräg: Foramen-obturatum-Aufnahme

Zur Indikation	Bei den Hüftpfannenbrüchen sind zur Primärdiagnostik die beiden hier beschriebenen Schrägeinstellungen zur Ergänzung der Standardaufnahme anterior-posterior unverzichtbar.
Format	24/30, hoch
Folie	400
Schriftmarkierung	R/L 45° Innenrotation (bezogen auf Oberschenkellagerung)
Lagerung V	Unterkörper entkleiden bis auf Unterhose!
L	Halbrückenlage mit gleichseitig gestrecktem und gegenseitig zur besseren Stabilisierung gebeugtem Bein. Die aufzunehmende Hüfte wird um 45° angehoben und mit Bocollo unterlagert (Abb. 80.1, 80.2).
G	Nur bei der Foramen-obturatum-Aufnahme Hodenkapsel bzw. Bleidreieck anwendbar.
Aufnahme	Rö-Kassette *im Raster*. *Zentralstrahl* senkrecht auf Schenkelhalsmitte = Leisten- und Kassettenmitte.

B

	kV/mAs	Punkte	eigene Belichtung
schlanke Erwachsene	63/40	−2	
normale Erwachsene	66/50	0	
kräftige Erwachsene	70/63	+2	

Kriterium	Gelenkspalt in Filmmitte, Foramen obturatum quer-oval, Darmbeinschaufel verkürzt abgebildet. Auf dieser Aufnahme sind der dorsale Pfannenrand (= „Pfeiler") und das Pfannendach besonders gut beurteilbar (Abb. 80.3).

Anmerkung: Im Resultat entspricht diese Einstellung weitgehend der von Teufel angegebenen im umgekehrten Strahlengang (Patient in schräger Bauchlage, Zentralstrahl 12° caudo-cranial auf Hüftpfanne und Kassettenmitte).

Teufel, S.: Eine gezielte Aufsichtsaufnahme der Hüftgelenkspfanne. Röntgenpraxis 10 (1938) 398–402.

Hüftgelenk schräg: Foramen-obturatum-Aufnahme 80

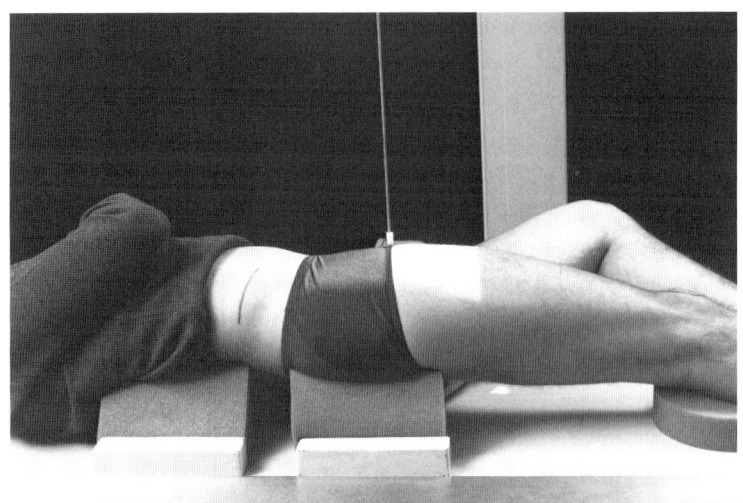

Abb. 80.**1**

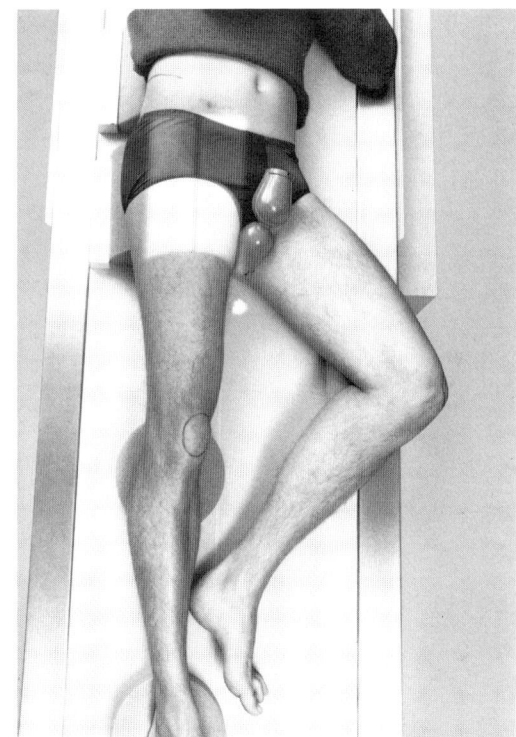

Abb. 80.**2**

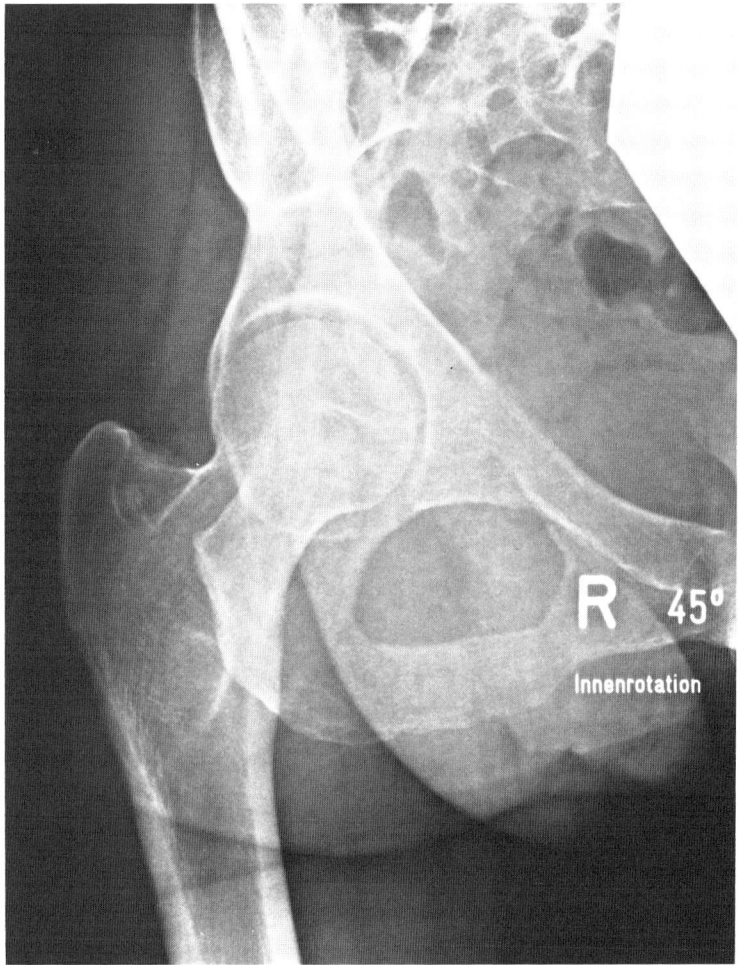

Abb. 80.**3**

81 Hüftgelenk schräg: Ala-Aufnahme

Zur Indikation		Neben dem ventralen Pfannenrand interessiert hier besonders die Darmbeinschaufel.
Format		24/30, hoch
Folie		400
Schriftmarkierung		R/L 45° Außenrotation (bezogen auf Oberschenkellagerung)
Lagerung	V	Unterkörper entkleiden bis auf Unterhose!
	L	Halbrückenlage mit gleichseitig gestrecktem Bein. Die gegenseitige Hüfte wird überstreckt gehalten, 45° angehoben und mit Bocollo unterlagert (Abb. 81.1, 81.2). *Alternativ:* Im Stehen „Faux profil"-Aufnahmen (s. Einstellung 82).
	G	Gonadenschutz wegen Überlagerung wesentlicher Bildinhalte nicht sinnvoll.
Aufnahme		Rö-Kassette *im Raster*. Oberer Kassettenrand 3 cm oberhalb Beckenkamm (s. Indikation). *Zentralstrahl* senkrecht auf Kassettenmitte.

B

	kV/mAs	Punkte	eigene Belichtung
schlanke Erwachsene	66/50	−2	
normale Erwachsene	70/63	0	
kräftige Erwachsene	73/80	+2	

Kriterium	Gelenkspalt in Filmmitte, Darmbeinschaufel (Ala) breit abgebildet, Foramen obturatum wird vom Sitzbein überlagert. Auf dieser Aufnahme sind der ventrale Pfannenrand (= „Pfeiler") und das Darmbein besonders gut beurteilbar (Abb. 81.3).

Hüftgelenk schräg: Ala-Aufnahme **81**

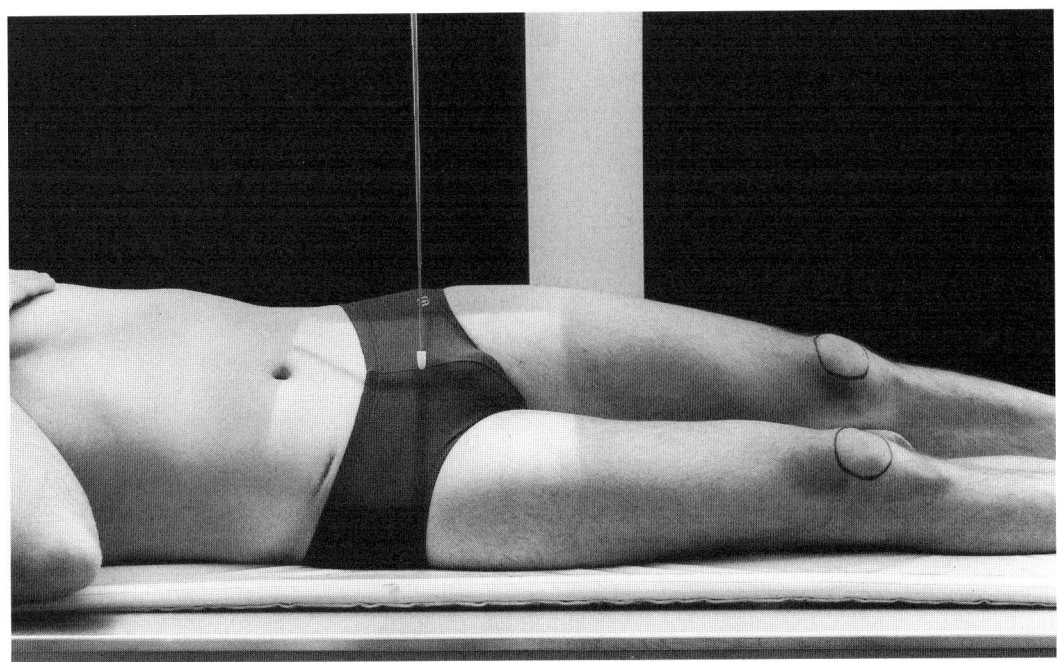

Abb. 81.**1**

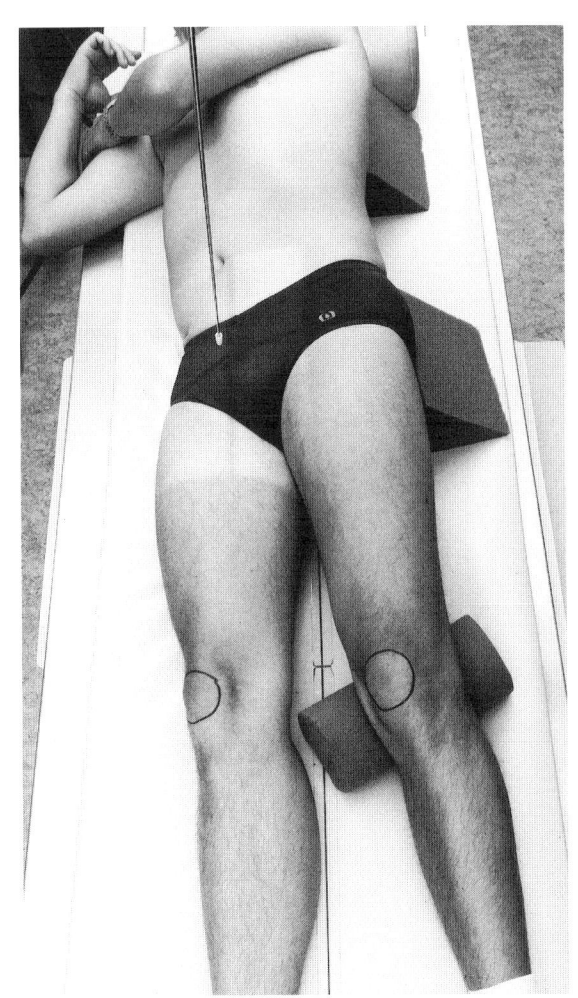

Abb. 81.**2**

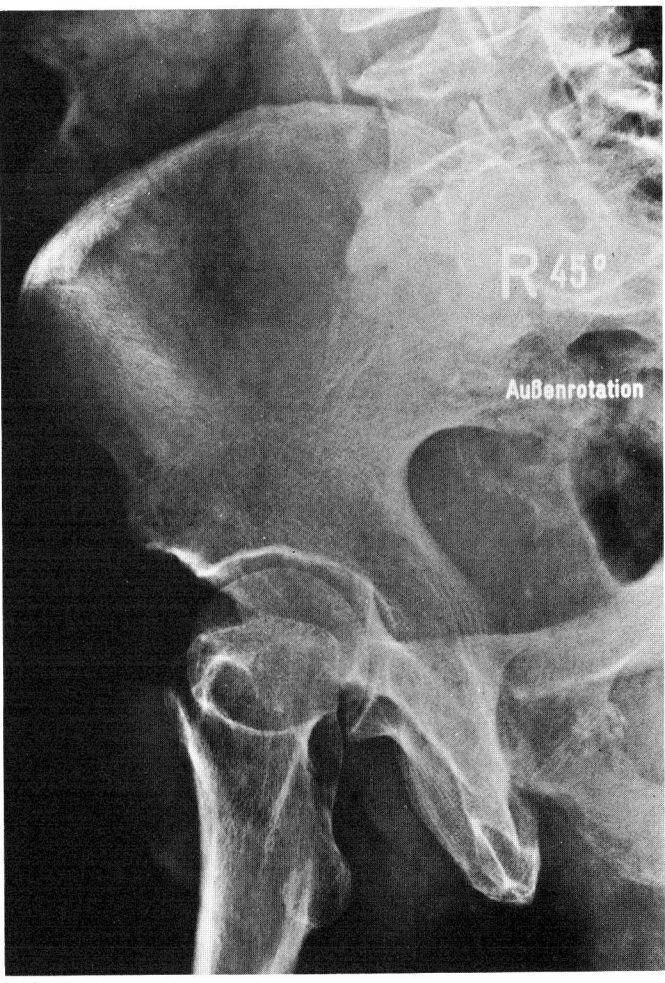

Abb. 81.**3**

191

82 Hüftgelenk schräg: „Faux profil" nach Lequesne

Zur Indikation	Diese Projektion ermöglicht genaue Beurteilung des vorderen und hinteren Gelenkspaltes und des vorderen Pfannendaches und läßt eine gegebenenfalls vorliegende Antetorsion erkennen.
Format	18/24 (24/30), hoch
Folie	400
Schriftmarkierung	R/L Faux profil

Lagerung

- **V** Unterkörper entkleiden bis auf Unterhose!
- **L** Patient steht mit dem Rücken schräg vor dem Stativ in einem Winkel von 65° zwischen Rücken und Stativebene. Der stativnahe Fuß bleibt filmparallel (Achse durch Metatarsale II, Abb. 82.1, 82.2), damit auch eine wirkliche Seitaufnahme des oberen Femurendes zustande kommt. Besteht eine so ausgeprägte Torsionsfehlstellung, daß der Fuß bei nach vorn zeigender Kniescheibe um mehr als 15° außengedreht ist, so wählt man die Kniescheibe als Bezugspunkt; das Knie muß parallel, also die Kniescheibe senkrecht zum Rasterwandstativ stehen.
- **G** Gonadenschutz nicht sinnvoll.

Aufnahme

Rö-Kassette *im Raster*.
Zentralstrahl senkrecht auf Leistenbeuge der der Röhre zugewandten Körperseite. Der Zentralstrahl geht dann zwischen den beiden Femurköpfen hindurch bzw. „streift" dorsal das filmnahe Hüftgelenk.

B

	kV/mAs	Punkte	eigene Belichtung
schlanke Erwachsene	66/32	−2	
normale Erwachsene	70/40	0	
kräftige Erwachsene	73/50	+2	

Kriterium Symmetrischer Einblick in den vorderen und hinteren Teil des Pfannendaches und des Gelenkspaltes (Abb. 82.3: Dysplasiecoxarthrose).

Lequesne, M.: Die Erkrankungen des Hüftgelenkes bei Erwachsenen, 3. Teil. Folia rheumatologica Geigy 17a (1967) 61.

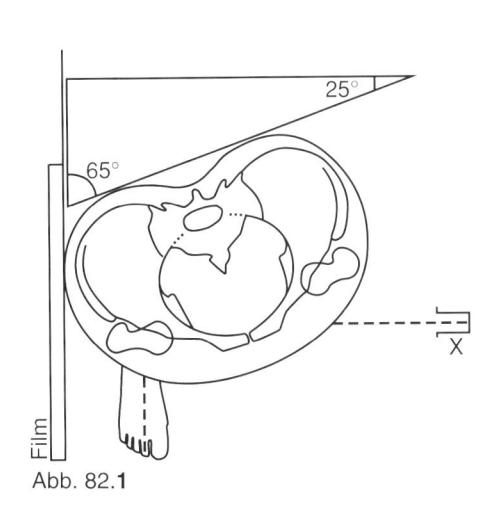

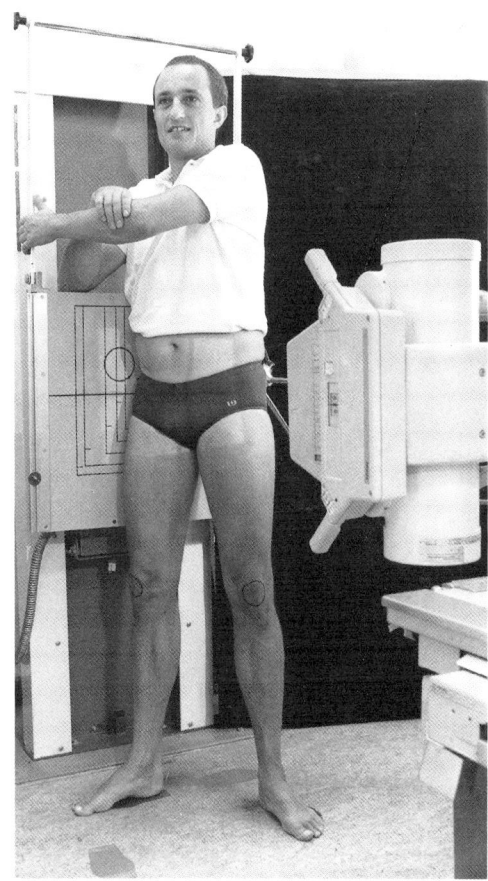

Hüftgelenk schräg: „Faux profil" nach Lequesne **82**

Abb. 82.**1**

Abb. 82.**2**

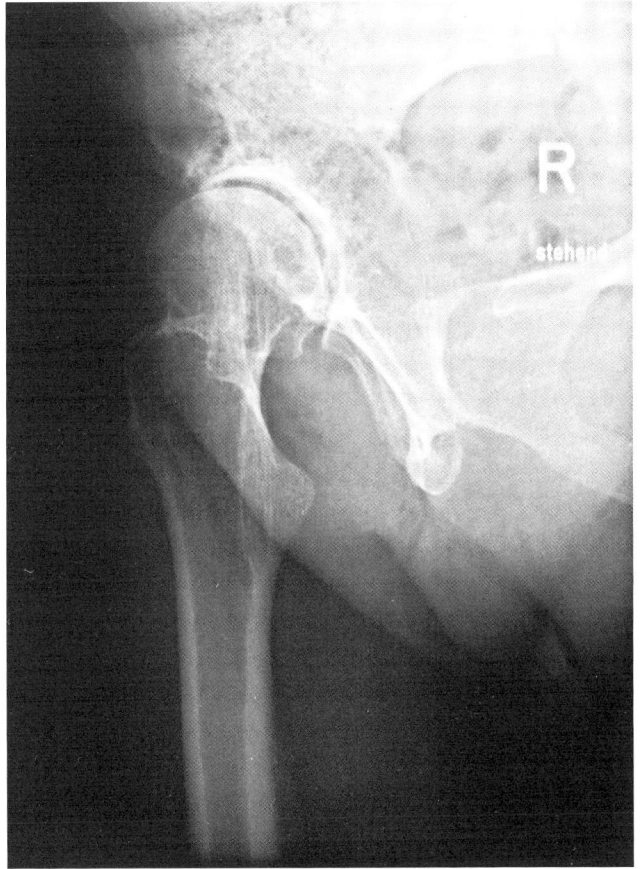

Abb. 82.**3**

193

83 Darmbeinkammapophysen anterior-posterior (Risser)

Zur Indikation	Das noch zu erwartende Knochenwachstum läßt sich aus dem Verknöcherungsfortschritt der Darmbeinkammapophysen (Risser-Zeichen) näherungsweise abschätzen. Eine genauere Prognose ermöglicht die Bestimmung der knöchernen Reife des Handskeletts nach Greulich und Pyle (Exner). Auch aus Gründen des Strahlenschutzes erscheint es heute nicht mehr gerechtfertigt, Wirbelsäulenaufnahmen von Jugendlichen mit Skoliose routinemäßig so weit aufgeblendet anzufertigen, daß die Darmbeinkämme stets mitabgebildet werden.
Format	20/40, quer
Folie	400
Schriftmarkierung	R/L liegend

Lagerung

- **V** Unterkörper entkleiden bis auf Unterhose!
- **L** Rückenlage, Arme am Körper entlang. Füße aufgestellt, d.h. Hüft- und Kniegelenkbeugung zum Ausgleich der Lendenlordose (Abb. 83.1, 83.2).
- **G** Hodenkapsel bzw. Bleidreieck

Aufnahme

Rö-Kassette *im Raster.*
Zentralstrahl senkrecht auf Mitte zwischen lateralen Beckenkämmen und auf Kassettenmitte.

B

	kV/mAs	Punkte	eigene Belichtung
Kinder 10 Jahre	55/32	0	
Kinder 14 Jahre	57/40	+2	

Kriterium Beidseitig kontrastreich und vollständig abgebildete Beckenkämme (Abb. 83.3).

Exner, G. U., et al.: Beziehungen zwischen der Entwicklung der Beckenkammapophysen („Rissersches Zeichen") und der Handskelettentwicklung bei Mädchen mit Skoliose. Z. Orthop. 123 (1985) 910–912.

Risser, J. C.: The iliac apophysis: an invaluable sign in the management of scoliosis. Clin. Orthop. 11, (1958) 111–119.

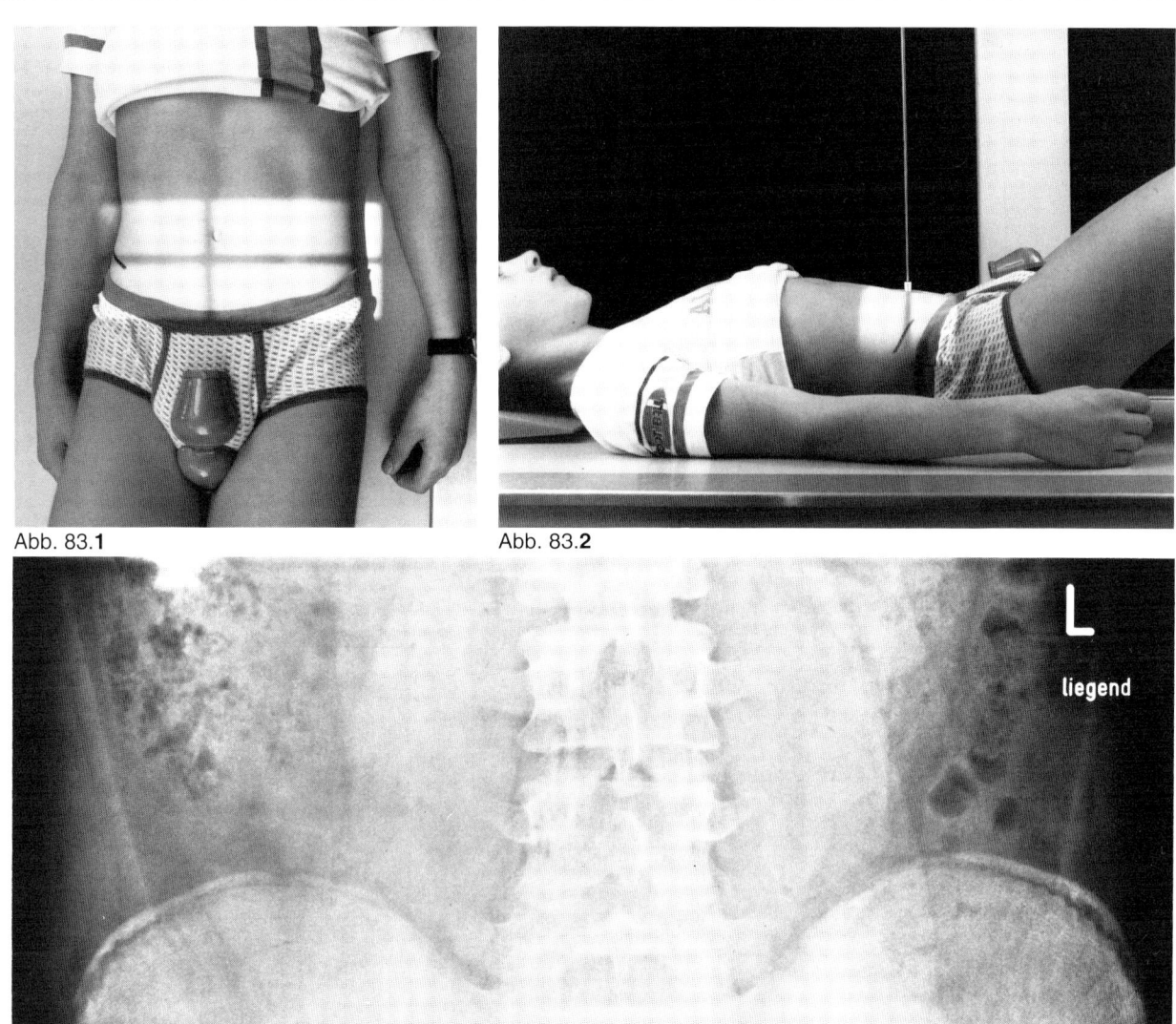

Darmbeinkammapophysen anterior-posterior (Risser) 83

Abb. 83.1

Abb. 83.2

Abb. 83.3

84a Symphyse posterior-anterior stehend

Format	18/24 (24/30), quer
Folie	400
Schriftmarkierung	R/L pa stehend
Lagerung V	Unterkörper entkleiden bis auf Unterhose!
L	Patient steht mit Bauch bzw. Symphyse eng am Rasterwandstativ. Vorherige quere Markierung der getasteten Symphysenhöhe dorsal auf dem Gesäß (Abb. 84.1).
G	Nicht sinnvoll wegen unerwünschter Überlagerung der Symphyse.
Aufnahme	Rö-Kassette *im Raster*. *Zentralstrahl dorso-ventral* senkrecht auf Symphyse (s. o.) und Kassettenmitte.

B

	kV/mAs	Punkte	eigene Belichtung
schlanke Erwachsene	66/50	−2	
normale Erwachsene	70/63	0	
kräftige Erwachsene	73/80	+2	

Kriterium Symphyse in Filmmitte, kontrastreich und orthograd abgebildet einschließlich der Schambeinäste (Abb. 84.2).

84b Symphyse cranio-caudal sitzend

wie Symphyse pa stehend, *außer*

Schriftmarkierung	R/L (axial) sitzend
Lagerung L	Patient in Hohlkreuzstellung auf dem Rastertisch halb sitzend, Bauch stark eingezogen, Kinn hoch. Der Patient stützt sich mit den Händen nach hinten ab, Beine gestreckt (Abb. 84.3).
Aufnahme	Rö-Kassette *im Raster*. *Zentralstrahl cranio-caudal* senkrecht auf getastete Symphyse und Kassettenmitte. *Atemstillstand* nach Inspiration.

B

	kV/mAs	Punkte	eigene Belichtung
schlanke Erwachsene	66/40	−2	
normale Erwachsene	70/50	0	
kräftige Erwachsene	73/63	+2	

Kriterium Symphyse in Filmmitte axial abgebildet, d. h., die unteren und die oberen Schambeinäste überlagern sich (Abb. 84.4).

Symphyse posterior-anterior stehend **84a**   Symphyse cranio-caudal sitzend **84b**

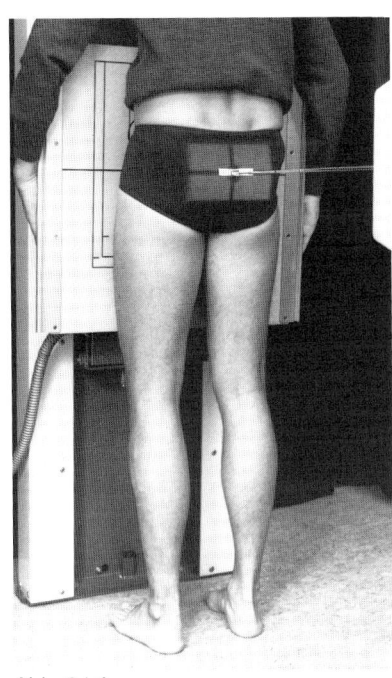

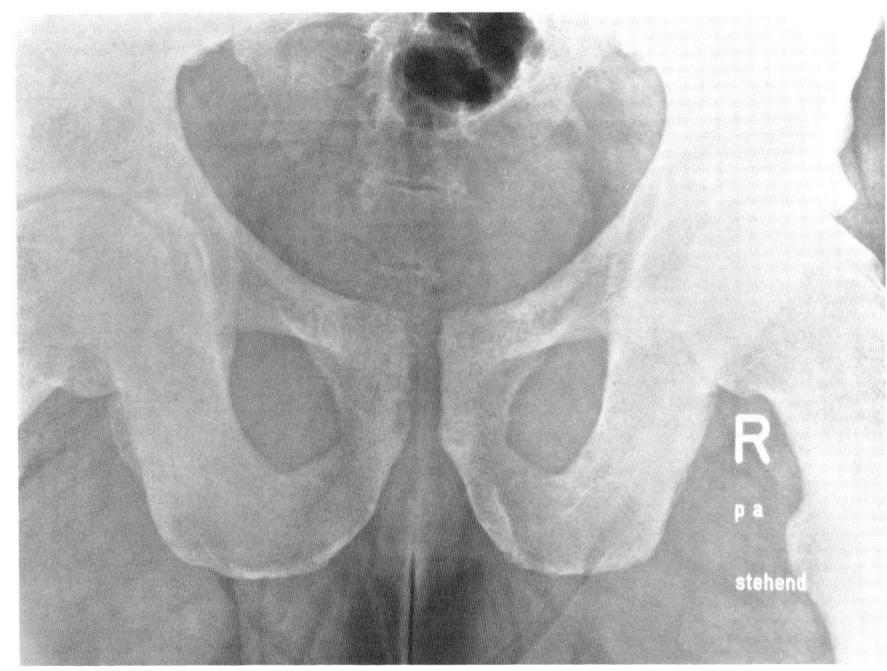

Abb. 84.**1**

Abb. 84.**2**

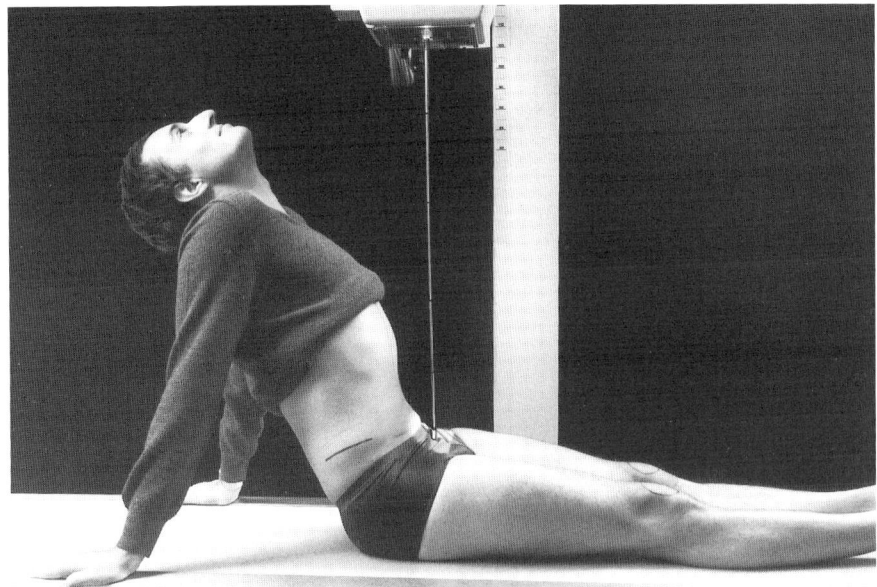

Abb. 84.**3**

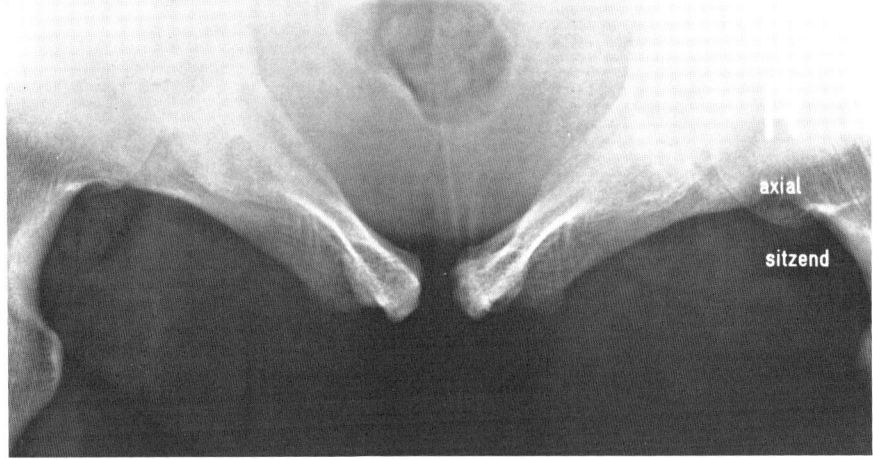

Abb. 84.**4**

84c Symphyse posterior-anterior im Einbeinstand

wie Symphyse pa stehend, *außer*

Zur Indikation		Verdacht auf Symphysenruptur oder -lockerung
Schriftmarkierung		R/L pa Einbeinstand
Lagerung	L	Patient steht im Einbeinstand mit Bauch bzw. Symphyse eng am Rasterwandstativ. Vorherige Markierung der getasteten Symphysenhöhe dorsal auf dem Gesäß (Abb. 84.5).
Kriterium		Symphyse in Filmmitte, kontrastreich und orthograd abgebildet einschließlich der Schambeinäste, bei Instabilität Verschiebung der die Symphysenfuge bildenden Schambeine gegeneinander (Abb. 84.6), im pathologischen Fall eindeutig beim Vergleich mit der Standardaufnahme (Abb. 84.2).

Chamberlain, E.: The symphysis pubis in the roentgen examination of the sacroiliac joint. Amer. J. Roentgen. 24 (1930) 621–625.

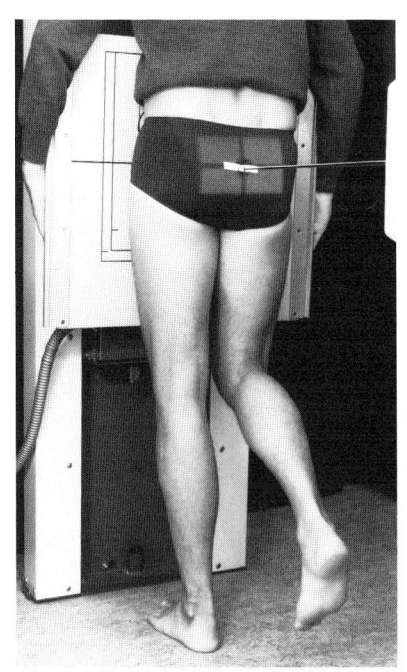

Symphyse posterior-anterior im Einbeinstand **84c**

Abb. 84.**5**

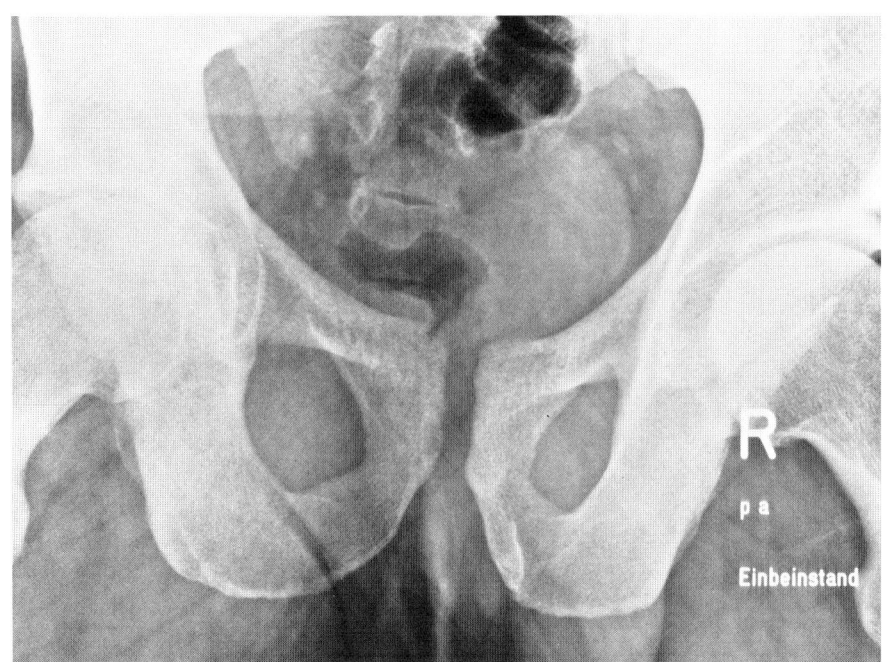

Abb. 84.**6**

199

85a Oberschenkel mit Hüftgelenk anterior-posterior

Format		20/40, hoch
Folie		Ausgleichsfolie Plus-Minus (+ –) oder 400
Schriftmarkierung		R/L
Lagerung	V	Unterkörper entkleiden bis auf Unterhose!
	L	Rückenlage, Beine gestreckt, frontalisierte Kniescheiben, nötigenfalls Sandsack auf Unterschenkel, gegenseitiges Bein etwas abgespreizt (Abb. 85.1, 85.2).
	G	Hodenkapsel bzw. Bleidreieck
Aufnahme		Rö-Kassette *im Raster.* *Oberer Kassettenrand* (+) ca. 7 cm unterhalb Beckenkamm. *Zentralstrahl* senkrecht auf Kassettenmitte (A – Abb. 85.1).

B

	kV/mAs	Punkte	eigene Belichtung
schlanke Erwachsene	66/32	–2	
normale Erwachsene	70/40	0	
kräftige Erwachsene	73/50	+2	

Kriterium   Bei Erwachsenen soll das Hüftgelenk ap orthograd mit abgebildet sein (Abb. 85.3), bei kleineren Kindern kommen beide Nachbargelenke mit zur Darstellung.
Bei Zustand nach Oberschenkelamputation soll das distale knöcherne Femurende mit abgebildet werden.

85b Oberschenkel mit Kniegelenk anterior-posterior

wie Oberschenkel mit Hüftgelenk ap, *außer*

Aufnahme   (Abb. 85.4, 85.5)
Rö-Kassette *im Raster.*
Unterer Kassettenrand (–) 5 cm unterhalb Kniegelenkspalt.
Zentralstrahl senkrecht auf Kassettenmitte (B – Abb. 85.4).

B

	kV/mAs	Punkte	eigene Belichtung
schlanke Erwachsene	57/20	–2	
normale Erwachsene	60/25	0	
kräftige Erwachsene	63/32	+2	

Kriterium   Orthograde, kontrastreiche ap-Abbildung des Oberschenkels mit Kniegelenk (Abb. 85.6).

Oberschenkel mit Hüftgelenk ap **85a**   mit Kniegelenk ap **85b**

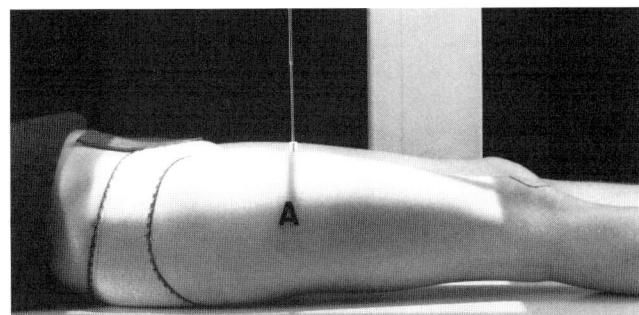

Abb. 85.1

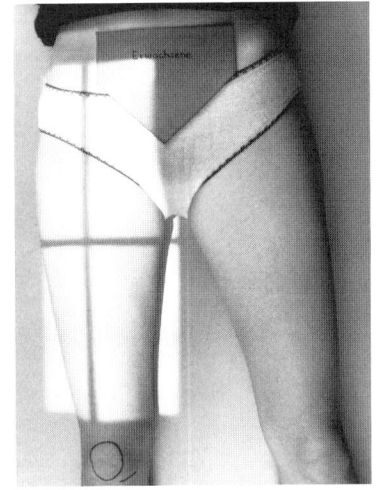

Abb. 85.2

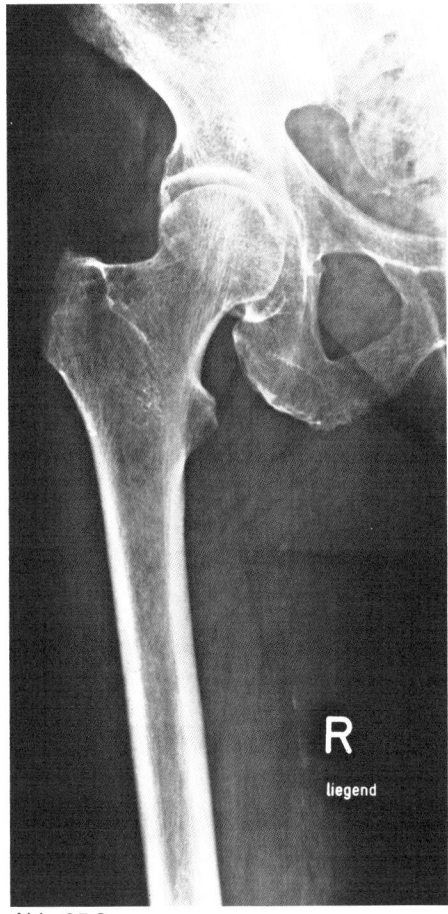

Abb. 85.3

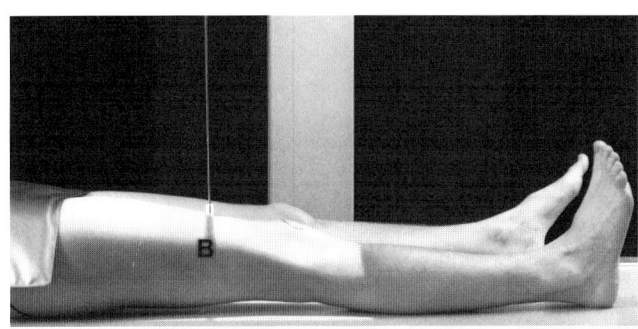

Abb. 85.4

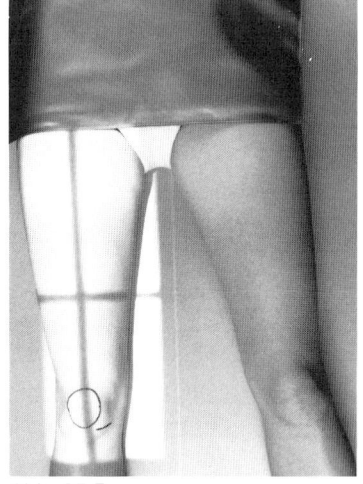

Abb. 85.5

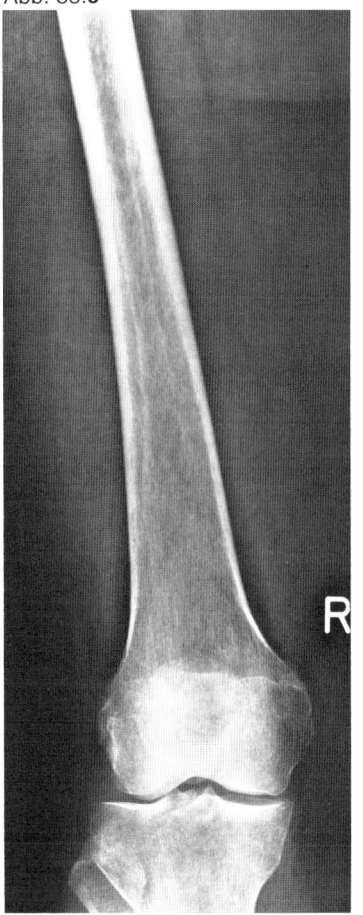

Abb. 85.6

201

86a Oberschenkel mit Hüftgelenk seitlich ohne Raster

Format		20/40, hoch
Folie		Ausgleichsfolie Plus-Minus (+ –) oder 400
Schriftmarkierung		R/L
Lagerung	V	Unterkörper entkleiden bis auf Unterhose!
	L	Seitenlage auf dem Rastertisch, die Außenseite des Oberschenkels liegt der Kassette bei Hüft- und Kniebeugung rein seitlich auf, das gegenseitige Bein wird möglichst überstreckt nach dorsal *hinter* das aufzunehmende Bein gelagert, nötigenfalls Sandsack auf Unterschenkel (Abb. 86.1, 86.2).
	G	Gonadenschutz nicht sinnvoll.
Aufnahme		Rö-Kassette *auf dem Tisch*. *Oberer Kassettenrand* (+) 7 cm unterhalb Beckenkamm. *Zentralstrahl* senkrecht auf Kassettenmitte (A – Abb. 86.1).
	B	

	kV/mAs	Punkte	eigene Belichtung
schlanke Erwachsene	50/10	–2	
normale Erwachsene	52/12,5	0	
kräftige Erwachsene	55/16	+2	

Kriterium		Rein seitliche, kontrastreiche Abbildung des Oberschenkels mit Hüftgelenk (Abb. 86.3).

86b Oberschenkel mit Kniegelenk seitlich im Raster

wie Oberschenkel mit Hüftgelenk seitlich, *außer*

Lagerung	L	… Das gegenseitige Bein wird stark gebeugt *vor* das aufzunehmende Bein gelagert (Abb. 86.4, 86.5).
Aufnahme		Rö-Kassette *im Raster*. *Unterer Kassettenrand* (–) 5 cm unterhalb Kniegelenkspalt. *Zentralstrahl* senkrecht auf Kassettenmitte (B – Abb. 86.4).
	G	Gonadenschutz bei weiblichen Patienten mit Bleischürze (Abb. 86.5), bei männlichen Patienten Hodenkapsel.
	B	

	kV/mAs	Punkte	eigene Belichtung
schlanke Erwachsene	57/20	–2	
normale Erwachsene	60/25	0	
kräftige Erwachsene	63/32	+2	

Kriterium		Rein seitliche, kontrastreiche Abbildung des Oberschenkels mit Kniegelenkspalt (Abb. 86.6).

Oberschenkel mit Hüftgelenk seitlich **86a**   Oberschenkel mit Kniegelenk seitlich **86b**

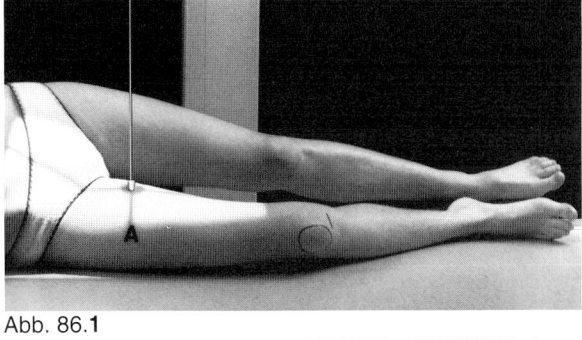

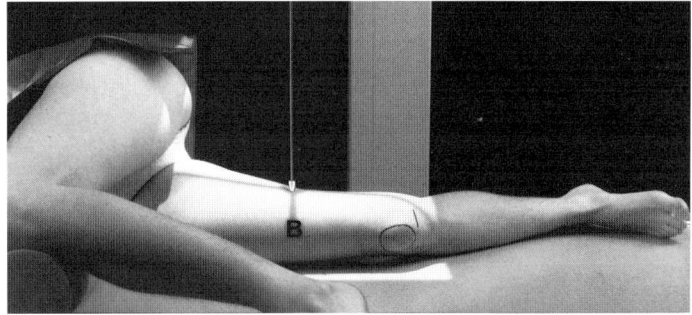

Abb. 86.1

Abb. 86.4

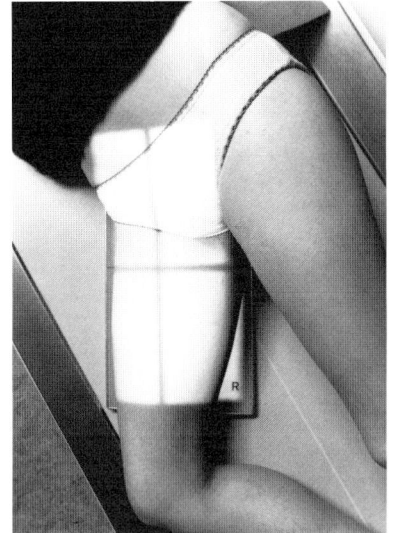

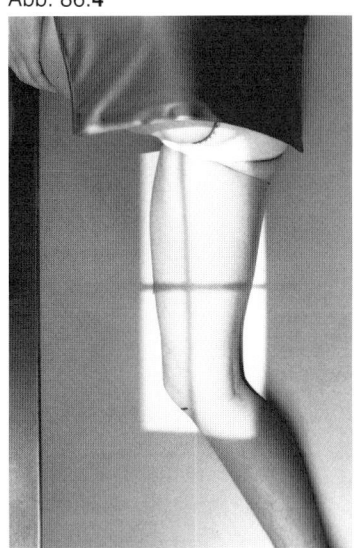

Abb. 86.2

Abb. 86.5

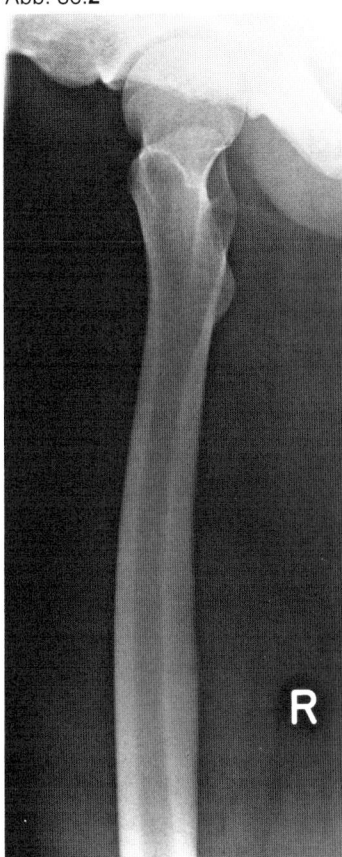

Abb. 86.3

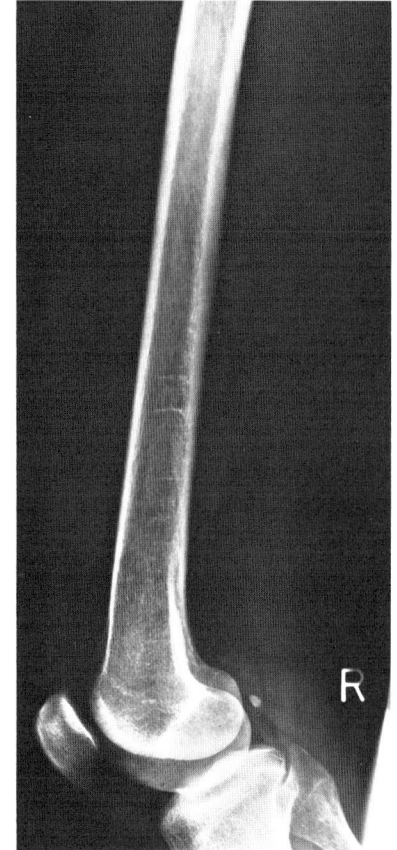

Abb. 86.6

86 c   Oberschenkel mit Hüftgelenk seitlich im Raster

wie Oberschenkel mit Hüftgelenk seitlich, *außer*

Zur Indikation Besonders bei Kontrolluntersuchungen von Hüftgelenken mit Totalendoprothesen in der zweiten Ebene kommt es auf kontrastreiche Darstellung an, etwa bei der Fragestellung Prothesenlockerung. Darum sind Übertischaufnahmen, zumal bei kräftigen Patienten, nicht genügend aussagekräftig.

Lagerung L Seitenlage auf dem Rastertisch, die Außenseite des Oberschenkels liegt rein seitlich auf dem Röntgentisch mit Hüftbeugung etwa 70° und Kniebeugung etwa 90° (Abb. 86.8). Das gegenseitige Bein wird möglichst überstreckt nach dorsal *hinter* das aufzunehmende Bein gelagert, nötigenfalls Sandsack auf Unterschenkel.

Aufnahme Rö-Kassette *schräg* im Raster entsprechend der Schräglagerung des Oberschenkels (Abb. 86.7).
Oberer Kassettenrand (+) etwa 10 cm unterhalb Beckenkamm.

B

	kV/mAs	Punkte	eigene Belichtung
schlanke Erwachsene	73/12	−2	
normale Erwachsene	77/16	0	
kräftige Erwachsene	81/20	+2	

Kriterium Rein seitliche und kontrastreiche Abbildung des Oberschenkels mit Hüftgelenk, ggf. mit Implantat, Zement und Grenzzonen. Hier (Abb. 86.9) bei 65jährigem Patienten Erstoperation vor 10 Jahren und Pfannenwechsel vor zwei Jahren. Dieselbe Hüfte wie ap in Abb. 72.4.

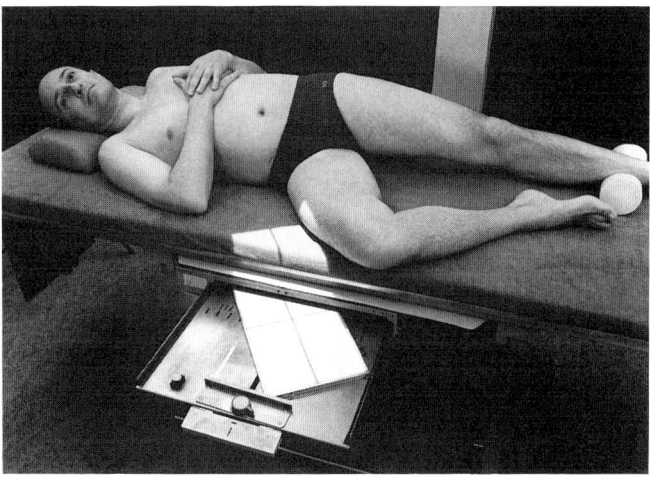

Oberschenkel mit Hüftgelenk seitlich im Raster **86c**

Abb. 86.**7**

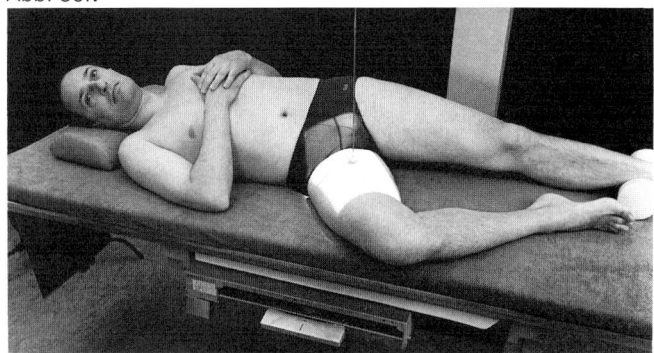

Abb. 86.**8**

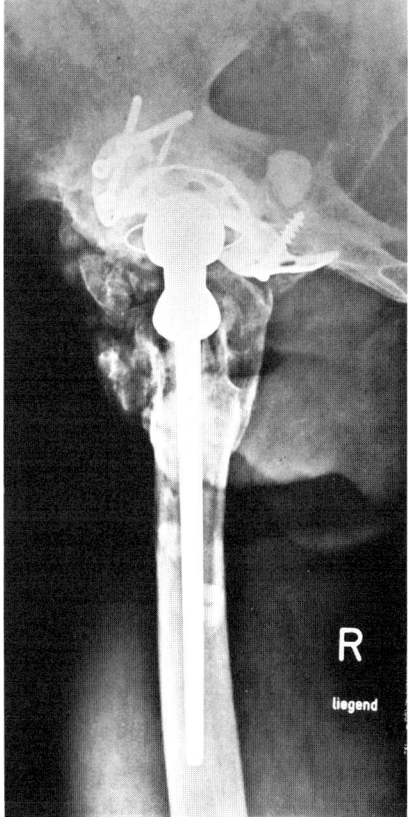

Abb. 86.**9**

205

87a Kniegelenk anterior-posterior stehend

Zur Indikation Die Funktion Gewicht tragender Gelenke wird auch röntgenologisch eindrucksvoll dokumentiert durch Aufnahmen in natürlicher Belastungsposition, bei Kniegelenken also im Stehen. Im Vergleich zur Über-Tisch-Aufnahme führt die Abbildung im Raster daneben zu einer detaillierteren Darstellung der Knochenfeinstruktur wegen reduzierter Streustrahlung. Dieser diagnostische Gewinn fällt natürlich bei kräftigen Kniegelenken stärker ins Gewicht. Er ist aber nicht nur im Hinblick auf beginnende degenerative, sondern auch bei fraglichen entzündlichen oder bösartigen Veränderungen von erheblicher Bedeutung.

Diese beiden erfahrungsbegründeten Aspekte führen zu der Forderung, Knieaufnahmen mindestens in der ap-Projektion standardmäßig im Stehen und im Raster durchzuführen. Nur Kniegelenke von nicht stehfähigen Patienten sollen im Liegen geröntgt werden.

Format 18/24, für beide Kniegelenke 24/30 quer, bei ausgeprägten Beinachsenfehlern 30/40 hoch, bei Genu varum 30/40 quer, bei Knietotalprothese 20/40 (s. Abb. 87.3).

Folie 100

Schriftmarkierung R/L stehend

Lagerung

V Unterkörper entkleiden bis auf Unterhose!

L Patient steht mit dem Rücken zum Stativ. Falls dies nicht bis auf Kniehöhe verstellbar ist, steht der Patient auf standsicherem Hocker, Kniegelenke gestreckt, Beine so weit innenrotiert, daß Patellae filmparallel.
Die Kniegelenke dürfen sich weder überlagern noch gegenseitig in der Achsenstellung beeinflussen. Es sollen sich also beim Genu valgum die Weichteile über den inneren Femurkondylen gerade eben berühren (Abb. 87.1).
Alternativ: Bei nicht stehfähigen Patienten Aufnahme im Liegen (s. Einstellung 88).

G Bleischürze

Aufnahme Rö-Kassette *im Raster.*
Zentralstrahl senkrecht auf die Mitte zwischen beiden Kniegelenken in Höhe Kniegelenkspalt.

B

	kV/mAs	Punkte	eigene Belichtung
Kinder 10 Jahre	57/20	−2	
schlanke Erwachsene	60/20	−1	
normale Erwachsene	60/25	0	
kräftige Erwachsene	60/32	+1	

Kriterium Kniegelenkspalt in Filmmitte, ohne Doppelkonturen frei durchsichtig. Patella in der Mitte zwischen beiden Femurkondylen.
(Abb. 87.2: derselbe kleine Patient wie Abb. 87.1, dort inzwischen 6 Jahre alt mit rückläufigem Genu valgum rechts).
Bei Kontrollaufnahmen von Knietotalprothesen müssen Prothese, ggf. Spitze des Zementköcher und ein allfälliger Markraumstopfen vollständig mit abgebildet sein.

Leach, R. E., T. Gregg, F. J. Siber: Weight-bearing radiography in osteoarthritis of the knee. Radiology 97, 265–268 (1970).

Kniegelenk anterior-posterior stehend **87a**

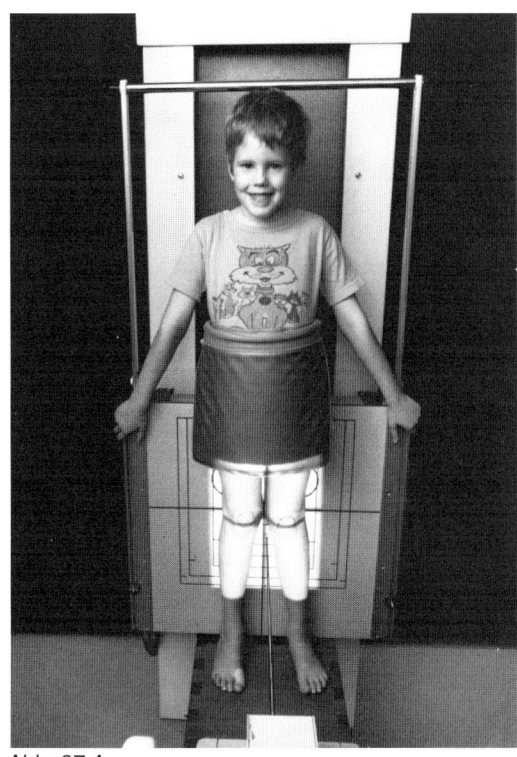

Abb. 87.**1**

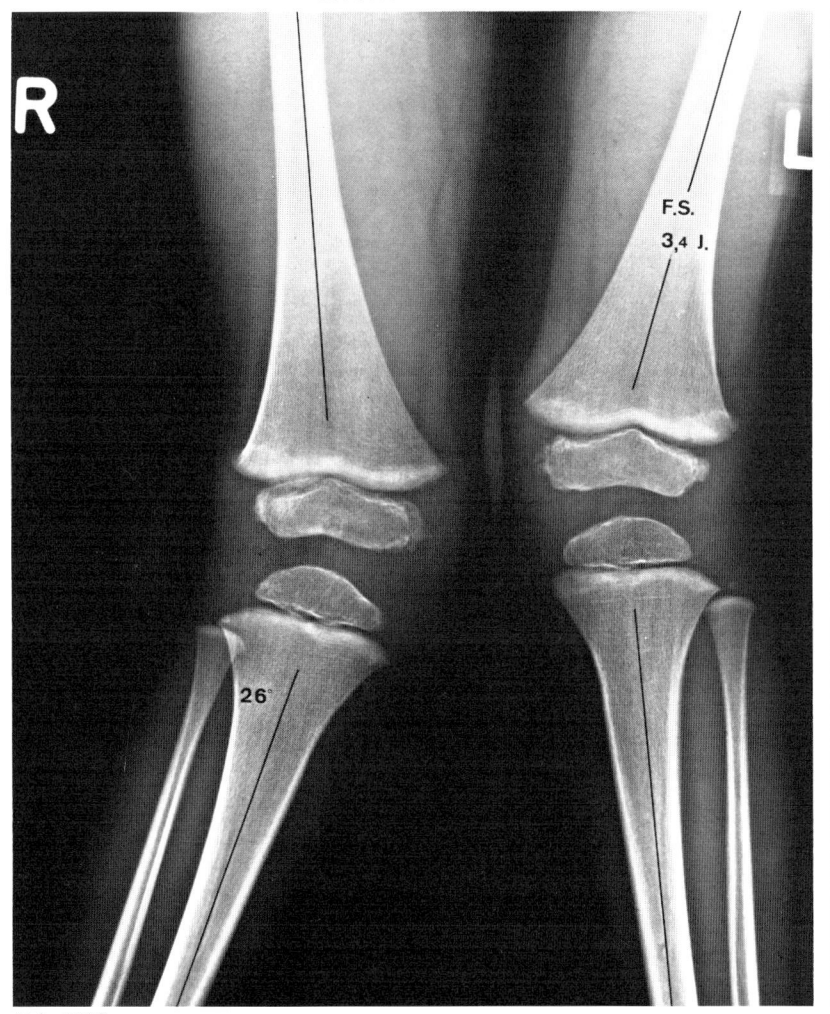

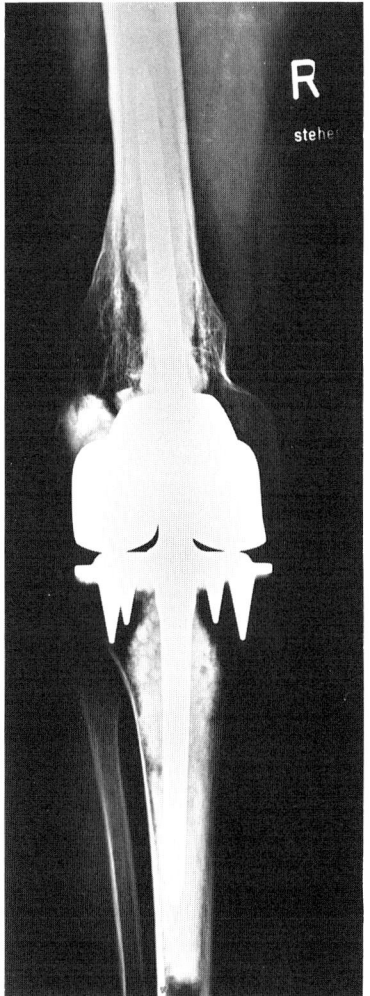

Abb. 87.**2**

Abb. 87.**3**

207

87b Kniegelenk anterior-posterior im Einbeinstand

wie Kniegelenk ap stehend, *außer*

Zur Indikation		Bei Achsenfehlern mit Knieinstabilität präoperativ Aufnahme im Einbeinstand (Abb. 87.4), bei geplanter Korrekturosteotomie als Beinganzaufnahme (s. Einstellung 88).
Format		20/40, hoch
Schriftmarkierung		R/L Einbeinstand
Lagerung	L	Patient steht mit dem Rücken zum Stativ. Falls dies nicht bis auf Kniehöhe verstellbar ist, steht der Patient auf standsicherem Hocker, Kniegelenke gestreckt, Beine so weit innenrotiert, daß Patellae filmparallel. Der Patient stützt sich mit den Händen seitlich am Stativ und hebt das „gesunde" Bein hoch (Abb. 87.4). Die Kniegelenke dürfen sich weder überlagern noch gegenseitig in der Achsenstellung beeinflussen. Es sollen sich also beim Genu valgum die Weichteile über den inneren Femurkondylen gerade eben berühren (s. Abb. 87.1). *Alternativ:* Bei nicht stehfähigen Patienten Aufnahme im Liegen (s. Einstellung 89).
Kriterium		Kniegelenkspalt in Filmmitte, ohne Doppelkonturen frei durchsichtig. Patella in der Mitte zwischen beiden Femurkondylen (Abb. 87.5: arthrotisches, instabiles Genu varum).

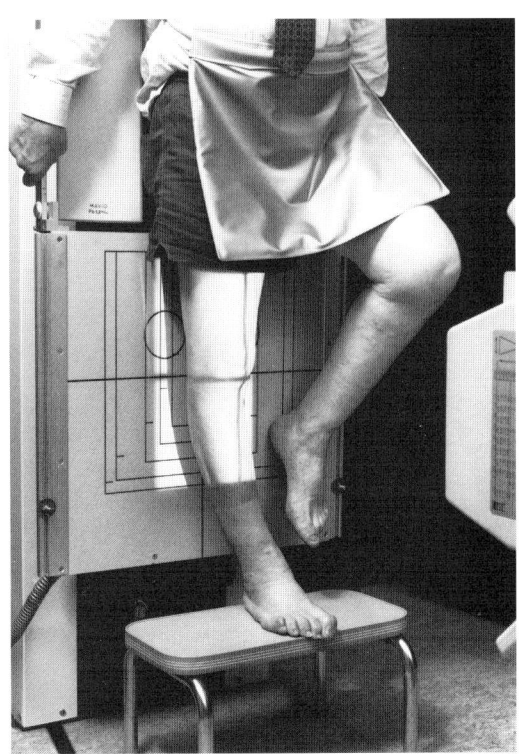

Kniegelenk anterior-posterior im Einbeinstand 87b

Abb. 87.4

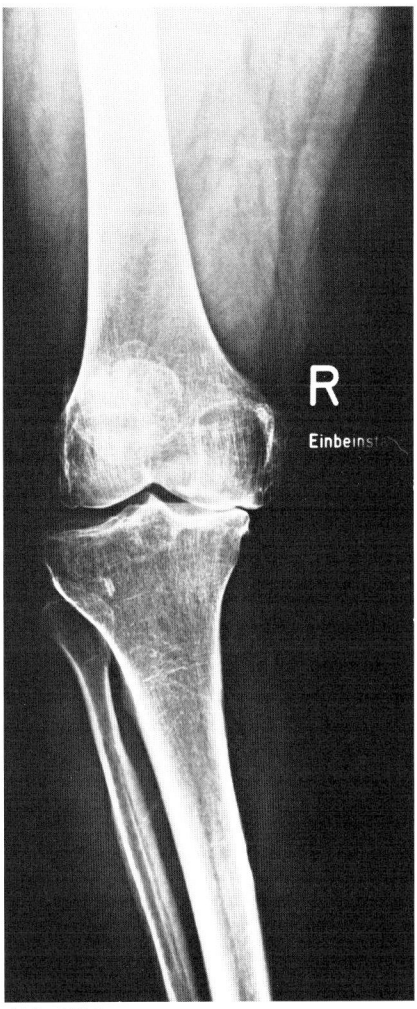

Abb. 87.5

88 Beinganzaufnahme

Zur Indikation Eine exakte radiologische Darstellung von Achsenfehlern ist im Rahmen orthopädischer Längsschnittbeobachtung, vor allem aber zur Planung von Eingriffen zur Achsenkorrektur notwendig. Darum ist die Beteiligung des verantwortlichen Arztes bzw. Operateurs bei Herstellung der Aufnahme dringend angezeigt.

Format 20/96, hoch

Folie bis 400 (z. B. Fuji GF 3-8 gradient)

Schriftmarkierung R/L Einbeinstand

Lagerung

V Unterkörper entkleiden bis auf Unterhose!

L Eine standsichere, möglichst variable (= Abb. 88.1 und 88.2) Hockerkonstruktion mit gefahrlosem Auf- und Abstieg ist notwendige Voraussetzung für die Aufnahme bei allen Anlagen, bei denen die räumlichen Verhältnisse ein Verfahren der Röntgenröhre in Kniehöhe bei FFA von mindestens 2 m nicht erlauben (Abb. 88.3 und 88.4).
Patient steht mit dem Rücken zum Stativ, an dem in einer speziellen Kassettenhalterung (Abb. 88.2) die 96/20-Kassette plaziert ist. Die entscheidend wichtige Beinrotation wird über die Patellaposition kontrolliert. Die Kniescheibe muß filmparallel, also frontalisiert und – beim gesunden Knie – mittig eingestellt sein. Diese Position ist auf der Röntgenaufnahme kontrollierbar: die Patella bildet sich in der Mitte zwischen den Kondylen ab. Wenn möglich, soll die Aufnahme im Einbeinstand durchgeführt werden. Der Patient hält sich dabei mit beiden Händen an der Rasterlade oder einem stabilen Bügel, der auf der Rasterlade befestigt ist (Abb. 88.5). Das Kniegelenk soll vollständig gestreckt, aber nicht überstreckt sein (Cave genu recurvatum!). Wenn wegen Standunsicherheit Einbeinstand nicht möglich ist, soll sich beim Zweibeinstand die Haut medial über den Knöcheln bzw. Kniegelenken nur gerade eben berühren. Es darf keinesfalls zu einer Beeinflussung der Beinachsen durch Druck vom gegenseitigen Bein kommen. Auch sollen beim Zweibeinstand die Kniegelenke auf gleicher Höhe stehen, eine Beinlängendifferenz ist durch Brettchenunterlage auszugleichen. Bei Verwendung einer 96-cm-Kassette gelingt die Aufnahme gerade noch und bei sehr genauer Einstellung von Hüft- und Sprunggelenk bis zu einer Körpergröße von etwa 190 cm.

G Mittig plazierter objektnaher oder -ferner Gonadenschutz unter strikter Vermeidung einer Teilabdeckung des aufzunehmenden Hüftkopfes.

Aufnahme Rö-Kassette in Spezialhalterung (Fa. Pausch) *vor der Rasterlade.*
Zentralstrahl senkrecht auf Kniegelenk- und Kassettenmitte.
FFA = 250 (keine Winkeländerung bei – auch möglichen – z. B. 200 oder 300 cm).

B

	kV/mAs	Punkte	eigene Belichtung
Kinder 10 Jahre	57/20	–3	
schlanke Erwachsene	60/25	–1	
normale Erwachsene	60/32	0	
kräftige Erwachsene	63/40	+2	

Kriterium Vollständige Abbildung des Beines mit Hüft- und Sprunggelenkspalt (Abb. 88.6). Auf einem genügend langen Negastoskop wird mittels 1-m-Lineal die Traglinie als Verbindung der Mitten von Hüft- und Sprunggelenk eingezeichnet und die evtl. Abweichung der Kniemitte von dieser Linie ermittelt (Abb. 88.7). Weitere Auswertung siehe Literatur.

Hassenpflug, J., W. Blauth: Stellenwert der kniegelenksnahen Osteotomien. Orthop. Praxis 26 (1990) 717–723.
Oest, O., A. Bernau: Röntgenganzaufnahme der unteren Extremität zur Diagnose von Achsenfehlern. Orthop. Praxis (im Druck).

Beinganzaufnahme **88**

Abb. 88.**1**

Abb. 88.**2**

Abb. 88.**3**

Abb. 88.**4**

Abb. 88.**5**

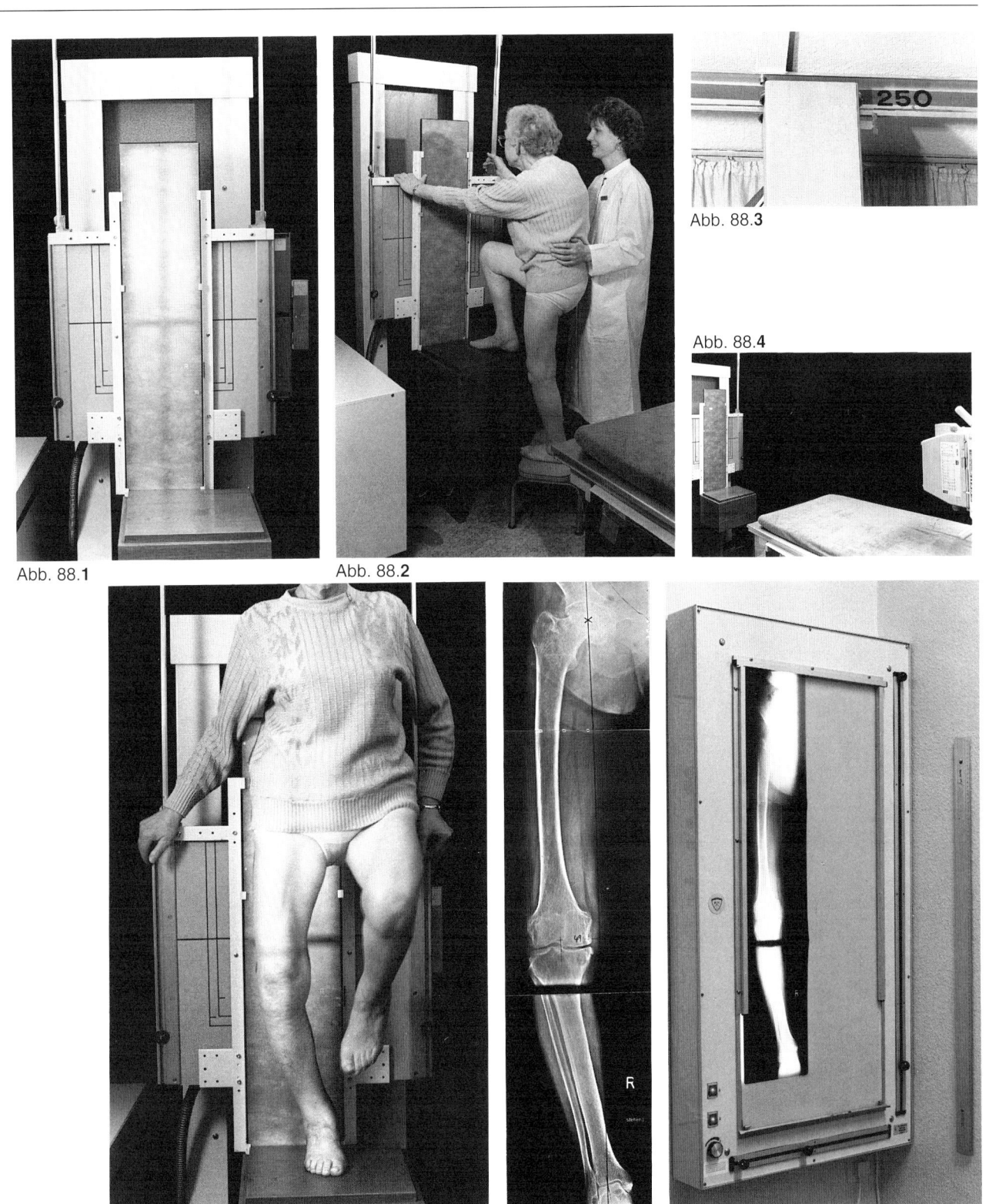

Abb. 88.**6**

Abb. 88.**7**

211

89 a Kniegelenk anterior-posterior liegend

Zur Indikation	Nur Kniegelenke von nicht stehfähigen Patienten sollen im Liegen geröntgt werden (s. Indikation zu Einstellung 87).
Format	Erwachsene 24/30, Kinder 18/24, quer, zweigeteilt
Folie	100
Schriftmarkierung	R/L
Lagerung V	Unterkörper entkleiden bis auf Unterhose!
L	Rückenlage, gestreckte Beine, frontalisierte Kniescheiben (= Kniescheiben filmparallel = in der Mitte zwischen beiden Femurkondylen), nötigenfalls Sandsack auf Unterschenkel (Abb. 89.1, 89.2). *Alternativ:* Bei Verdacht z. B. auf Patellafraktur pa-Aufnahme (s. Einstellung 90).
G	Bleischürze
Aufnahme	Rö-Kassette *im Raster*. *Zentralstrahl* senkrecht auf Kniegelenksspalt und Kassettenmitte.

B

	kV/mAs	Punkte	eigene Belichtung
Kinder 10 Jahre	57/20	–2	
schlanke Erwachsene	60/20	–1	
normale Erwachsene	60/25	0	
kräftige Erwachsene	60/32	+1	

Kriterium Kniegelenksspalt in Filmmitte, möglichst ohne Doppelkonturen frei durchsichtig. Patella in der Mitte zwischen beiden Femurkondylen (Abb. 89.6).

89 b Kniegelenk seitlich liegend

wie Kniegelenk ap liegend, *außer*

Format	18/24, hoch, oder 24/30, quer, zweigeteilt
Lagerung L	Seitenlage, Außenseite des Kniegelenkes liegt auf der Kassette, Kniegelenk 30° gebeugt. Dieser Beugewinkel ist erheblich für die Beurteilung der Patellaeinstellung! Zur Vermeidung von Schrägprojektion, besonders der Femurkondylen, muß der Unterschenkel parallel zur Plattenebene gelagert sein. Darum nötigenfalls Ferse anheben, mit Bocollo unterlagern und Sandsack über den Unterschenkel (Abb. 89.3, 89.4, 89.5). *Alternativ:* Bei Genu recurvatum gehaltene Aufnahme: Bei fixiertem Oberschenkel (Gegenhalt oberhalb des Kniegelenkes) Unterschenkel in bestmöglicher Überstreckposition gehalten (Abb. 89.7).
Aufnahme	Rö-Kassette *auf dem Tisch*.

B

	kV/mAs	Punkte	eigene Belichtung
Kinder 10 Jahre	50/ 6,3	–2	
schlanke Erwachsene	52/ 6,3	–1	
normale Erwachsene	52/ 8	0	
kräftige Erwachsene	52/10	+1	

Kriterium Kniegelenkspalt in Filmmitte, Femurkondylen sollen sich decken, freier Durchblick durch das Femoropatellargelenk (Abb. 89.6).

Kniegelenk anterior-posterior **89a** Kniegelenk seitlich liegend **89b**

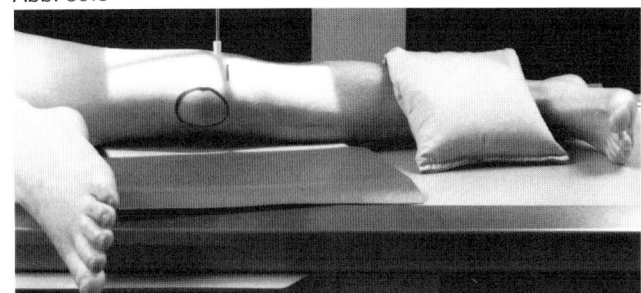

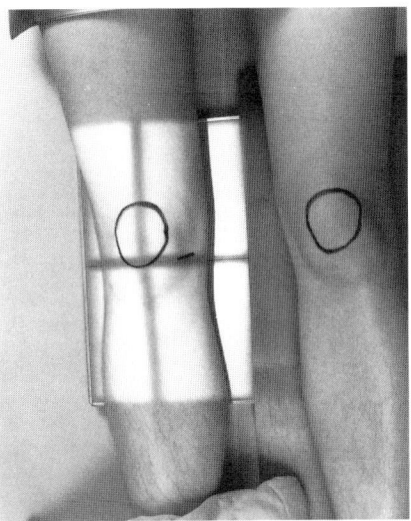

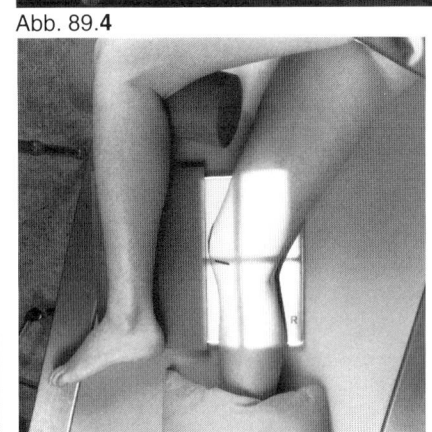

Abb. 89.**1**

Abb. 89.**2**

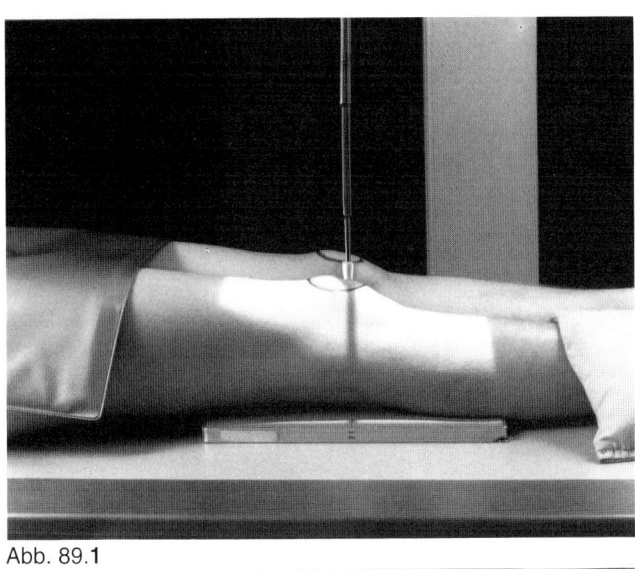

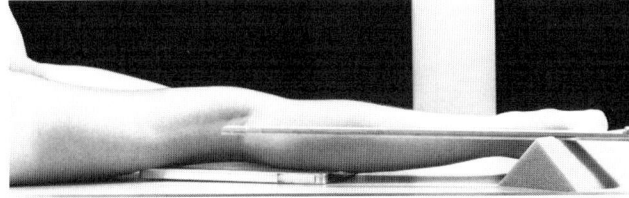

Abb. 89.**3**

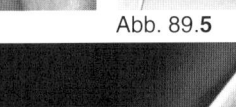

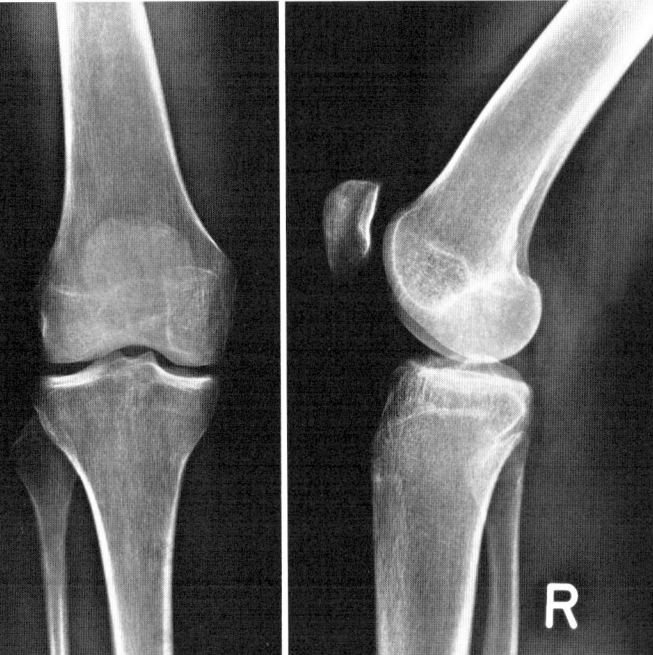

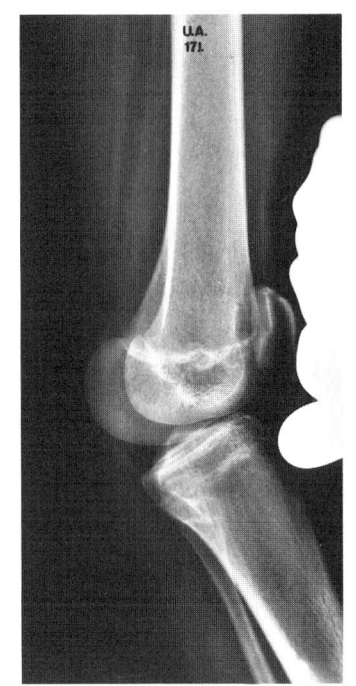

Abb. 89.**4**

Abb. 89.**5**

Abb. 89.**6**

Abb. 89.**7**

213

90 Kniegelenk posterior-anterior liegend

Format	Erwachsene 18/24, Kinder 13/18, hoch
Folie	100
Schriftmarkierung	R/L pa
Lagerung V	Unterkörper entkleiden bis auf Unterhose!
L	Bauchlage, Kniegelenk so weit gestreckt, daß Patella filmparallel auf Kassettenmitte, ggf. Bocollo unter Fußrücken lagern (Abb. 90.1, 90.2).
G	Bleischürze dorsal
Aufnahme	Rö-Kassette *im Raster*. *Zentralstrahl* senkrecht auf Patellamitte, deren Projektionsmittelpunkt in der Kniekehle vorher markiert werden kann.

B

	kV/mAs	Punkte	eigene Belichtung
normale Erwachsene	60/25	0	
kräftige Erwachsene	60/32	+1	

Kriterium Patella in Filmmitte, kontrastreich und gut beurteilbar abgebildet (Abb. 90.3: Patella bipartita, dasselbe Knie wie Abb. 92.3).

Kniegelenk posterior-anterior liegend 90

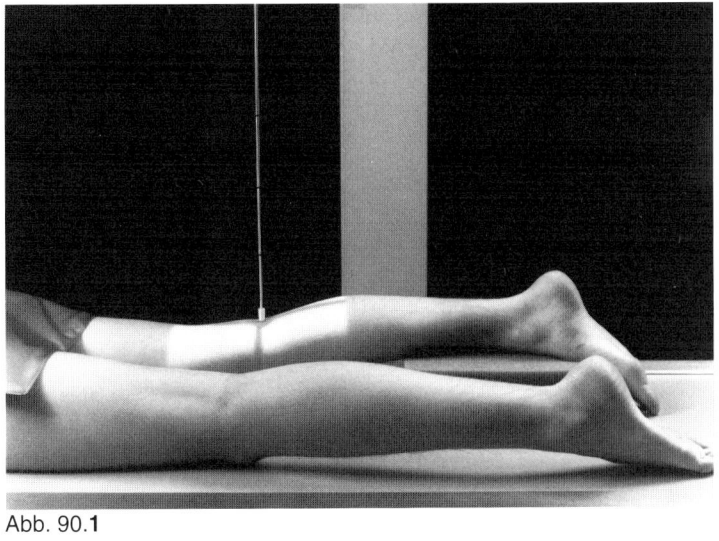

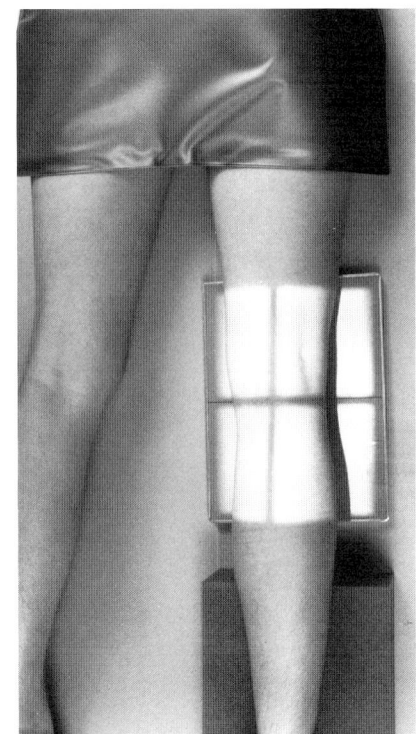

Abb. 90.1

Abb. 90.2

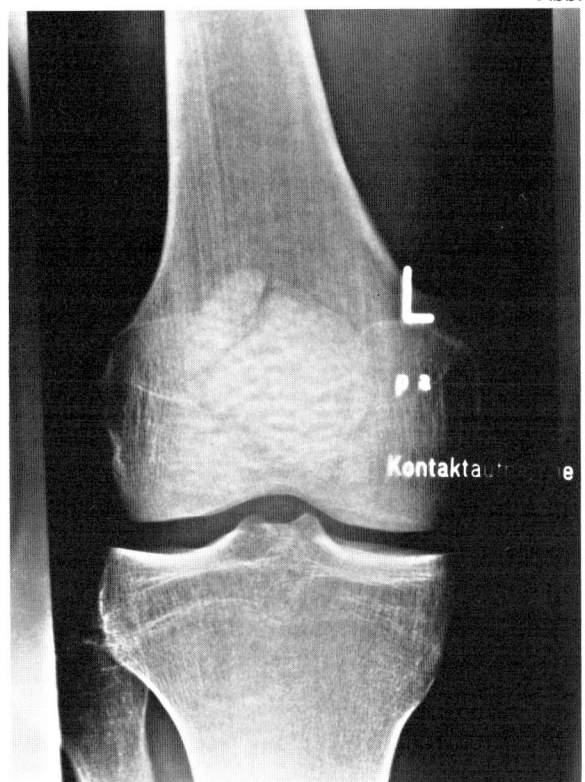

Abb. 90.3

91a Kniegelenk schräg liegend: Innenrotation

Zur Indikation	Bei gelenknahen Frakturen, speziell bei Tibiakopffrakturen oder -tumoren kann in Ergänzung der Standardprojektionen die Beurteilung der Verletzung oder Erkrankung durch ergänzende Schrägaufnahmen oft wesentlich verbessert werden.
Format	18/24, hoch
Folie	100
Schriftmarkierung	R/L 45° Innenrotation
Lagerung	
V	Unterkörper entkleiden bis auf Unterhose!
L	Rückenlage, Kniegelenk gestreckt, Neutralstellung im Sprunggelenk, d. h. Fußsohle und Unterschenkel im Winkel von 90°, nötigenfalls Sandsack auf Unterschenkel. … Aufnahme in 45° Einwärtsdrehung (Innenrotation) des Kniegelenkes (= Fuß) (Abb. 91.1, 91.2, 91.3).
G	Bleischürze
Aufnahme	Rö-Kassette *auf dem Tisch.* *Zentralstrahl* senkrecht auf Kniegelenkspalt und Kassettenmitte.

B

	kV/mAs	Punkte	eigene Belichtung
schlanke Erwachsene	52/ 6,3	−1	
normale Erwachsene	52/ 8	0	
kräftige Erwachsene	52/10	+1	

Kriterium Kniegelenkspalt in Kassettenmitte möglichst ohne Doppelkonturen durchsichtig. Bei der Innenrotationsaufnahme kommt das Fibulaköpfchen überlagerungsfrei zur Abbildung (Abb. 91.4).

91b Kniegelenk schräg liegend: Außenrotation

wie Kniegelenk schräg liegend: Innenrotation, *außer*

Schriftmarkierung	R/L 45° Außenrotation
Lagerung L	… Aufnahme in 45° Außendrehung (Außenrotation) des Kniegelenkes (= Fuß) (Abb. 91.5, 91.6, 91.7).
Kriterium	Kniegelenkspalt in Kassettenmitte durchsichtig. Bei der Außenrotationsaufnahme projiziert sich das Fibulaköpfchen in die Mitte hinter die Tibia (Abb. 91.8).

Daffner, R. H., J. H. Tabas: Trauma oblique radiographs of the knee.
J. Bone Joint Surg. 69 A (1987) 568–572.

Kniegelenk schräg: Innenrotation **91a** Kniegelenk schräg: Außenrotation **91b**

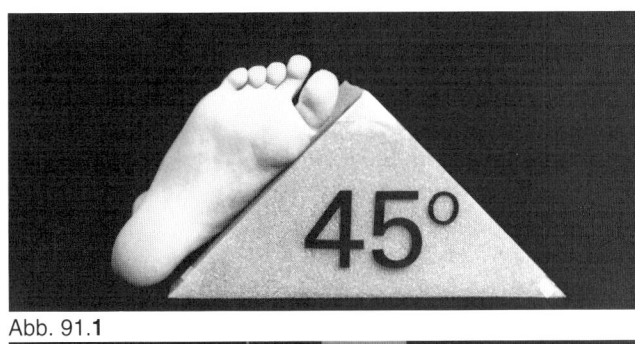

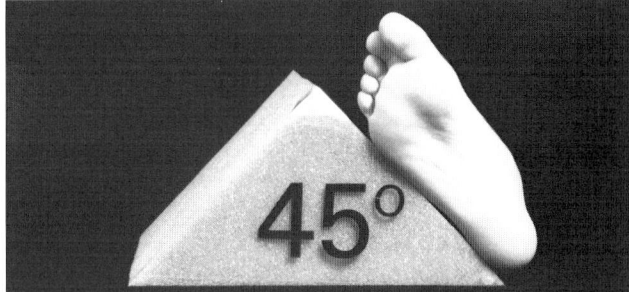

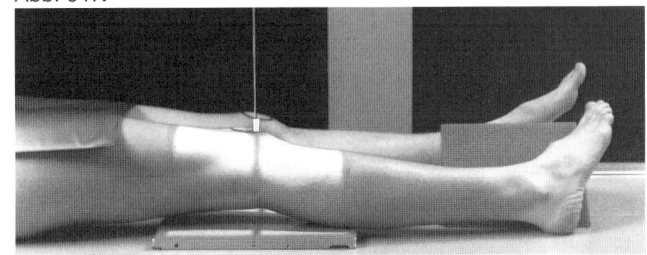

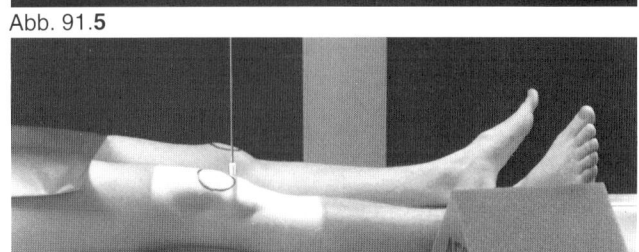

Abb. 91.1

Abb. 91.2

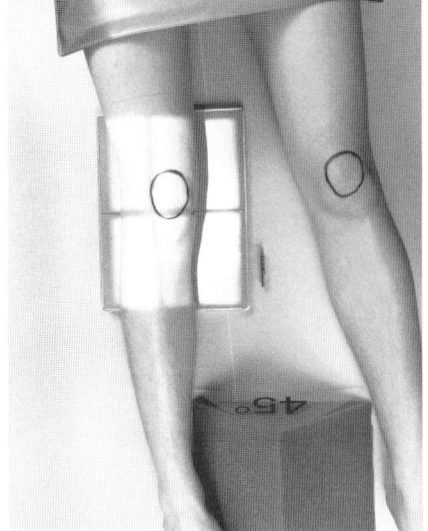

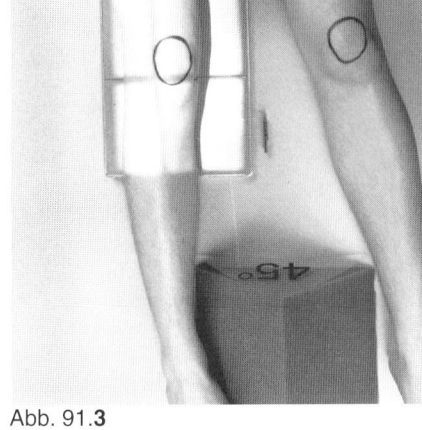

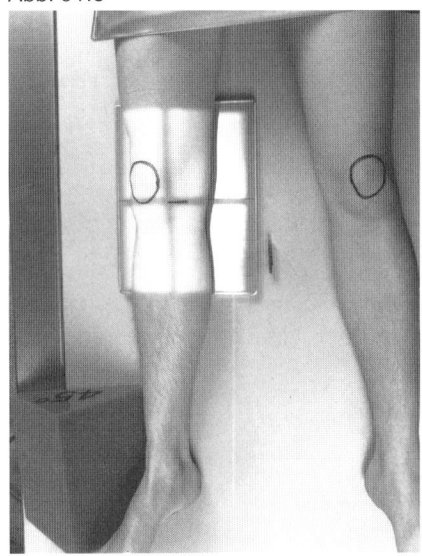

Abb. 91.3

Abb. 91.4

Abb. 91.5

Abb. 91.6

Abb. 91.7

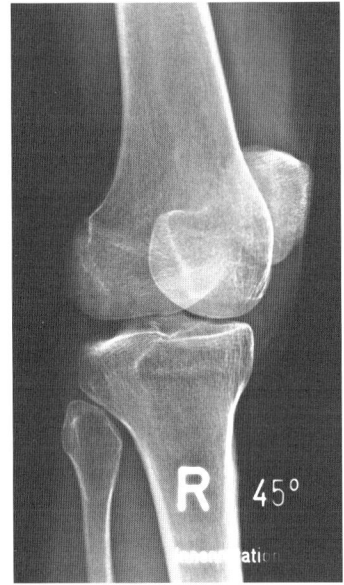

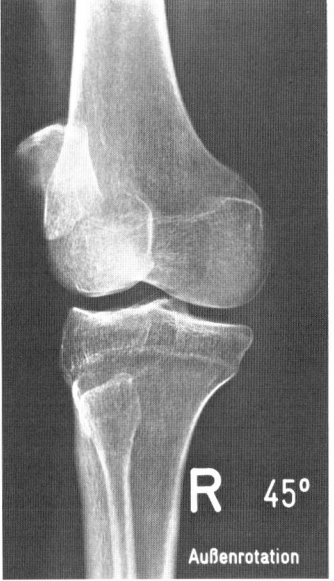

Abb. 91.8

92 Patella tangential beidseits (nach Merchant)

Zur Indikation In der orthopädischen Praxis spielt sich die Pathologie bei mehr als der Hälfte aller Patienten mit Knieproblemen im Femoropatellargelenk ab (Bernau). Die immer noch häufig angewandte Settegast-Technik führt durch die dabei erforderliche Kniebeugung von ca. 100° dazu, daß die Patella tief in die Fossa intercondylaris eingepreßt wird und die sich im Bereich leichter Kniebeugung (30° bis 45°) abspielende pathologische (Sub-)Luxation nicht sichtbar wird (Bernau). Andere Techniken, bei denen die Patienten die Kassette oberhalb der Kniegelenke selbst halten, führen zu proximal gerichtetem Strahlengang mit Strahlenbelastung von Auge, Sternum und Gonaden. Hierzu siehe auch Seite 23: „Das Femoropatellargelenk".

Format Erwachsene 15/30 (15/40)

Folie 100

Schriftmarkierung R/L 45° (oder 30°/90°)

Lagerung V Unterkörper entkleiden bis auf Unterhose!

L Rückenlage, Kniekehle am Tischende, so daß Unterschenkel der Lagerungsplatte aufliegen. Die Neigung der sich am Fuß des Röntgentisches abstützenden Platte wird durch Längsverschieben des Schwimmtisches so verstellt, daß für die Standardaufnahme eine Kniebeugung von 45° (eingebauter Winkelmesser!) resultiert (Abb. 92.1, 92.2). Sinngemäß wird bei anderen erwünschten Kniebeugewinkeln zwischen 30° und 90° verfahren.
Alternativ: Diese Aufnahme kann auch für jedes Femoropatellargelenk einzeln (Format 13/18) durchgeführt werden.

G Bleischürze wegen möglicher Streustrahlung. Durch den nach distal gerichteten Zentralstrahl wird eine Gonadenbelastung vermieden.

Aufnahme Rö-Kassette auf der Plattenhalterung, die separat auf der Unterschenkellagerungsplatte *längs-* und *höhen-*verstellbar angebracht ist, d. h. zwischen den aufliegenden Unterschenkeln verschoben und in ihrer *Neigung* verstellt werden kann.
Der *Zentralstrahl* soll durch das Femoropatellargelenk senkrecht auf die Kassette fallen. Um diesen „freien" Durchblick zu erreichen, ist es notwendig, durch Ertasten der Patella eine Vorstellung von ihrer Lage zu erhalten. Danach kann durch entsprechende Röhreneinstellung der Zentralstrahl parallel zur Patellarückfläche optimal plaziert werden.
Der mittige Querschatten des Lichtvisiers soll sich auf beiden Kniegelenken etwa 2 cm proximal von der Patellahautgrenze projizieren (Abb. 92.2). Die Höhe der auf die Kassette projizierten Knieschatten muß mindestens etwa 6 cm betragen, damit es zu einer befriedigenden Darstellung der Femoropatellargelenke kommt.
Bei entspanntem Liegen fallen die Kniegelenke nach lateral, und die Femoropatellargelenke werden dadurch u. U. nur unvollständig abgebildet. Fordert man den Patienten auf, die Kniegelenke aktiv gegeneinander zu pressen, kommt es zu einer Aktivierung des M. vastus medialis und damit zu einer – hier unerwünschten – Patellamedialisierung. Denn das Vorliegen einer pathologischen Patellasubluxation kann dadurch verschleiert werden, so daß die wirklichen Artikulationsverhältnisse nicht zur Darstellung kommen. Aus diesem Grunde wird empfohlen, die Kniegelenke durch Verwendung eines elastischen Gurtes zusammenzuhalten. Dann kann eine gute Entspannung der Oberschenkelmuskulatur erreicht werden, und es kommt dennoch zu einer vollständigen Abbildung der Femoropatellargelenke auf einem 15/30- oder 15/40-Film.

B

	kV/mAs	Punkte	eigene Belichtung
Kinder 10 Jahre	52/16	−2	
normale Erwachsene	55/20	0	
kräftige Erwachsene	57/25	+2	

Kriterium Freier Durchblick durch das Femoropatellargelenk und überlagerungsfreie, kontrastreiche Darstellung der Kniescheiben (Abb. 92.3: Patella bipertita, derselbe Patient wie Abb. 90.3).

Bernau, A.: Tübinger Lagerungsgerät für Defilé-Aufnahmen der Patella. Z. Orthop. 119 (1981) 78–79.
Bernau, A.: Zum Stellenwert des Femoropatellargelenkes in der Routinediagnostik des Kniegelenkes. Orthop. Praxis 11 (1981) 924–928.
Merchant, A. C., R. L. Mercer, R. H. Jacobson, C. R. Cool: Roentgenographic analysis of patellofemoral congruence. J. Bone Jt. Surg. 56 A (1974) 1391–1396.

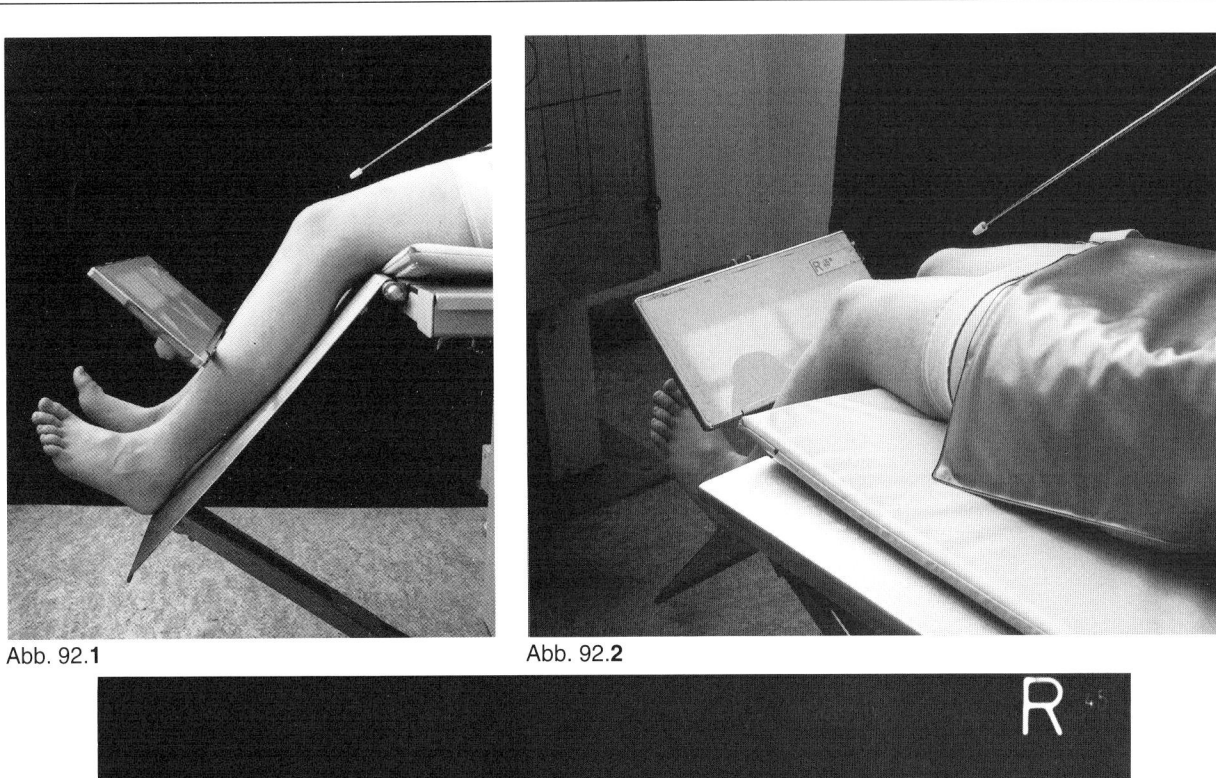

Patella tangential beidseits (nach Merchant) **92**

Abb. 92.**1**

Abb. 92.**2**

Abb. 92.**3**

219

93 Kniegelenk Tunnelaufnahme

Zur Indikation		Diese Aufnahme stellt die Fossa intercondylaris mit angrenzenden Innenflächen der Femurcondylen, evtl. vorhandenen freien Körpern und die Eminentia intercondylaris der Tibia besonders gut dar.
Format		18/24, hoch
Folie		100
Schriftmarkierung		R/L
Lagerung	V	Unterkörper entkleiden bis auf Unterhose!
	L	**1.** Rückenlage, die Kassette wird zwischen einen rechteckigen und einen Keilbocollo gelegt, dem das Kniegelenk aufgelagert wird, so daß eine Kniebeugung von 45° resultiert (Frik, Schön). Mittlere Drehstellung des Beines mit frontalisierter Patella (Abb. 93.1). *Alternativ:* Bei Vorhandensein einer Sattelkassette wird diese gleichsinnig dem Knie direkt unterlagert (Abb. 93.2, 93.3). **2.** Bei entsprechend mobilen Patienten kann die Aufnahme auch posterior-anterior durchgeführt werden mit 45° cranio-caudal (Abb. 93.5) oder **3.** mit senkrecht auf Kniekehle (Abb. 93.6, 93.7) und Kassettenmitte gerichtetem Zentralstrahl.
	G	Bleischürze
Aufnahme		Rö-Kassette *s. o.* *Zentralstrahl* auf Kniegelenkspalt, mit Einfallswinkel 90° auf Unterschenkellängsachse und 45° caudo-cranial auf Kassettenmitte (Abb. 93.1, 93.2).
	B	

	Einstellung 1 + 2		Einstellung 3	
	kV/mAs	Punkte	kV/mAs	Punkte
schlanke Erwachsene	50/8	−1	52/8	−1
normale Erwachsene	52/8	0	55/8	0
kräftige Erwachsene	55/8	+1	57/8	+1

Kriterium	Freier Einblick in die Fossa intercondylaris, überlagerungsfreie Darstellung der Femurcondylen und der Eminentia intercondylaris (Abb. 93.4, 93.7).

Frik, K.: Neue Röntgenuntersuchungen am Kniegelenk. Fortschr. Röntgenstr. 46, 155 (1932).
Holmblad, E. C.: Postero-anterior x-ray view of the knee in flexion. JAMA 109 (1937) 1196–1197.
Schön, H.: Medizinische Röntgentechnik. 1. Medizinischer Teil: Skelettaufnahmen und Organuntersuchungen. 2. Aufl., Thieme, Stuttgart 1956.

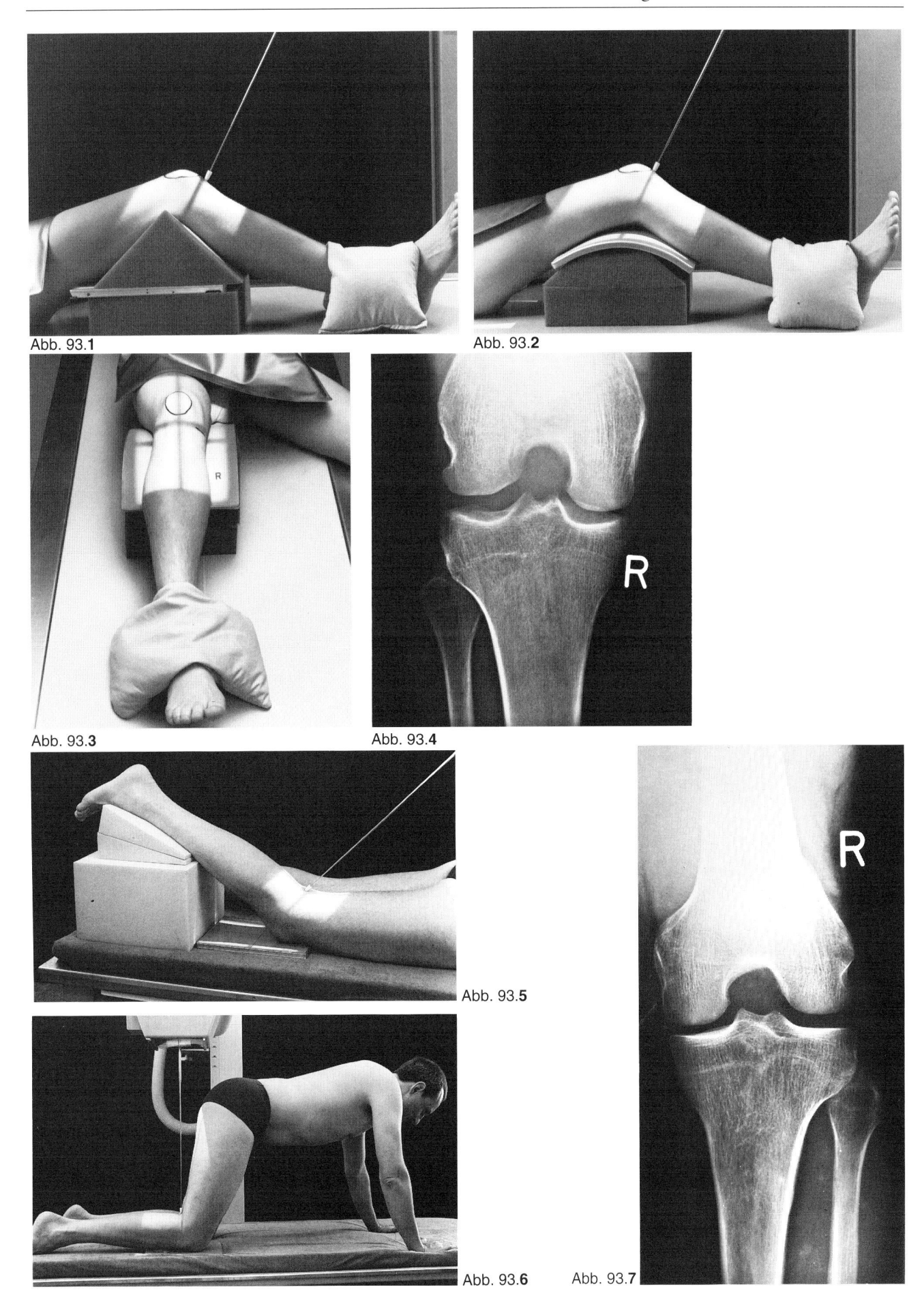

Kniegelenk Tunnelaufnahme **93**

Abb. 93.**1**

Abb. 93.**2**

Abb. 93.**3**

Abb. 93.**4**

Abb. 93.**5**

Abb. 93.**6** Abb. 93.**7**

94 Kniegelenk Streßaufnahme anterior-posterior liegend

Zur Indikation	Objektivierung von Instabilitäten, speziell vor Entscheidung über Operationsindikation. Bei frischer Verletzung, sofern überhaupt noch angezeigt (Arthroskopie!), ggf. Analyse nur in lokaler oder Allgemeinnarkose möglich. Grundsätzlich seitenvergleichende Aufnahmen erforderlich.
Format	18/24, hoch
Folie	100
Schriftmarkierung	R/L Streßaufnahme

Lagerung

- **V** Unterkörper entkleiden bis auf Unterhose!
- **L** Rückenlage, Kniegelenk 15° gebeugt, mit Bocollo unterlagert. Der durch Bleischürze und -handschuhe geschützte Untersucher belastet das Kniegelenk nach dem Drei-Punkte-Prinzip. Dabei bietet eine Hand Widerstand an der Innen- bzw. Außenseite des Kniegelenkes, auf welches eine Streßbelastung durch gegenseitige Druckausübung auf den Fuß erfolgt (Abb. 94.1). Wesentlich ist es, daß die einwirkende Kraft beidseits gleich stark ist.

   Sinnvoll sind darum Apparate, die bei exakter Lagerung eine definierte Krafteinwirkung gewährleisten (z. B. in Einstellung 102). Dies gilt auch im Interesse des gebotenen Strahlenschutzes besonders dann, wenn Streßaufnahmen häufig indiziert werden.
- **G** Bleischürze

Aufnahme

Rö-Kassette *auf dem Tisch*.
Zentralstrahl senkrecht auf Kniegelenksmitte in Höhe des Gelenkspaltes und auf Kassettenmitte.

B

	kV/mAs	Punkte	eigene Belichtung
schlanke Erwachsene	52/ 6,3	−1	
normale Erwachsene	52/ 8	0	
kräftige Erwachsene	52/10	+1	

Kriterium Kniegelenkspalt in Kassettenmitte, ohne Doppelkonturen frei durchsichtig. Seitenvergleichbare Lagerung (Abb. 94.2, 94.3).

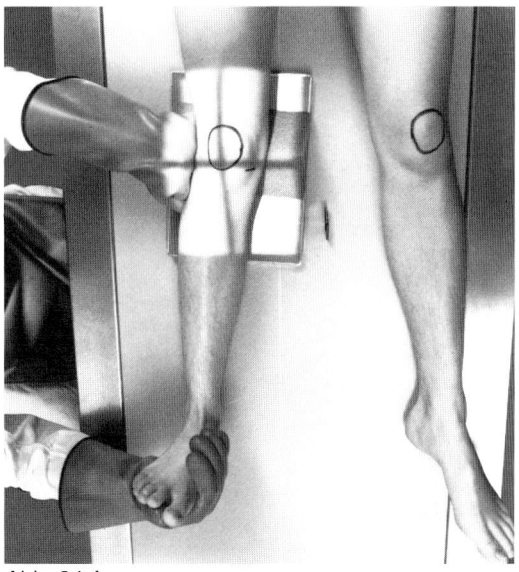

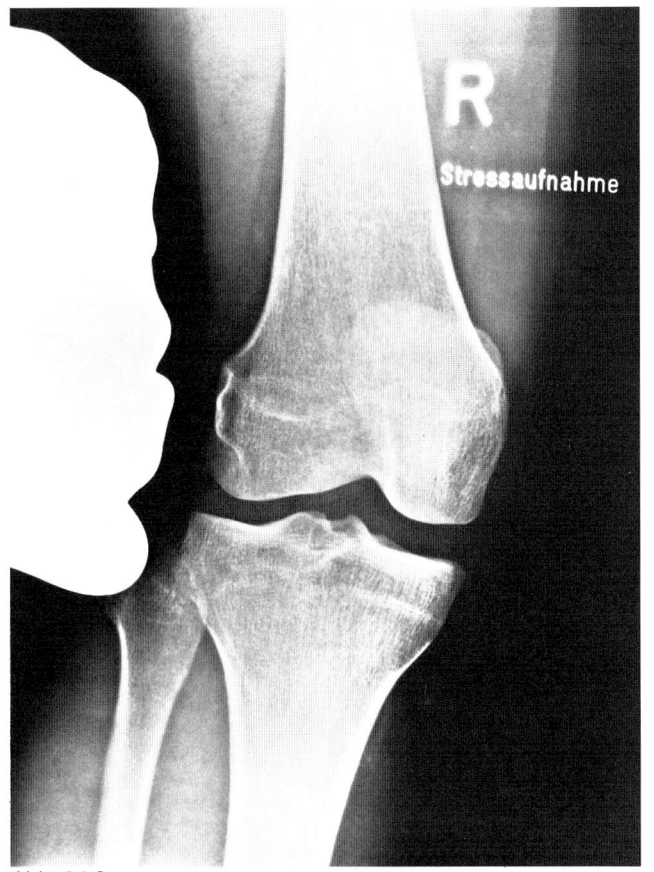

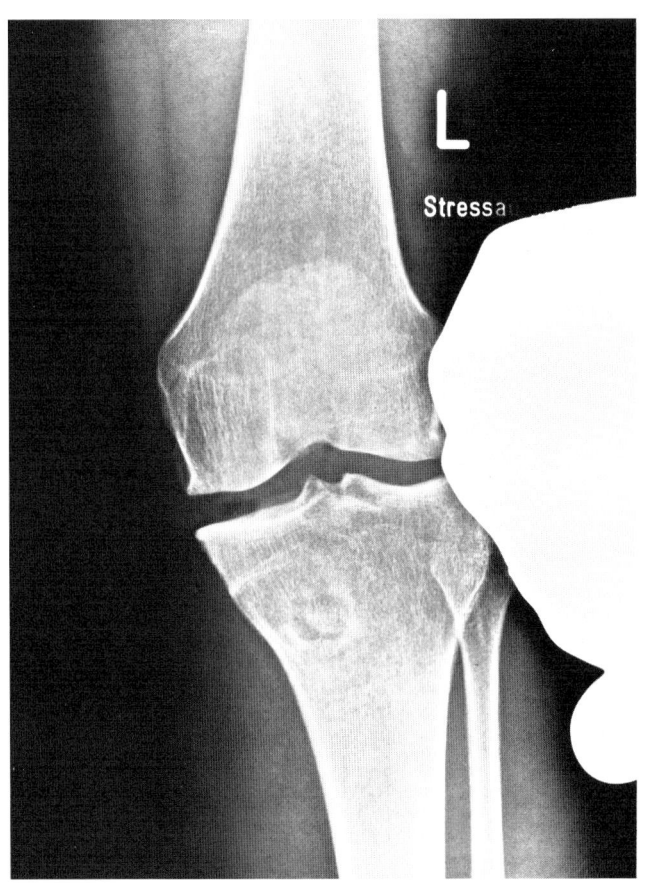

Kniegelenk Streßaufnahme anterior-posterior liegend **94**

Abb. 94.**1**

Abb. 94.**2**

Abb. 94.**3**

223

95 Kniegelenk Streßaufnahme seitlich liegend

Zur Indikation	Objektivierung von Instabilitäten speziell zur Entscheidung über Operationsindikation. Grundsätzlich seitenvergleichende Aufnahmen erforderlich. Mit den Fortschritten der Arthroskopie haben diese Aufnahmen an Bedeutung verloren. S. u. *Alternativ:* Lachmann-Aufnahme.
Format	18/24, hoch
Folie	100
Schriftmarkierung	R/L Streßaufnahme
Lagerung V	Unterkörper entkleiden bis auf Unterhose!
L	Seitenlage, Außenseite des Kniegelenkes liegt auf der Kassette, Kniegelenk 90° gebeugt. Der durch Bleischürze und -handschuhe geschützte Untersucher hält mit einer Hand den Unterschenkel des Patienten parallel zur Plattenebene und übt mit der anderen Hand (Faust) maximalen Druck gegen den Unterschenkel unterhalb der Kniekehle aus („vordere Schublade", Abb. 95.1). Bei Prüfung der „hinteren Schublade" wird bei sonst entsprechender Lagerung Druck gegen die Vorderseite des Unterschenkels ausgeübt. Wesentlich ist es, daß die einwirkende Kraft beidseits gleich stark ist. *Alternativ:* Eine wichtige Alternative zu der hier dargestellten Untersuchungstechnik ist die Lachmann-Aufnahme in ca. 20° Kniebeugung, die auch bei frischen Verletzungen fast schmerzfrei durchführbar ist. Diese Aufnahme kann sehr effektiv mit dem Scheuba-Gerät mit einer einwirkenden Kraft von 15 kp realisiert werden. Auch hier grundsätzlich seitenvergleichende Aufnahmen erforderlich.
G	Bleischürze
Aufnahme	Rö-Kassette *auf dem Tisch*, Längsachse der Kassette parallel zur Schienbeinkante. *Zentralstrahl* senkrecht auf Kniegelenkmitte in Höhe des Gelenkspaltes und auf Kassettenmitte.

B

	kV/mAs	Punkte	eigene Belichtung
schlanke Erwachsene	52/ 6,3	−1	
normale Erwachsene	52/ 8	0	
kräftige Erwachsene	52/10	+1	

Kriterium	Kniegelenkspalt in Kassettenmitte, Femurkondylen sollen sich decken, freier Durchblick durch Femoropatellargelenk (Abb. 95.2, 95.3: Fortbestehende vordere Schublade links nach operativem Rekonstruktionsversuch einer anteromedialen Instabilität. Abb. 95.5: Lachmann +++).

Levén, H.: Determination of sagittal instability of the knee joint. Acta radiol. (Diagn.) 18 (1977) 689–697.
Pässler, H. H., S. März: Der radiologische Lachmann-Test – eine einfache und sichere Methode zum Nachweis von Kreuzband-Schäden. Unfallchir. 12 (1986) 295–300.

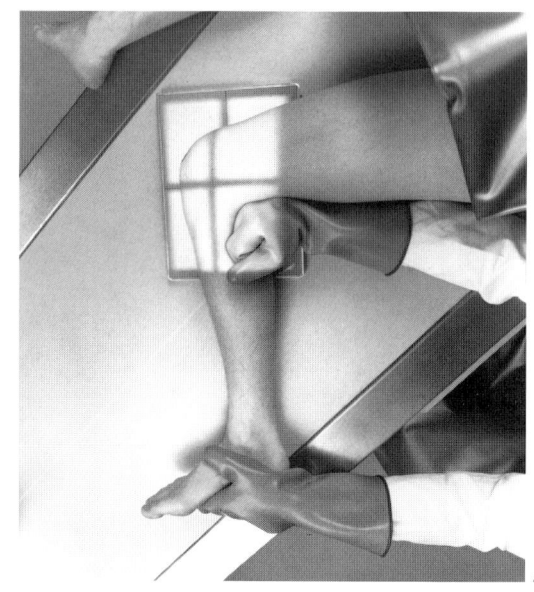

Abb. 95.1

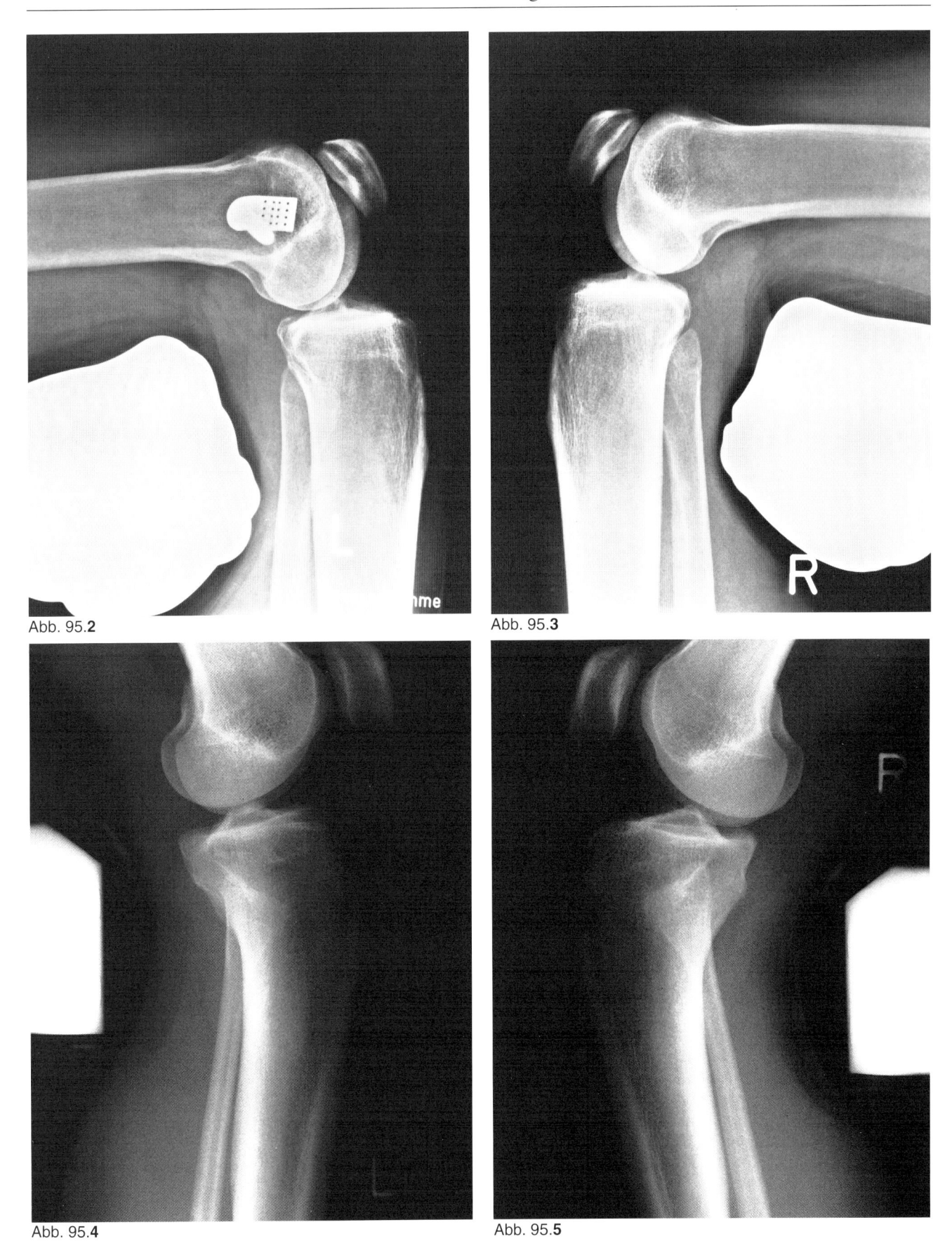

Kniegelenk Streßaufnahme seitlich liegend **95**

Abb. 95.**2**

Abb. 95.**3**

Abb. 95.**4**

Abb. 95.**5**

225

96 a Unterschenkel mit Kniegelenk anterior-posterior

Format	15/40, hoch
Folie	100
Schriftmarkierung	R/L
Lagerung	
V	Unterkörper entkleiden bis auf Unterhose!
L	Rückenlage, Beine gestreckt, frontalisierte Kniescheiben, gegenseitiges Bein abgespreizt (Abb. 96.1, 96.2).
G	Bleischürze

Aufnahme Rö-Kassette *auf dem Tisch*.
Oberer Kassettenrand 4 cm oberhalb getastetem Kniegelenkspalt.
Zentralstrahl senkrecht auf Kassettenmitte (A – Abb. 96.1).

B

	kV/mAs	Punkte	eigene Belichtung
Kinder 10 Jahre	50/ 6,3	−2	
schlanke Erwachsene	52/ 6,3	−1	
normale Erwachsene	52/ 8	0	
kräftige Erwachsene	55/10	+2	

Kriterium Bei Erwachsenen soll das Kniegelenk ap orthograd mit abgebildet sein (Abb. 96.3), bei kleineren Kindern kommen beide Nachbargelenke mit zur Darstellung.

96 b Unterschenkel mit Sprunggelenk anterior-posterior

wie Unterschenkel mit Kniegelenk ap, *außer*

(Abb. 96.4, 96.5)

Aufnahme Rö-Kassette *auf dem Tisch*.
Unterer Kassettenrand in Höhe Fersenhautgrenze.
Zentralstrahl auf Kassettenmitte (B – Abb. 96.4).

B

	kV/mAs	Punkte	eigene Belichtung
Kinder 10 Jahre	44/ 6,3	−2	
schlanke Erwachsene	46/ 6,3	−1	
normale Erwachsene	46/ 8	0	
kräftige Erwachsene	48/10	+2	

Kriterium Kontrastreiche Abbildung des Unterschenkels mit orthograd abgebildetem Sprunggelenk (Abb. 96.6).

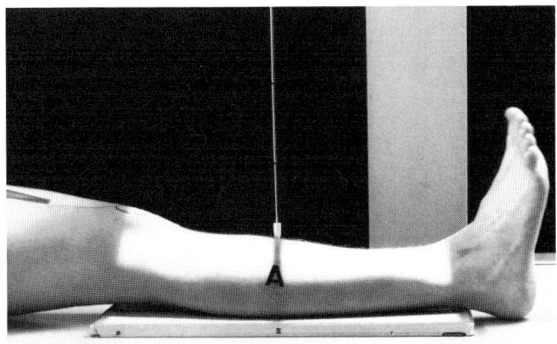

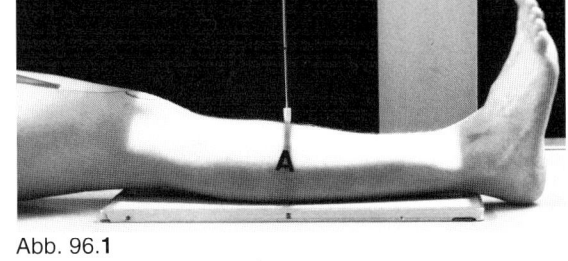

Unterschenkel mit Kniegelenk ap **96a** mit Sprunggelenk ap **96b**

Abb. 96.**1**

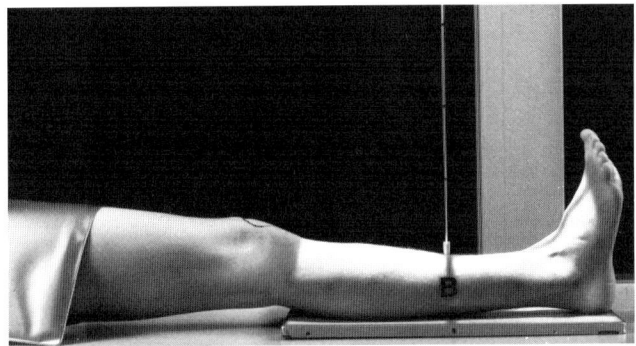

Abb. 96.**4**

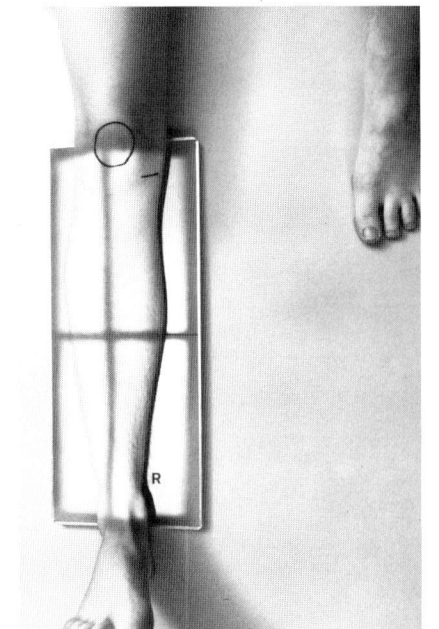

Abb. 96.**2**

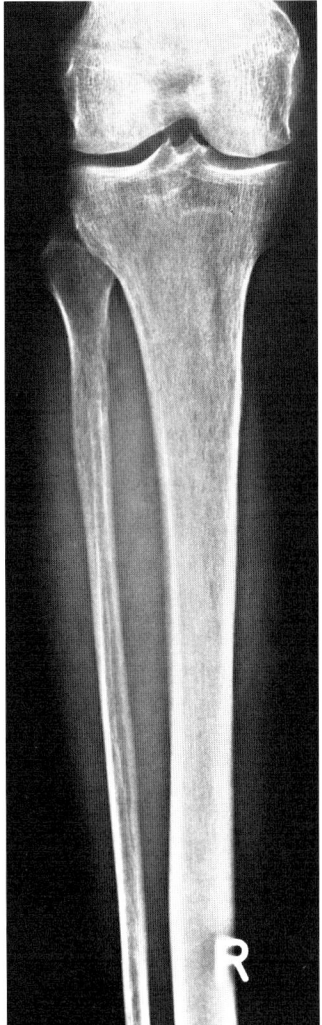

Abb. 96.**3**

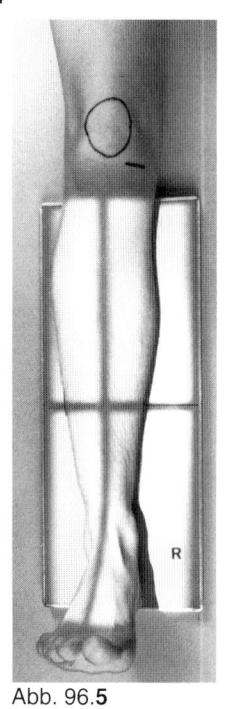

Abb. 96.**5**

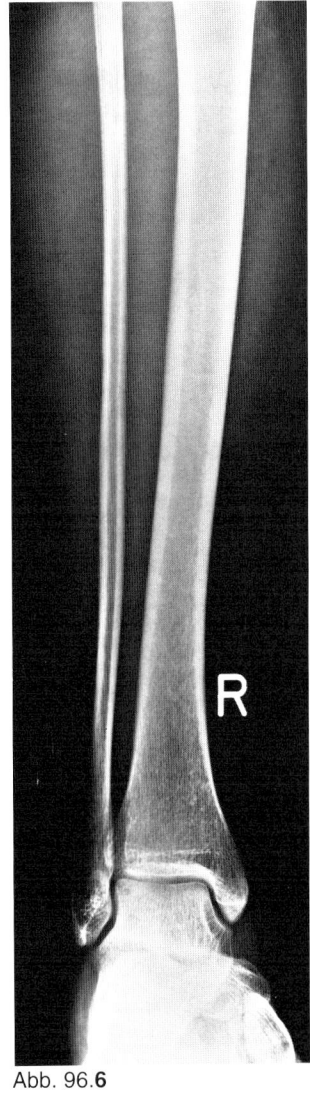

Abb. 96.**6**

227

97a Unterschenkel mit Kniegelenk seitlich

Format	15/40, hoch
Folie	100
Schriftmarkierung	R/L
Lagerung V	Unterkörper entkleiden bis auf Unterhose!
L	Seitenlage auf dem Rastertisch, Kniegelenk 30° gebeugt. Außenseite des Unterschenkels liegt rein seitlich auf der Kassette. Zur Vermeidung von Doppelkonturen, besonders der Femurkondylen, muß der Unterschenkel parallel zur Plattenebene gelagert sein. Darum nötigenfalls Ferse mit Bocollo unterlagern (s. a. Abb. 87.3). Das gegenseitige Bein wird nach vorn vor das aufzunehmende Bein gelagert (Abb. 97.1, 97.2).
G	Bleischürze
Aufnahme	Rö-Kassette *auf dem Tisch*.
	Oberer Kassettenrand 4 cm oberhalb getastetem Kniegelenkspalt.
	Zentralstrahl senkrecht auf Kassettenmitte (A – Abb. 97.1).

B

	kV/mAs	Punkte	eigene Belichtung
Kinder 10 Jahre	50/ 6,3	−2	
schlanke Erwachsene	52/ 6,3	−1	
normale Erwachsene	52/ 8	0	
kräftige Erwachsene	55/10	+2	

Kriterium Rein seitliche Abbildung des Unterschenkels mit Kniegelenkspalt (Abb. 97.3).

97b Unterschenkel mit Sprunggelenk seitlich

wie Unterschenkel mit Kniegelenk seitlich, *außer*

(Abb. 97.4, 97.5)

Aufnahme Rö-Kassette *auf dem Tisch*.
Unterer Kassettenrand in Höhe Fersenhautgrenze.
Zentralstrahl auf Kassettenmitte (B – Abb. 97.4).

B

	kV/mAs	Punkte	eigene Belichtung
Kinder 10 Jahre	44/ 6,3	−2	
schlanke Erwachsene	46/ 6,3	−1	
normale Erwachsene	46/ 8	0	
kräftige Erwachsene	48/10	+2	

Kriterium Rein seitliche, kontrastreiche Abbildung des Unterschenkels mit Sprunggelenk (Abb. 97.6).

Unterschenkel mit Kniegelenk seitlich **97a**   mit Sprunggelenk seitlich **97b**

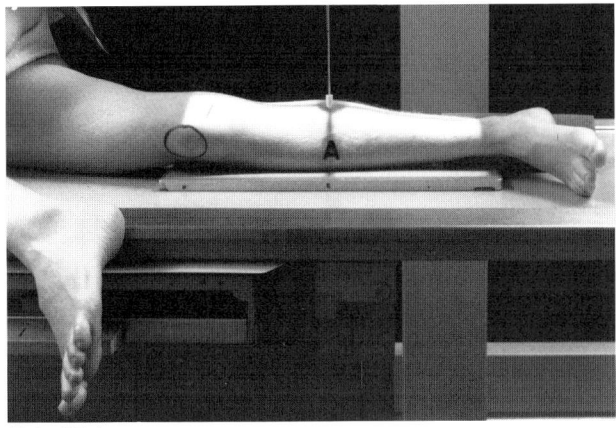

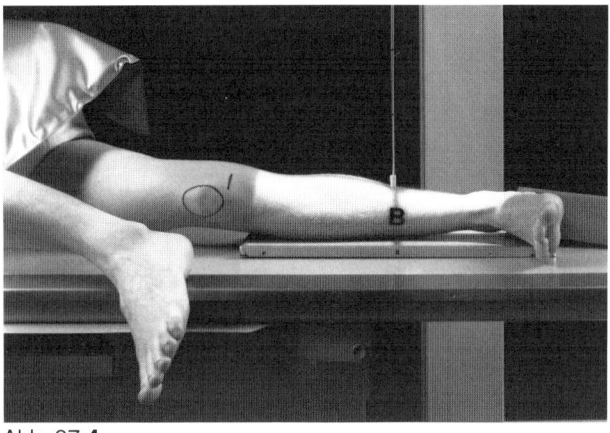

Abb. 97.**1**

Abb. 97.**4**

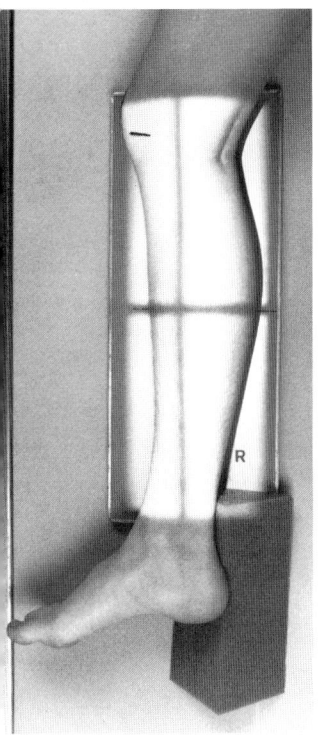

Abb. 97.**2**

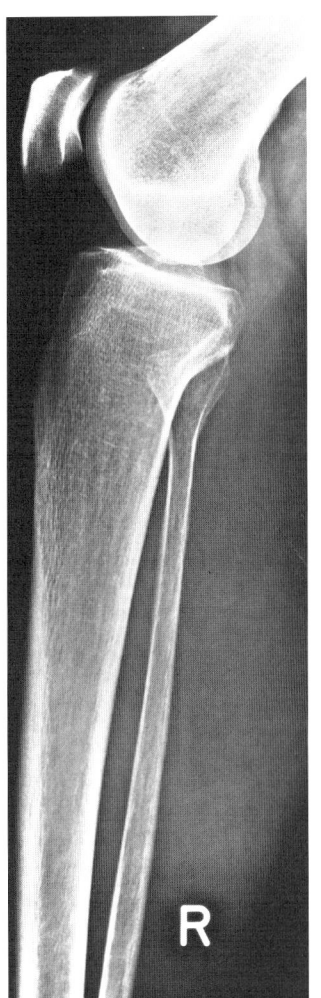

Abb. 97.**3**

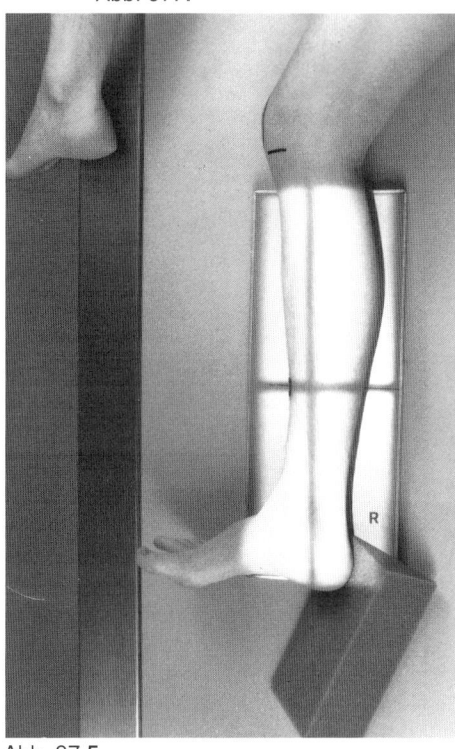

Abb. 97.**5**

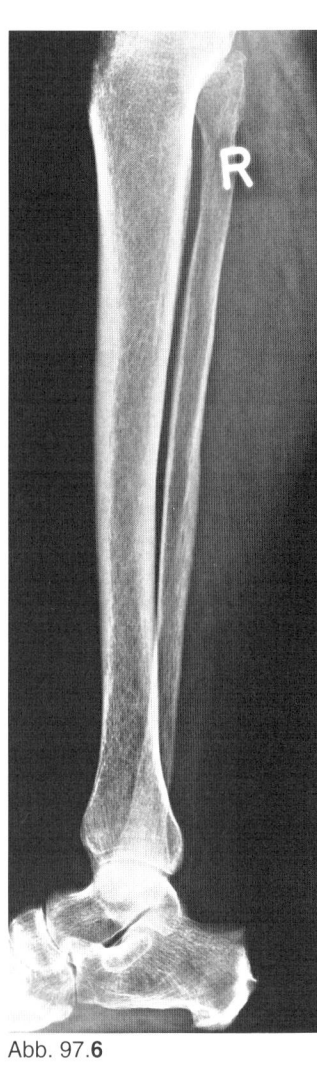

Abb. 97.**6**

229

98 Sprunggelenk anterior-posterior liegend

Format		18/24, quer, zweigeteilt
Folie		100
Schriftmarkierung		R/L
Lagerung	V	Unterkörper entkleiden bis auf Unterhose!
	L	Rückenlage, Kniegelenk gestreckt, Neutralstellung im Sprunggelenk, d. h. Fußsohle und Unterschenkel im Winkel von 90° zueinander (Abb. 98.2). Damit es zur überlagerungsfreien Abbildung des oberen Sprunggelenks kommt, müssen die Malleolen gleich weit vom Film entfernt sein. Dies ist normalerweise bei 10°–15° Innendrehung des Fußes der Fall (Abb. 98.1, 98.3, 98.5).
	G	Bleischürze
Aufnahme		Rö-Kassette *auf dem Tisch*. *Zentralstrahl* senkrecht auf Sprunggelenkspalt (= 1 cm oberhalb Innenknöchelspitze, Abb. 98.3).
	B	

	kV/mAs	Punkte	eigene Belichtung
Kinder 10 Jahre	44/ 6,3	−2	
normale Erwachsene	46/ 8	0	
kräftige Erwachsene	46/10	+1	

Kriterium	Sprunggelenk vollständig ap abgebildet, ohne Doppelkonturen frei durchsichtig, speziell auch im Bereich von Innen- und Außenknöchel (Abb. 98.4, Abb. 98.5: Darstellung des Sprunggelenkes ap bei 0°, 15° und 30° einwärts gedrehtem Unterschenkel. Die 15°-Aufnahme zeigt eine aufgelegte Bleikugel zur Markierung eines Druckschmerzpunktes).

Sprunggelenk anterior-posterior liegend 98

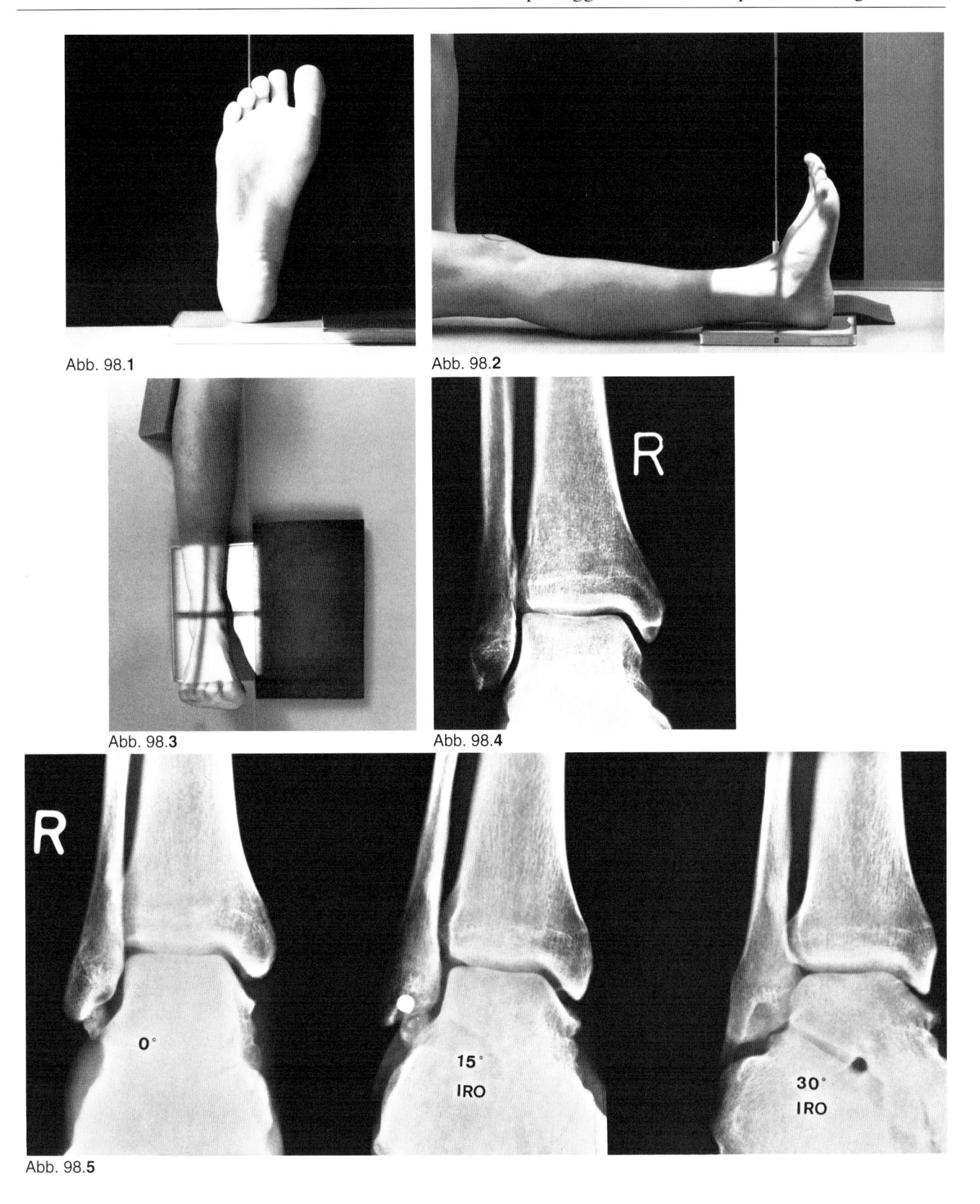

Abb. 98.1

Abb. 98.2

Abb. 98.3

Abb. 98.4

Abb. 98.5

231

99 Sprunggelenk seitlich liegend

Format	18/24, quer, zweigeteilt
Folie	100
Schriftmarkierung	R/L

Lagerung

- **V** Unterkörper entkleiden bis auf Unterhose!
- **L** Seitenlage, Neutralstellung im Sprunggelenk, dieses liegt mit dem Außenknöchel der Kassette auf. Die Malleolen müssen genau übereinander liegen, damit eine rein seitliche Abbildung des Sprunggelenkes gelingt (Abb. 99.1, 99.2).
  Alternativ: Bei speziellen Fragestellungen, z. B. Planung der Lambrinudi-Operation, sind auch seitliche Funktionsaufnahmen des Sprunggelenkes in maximaler Plantarflexion angezeigt (Bernau, Abb. 99.5).
- **G** Bleischürze

Aufnahme

Rö-Kassette *auf dem Tisch*.
Zentralstrahl senkrecht auf Sprunggelenkspalt 1 cm oberhalb Innenknöchelspitze (Abb. 99.3).

B

	kV/mAs	Punkte	eigene Belichtung
Kinder 10 Jahre	44/ 6,3	−2	
normale Erwachsene	46/ 8	0	
kräftige Erwachsene	46/10	+1	

Kriterium

Oberes und unteres Sprunggelenk rein seitlich abgebildet mit Darstellung auch des Chopart-Gelenkes und des Fersenbeines (Abb. 99.4).

Bernau, A.: Long-term results following Lambrinudi arthrodesis. J. Bone Jt. Surg. 59 A (1977) 473–479.

Sprunggelenk seitlich liegend **99**

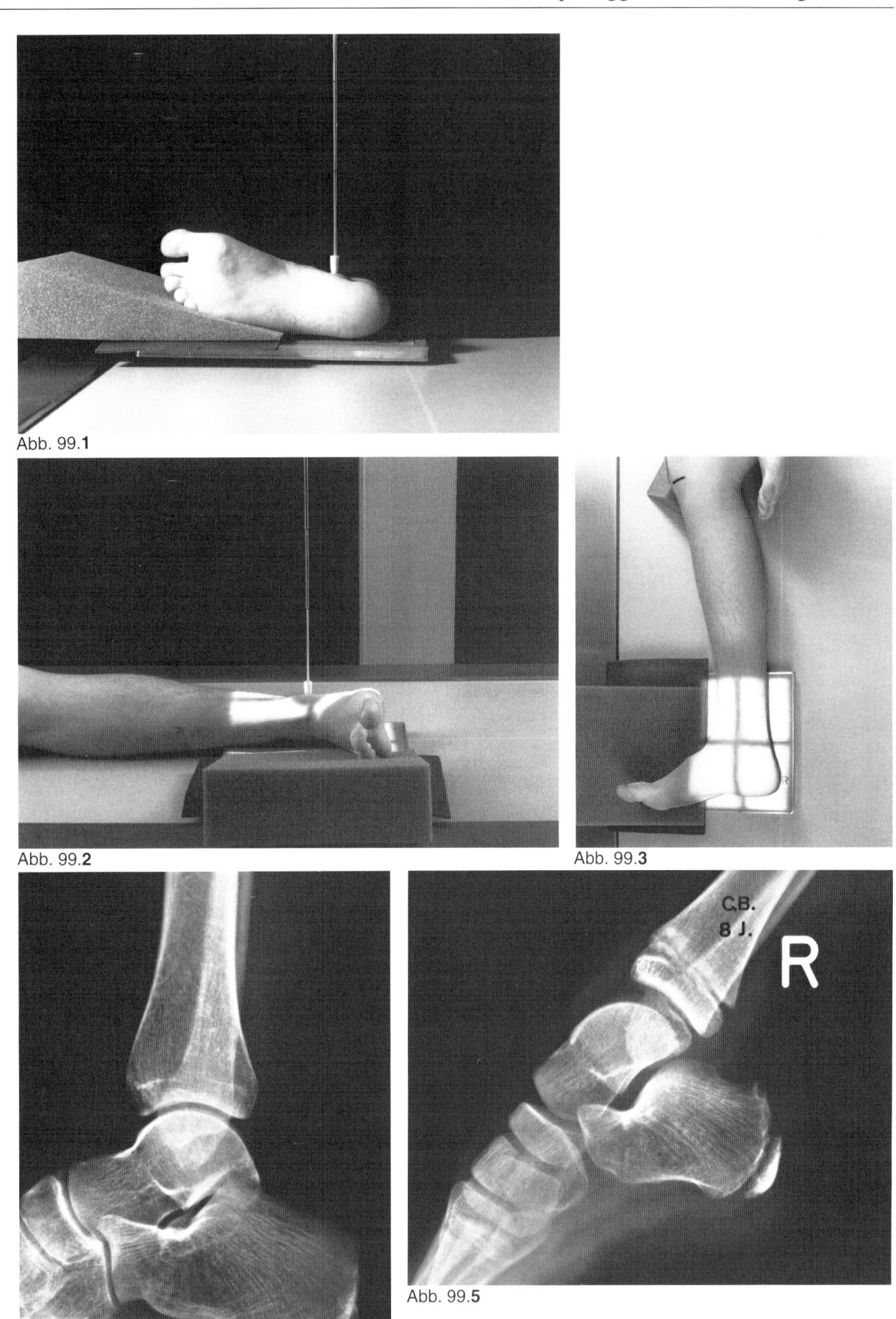

Abb. 99.**1**

Abb. 99.**2**

Abb. 99.**3**

Abb. 99.**4**

Abb. 99.**5**

100a   Oberes Sprunggelenk schräg liegend: Innenrotation

Zur Indikation	Die Beurteilung von Verletzungen und Erkrankungen im oberen Sprunggelenk kann in Ergänzung zu den Standardprojektionen durch weitere Schrägaufnahmen wesentlich erleichtert werden.
Format	13/18, hoch
Folie	100
Schriftmarkierung	R/L 45° Innenrotation

Lagerung

- **V** Unterkörper entkleiden bis auf Unterhose!
- **L** Rückenlage, Kniegelenke gestreckt, Neutralstellung im Sprunggelenk. Aufnahme in 45° Einwärtsdrehung des Unterschenkels (= Innenrotation), (Abb. 100.1, 100.2).
- **G** Bleischürze

Aufnahme   Rö-Kassette *auf dem Tisch*.
Zentralstrahl senkrecht auf Sprunggelenkspalt = 1 cm oberhalb Innenknöchelspitze.

B

	kV/mAs	Punkte	eigene Belichtung
normale Erwachsene	46/ 8	0	
kräftige Erwachsene	46/10	+1	

Kriterium   Sprunggelenk vollständig in Kassettenmitte abgebildet (Abb. 100.3, 100.6).

100b   Oberes Sprunggelenk schräg liegend: Außenrotation

wie oberes Sprunggelenk schräg liegend: Innenrotation, *außer*

Schriftmarkierung	R/L 45° Außenrotation

Lagerung

- **L** Rückenlage, Kniegelenk gestreckt, Neutralstellung im Sprunggelenk. Aufnahme in 45° Außendrehung des Unterschenkels (= Außenrotation, Abb. 100.4, 100.5).

Oberes Sprunggelenk schräg liegend: Innenrotation **100a**   Außenrotation **100b**

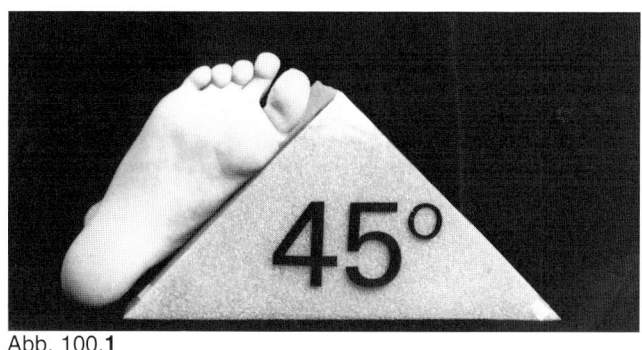

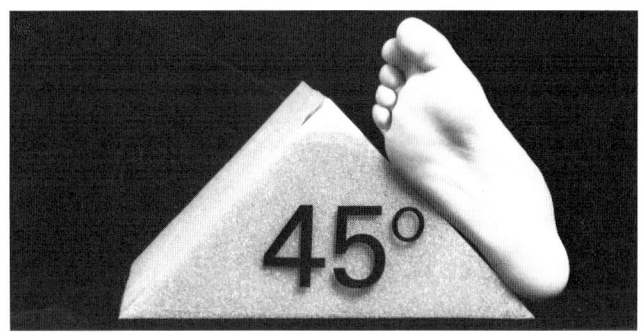

Abb. 100.**1**

Abb. 100.**4**

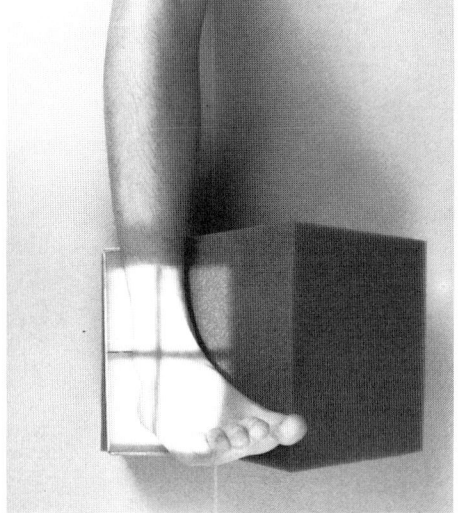

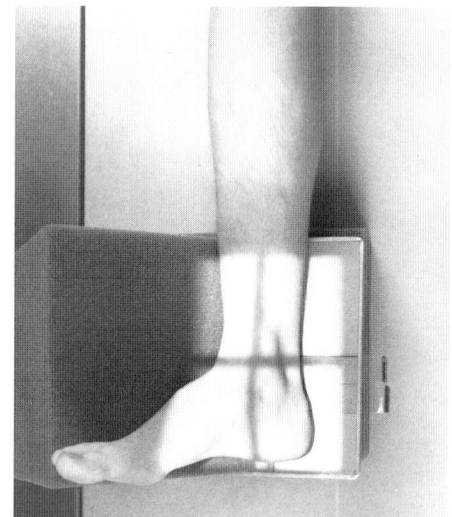

Abb. 100.**2**

Abb. 100.**5**

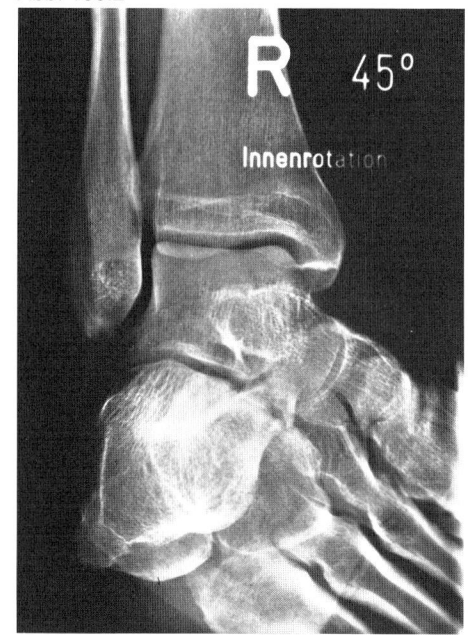

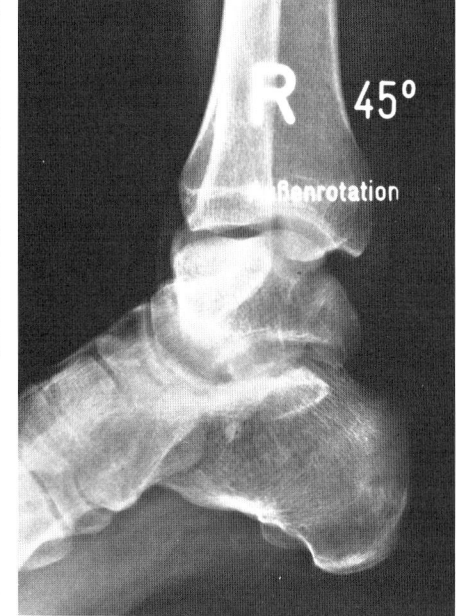

Abb. 100.**3**

Abb. 100.**6**

101 Sprunggelenk Streßaufnahme (manuell) anterior-posterior liegend

Zur Indikation		Bei Verdacht auf Verletzung der fibularen Bänder ist die – auf Anderson und Lecocq zurückgehende – gehaltene Aufnahme im Strahlengang ap, bei vermuteter Verletzung allein des Ligamentum fibulo-talare anterius die Aufnahme im seitlichen Strahlengang angezeigt. Im Regelfall seitenvergleichende Aufnahmen.
Format		13/18, hoch
Folie		100
Schriftmarkierung		R/L Streßaufnahme
Lagerung	V	Unterkörper entkleiden bis auf Unterhose!
	L	Patient in Rückenlage auf dem Rastertisch, Fuß ca. 15° einwärts gedreht. Der mit Bleischürze und -handschuh geschützte Untersucher fixiert mit einer Hand sprunggelenksnahe den Unterschenkel, während die andere Hand den *Rückfuß* in forcierte Supination führt (Abb. 101.1). Es ist für die Seitenvergleichbarkeit der gehaltenen Aufnahmen entscheidend, daß – neben exakter und symmetrischer Positionierung – die einwirkende Kraft beidseits gleich stark ist. Geeignete Apparate gewährleisten solche definierte Krafteinwirkung zuverlässiger, als dies bei manuell gehaltenen Aufnahmen der Fall ist. Im Interesse des Strahlenschutzes sind diese Apparate besonders dann anzuwenden, wenn Streßaufnahmen häufiger indiziert werden. *Alternativ* kommt darum besonders das Gerät (Telos) nach Scheuba zur Anwendung, mit dem gehaltene Aufnahmen an Knie- und Sprunggelenken (vgl. Einstellung 102) durchführbar sind.
	G	Bleischürze
Aufnahme		Rö-Kassette *auf dem Tisch*. *Zentralstrahl* senkrecht auf Mitte Sprunggelenkspalt.

	B				

	kV/mAs	Punkte	eigene Belichtung
normale Erwachsene	46/ 8	0	
kräftige Erwachsene	46/10	+1	

Kriterium		Seitenvergleichbarkeit muß gewährleistet sein. Das Sprunggelenk ist frei durchsichtig bei ca. 15° Innendrehung des Unterschenkels. Nur unter dieser Voraussetzung ist eine signifikant unterschiedliche Aufklappbarkeit des äußeren Sprunggelenkes verwertbar (Abb. 101.2, 101.3).

Anderson, K. J., J. F. Lecocq: Operative treatment of injury to the fibular collateral ligament of the ankle. J. Bone Jt. Surg., 36A (1954) 825–832.

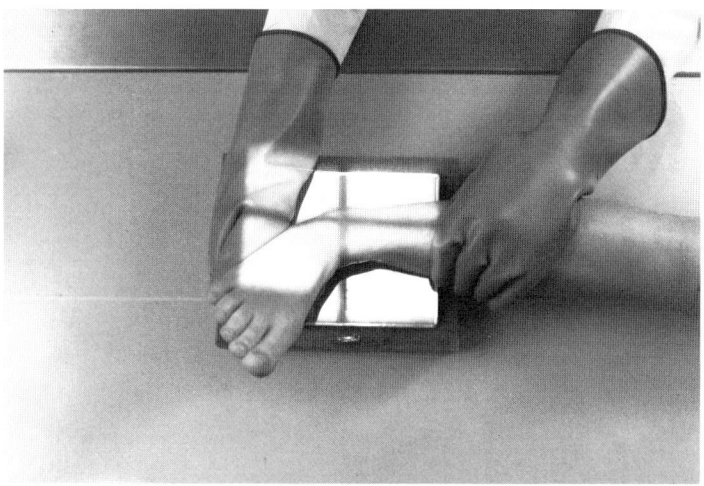

Sprunggelenk Streßaufnahme (manuell) anterior-posterior liegend 101

Abb. 101.1

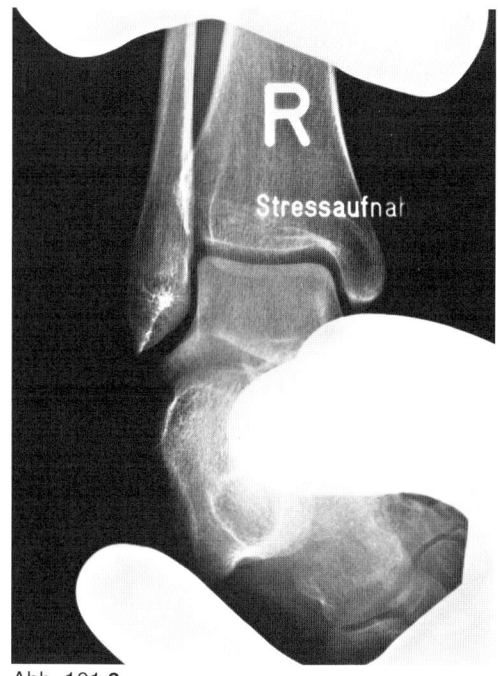

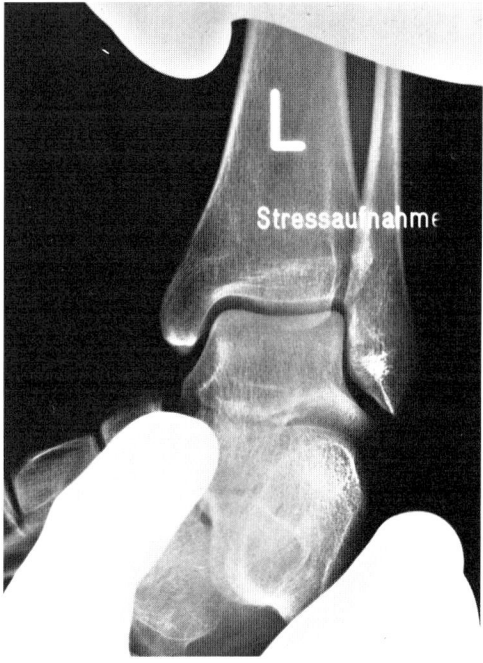

Abb. 101.2

Abb. 101.3

102 Sprunggelenk Streßaufnahme (apparativ) anterior-posterior liegend

Zur Indikation	Bei Verdacht auf Verletzung der fibularen Bänder ist die – auf Anderson und Lecocq zurückgehende – gehaltene Aufnahme im Strahlengang ap, bei vermuteter Verletzung allein des Ligamentum fibulo-talare anterius die Aufnahme im seitlichen Strahlengang angezeigt. Im Regelfall seitenvergleichende Aufnahme. Parallel zum dominierenden Trend, Außenbandverletzungen der Sprunggelenke konservativ zu behandeln, wird auch die Indikation zu diesen Aufnahmen teilweise zurückhaltender gestellt. Andererseits erscheint eine verläßliche und reproduzierbare Information über den Verletzungsgrad auch noch erforderlich, wenn über Art und Dauer der konservativen Behandlung entschieden werden muß.
Format	13/18, hoch
Folie	100
Schriftmarkierung	R/L Streßaufnahme
Lagerung V	Unterkörper entkleiden bis auf Unterhose!
L	Bei bestimmungsgerechter Anwendung des Gerätes (Abb. 102.1, 102.2) wird – im Langsitz (Abb. 102.1) mit leicht gebeugten Kniegelenken – der Fuß in 15° Innenrotation in einem Fußhalteteil gelagert und die Ferse durch Andrücken eines Schwenkbügels stabil fixiert. Entscheidend ist Sicherstellung dieses stabilen Fersensitzes, nötigenfalls durch Mithilfe des beteiligten Arztes. Der Gegendruck von medial erfolgt über einen Support (Pelotte), dessen Gummiplattenunterrand etwa fingerbreit oberhalb des Innenknöchels ansetzen soll (Abb. 102.2). Die Drucksteigerung erfolgt langsam über einen Drehgriff mit kontinuierlicher Digitalanzeige in kp (daN). Diese langsame Drucksteigerung wird auch von verletzten Patienten in der Regel gut toleriert. Nötigenfalls ist eine Anästhesie der Nn. peroneus superficialis und suralis oberhalb des Außenknöchels durchzuführen, wenn der eingeführte Standardwert von 15 kp (daN) vom Patienten nicht toleriert wird. Die traumatisierte Seite soll zuerst untersucht werden.
G	Bleischürze
Aufnahme	Rö-Kassette *auf dem Tisch*. *Zentralstrahl* senkrecht auf Mitte Sprunggelenkspalt.

B

	kV/mAs	Punkte	eigene Belichtung
normale Erwachsene	46/ 8	0	
kräftige Erwachsene	46/10	+1	

Kriterium	Seitenvergleichbarkeit muß gewährleistet sein. Das Sprunggelenk ist frei durchsichtig bei ca. 15° Innendrehung des Unterschenkels. Nur unter dieser Voraussetzung ist eine signifikant unterschiedliche Aufklappbarkeit des äußeren Sprunggelenkes verwertbar (Abb. 102.3). *Beurteilung:* Die laterale Aufklappbarkeit wird als Winkel zwischen den Tangenten an der distalen Tibiagelenkfläche und der Oberkante der Talusrolle gemessen.

Forster, G., G. Scheuba, E.G. Weber: Die standardisierte „gehaltene Aufnahme" zur Diagnostik der Bandverletzungen an der unteren Extremität. Act. Chir. 13 (1978) 239–252.

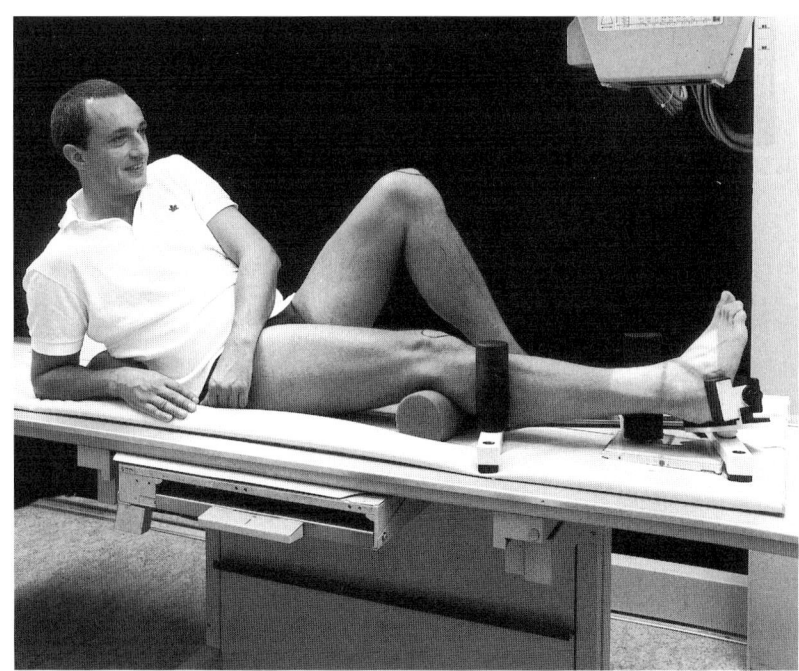

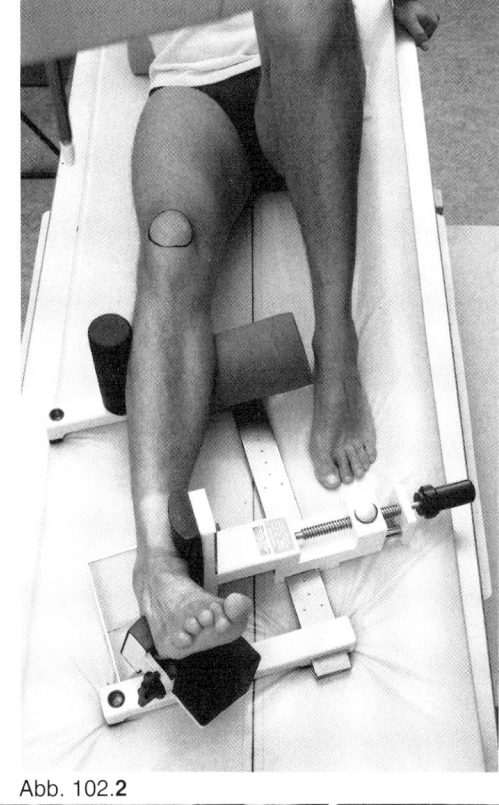

Sprunggelenk Streßaufnahme (apparativ) anterior-posterior liegend 102

Abb. 102.1

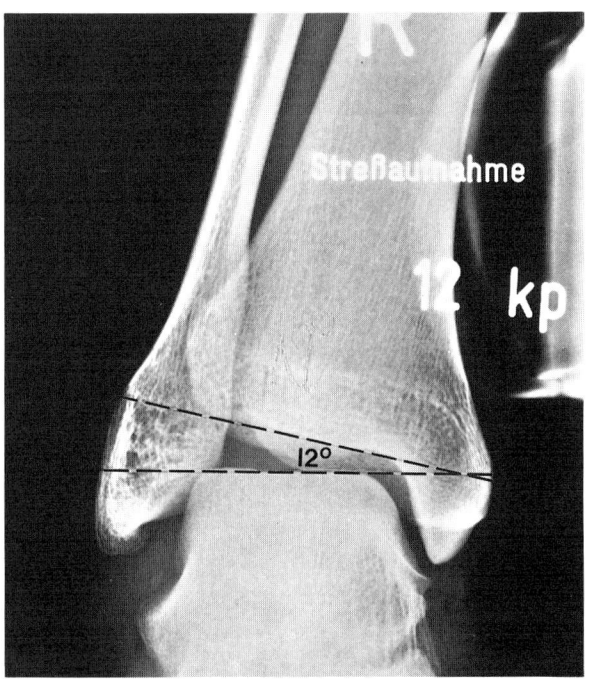

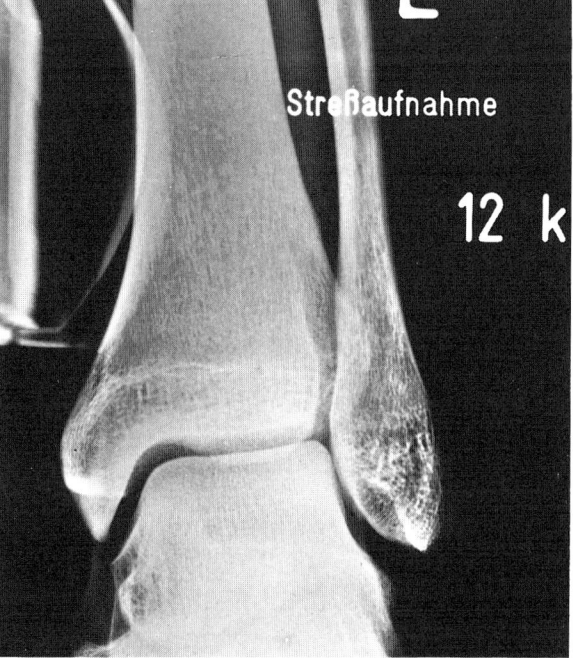

Abb. 102.2

Abb. 102.3

Abb. 102.4

103 Sprunggelenk Streßaufnahme (manuell) seitlich liegend

Zur Indikation		Bei Verdacht auf alleinige Verletzung des Ligamentum fibulo-talare anterius ist die – von Hupfauer eingeführte – gehaltene Aufnahme im seitlichen Strahlengang angezeigt, bei vermuteter Verletzung der fibularen Bänder die gehaltene Aufnahme im ap-Strahlengang. Im Regelfall seitenvergleichende Aufnahmen.
Format		13/18, hoch
Folie		100
Schriftmarkierung		R/L Streßaufnahme
Lagerung	V	Unterkörper entkleiden bis auf Unterhose!
	L	Patient in Rückenlage auf dem Rastertisch, Fuß ca. 15° einwärts gedreht. Hochlagerung der Ferse auf Brettchen so, daß der Unterschenkel frei schwebt bei rein seitlicher Lagerung des Sprunggelenkes und leichter Plantarflexion des Fußes. Auf den Unterschenkel wird während der Aufnahme ein kräftiger, nach dorsal gerichteter Druck ausgeübt (Abb. 103.1, 103.2). Es ist für die Seitenvergleichbarkeit der gehaltenen Aufnahmen entscheidend, daß – neben exakter und symmetrischer Positionierung – die einwirkende Kraft beidseits gleich stark ist. Geeignete Apparate gewährleisten solche definierte Krafteinwirkung zuverlässiger, als dies bei manuell gehaltenen Aufnahmen der Fall ist. Im Interesse des Strahlenschutzes sind diese Apparate besonders dann anzuwenden, wenn Streßaufnahmen häufiger indiziert werden. *Alternativ:* kommt hier besonders das Gerät (Telos) nach Scheuba zur Anwendung (vgl. Einstellung 104).
	G	Bleischürze
Aufnahme		Rö-Kassette *senkrecht auf dem Tisch*. *Zentralstrahl* auf Mitte Sprunggelenkspalt und Kassettenmitte.

	kV/mAs	Punkte	eigene Belichtung
normale Erwachsene	46/ 8	0	
kräftige Erwachsene	46/10	+1	

Kriterium	Seitenvergleichbarkeit muß gewährleistet sein: strichförmige Abbildung der Talusrolle, d.h. streng seitliche Abbildung des Sprunggelenkes. Gleichzeitig sind dann auch die Überlagerungsschatten von Tibia und Fibula identisch. Nur unter dieser Voraussetzung ist eine unterschiedliche Dorsalverschiebbarkeit der Tibia gegenüber der Talusrolle verwertbar (Abb. 103.3, 103.4).

Hupfauer, W.: Beitrag zur Diagnostik der frischen fibularen Bandruptur.
   Mschr. Unfallheilkunde 73 (1970) 178–184.

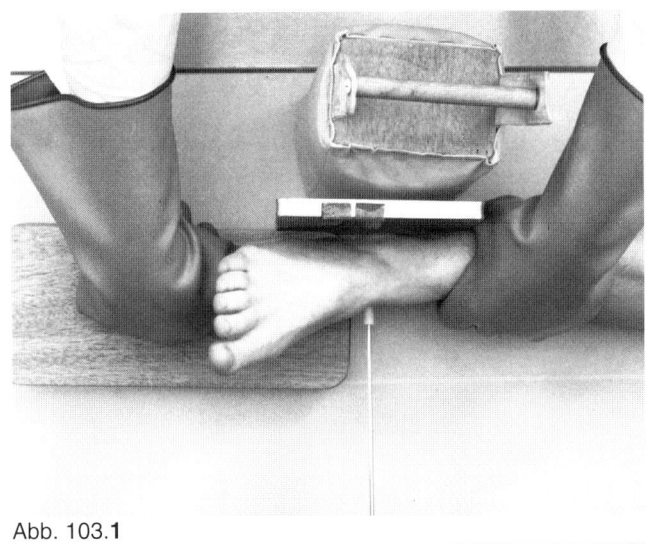

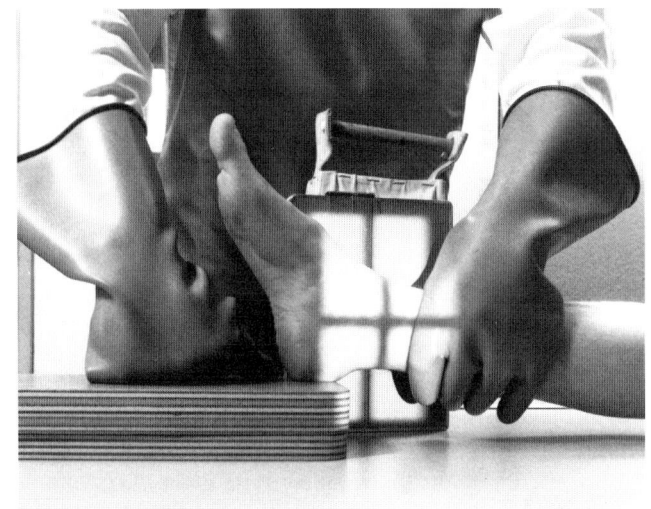

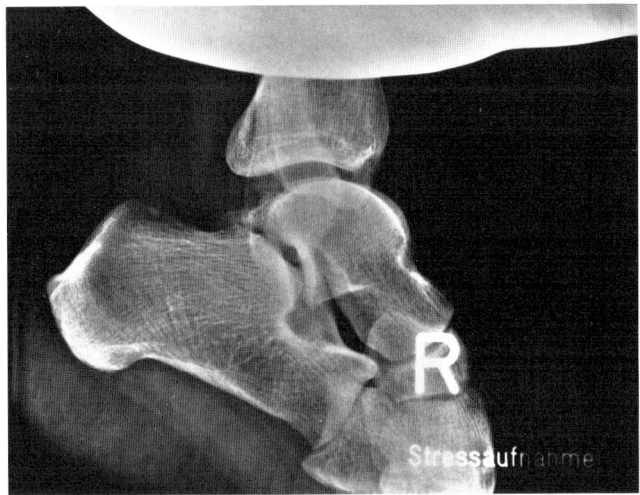

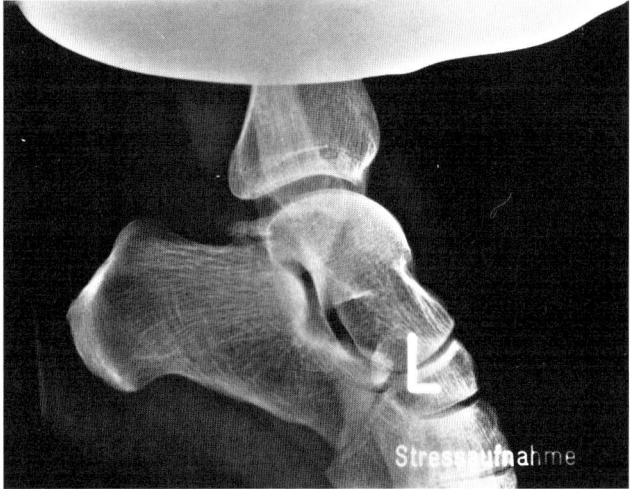

Sprunggelenk Streßaufnahme (manuell) seitlich liegend **103**

Abb. 103.**1**

Abb. 103.**2**

Abb. 103.**3**

Abb. 103.**4**

104 Sprunggelenk Streßaufnahme (apparativ) seitlich liegend

Zur Indikation   Bei Verdacht auf alleinige Verletzung des Ligamentum fibulo-talare anterius ist die – von Hupfauer eingeführte – gehaltene Aufnahme im seitlichen Strahlengang angezeigt, bei vermuteter Verletzung der fibularen Bänder die gehaltene Aufnahme im ap-Strahlengang. Im Regelfall seitenvergleichende Aufnahmen.

Format   13/18, hoch

Folie   100

Schriftmarkierung   R/L
Streßaufnahme

Lagerung

V Unterkörper entkleiden bis auf Unterhose!

L Patient in Rückenlage auf dem Rastertisch, Fuß ca. 15° einwärts gedreht. Mit dem Gerät (Telos) nach Scheuba werden gehaltene Aufnahmen an Knie- und Sprunggelenken durchgeführt.
Bei bestimmungsgerechter Anwendung des Gerätes (Abb. 104.1, 104.2) wird im halbseitlichen Langsitz die Ferse seitlich bei mindestens 30° Kniebeugung in das Fußhalteteil gelagert, sie darf im Gegensatz zur Einstellung Nr. 102 *nicht* mit dem Schwenkbügel fixiert werden.
Der Gegendruck von vorn erfolgt über einen Support (Pelotte), dessen Gummiplattenunterrand etwa fingerbreit oberhalb des Innenknöchels ansetzen soll. Die Drucksteigerung erfolgt langsam über einen Drehgriff mit kontinuierlicher Digitalanzeige in kp (daN). Diese langsame Drucksteigerung wird auch von verletzten Patienten in der Regel gut toleriert. Eine Lokalanästhesie ist darum für diese Aufnahme nicht notwendig.
Besonders im Hinblick auf kräftige Patienten ist eine Einstellung bis maximal 15 kp (daN) anzustreben. Damit der bei dieser Aufnahme sich stets zuerst aufbauende Muskelhypertonus abklingen kann, ist es notwendig, nach erfolgter Einstellung 1 Minute zu warten vor Auslösung der Aufnahme.

G Bleischürze

Aufnahme   Rö-Kassette *waagerecht auf dem Tisch.*
Zentralstrahl auf Mitte Sprunggelenkspalt und Kassettenmitte.

B

	kV/mAs	Punkte	eigene Belichtung
normale Erwachsene	46/ 8	0	
kräftige Erwachsene	46/10	+1	

Kriterium   Seitenvergleichbarkeit muß gewährleistet sein: strichförmige Abbildung der Talusrolle, d.h. streng seitliche Abbildung des Sprunggelenkes. Gleichzeitig sind dann auch die Überlagerungsschatten von Tibia und Fibula identisch. Nur unter dieser Voraussetzung ist eine unterschiedliche Dorsalverschieblichkeit der Tibia gegenüber der Talusrolle verwertbar (Abb. 104.3, 104.4). *Beurteilung:* Als Maß für den Talusvorschub wird die Distanz zwischen dorsaler Zirkumferenz der Talusrolle und dem Hinterrand der Tibiagelenkfläche im Seitbild bestimmt.

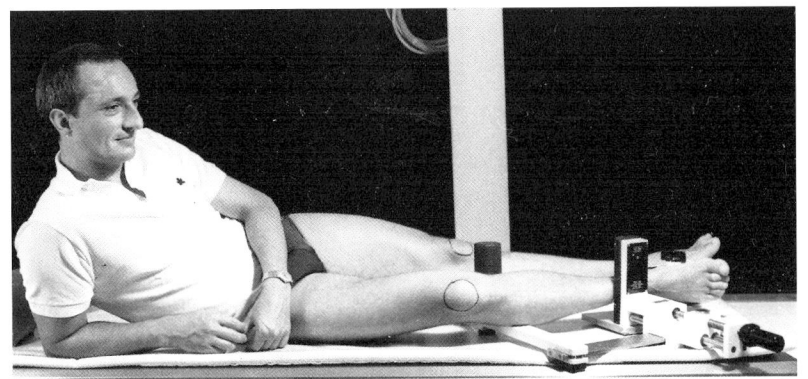

Sprunggelenk Streßaufnahme (apparativ) seitlich liegend 104

Abb. 104.1

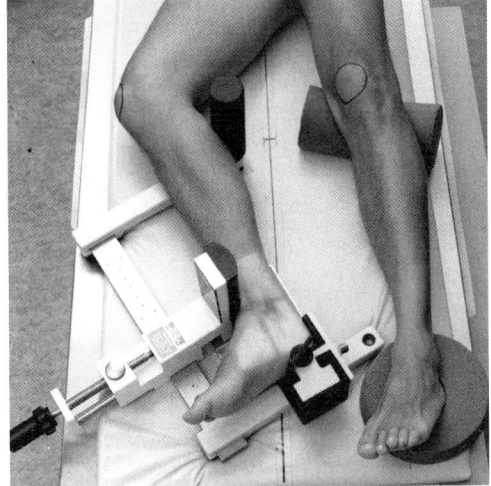

Abb. 104.2

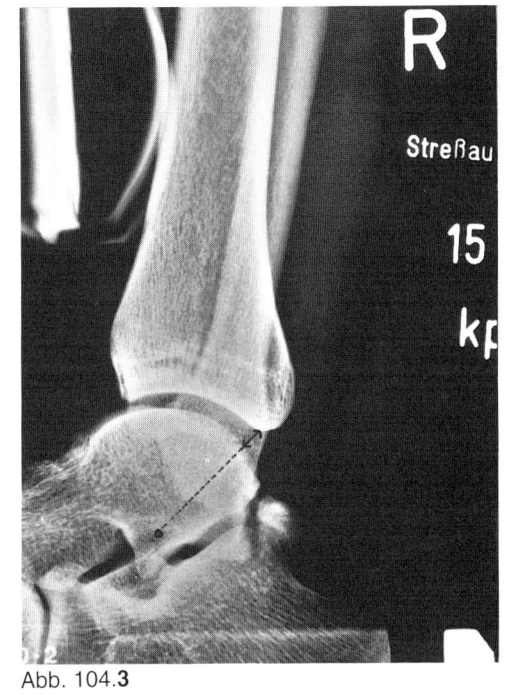

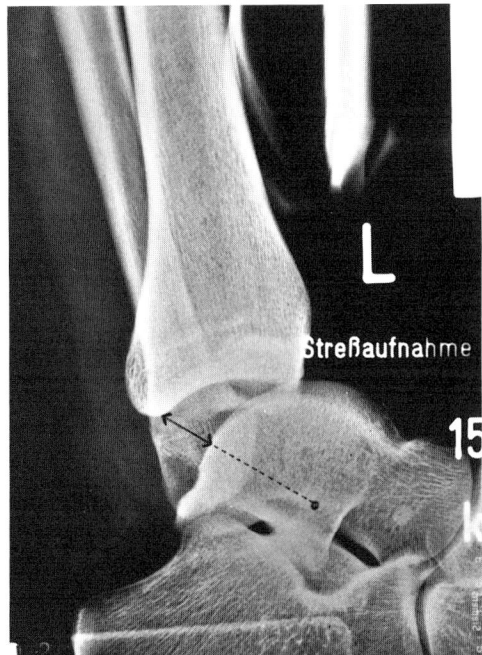

Abb. 104.3

Abb. 104.4

105 Fuß dorso-plantar sitzend

Format		24/30, hoch, zweigeteilt, oder 18/24, hoch
Folie		100
Schriftmarkierung		R/L
Lagerung	V	Schuhe und Strümpfe ausziehen!
	L	Patient sitzt auf dem Röntgentisch, gleichseitiges Hüft- und Kniegelenk gebeugt, Fuß steht mit der Fußsohle auf Kassette (Abb. 105.1, 105.2). *Alternativ:* Bei Fragestellung zur Fußstatik Ganzaufnahme des Fußes dp stehend (s. Einstellung 107).
	G	Bleischürze, die zwischen den Beinen durchhängen soll.
Aufnahme		Rö-Kassette *auf dem Tisch.* *Zentralstrahl* senkrecht auf Mitte des 3. Mittelfußknochens. Aluminiumkeilfilter zum Kontrastausgleich.

B

	kV/mAs	Punkte	eigene Belichtung
Kinder 10 Jahre	44/12	–2	
normale Erwachsene	46/16	0	
kräftige Erwachsene	48	+1	

Kriterium Orthograde Abbildung und gleichmäßige Durchexponierung von Fußwurzel, Mittelfuß und Zehen (Abb. 105.3).

Fuß dorso-plantar sitzend **105**

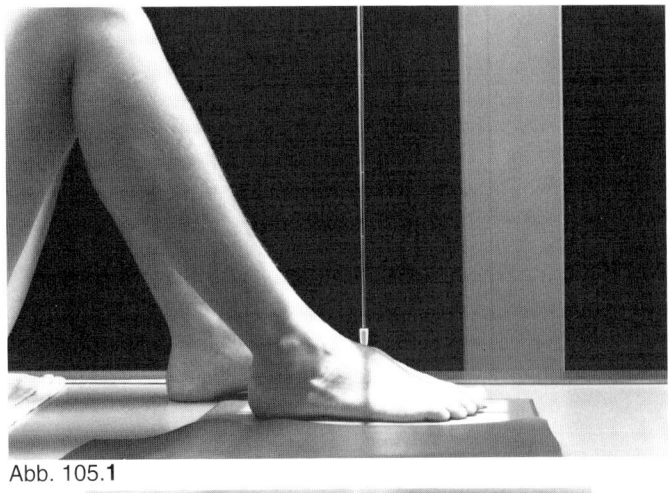

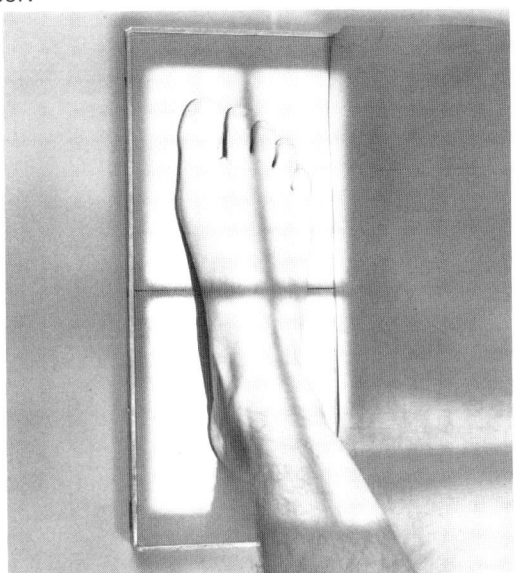

Abb. 105.**1**

Abb. 105.**2**

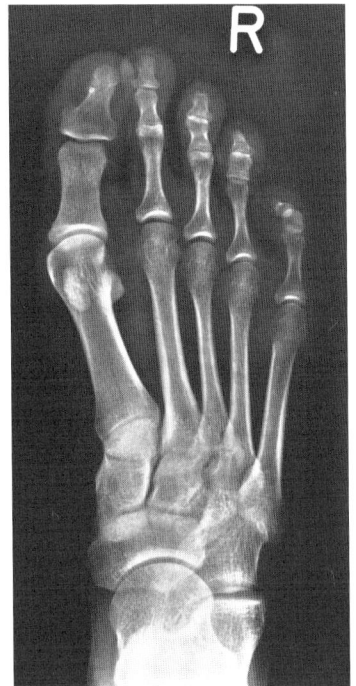

Abb. 105.**3**

106 Vorfuß dorso-plantar sitzend

Format	18/24, quer, zweigeteilt
Folie	100
Schriftmarkierung	R/L

Lagerung

V Schuhe und Strümpfe ausziehen!

L Patient sitzt auf dem Röntgentisch, gleichseitiges Hüft- und Kniegelenk gebeugt. Vor- und Mittelfuß stehen mit der Fußsohle auf der Kassette (Abb. 106.1, 106.2). *Alternativ:* Besonders im Zehenbereich kann die Aufnahme planto-dorsal in Bauchlage besseren Einblick in die Endgelenke bieten (Abb. 106.4, 106.5).

G Bleischürze, die zwischen den Beinen durchhängen soll.

Aufnahme

Rö-Kassette *auf dem Tisch*.
Zentralstrahl senkrecht auf Mitte des 3. Mittelfußknochens.
Aluminiumkeilfilter zum Kontrastausgleich.

B

	kV/mAs	Punkte	eigene Belichtung
Kinder 10 Jahre	42/10	−2	
normale Erwachsene	44/12	0	
kräftige Erwachsene	46/12	+1	

Kriterium Orthograde Abbildung und gleichmäßige Durchexponierung der Zehen und der Mittelfußknochen einschließlich ihrer Gelenke (Abb. 106.3: geheilte Metacarpale-2-Fraktur mit Kallusmanschette; Abb. 106.6: destruierende Arthrose Zehenmittelgelenk 3 und Arthrose Zehengrundgelenk).

Vorfuß dorso-plantar sitzend **106**

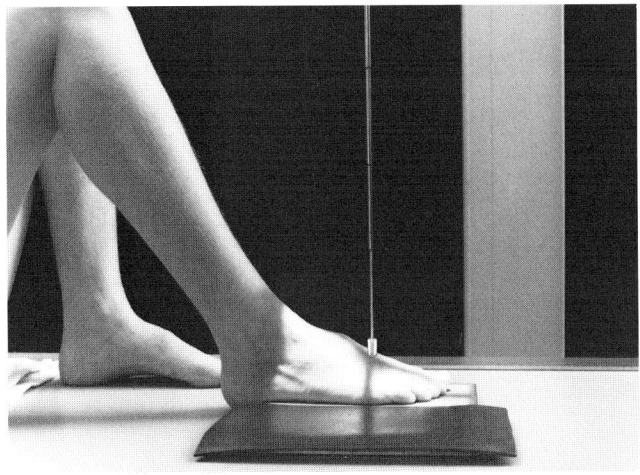

Abb. 106.**1**

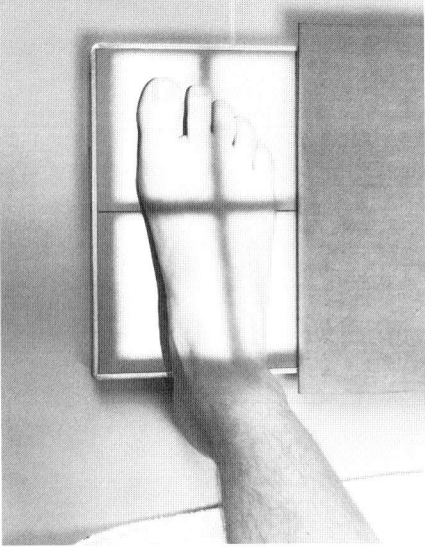

Abb. 106.**2**

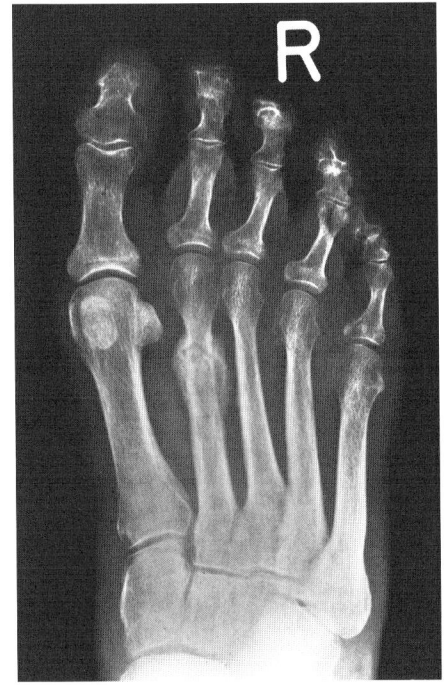

Abb. 106.**3**

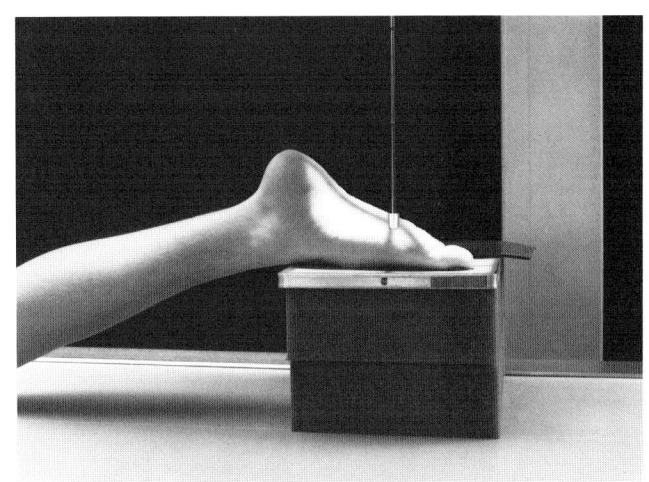

Abb. 106.**4**

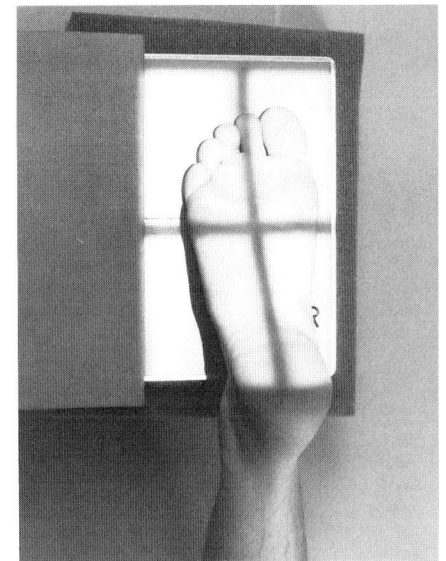

Abb. 106.**5**

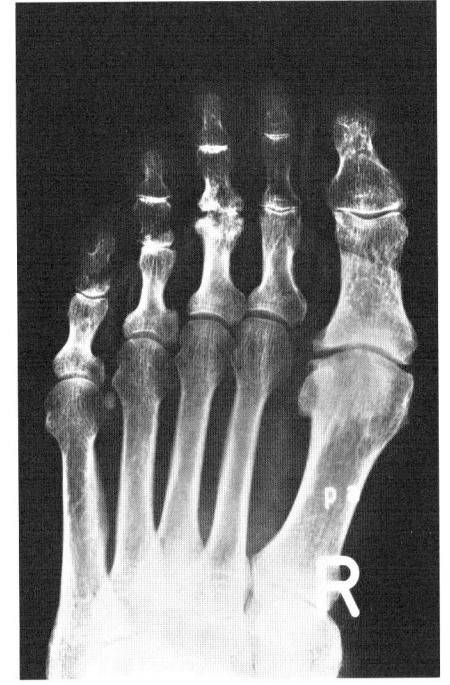

Abb. 106.**6**

247

107 Fuß Ganzaufnahme dorso-plantar stehend

Format	24/30, hoch
Folie	100
Schriftmarkierung	R/L stehend
Lagerung	

V Unterkörper entkleiden bis auf Unterhose!

L Patient steht mit einem Fuß auf der Kassette, die auf dem Boden liegt. Damit die Fußposition nicht geändert wird, Fixierung des Fußes auf der Kassette (Abb. 107.1 bis 107.4). Der andere Fuß ist in Schrittstellung hinter den auf der Kassette stehenden gesetzt (Abb. 107.1, 107.2).

G Bleischürze vorn und hinten.

1. Aufnahme Rö-Kassette *auf dem Fußboden.*
Zentralstrahl senkrecht dorso-plantar auf Mitte des 3. Mittelfußknochens und Kassette. Aluminiumkeilfilter zum Kontrastausgleich.

B

	kV/mAs	Punkte	eigene Belichtung
Kinder 10 Jahre	44/12	–2	
normale Erwachsene	46/16	0	
kräftige Erwachsene	48/16	+1	

2. Aufnahme

L Fußposition auf der Röntgenkassette wird strikt beibehalten. Der andere Fuß wird jetzt in Schrittstellung vor den auf der Kassette stehenden gesetzt. Bei diesem Manöver soll der Patient sich mit den Händen abstützen, damit „Kassettenfuß" oder Kassette nicht verrutschen können (Abb. 107.3, 107.4). Bei Kindern Fuß mit Pflaster (Leukosilk) fixieren.
Zentralstrahl auf Mitte des Fersenbeines 10° schräg dorso-plantar auf Kassette.

B

	kV/mAs	Punkte	eigene Belichtung
Kinder 10 Jahre	50/ 6,3	–2	
normale Erwachsene	52/ 8	0	
kräftige Erwachsene	52/10	+1	

Anmerkung: Der seine Neigung ändernde Unterschenkel dient als „Scheidewand" bei dieser Doppelaufnahme. Er soll gewährleisten, daß es nur zur separaten Belichtung von Rück- bzw. Mittel- und Vorfuß und nicht etwa zur Doppelbelichtung gleicher Fußabschnitte kommt.

Kriterium Vollständige, überlagerungsfreie Abbildung des ganzen Fußes dp einschließlich des Rückfußes und der Fußwurzelgelenke (Abb. 107.5: kindlicher Senkfuß).

Fischer-Wasels, J.: Zur Röntgentechnik der Fußwurzeldarstellung. Z. Orthop. 86 (1955) 468–470.

Fuß Ganzaufnahme dorso-plantar stehend 107

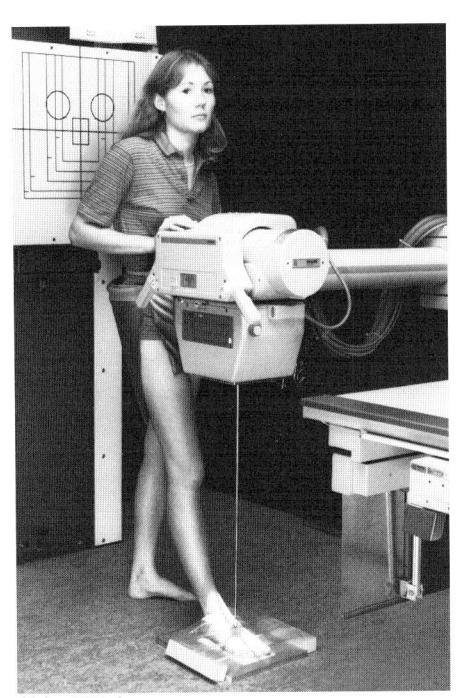

Abb. 107.1

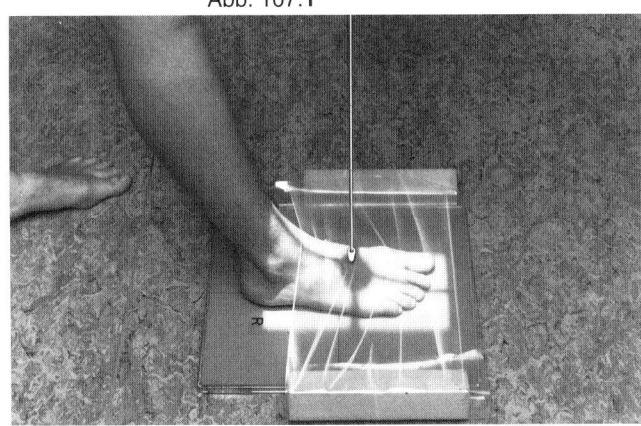

Abb. 107.2

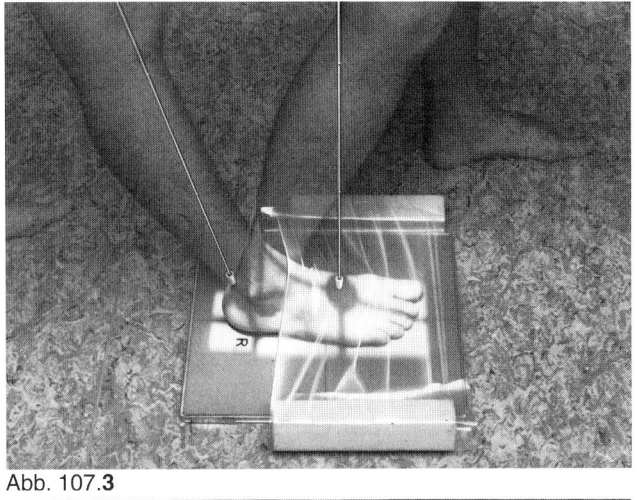

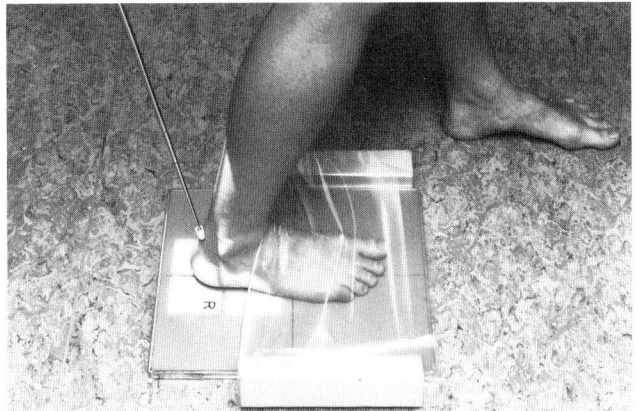

Abb. 107.3

Abb. 107.4

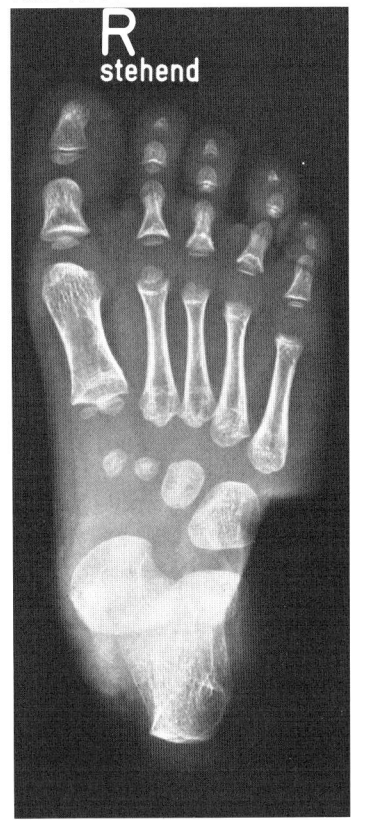

Abb. 107.5

108 Fuß seitlich stehend

Zur Indikation	Bei der Aufnahme des Fußes seitlich in Belastung können mediale Längswölbung und Sprunggelenke unter Standardbedingungen beurteilt werden. Damit sind aussagekräftige Verlaufsbeobachtungen möglich. Die seitliche *Aufnahme im Liegen* kann bei ganz speziellen Fragestellungen, z. B. Kontrolle der Fragmentstellung bei Metatarsalfrakturen indiziert sein, als 2. Standardebene ist ihr sicher die aussagekräftige *Schrägaufnahme* (s. Einstellung 109a) vorzuziehen.
Format	24/30, quer
Folie	100
Schriftmarkierung	R/L stehend

Lagerung

- **V** Unterkörper entkleiden bis auf Unterhose!
- **L** Patient stellt Fuß seitlich vor das Rasterwandstativ, lateraler Fußrand (Kleinzehe) zum Stativ. Sofern dies nicht bis auf Fußhöhe verstellbar ist, steht der Patient auf standsicherem Hocker. Dem Fuß wird ein Brettchen unterlagert, während die Röntgenkassette auf den Hocker zwischen Fuß und Stativ gestellt wird. Dadurch ist gewährleistet, daß der Fuß auch plantar vollständig mit abgebildet wird. Der Patient hält sich dabei am Stativ fest und hebt den gesunden Fuß hoch (Einbeinstand, Abb. 108.1, 108.2).
  Alternativ: Die Aufnahme kann auch in Belastung im Schuh aufschlußreich sein, z. B. zur Kontrolle des Effektes einer orthopädieschuhtechnischen Maßnahme (Abb. 108.4).
- **G** Bleischürze seitlich

Aufnahme

Rö-Kassette (s. o.) *senkrecht auf Hocker bzw. Boden.*
Zentralstrahl auf Mitte des Fußes *medio-lateral* und auf Kassettenmitte.

B

	kV/mAs	Punkte	eigene Belichtung
Kinder 10 Jahre	42/10	–2	
normale Erwachsene	44/12	0	
kräftige Erwachsene	44/16	+1	

Kriterium   Vollständige, rein seitliche Abbildung des ganzen Fußes einschließlich des oberen Sprunggelenkes (Abb. 108.3).

Fuß seitlich stehend **108**

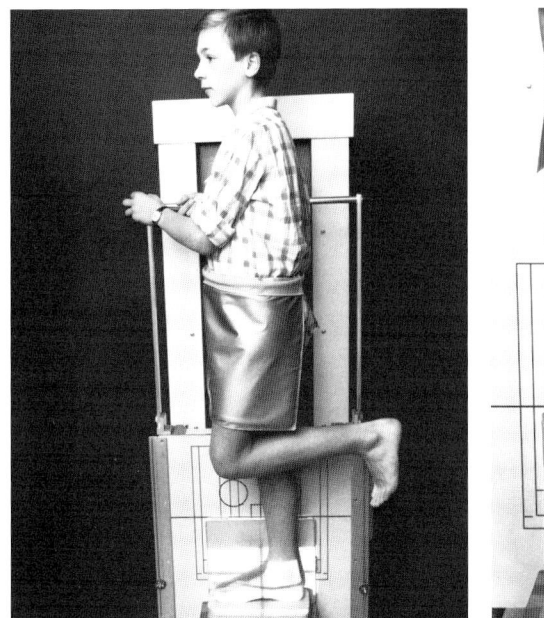

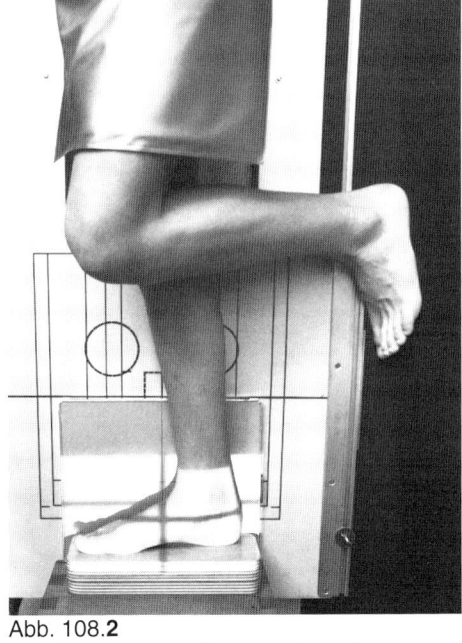

Abb. 108.**1**

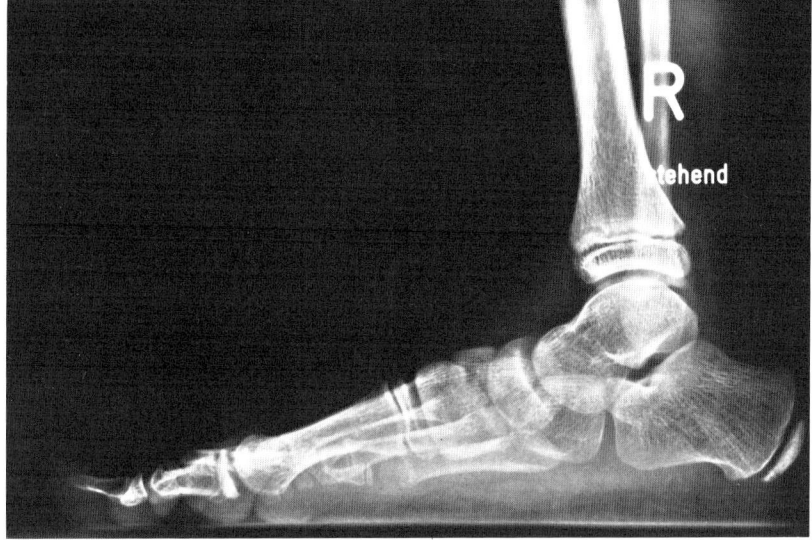

Abb. 108.**2**

Abb. 108.**3**

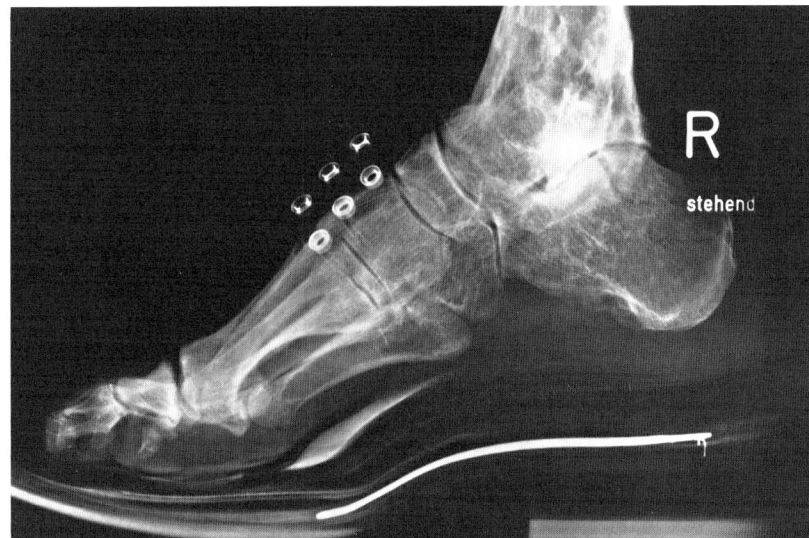

Abb. 108.**4**

109 a Fuß dorso-plantar schräg

Format		24/30, quer, zweigeteilt
Folie		100
Schriftmarkierung		R/L schräg (sofern Einzelaufnahme)
Lagerung	V	Schuhe und Strümpfe ausziehen!
	L	Patient sitzt auf dem Röntgentisch, Hüft- und Kniegelenk gebeugt. *Fuß* auf der Kassette. Der Unterschenkel wird im Winkel von 45° innenseitig (tibial) gegen die Röntgentischplatte auf Bocollo gelagert. Der in Neutralstellung gehaltene Fuß wird dadurch außen um 45° gegen die Kassette angehoben, also Großzehe filmnahe (Abb. 109.1, 109.2).
	G	Bleischürze
Aufnahme		Rö-Kassette *auf dem Tisch.* *Zentralstrahl* auf Basis des 3. Mittelfußknochens (Abb. 109.2). Aluminiumkeilfilter zum Kontrastausgleich.

	kV/mAs	Punkte	eigene Belichtung
Kinder 10 Jahre	42/10	−2	
normale Erwachsene	44/12,5	0	
kräftige Erwachsene	44/16	+1	

Kriterium	Vollständige Abbildung des Fußes schräg, wobei sich die Mittelfußknochen nicht wesentlich überlagern und die Fußwurzelgelenke frei einsehbar sein sollen (Abb. 109.3).

109 b Vorfuß dorso-plantar schräg

wie Fuß dp schräg, *außer*

Format		18/24, quer, zweigeteilt
Folie		100
Lagerung	L	… *Vorfuß* steht auf der Kassette. … (Abb. 109.1, 109.4)
Aufnahme		*Zentralstrahl* auf Mitte des 3. Mittelfußknochens (Abb. 109.4).

	kV/mAs	Punkte	eigene Belichtung
Kinder 10 Jahre	42/ 6,3	−2	
normale Erwachsene	44/ 8	0	
kräftige Erwachsene	44/10	+1	

Kriterium	Vollständige Abbildung des Vorfußes schräg, wobei sich die Mittelfußknochen nicht wesentlich überlagern und die Gelenke frei einsehbar sein sollen (Abb. 109.5).

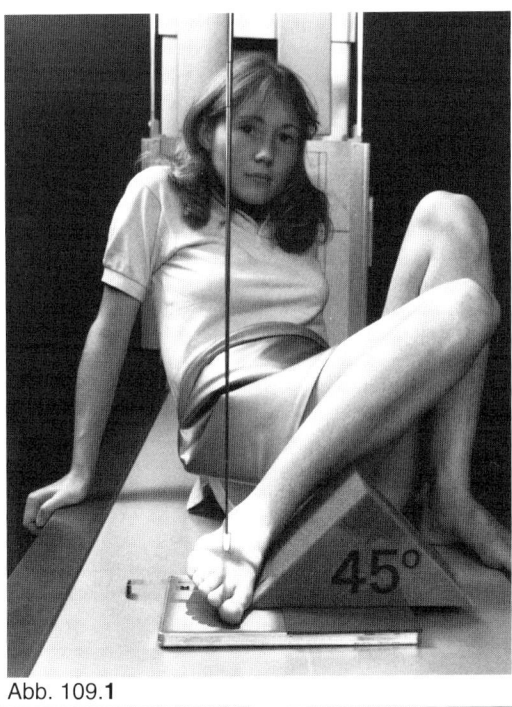

Fuß dorso-plantar schräg **109a**   Vorfuß dorso-plantar schräg **109b**

Abb. 109.**1**

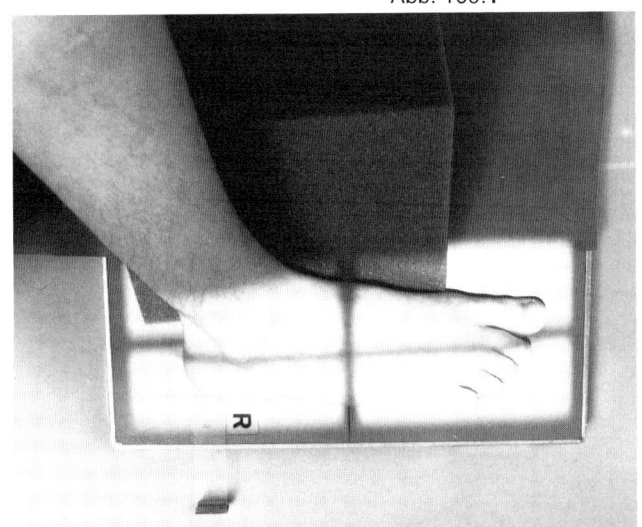

Abb. 109.**2**

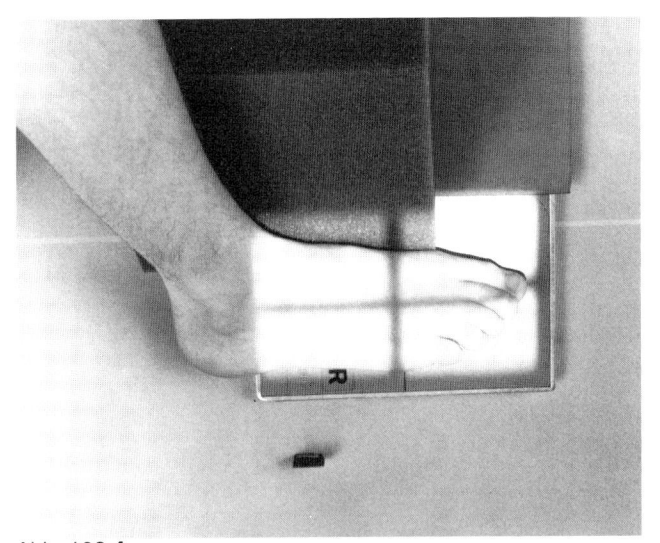

Abb. 109.**4**

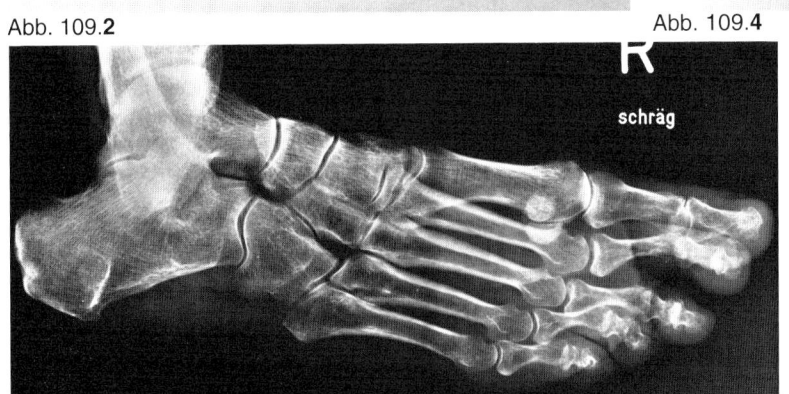

Abb. 109.**3**

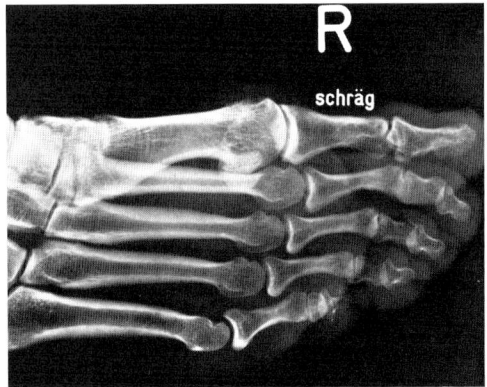

Abb. 109.**5**

110 Fersenbein dorso-plantar (= „axial")

Format		13/18, hoch
Folie		100
Schriftmarkierung		R/L
Lagerung	V	Unterkörper entkleiden bis auf Unterhose!
	L	Patient steht mit Ferse auf – dem Boden aufliegender – Kassette, die fersenseitig angehoben ist (15° Bocollo, Abb. 110.1). Unterschenkel entsprechend nach vorn geneigt, d. h. Knie und Hüfte leicht gebeugt. Der andere Fuß ist in Schrittstellung vor den auf der Kassette stehenden gesetzt. Der Patient stützt sich mit den Händen ab, damit er einen sicheren Stand hat. *Alternativ:* Diese Aufnahme kann auch in Rückenlage planto-dorsal angefertigt werden (Abb. 110.3, 110.4).
	G	Bleischürze
Aufnahme		Rö-Kassette *auf dem Fußboden.* *Zentralstrahl* senkrecht auf Mitte des Fersenbeines und Kassettenmitte (Abb. 110.2).
	B	

	kV/mAs	Punkte	eigene Belichtung
Kinder 10 Jahre	44/ 6,3	−2	
normale Erwachsene	46/ 8	0	
kräftige Erwachsene	46/10	+1	

Kriterium		Der Zentralstrahl soll senkrecht auf das Fersenbein fallen, damit es nicht verprojiziert abgebildet wird (Abb. 110.5).

Fersenbein dorso-plantar (= „axial") **110**

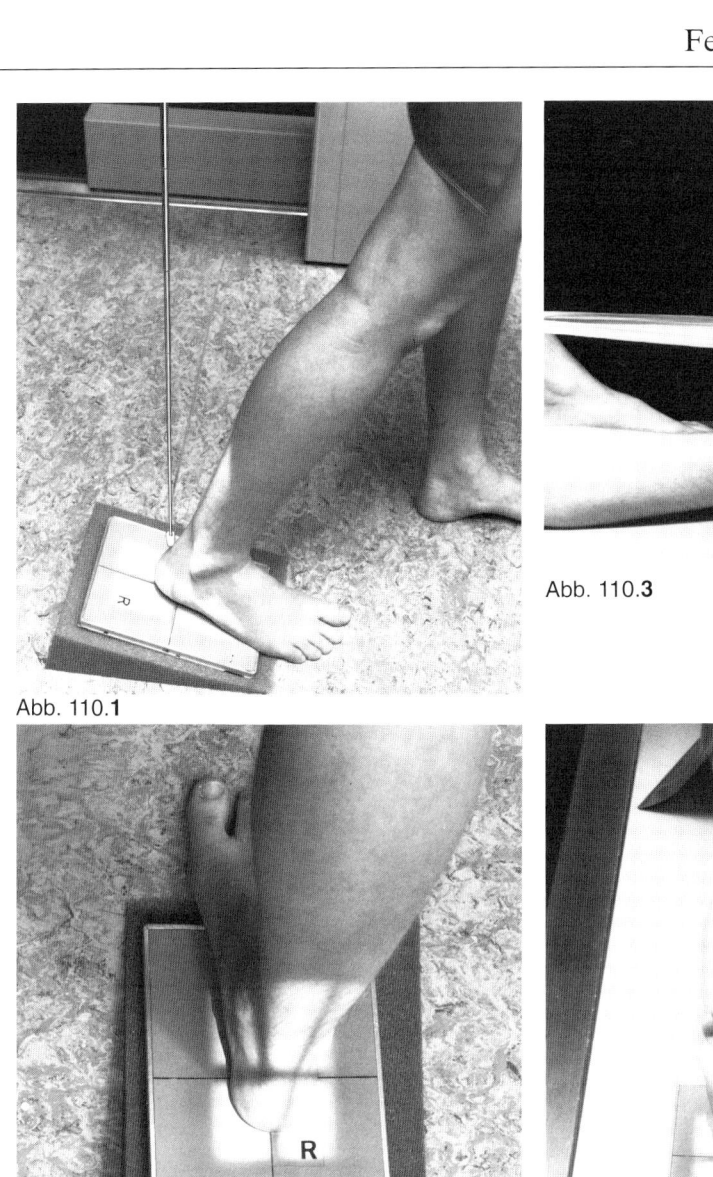

Abb. 110.**1**

Abb. 110.**2**

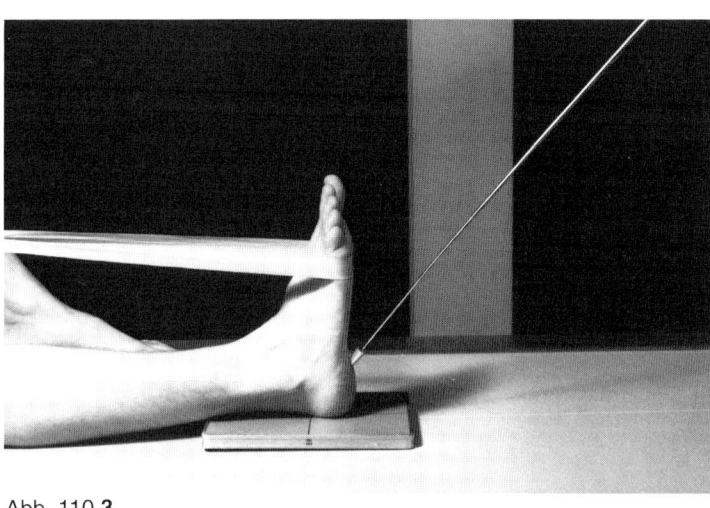

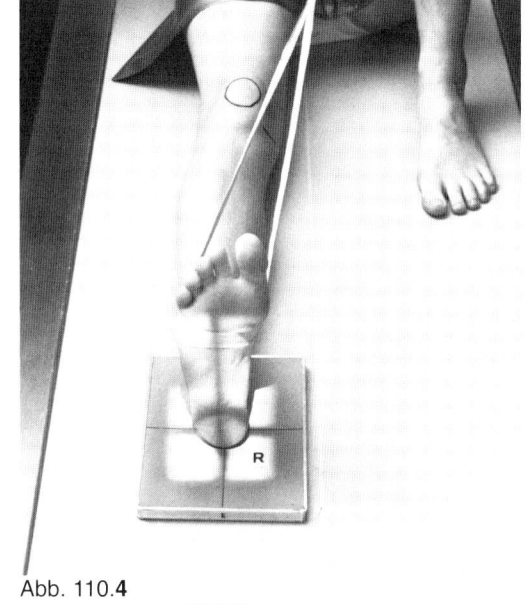

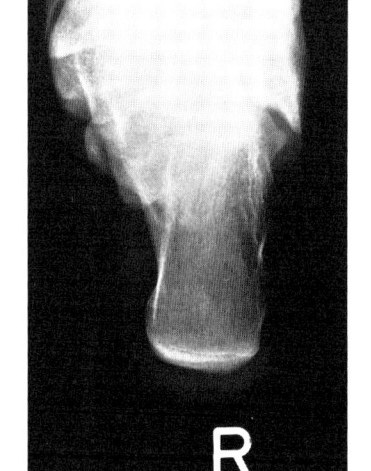

Abb. 110.**3**

Abb. 110.**4**

Abb. 110.**5**

111a Ferse seitlich liegend

Format	13/18, quer
Folie	100
Schriftmarkierung	R/L
Lagerung V	Schuhe und Strümpfe ausziehen!
L	Stabile Seitenlage, Hüft- und Kniegelenke gebeugt, anderes Bein darübergelegt. Fuß liegt mit Außenknöchel auf der Kassette. Ferse in Kassettenmitte und filmparallel (Abb. 111.3, 111.4). *Alternativ:* Bei Kindern Fersen aneinandergelegt, rein seitlich auf einer Kassette (Abb. 111.1). Denn wegen der Formvielfalt in der Wachstumsphase ist bei Kindern grundsätzlich seitenvergleichende Aufnahme notwendig (Abb. 111.2).
G	Bleischürze
Aufnahme	Rö-Kassette *auf dem Tisch*. *Zentralstrahl* auf Fersen- und Kassettenmitte (Abb. 111.4).

B

	kV/mAs	Punkte	eigene Belichtung
Kinder 10 Jahre	41/ 6,3	−2	
normale Erwachsene	42/ 8	0	
kräftige Erwachsene	42/10	+1	

Kriterium	Rein seitliche, strukturreiche Abbildung des Fersenbeines und seiner Nachbargelenke (Abb. 111.5).

111b Rückfuß Weichteilaufnahme (Achillessehne) seitlich liegend

wie Ferse seitlich liegend, *außer*

Zur Indikation	Besonders bei Verdacht auf Verletzung der Achillessehne. Grundsätzlich Vergleichsaufnahme mit der gesunden Seite notwendig. Alternativ kommt eine sonographische Untersuchung der Achillessehne in Frage.
Format	18/24, quer, zweigeteilt (Abb. 111.6, 111.7)
Folie	100
Aufnahme	Rö-Kassette *auf dem Tisch*. *Zentralstrahl* auf Mitte der Achillessehne in Höhe Innenknöchel und 1 cm ventral vom dorsalen Hautrand (Abb. 111.7).

B

	kV/mAs	Punkte	eigene Belichtung
normale Erwachsene	36/4	0	
kräftige Erwachsene	36/5	+1	

Kriterium	Streng symmetrische Abbildung des Weichteilschattens der Achillessehne und des (unterbelichteten!) Fersenbeines (Abb. 111.8: sechs Wochen alte Achillessehnenruptur links).

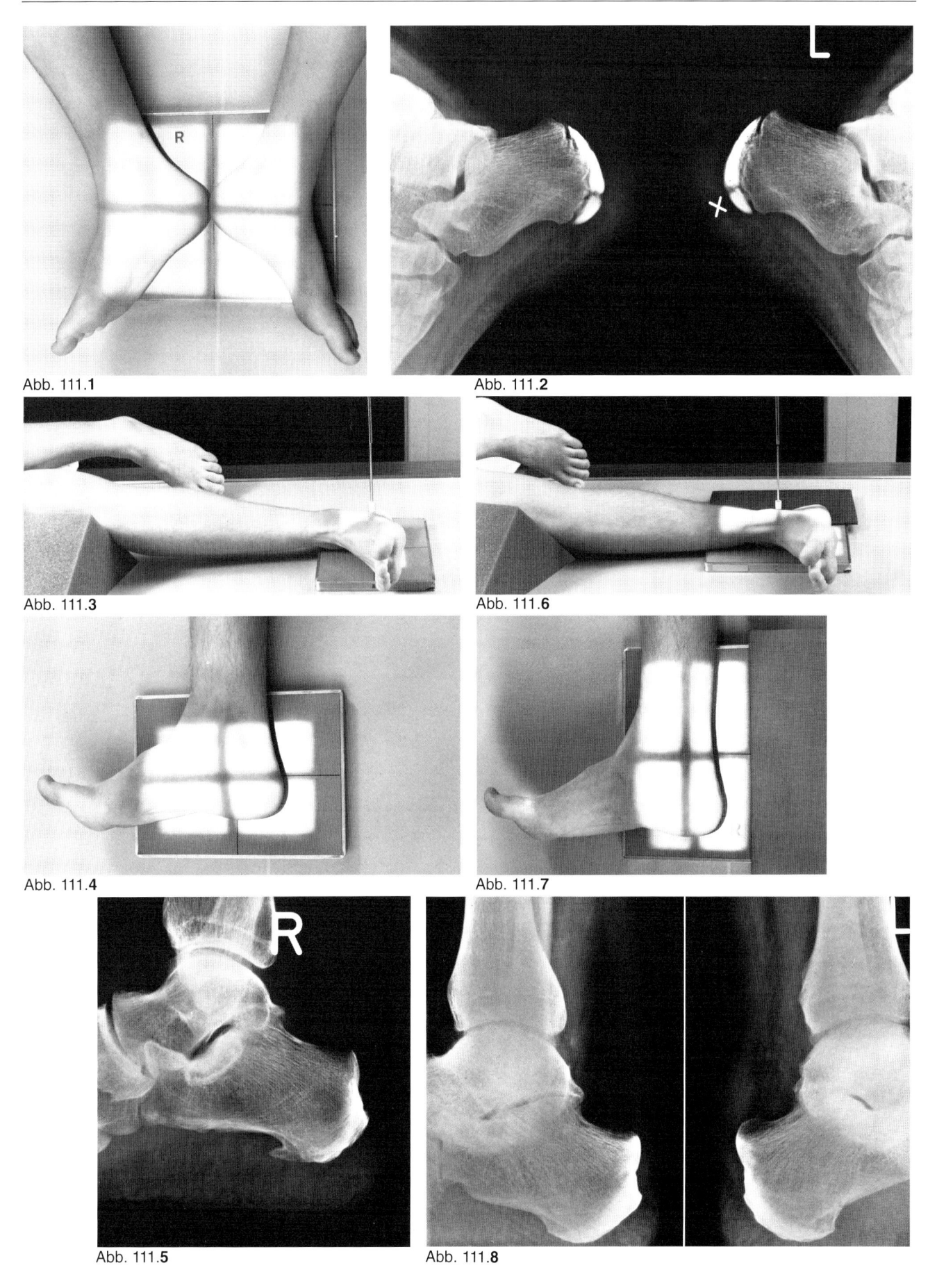

Ferse seitlich liegend **111a**   Rückfuß Weichteilaufnahme seitlich liegend **111b**

Abb. 111.**1**

Abb. 111.**2**

Abb. 111.**3**

Abb. 111.**6**

Abb. 111.**4**

Abb. 111.**7**

Abb. 111.**5**

Abb. 111.**8**

257

112 Rückfuß dorso-plantar schräg

Format	13/18, quer
Folie	100
Schriftmarkierung	R/L schräg

Lagerung

V Schuhe und Strümpfe ausziehen!

L Patient sitzt auf dem Röntgentisch, Hüft- und Kniegelenk gebeugt, Rückfuß steht auf der Kassette. Der Unterschenkel wird im Winkel von 45° innenseitig gegen die Röntgentischplatte auf Bocollo gelagert, so daß die Ferse außen um 45° angehoben wird, also Großzehe filmnahe (Abb. 112.1, 112.2).

G Bleischürze

Aufnahme

Rö-Kassette *auf dem Tisch*.
Zentralstrahl auf Außenknöchelspitze.

B

	kV/mAs	Punkte	eigene Belichtung
normale Erwachsene	46/12	0	
kräftige Erwachsene	46/16	+1	

Kriterium

Überlagerungsarme, übersichtliche Darstellung des unteren Sprunggelenkes von lateral einschließlich des Fersenbeines schräg (Abb. 112.3).

Feist, J. H., H. J. Mankin: The tarsus: basic relationships and motions in the adult and definition of optimal recumbent oblique projection. Radiology 79 (1962) 250–263.
Isherwood, J.: A radiological approach to the subtalar joint. J. Bone Jt. Surg. 43B (1961) 566–574.

Rückfuß dorso-plantar schräg **112**

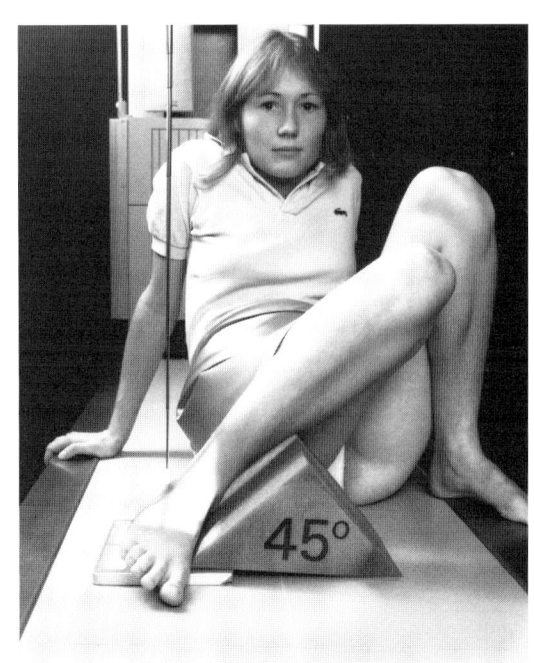

Abb. 112.**1**

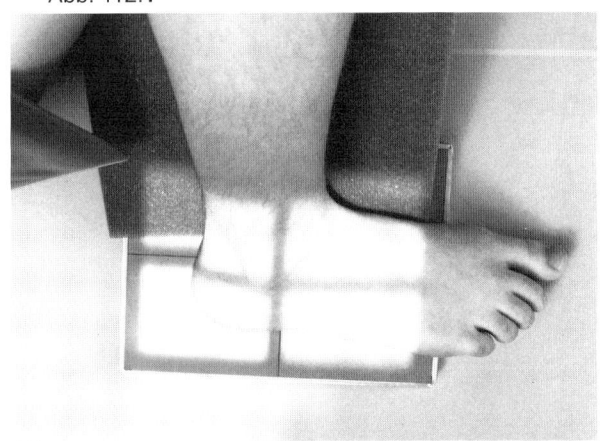

Abb. 112.**2**

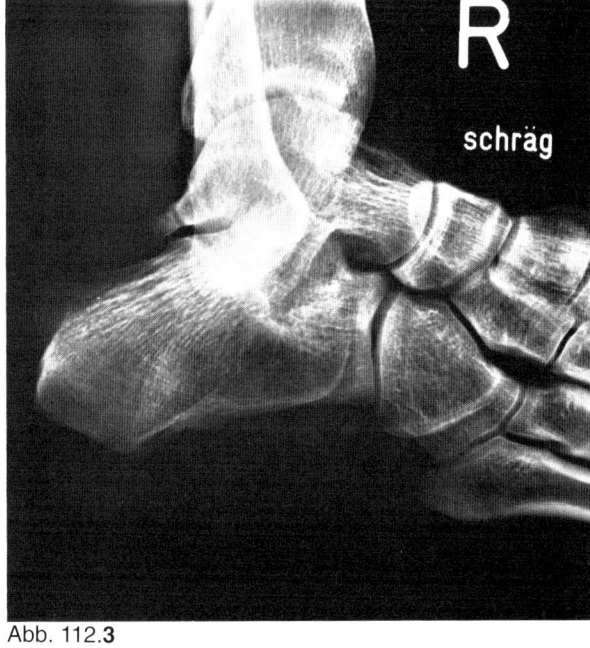

Abb. 112.**3**

113a Unteres Sprunggelenk schräg liegend: Innenrotation

Zur Indikation	In Ergänzung der Standardebenen sind zur eindeutigen Diagnostik z. B. von Verletzungen des unteren Sprunggelenkes und des Fersenbeines Aufnahmen in diesen Ebenen wertvoll.
Format	13/18, hoch
Folie	100
Schriftmarkierung	R/L 45° Innenrotation
Lagerung	**V** Schuhe und Strümpfe ausziehen! **L** Rückenlage, Kniegelenke gestreckt, Neutralstellung im Sprunggelenk, nötigenfalls Sandsack auf Unterschenkel, Aufnahme in 45°. Einwärtsdrehung des Unterschenkels (= Innenrotation, Abb. 113.1, 113.2). **G** Bleischürze
Aufnahme	Rö-Kassette *auf dem Tisch.* *Zentralstrahl* mit Einfallswinkel 15° *caudo-cranial* auf unteres Sprunggelenk direkt unterhalb Außenknöchelspitze und auf Kassettenmitte. *Alternativ:* Zur Darstellung des vorderen unteren Sprunggelenkes ist bei gleicher Lagerung ein Einfallswinkel des Zentralstrahles von (30°–)40° zu wählen.

B

	kV/mAs	Punkte	eigene Belichtung
normale Erwachsene	48/ 8	0	
kräftige Erwachsene	48/10	+1	

Kriterium	Möglichst überlagerungsfreie Darstellung des hinteren unteren Sprunggelenkes und des Fersenbeines (Abb. 113.3).

113b Unteres Sprunggelenk schräg liegend: Außenrotation

wie unteres Sprunggelenk schräg liegend: Innenrotation, *außer*

Schriftmarkierung	R/L 45° Außenrotation
Lagerung	… Außendrehung des Unterschenkels (= Außenrotation, Abb. 113.4, 113.5).
Aufnahme	*Zentralstrahl* mit Einfallswinkel 15° *caudo-cranial* auf unteres Sprunggelenk direkt unterhalb Innenknöchelspitze und auf Kassettenmitte.
Kriterium	Weitgehend vollständige Darstellung des unteren Sprunggelenkes einschließlich des Sulcus calcanei (Abb. 113.6).

Brodén, B.: Roentgen examination of the subtaloid joint in fractures of the calcaneus. Acta radiol. 31 (1949) 85–91.

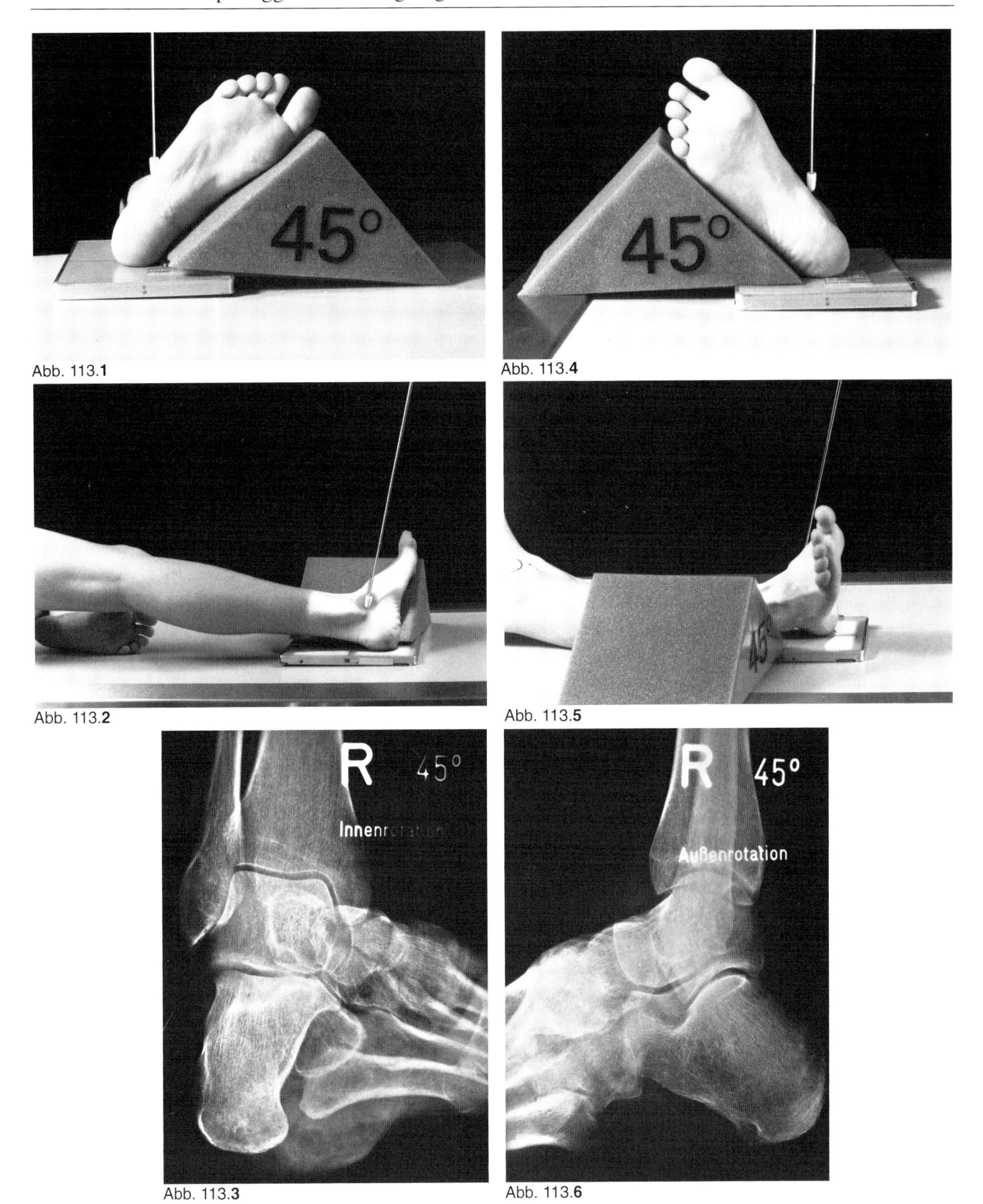

Unteres Sprunggelenk schräg liegend: Innenrotation **113a**   Außenrotation **113b**

Abb. 113.**1**

Abb. 113.**2**

Abb. 113.**3**

Abb. 113.**4**

Abb. 113.**5**

Abb. 113.**6**

114 Vorfuß tangential

Format	13/18 (9/12), quer
Folie	100
Schriftmarkierung	R/L
Lagerung V	Schuhe und Strümpfe ausziehen!
L	1. Patient in Bauchlage, Zehen auf der Kassette maximal dorsal überstreckt, so daß Zentralstrahl plantar tangential Mittelfußknochen und Sesambein trifft (Abb. 114.1, 114.2). 2. Besonders bei Schwierigkeit, die Bauchlage einzuhalten, kann die Aufnahme der Sesambeine der Großzehe allein im umgekehrten Strahlengang einfacher gelingen (Abb. 114.4, 114.5). 3. Aufschlußreicher und darum grundsätzlich zu bevorzugen ist die Aufnahme unter Belastung, also im Stehen. Dazu bedarf es einer die natürliche Fußform möglichst wenig beeinflussenden, strahlendurchlässigen Fußhaltung (Abb. 114.7). 4. *Alternativ* dazu ist die Aufnahme auch im hohen Zehenstand mit Zentrierung auf einen Vorfuß oder zwischen beide Füße (Abb. 114.9) möglich. Die Zehen sollten auf einer kleinen Leiste stehen, damit sie nicht die Mittelfußköpfe überlagern.
G	Bleischürze dorsal
Aufnahme	Rö-Kassette *auf dem Tisch*. *Zentralstrahl* tangential auf 3. Mittelfußköpfchen.

B

	Einstellung 1 + 2 + 4		Einstellung 3	
	kV/mAs	Punkte	kV/mAs	Punkte
normale Erwachsene	44/ 8	−0	52/12	
kräftige Erwachsene	44/10	+1	55/12	

Kriterium Überlagerungsfreie Darstellung der Sesambeine und der Mittelfußköpfchen (unbelastet: Abb. 114.3, belastet: Abb. 114.8).

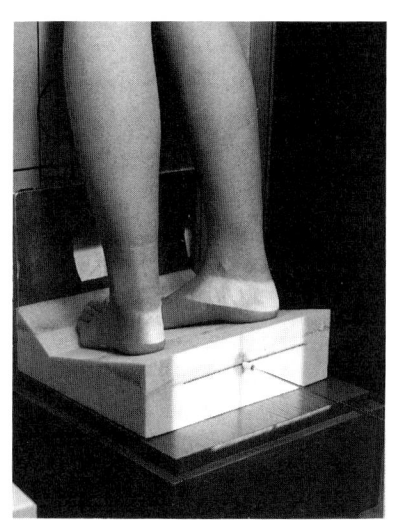

Abb. 114.7 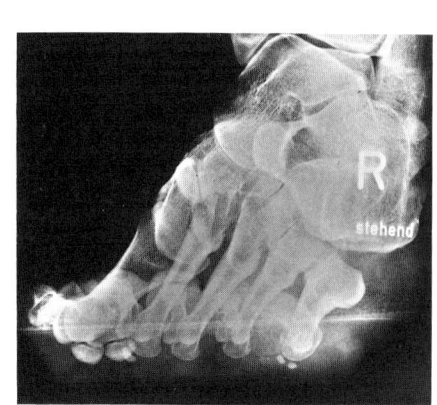   Abb. 114.8 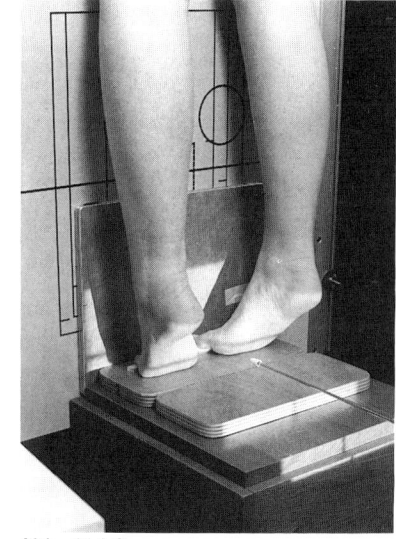   Abb. 114.9

Holly, E. W.: Radiography of the tarsal sesamoid bones. Med. Radiogr. Photogr. 31 (1955) 73.
Lewis, R. W.: Non-routine views in roentgen examination of the extremities. Surg. Gynec. Obstet. 67 (1938) 38–45.

Vorfuß tangential **114**

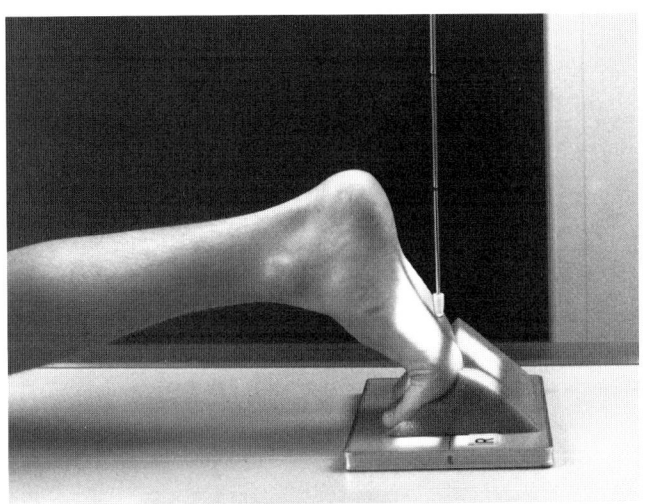

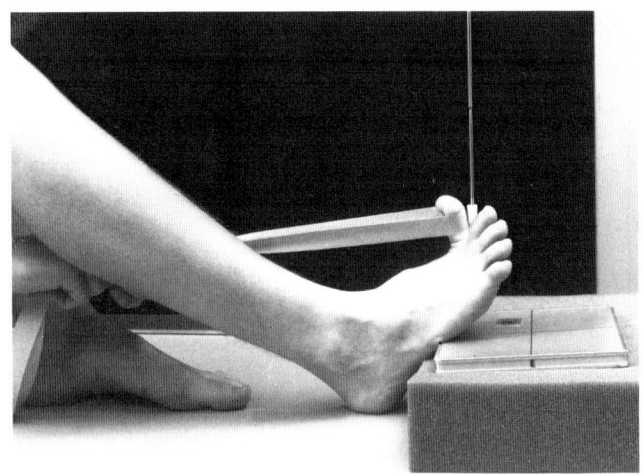

Abb. 114.**1**

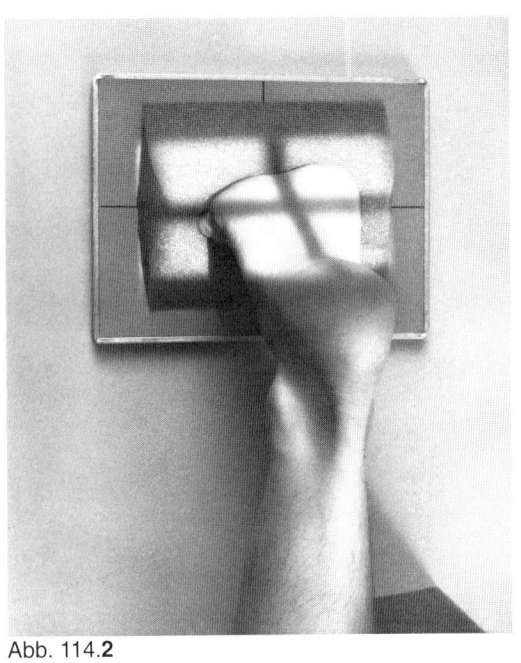

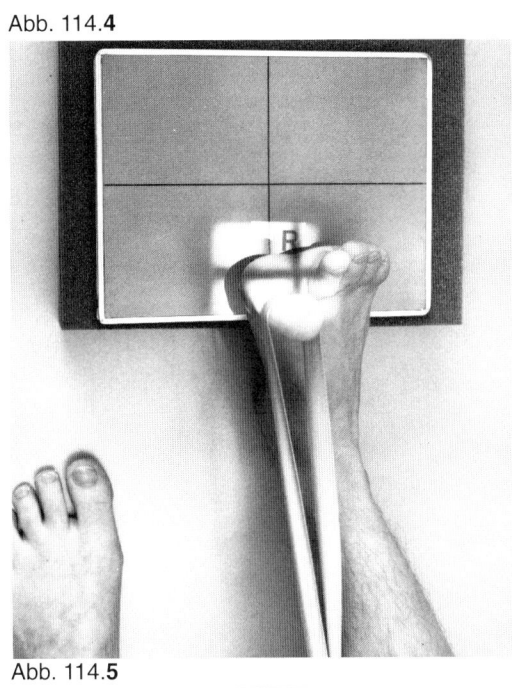

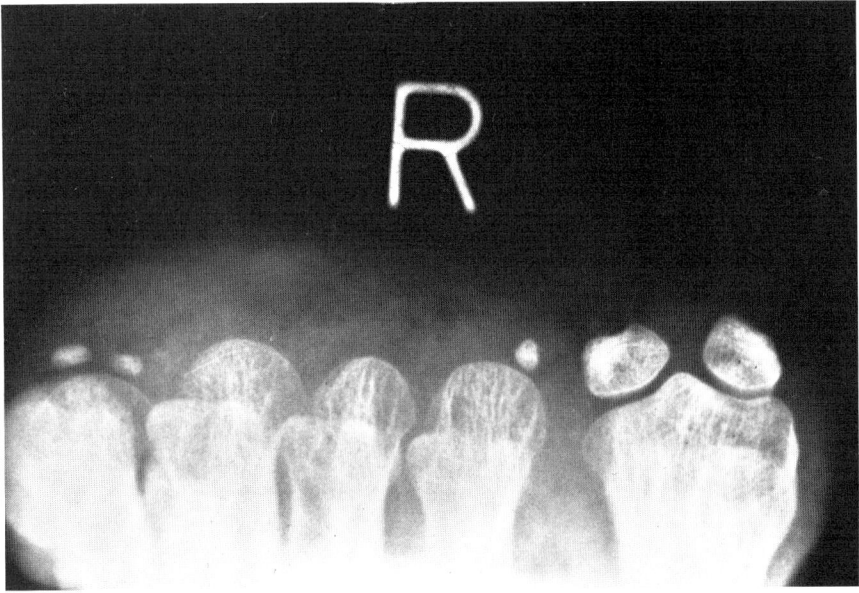

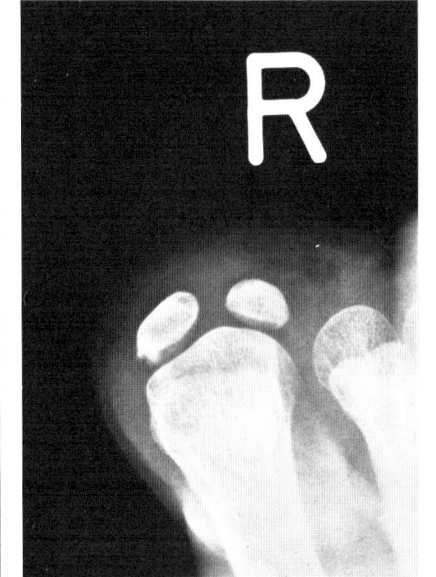

Abb. 114.**2**

Abb. 114.**3**

Abb. 114.**4**

Abb. 114.**5**

Abb. 114.**6**

263

115 a Großzehe dorso-plantar sitzend

Format	13/18 (9/12), hoch, zweigeteilt
Folie	100
Schriftmarkierung	R/L
Lagerung	

Lagerung
- V Schuhe und Strümpfe ausziehen!
- L Patient sitzt auf dem Röntgentisch, gleichseitiges Hüft- und Kniegelenk gebeugt, Großzehe flach auf der Kassette (Abb. 115.1, 115.2).
- G Bleischürze, die zwischen den Beinen durchhängen soll.

Aufnahme Rö-Kassette *auf dem Tisch*.
Zentralstrahl senkrecht auf Großzehengrundgelenk dorso-plantar.

B

	kV/mAs	Punkte	eigene Belichtung
normale Erwachsene	44/12	0	
kräftige Erwachsene	46/12	+1	

Kriterium Überlagerungsfreie Darstellung der Großzehe dp und ihrer Gelenke (Abb. 115.5).

115 b Großzehe seitlich liegend

wie Großzehe dp sitzend, *außer*

Lagerung
- L Patient in Seitenlage so, daß Großzehe der Kassette medial und streng seitlich anliegt. Die Zehen 2–5 werden nach dorsal gehalten – vom Patienten oder oft einfacher durch festgeklemmte Zügel (Abb. 115.3, 115.4).

Aufnahme Rö-Kassette *auf dem Tisch*.
Zentralstrahl auf Großzehengrundgelenk latero-medial.

B

	kV/mAs	Punkte	eigene Belichtung
normale Erwachsene	48/12	0	
kräftige Erwachsene	50/16	+2	

Kriterium Rein seitliche Darstellung der Großzehe einschließlich des Zehengrundgelenkes (Abb. 115.5).

Großzehe dorso-plantar sitzend **115a**   Großzehe seitlich liegend **115b**

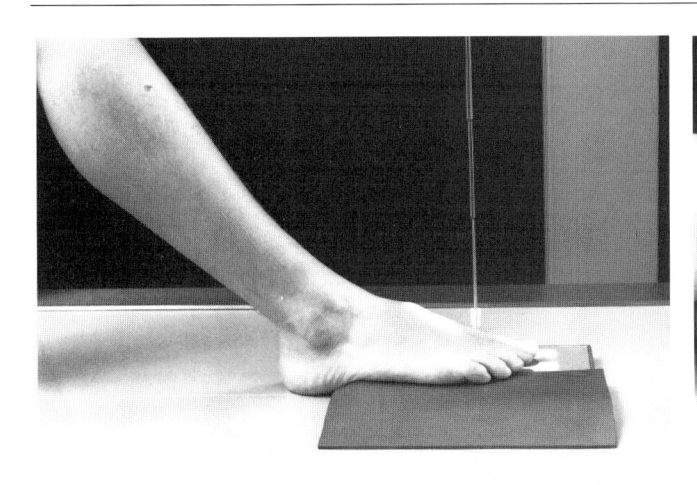

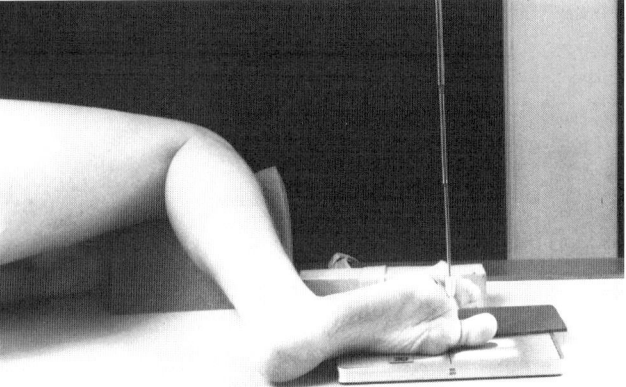

Abb. 115.**1**

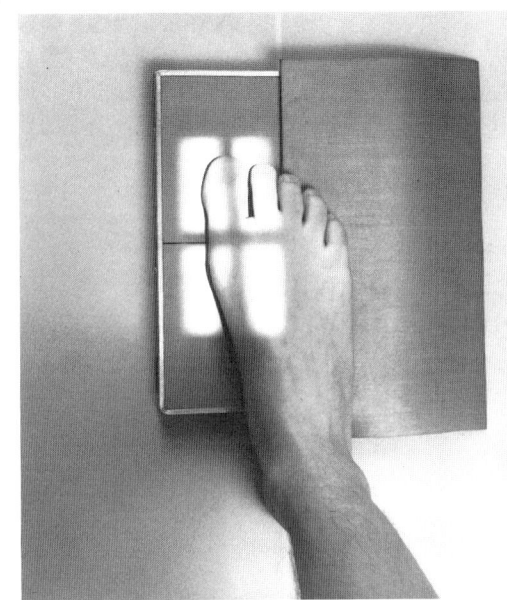

Abb. 115.**3**

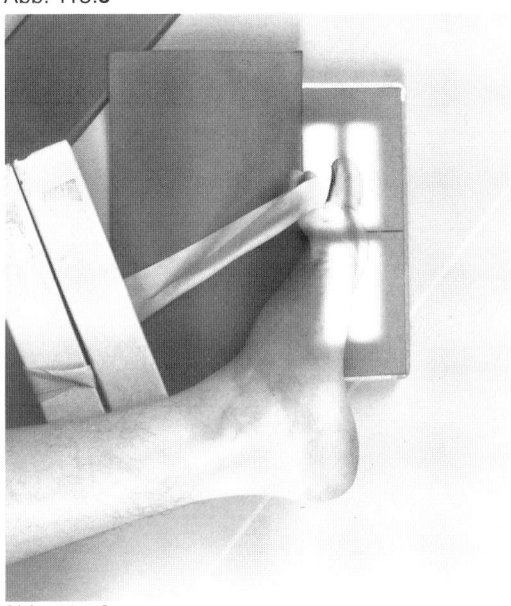

Abb. 115.**2**

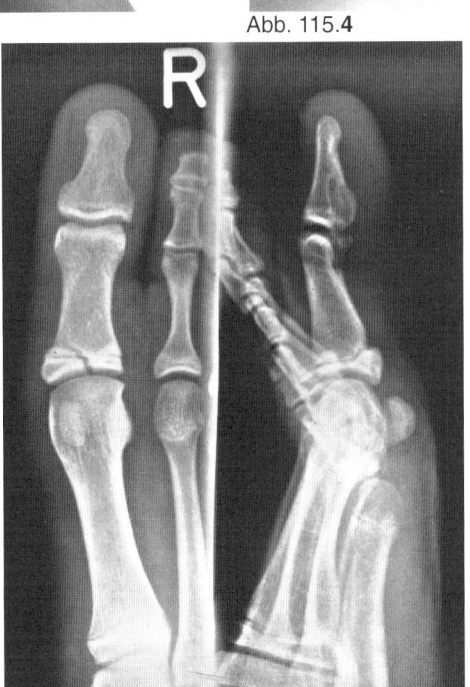

Abb. 115.**4**

Abb. 115.**5**

116 Zehen dorso-plantar sitzend

Format	13/18, quer
Folie	100
Schriftmarkierung	R/L
Lagerung V	Schuhe und Strümpfe ausziehen!
L	Patient sitzt auf dem Röntgentisch, gleichseitiges Hüft- und Kniegelenk gebeugt. Vorfuß mit der Fußsohle flach auf der Kassette, die zehenseitig mit 15° Keilbocollo angehoben ist (Abb. 116.1, 116.2). *Alternativ:* Die Aufnahme der Zehen planto-dorsal in Bauchlage kann besseren Einblick in die Zehengelenke bieten (Abb. 116.4, 116.5).
Aufnahme	Rö-Kassette *auf dem Tisch.* *Zentralstrahl* senkrecht auf Grundglied der 3. Zehe. Aluminiumkeilfilter zum Kontrastausgleich.

B

	kV/mAs	Punkte	eigene Belichtung
normale Erwachsene	42/ 8	0	
kräftige Erwachsene	42/10	+1	

Kriterium	Überlagerungsfreie, orthograde Abbildung aller Zehen einschließlich der Zehengrundgelenke (Abb. 116.3, 116.6).

Zehen dorso-plantar sitzend **116**

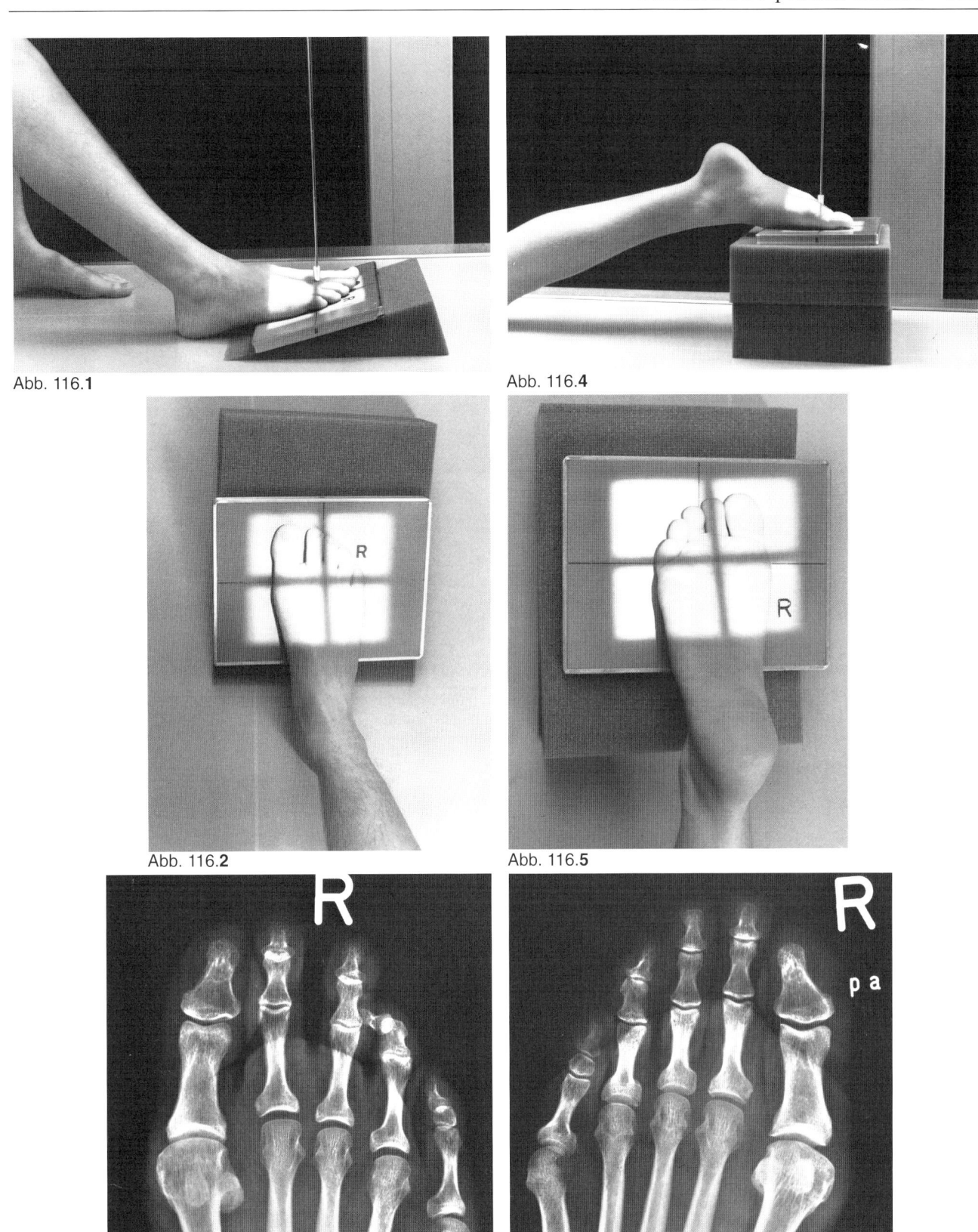

Abb. 116.**1**

Abb. 116.**2**

Abb. 116.**3**

Abb. 116.**4**

Abb. 116.**5**

Abb. 116.**6**

267

117 Zehen seitlich liegend

Format	13/18, quer
Folie	100
Schriftmarkierung	R/L
Lagerung	

V Schuhe und Strümpfe ausziehen!

L Patient in Seitenlage so, daß medialer Fußrand bzw. Großzehe der Kassette streng seitlich anliegen. Die Zehen 4 und 5 werden durch festgeklemmte Zügel nach plantar gezogen, die Großzehe entsprechend nach dorsal (Abb. 117.1).

G Bleischürze

Aufnahme Rö-Kassette *auf dem Tisch*.
Zentralstrahl senkrecht auf Grundglied der 3. Zehe latero-medial.

B

	kV/mAs	Punkte	eigene Belichtung
normale Erwachsene	42/ 8	0	
kräftige Erwachsene	42/10	+1	

Kriterium Rein seitliche und möglichst überlagerungsfreie Abbildung aller Zehen bis zu den Grundgelenken (Abb. 117.2).

Zehen seitlich liegend **117**

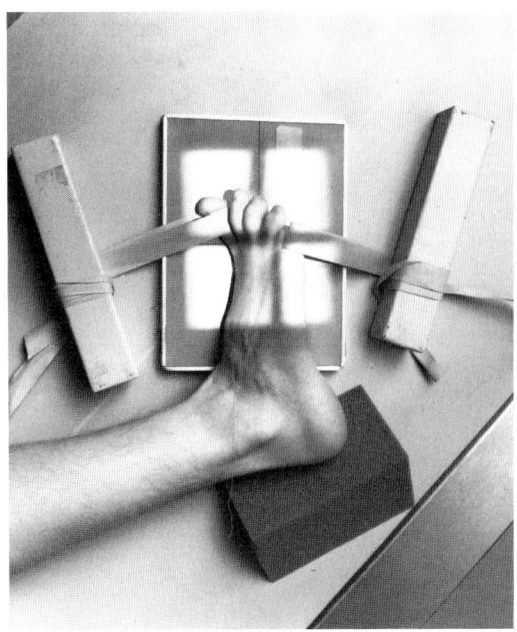

Abb. 117.**1**

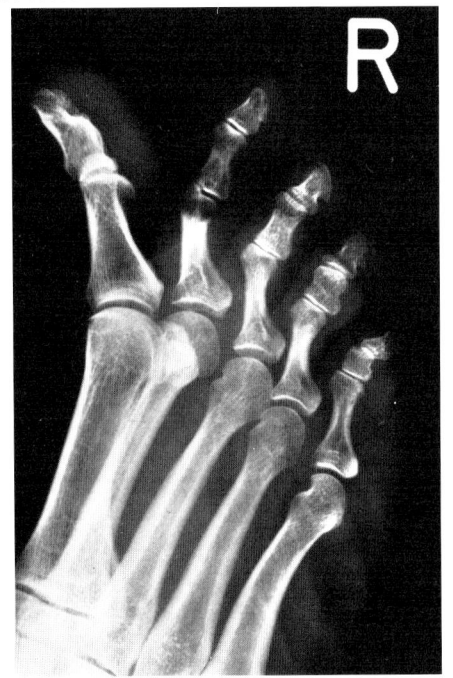

Abb. 117.**2**

118a Fußaufnahme beim Säugling dorso-plantar gehalten

Zur Indikation	Zur Diagnostik und zur Längsschnittbeobachtung sind Röntgenaufnahmen bei Fußdeformitäten, besonders aber beim Klumpfuß unentbehrlich.
Format	13/18 (9/12), hoch
Folie	100
Schriftmarkierung	R/L gehalten

Lagerung

V Beine freimachen!

L **1.** Der Fuß wird über den Unterschenkel als Hebel flach der Kassette aufgesetzt und in dieser Position von einer mit Bleischürze geschützten Person gehalten. Überwiegend wird der Arzt selbst halten müssen. Im Regelfall ist eine zusätzliche Fixierung des Fußes, z.B. unter einer seitlich beschwerten Plexiglasplatte, notwendig (Abb. 118.1). Zur Vermeidung von Fehlprojektionen ist besonders darauf zu achten, daß auch bei Fußdeformitäten die Fußsohle plantar und möglichst breitflächig der Kassette aufgesetzt ist.
2. Beim Klumpfuß muß die Korrigierbarkeit röntgenologisch auch dorso-plantar dokumentiert und darum der Vorfuß nach dem Dreipunkte-Prinzip in Richtung Neutralstellung redressiert gehalten werden (Kaudel; Abb. 118.3, 118.4).
Alternativ: Ältere Kinder können eine entsprechende Position selbst einnehmen, wenn sie auf einem Hocker sitzen. Unter diesen Bedingungen ist auch die vergleichende Aufnahme beider Füße dorso-plantar auf einer Kassette möglich.

G Bleischürze

Aufnahme Rö-Kassette *auf dem Tisch.*
Zentralstrahl schräg 30° caudo-cranial auf Fußwurzel (Chopartgelenk) und Kassettenmitte.

B

	kV/mAs	Punkte	eigene Belichtung
Säugling	41/4	0	

Kriterium Orthograde Darstellung des ganzen Fußes einschließlich Sprung- und Fersenbein dorso-plantar in ggf. bestehender, aber durch Einhaltung der Standardbedingungen beurteilbarer Deformität (Abb. 118.2).

Fußaufnahme beim Säugling dorso-plantar gehalten 118a

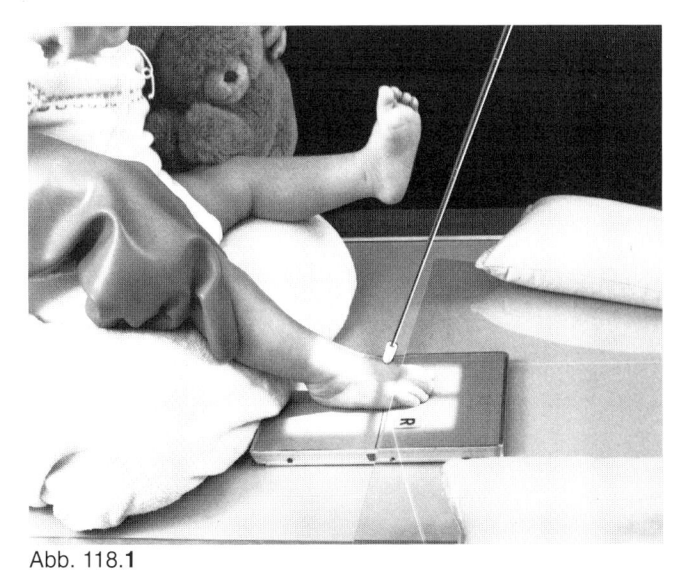

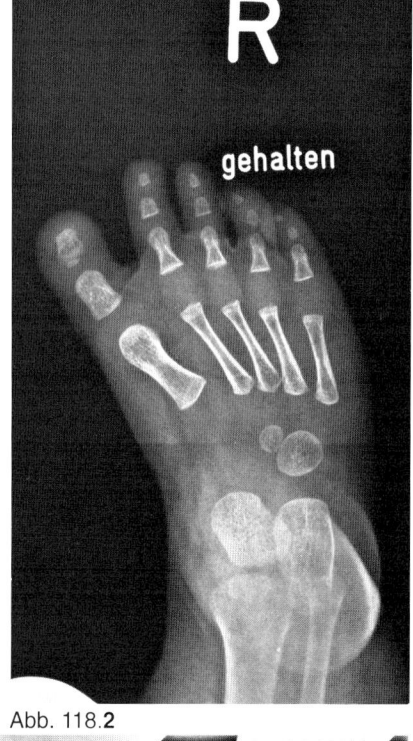

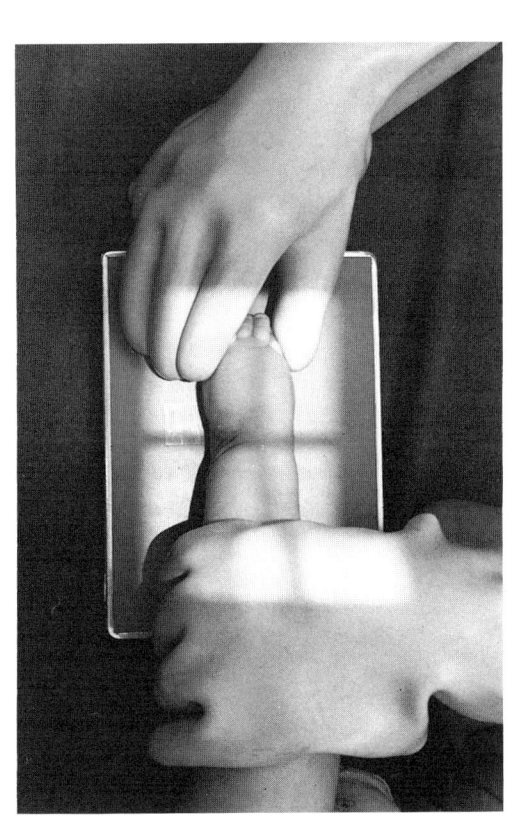

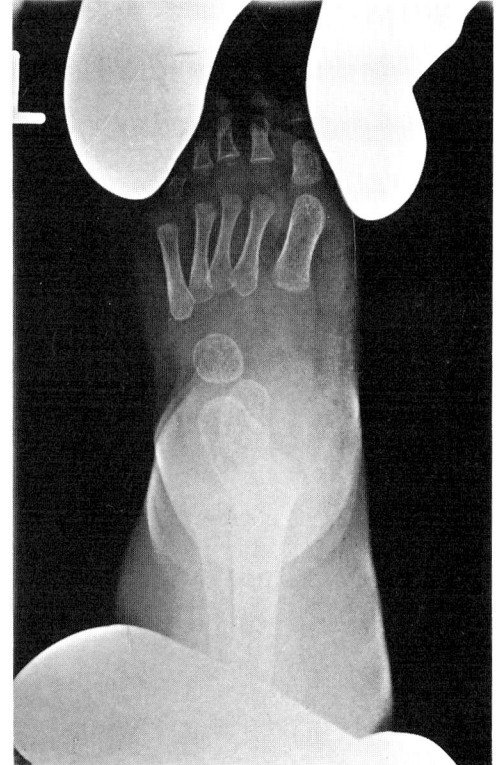

Abb. 118.1

Abb. 118.2

Abb. 118.3

Abb. 118.4

118 b Fußaufnahme beim Säugling seitlich gehalten

wie Fußaufnahme beim Säugling dp gehalten, *außer*

Lagerung   **L**   Lagerung so, daß der laterale Fußrand gehalten der Kassette aufliegt. Der Fuß wird durch ein Brettchen in Dorsalextension gedrängt bis zu einem Winkel von mindestens 80° zwischen Unterschenkel und Fuß (Abb. 118.5).

Aufnahme   Rö-Kassette *auf dem Tisch*.
Zentralstrahl senkrecht auf Fußmitte medio-lateral und auf Kassettenmitte.

Kriterium   Bei der Klumpfußbehandlung entscheidend ist in dieser Ebene die Einstellung des Fersenbeines für die Indikationsstellung zur Achillessehnenverlängerung (Abb. 118.6 mit pathologischem Fersenbeinhochstand).

Henkel, H. L.: Die Behandlung des angeborenen Klumpfußes im Säuglings- und Kindesalter. Enke, Stuttgart 1974.
Kaudel, B.: The suroplantar projection in the congenital clubfoot of the infant. Acta orthop. scand. 22 (1952) 161–173.

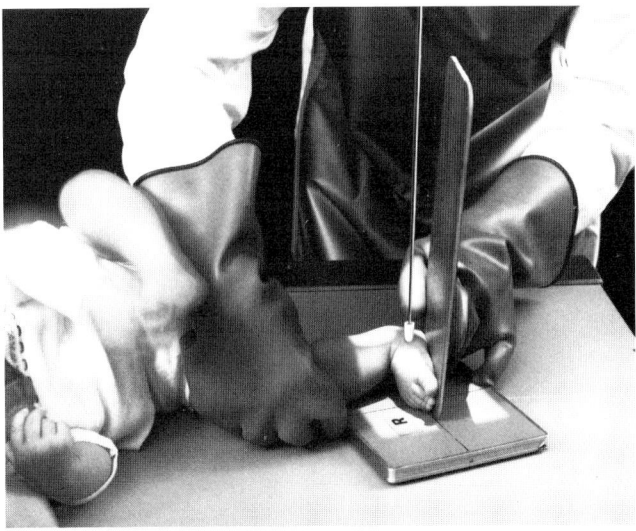

Fußaufnahme beim Säugling seitlich gehalten 118b

Abb. 118.5

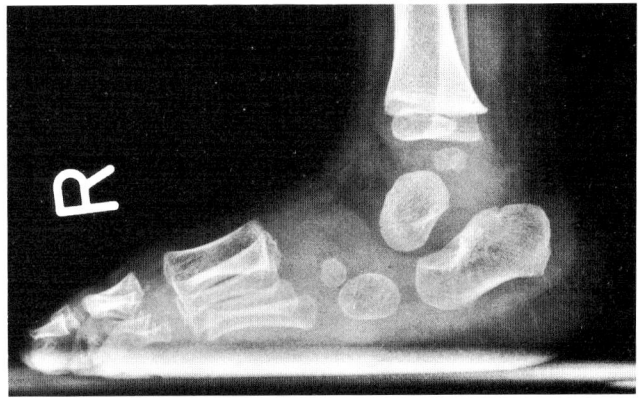

Abb. 118.6

119 Orthograde Beinlängenmeßaufnahme

Format	30/40, quer, und 15/40, quer
Folie	400 (20/40) und 100
Schriftmarkierung	R/L liegend

Lagerung

V Unterkörper entkleiden bis auf Unterhose!

L Rückenlage, Kniegelenke gestreckt. In der Mitte unter dem Patienten vom Gesäß bis zu den Fersen liegt eine mindestens 110 cm lange Meßlatte mit kontrastgebender cm-Markierung (Abb. 119.1). Während der Aufnahme bleiben Patient und Meßlatte unverändert liegen, nur die schwimmende Tischplatte zwischen Röntgenröhre und Kassette (im Raster) wird längs verschoben (Abb. 119.2, 119.3, 119.4).

G Hodenkapsel bzw. Bleidreieck

1. Aufnahme Die obere Hälfte der 30/40-Kassette *im Raster* wird auf die Hälfte zentriert, die untere Hälfte ist mit Blei abgedeckt.
Zentralstrahl senkrecht auf die Mitte zwischen beiden Hüftgelenken (Abb. 119.2).

B

	kV/mAs	Punkte	eigene Belichtung
Kinder 10 Jahre	60/12	−3	
schlanke Erwachsene	63/12	−2	
normale Erwachsene	66/16	0	
kräftige Erwachsene	70/20	+2	

2. Aufnahme Die untere Hälfte der 30/40-Kassette *im Raster* wird auf die Kniegelenke zentriert, die obere Hälfte ist mit Blei abgedeckt.
Zentralstrahl senkrecht auf Mitte zwischen Kniegelenken in Höhe der Kniegelenkspalte (Abb. 119.3).

B

	kV/mAs	Punkte	eigene Belichtung
Kinder 10 Jahre	57/20	−2	
schlanke Erwachsene	60/20	−1	
normale Erwachsene	60/25	0	
kräftige Erwachsene	60/32	+1	

3. Aufnahme Die 15/40-Kassette *im Raster* wird auf die Sprunggelenke zentriert.
Zentralstrahl senkrecht auf Mitte zwischen den Sprunggelenken in Höhe der Sprunggelenkspalte (Abb. 119.4).

B

	kV/mAs	Punkte	eigene Belichtung
Kinder 10 Jahre	44/ 6,3	−2	
schlanke Erwachsene	44/ 8	−1	
normale Erwachsene	46/ 8	0	
kräftige Erwachsene	46/10	+1	

Kriterium Meß-Skala deutlich lesbar und alle Gelenkspalten orthograd abgebildet.

Auswertung Auf den Röntgenbildern werden von einander entsprechenden Gelenkpunkten, z. B. oberem Pol der Hüftköpfe und medialem Tibiaplateau, zur in der Medianebene projizierten Meß-Skala senkrecht verlaufende Hilfslinien gezogen. Durch Feststellung der jeweiligen cm-Zahlendifferenz auf der Meß-Skala kann die Länge des Ober- bzw. Unterschenkels orthograd seitenvergleichend ermittelt werden (Abb. 119.5).

Gill, G. G.: A simple roentgenographic method for the measurement of bone growth; modification of Millwee's method of silt scanography. J. Bone Jt. Surg. 26 (1944) 767–769.
Morscher, E., G. Figner: Die Messung der Beinlängen. Orthopäde 1 (1972) 9–13.
Taillard, W., E. Morscher: Die Beinlängenunterschiede. Karger, Basel 1965.

Orthograde Beinlängenmeßaufnahme **119**

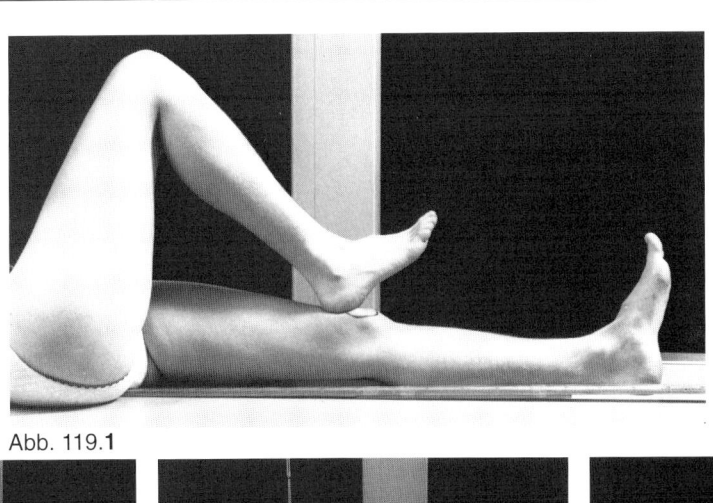

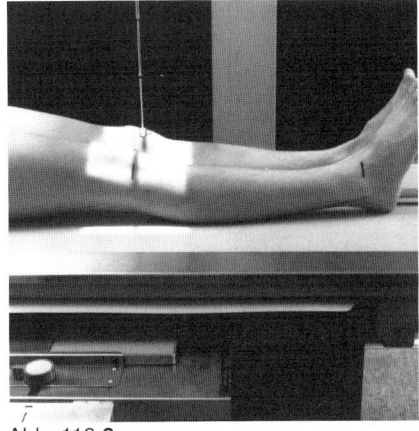

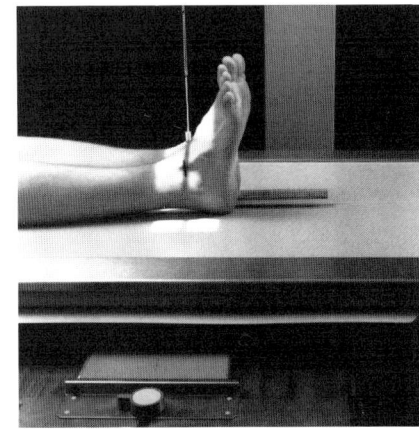

Abb. 119.**1**

Abb. 119.**2**

Abb. 119.**3**

Abb. 119.**4**

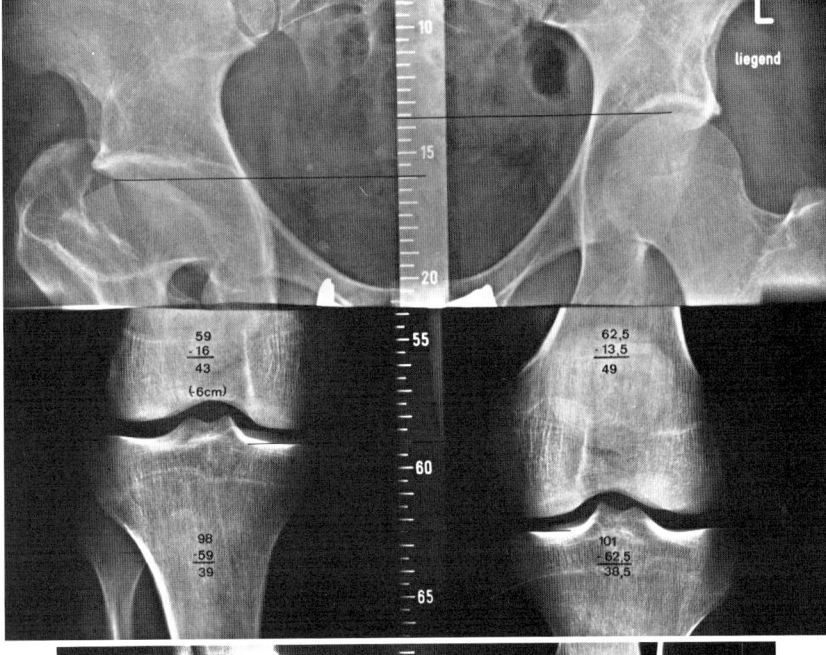

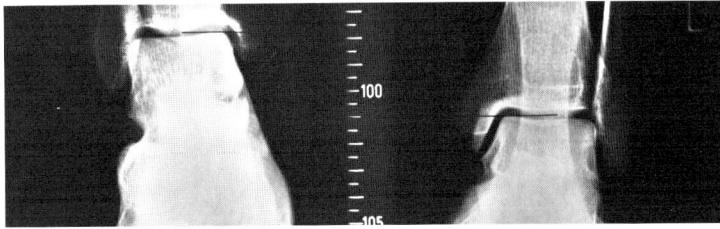

Abb. 119.**5**

Literaturhinweise

Angerstein, W.: Lexikon der radiologischen Technik in der Medizin, 4. Aufl. Thieme, Leipzig 1988.

Birkner, R.: Das typische Röntgenbild des Skeletts, 2. Aufl. Urban & Schwarzenberg, München 1990.

Clark, K. C.: Positioning in Radiography, 10th ed. Heinemann, London 1979.

Greenspan, A.: Skelettradiologie, 2. Aufl. VCH, Weinheim 1993.

Hafner, E., H. Ch. Meuli: Röntgenuntersuchung in der Orthopädie, 2. Aufl. Huber, Bern 1976.

Hoxter, E. A.: Einführung in die Röntgenaufnahmetechnik, 11. Aufl. Siemens, Erlangen 1975.

Janker, R.: Röntgenaufnahmetechnik I., 10. Aufl. Springer, Berlin 1977.

Janker, R.: Röntgenbilder, Röntgenaufnahmetechnik II, 9. Aufl. Springer, Berlin 1976.

Laubenberger, Th.: Technik der medizinischen Radiologie, 5. Aufl. Deutscher Ärzte-Verlag, Köln 1989.

Lutz, K.C.: Einstelltechniken in der Traumatologie. Thieme, Stuttgart 1992.

Merrill, V.: Atlas of Roentgenographic Positions and Standard Radiologic Procedures. Vol. I, 4th ed. Mosby, St. Louis 1975.

Movin, A., U. Karlsson: Handbok för röntgenpersonal. Berlings, Lund 1979.

Nègre, A., F. Rouquet: Précis de technique radiologique. 7 ed., Doin, Paris 1972.

Poppe, H.: Technik der Röntgendiagnostik, 3. Aufl. Thieme, Stuttgart 1972.

Thelen, M., G. Ritter, E. Bücheler: Radiologische Diagnostik der Verletzungen von Knochen und Gelenken. Thieme, Stuttgart 1993.

Wicke, L.: Röntgenanatomie. Normalbefunde, 4. Aufl. Urban & Schwarzenberg, München 1992.

Willich, E., et al. (Hrsg.): Radiologie und Strahlenschutz einschließlich neuer bildgebender Verfahren, 4. Aufl. Springer, Berlin 1988.

Zimmer, E. A., M. Brossy: Lehrbuch der röntgendiagnostischen Technik, 4. Aufl. Springer, Berlin 1992.

Zimmer, E. A., M. Brossy: Röntgen-Fehleinstellungen, 2. Aufl. Springer, Berlin 1979.

Erläuterungen anatomischer und röntgenologischer Begriffe*

Abduktion	Abspreizung
Acetabulum	Hüftgelenkspfanne
Acromion	Schulterhöhe
Acromioclaviculargelenk	Schultereckgelenk
Ala	Flügel
Arteria	Schlagader
Atlas	1. Halswirbel
Atlanto-occipital-	Gelenk = zwischen Schädel und Atlas
Axis	2. Halswirbel
Axial	in der Längsachse
Axillarlinie	vertikale Linie durch die Mitte der Achselhöhle
Calcaneus	Fersenbein
Caput	Kopf
Carpometacarpalgelenke	Gelenke zwischen Handwurzel- und Mittelhandknochen
Carpus	Handwurzel
Cartilago	Knorpel
Cingulum	Gürtel
Clavicula	Clavicula
Cervix	Hals
Coccygeus	zum Steißbein gehörend
Condylus	Gelenkkopf
Coracoideus	rabenschnabelähnlich
Corona	Kranz, Krone
Coronoideus	hakenähnlich
Costa	Rippe
Coxa	Hüfte
Cranium	Schädel
Crista	Leiste, Kante
Crus	Unterschenkel
Cubitus	Ellenbogen
Dens (axis)	Zahn (des 2. Halswirbels)
DIP	distales Interphalangealgelenk = Fingerendgelenk
Discus	Scheibe
Dorsum	Rücken
Eminentia	Erhebung, Höcker
Epicondylus	der auf dem Condylus liegende Fortsatz
Epiphyse	Endstück der Röhrenknochen
Extension	Streckung
Femoropatellargelenk	Gelenk zwischen Oberschenkel und Kniescheibe
Femur	Oberschenkel
Fibula	Wadenbein
Flexion	Beugung
Foramen	Loch
Fossa	Grube
Frontalisierte Patellae	exakt in die Frontalebene gebrachte Kniescheiben
Genu – valgum/varum	X-Knie/O-Knie
Glenohumeralgelenk	Gelenk zwischen Oberarmkopf und Schulterblatt
Gluteus	(= Musculus gluteus) Hinterbacke, Gesäß
Hallux	große Zehe
Hamulus	Häkchen
Humerus	Oberarm
Humeroglenoidalgelenk	s. Glenohumeralgelenk
Inklination	Vorneigung
Intercondylaris	zwischen den (z. B. Schienbeinkopf-) Kondylen gelegen
Ischiadicus	zum Gesäß gehörend (= Nervus ischiadicus)
Ischium	Gesäß
Jugulum	Drosselgrube
Ligamentum	Band
Lig. fibulo-talare anterius	Band zwischen Außenknöchel und Sprungbein
Lumbus	Lende
Major	größer
Malleolus externus/internus	Außen-/Innenknöchel
Margo	Rand
Maxilla	Oberkiefer
MCP	Metacarpophalangealgelenk = Fingergrundgelenk
Median	mittlere
Metacarpus	Mittelhand
Metacarpale	Mittelhandknochen
Metatarsus	Mittelfuß
Metatarsale	Mittelfußknochen
Minor	kleiner
Neutralstellung	im Sprunggelenk = Fußsohle und Unterschenkel im Winkel von 90° zueinander
Obliquus	schräg
Obturatum	verstopft
Occiput	Hinterhaupt
Olecranon	Ellenbogen
Os naviculare	Kahnbein
Os	Knochen
Os coxygis	Steißbein
Os pisiforme	Erbsenbein
Os pubis	Schambein
Os sacrum	Kreuzbein
Patella	Kniescheibe
pcP	= primär chronische Polyarthritis = entzündlicher Gelenkrheumatismus
Pelvis	Becken
Phalanx	Glied (z. B. Fingerendphalangen = Fingerendglieder)
PIP	proximales Interphalangealgelenk = Fingermittelgelenk
Plantigrad	vollständiger, korrekter Fußauftritt auf dem Boden
Processus	Fortsatz

* siehe auch „Zur anatomischen Orientierung" (S. 3)

Erläuterungen anatomischer und röntgenologischer Begriffe / Lieferantennachweis

Prominens	vorspringend	Tarsometatarsalgelenke	Gelenke zwischen Fußwurzel und Mittelfuß
Radius	Speiche		
Reklination	Rückneigung	Thorax	Brustkorb
Rotation	Drehung	Tibia	Schienbein
Sagitta	Pfeil	Transthorakal	quer durch den Brustkorb
Scapula	Schulterblatt	Trochanter (major/minor)	(großer/kleiner) Rollhügel
Sella turcica	Türkensattel = knöcherne Grube an der mittleren Schädelbasis	Trochlea	eigentlich Rolle, Form einer Gelenkfläche
		Tuber	Höcker
Sesambein	Sesamknochen (z. B. unter der Großzehe)	Tuberculum	Höckerchen
		Tuberositas	Vorsprung, Rauhigkeit am Knochen
Spina	Dorn		
Sternum	Brustbein	Ulna	Elle
Styloideus	griffelförmig	Uncus	Haken
Sulcus	Furche	Venter	Bauch
Symphyse	Verwachsung, Form der Knochenverbindung	Vertebra	Wirbel
		Vertebra prominens	vorspringender Wirbel, gemeint: Dornfortsatz vom 7. Halswirbel
Tangential	randständig		
Talus	Sprungbein		

Lieferantennachweis*

Hilfsmittel	Abb. auf Seite	Hersteller/Lieferant	Hilfsmittel	Abb. auf Seite	Hersteller/Lieferant
Aluminiumkeilfilter (bei Grünfolien: Basishöhe 10 mm) mit Klettenfixierung	17	Nusser & Schaal Reutlinger Straße 13 D-72072 Tübingen	Kompressorium	15, 16, 53	Pausch s. o.
			Lagerungssäckchen, u. a. Kleinteile, Sandsack mit Griff, Unterlegbrettchen, Winkelmesser	16	Nusser & Schaal s. o.
Aufbelichtungsschablonen	19	Nosbüsch Birkenstraße 71 D-40233 Düsseldorf			
Meßlatte	241				
Balancewaage	20		Lagerungsgestell nach Rippstein	151, 155	Hug Am Kirchenhürstle D-79224 Umkirch
Bleischürzen, -handschuhe Gonadenschutz	7, 8, 13	Röntgenfachhandel			
Bocollo	16		Pelotten	16, 31	Nusser & Schaal s. o.
Gonadenschutz nach Hofer	13	Sanitätshaus Tappe Linzergasse 72–74 A-5020 Salzburg	Strahlenkranz	25, 27, 71	Mavig Stahlgruberring 5 D-81829 München
Halteapparat nach Scheuba	193, 207, 211	Telos Unter den Linden 26 D-35410 Hungen-Obbornhofen	Tübinger Patella-Lagerungsgerät	187	Pausch s. o.
Kassettenhalter	27, 65	Pausch Graf-Zeppelin-Straße 1 D-91056 Erlangen			

* Hier nicht erwähnte, z. T. auch die vorstehenden Hilfsmittel sind im Röntgenfachhandel erhältlich.

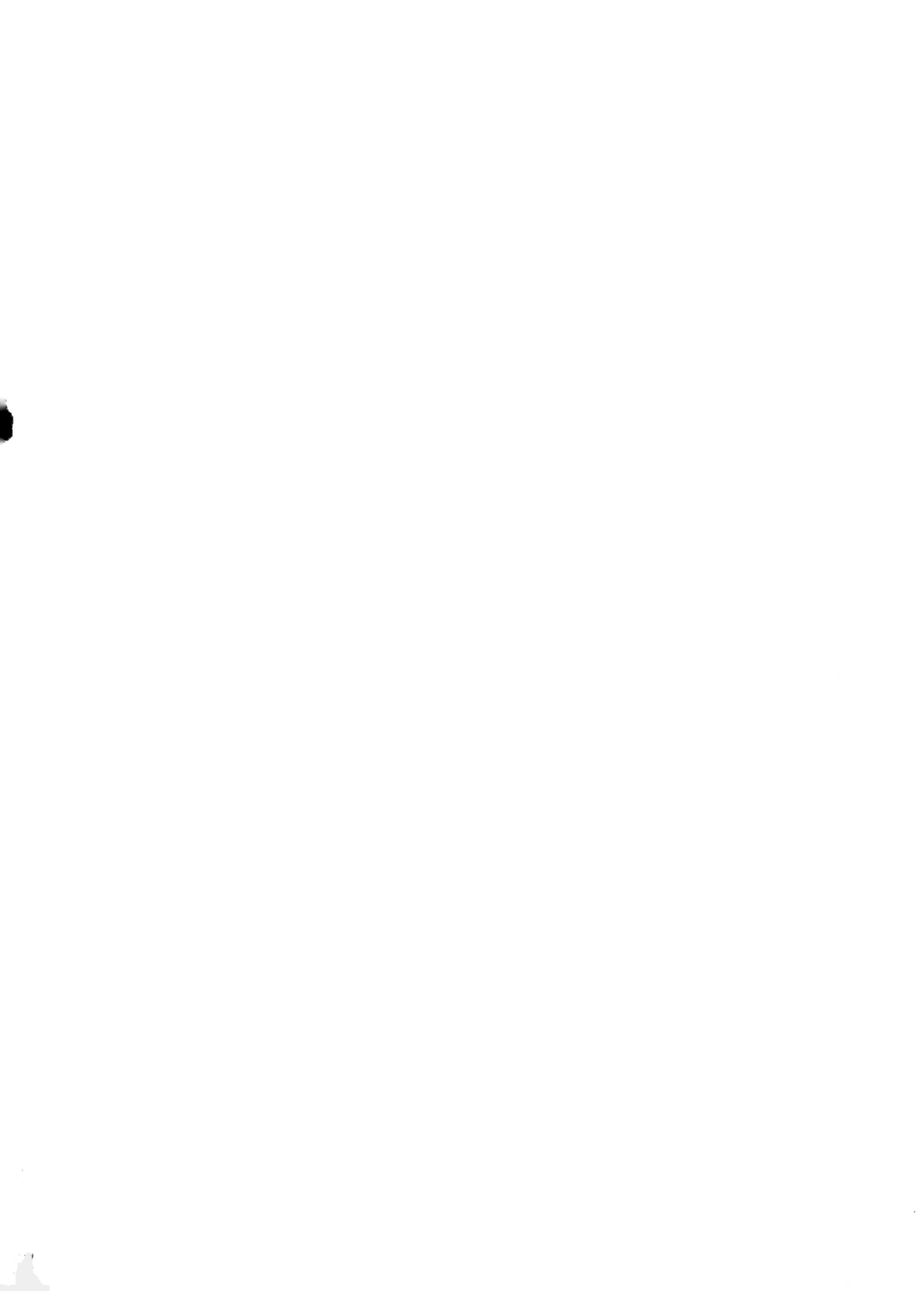

J0712
149,-